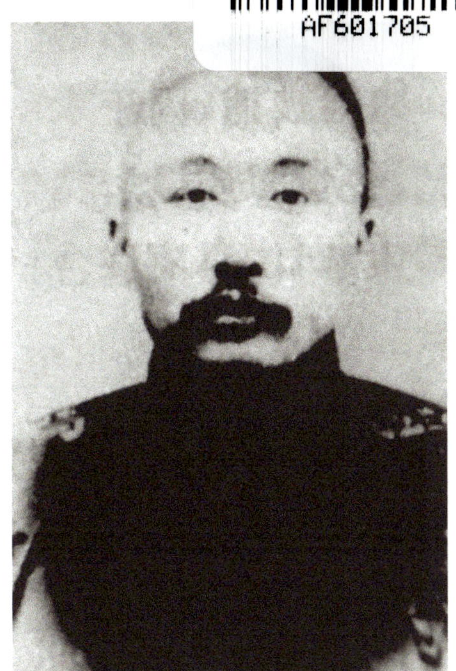

六世蔡香荪

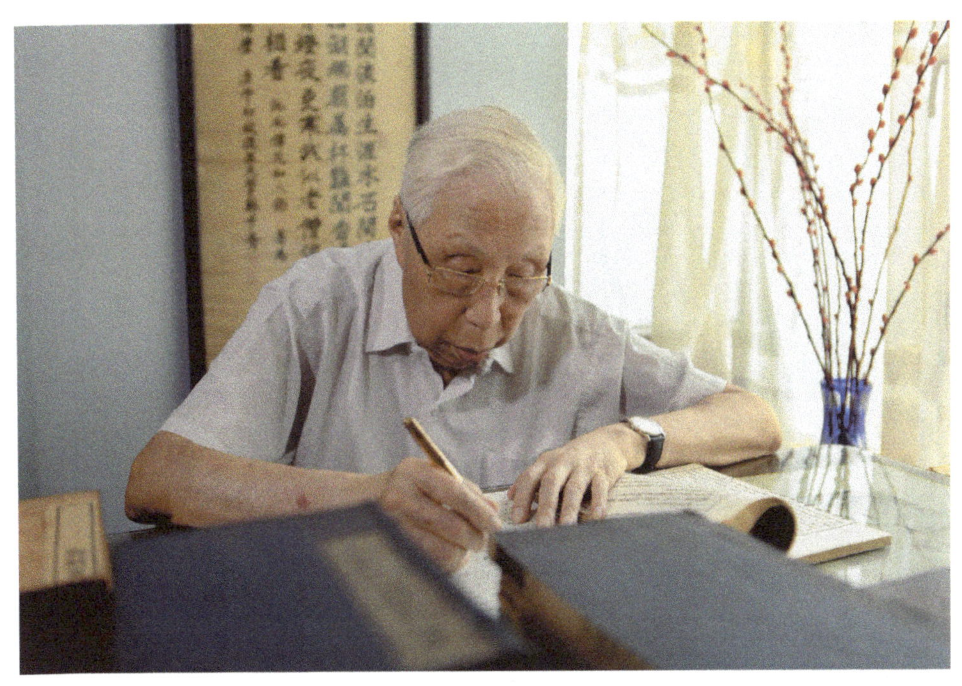

七世蔡小荪

海派中医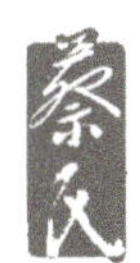妇科

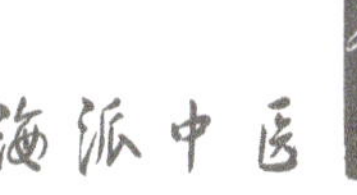

天涯五友图

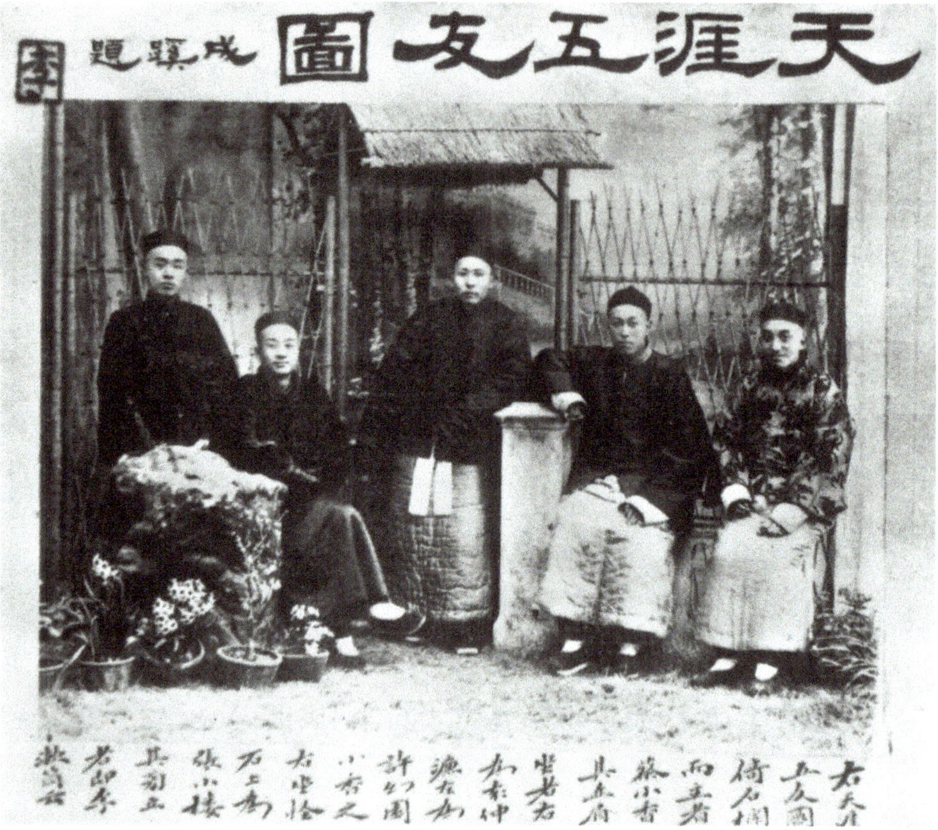

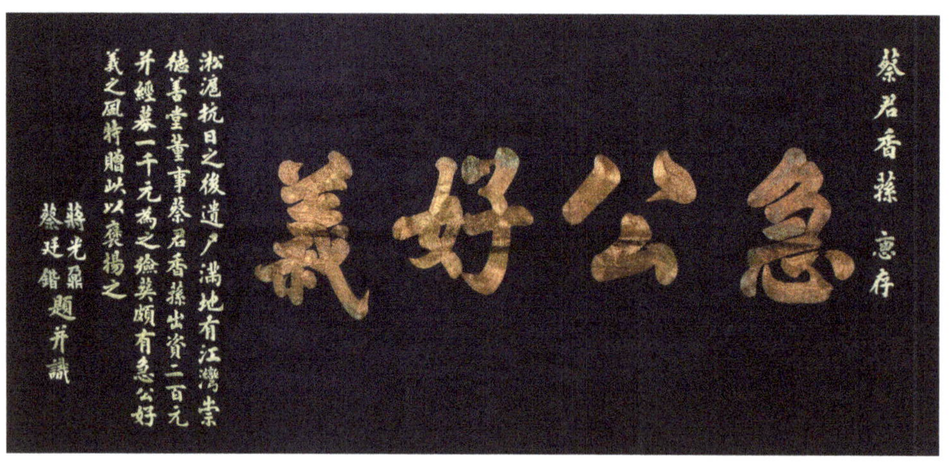

蔡君香蓀 惠存
急公好義
淞滬抗日之後遺尸滿地有江灣崇德善堂董事蔡君香蓀出資二百元并經募一千元為之殮葬頗有急公好義之風特贈此以褒揚之
蔣光鼐
蔡廷鍇 題并識

"急公好义"匾

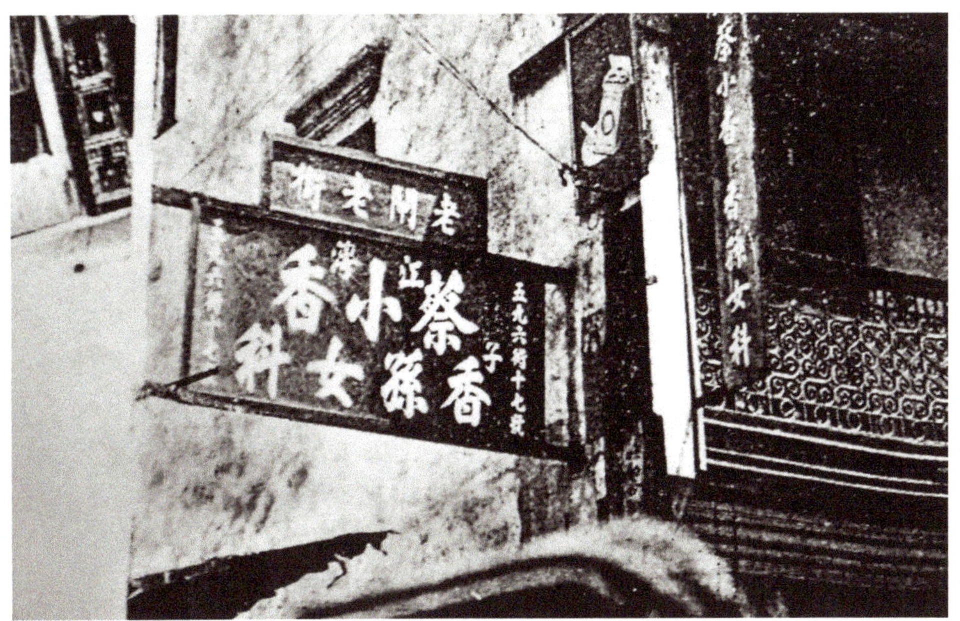

北京路蔡氏门诊

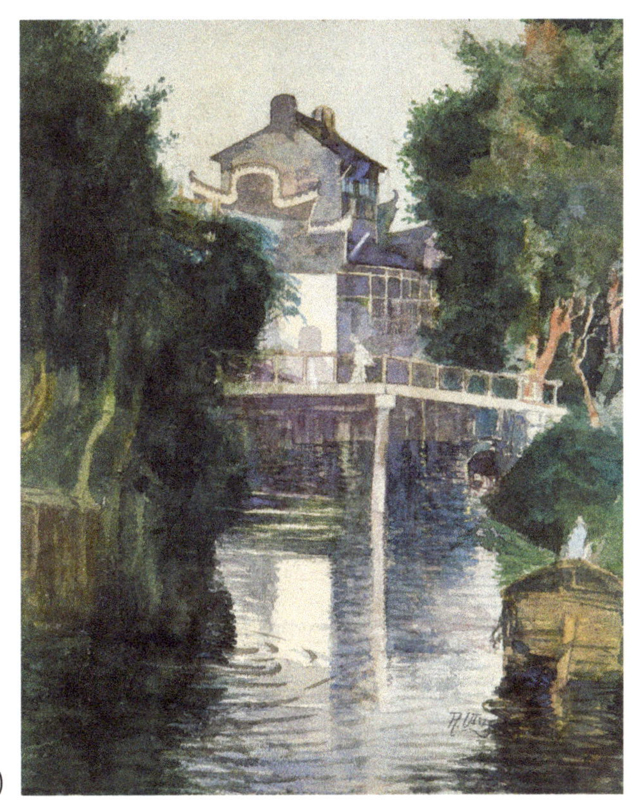

江湾蔡家花园（油画）

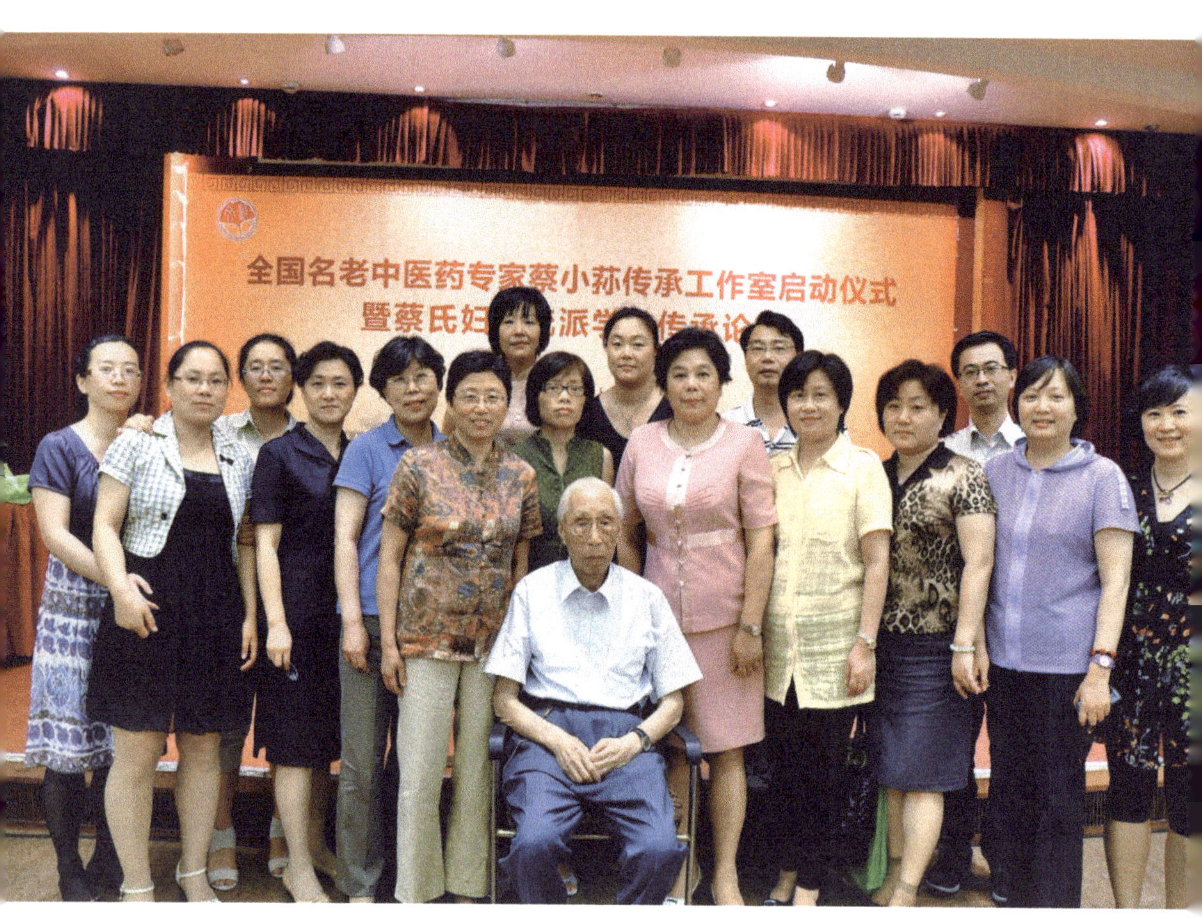

2011 年全国流派蔡氏妇科流派工作室启动仪式合影

海派中医流派传承系列

上海市中医文献馆　组编

海派中医蔡氏妇科

主　审　蔡小荪

主　编　黄素英

上海科学技术出版社

图书在版编目(CIP)数据

海派中医蔡氏妇科 / 黄素英主编. —上海：上海科学技术出版社，2018.1
(海派中医流派传承系列)
ISBN 978-7-5478-3739-9

Ⅰ.①海… Ⅱ.①黄… Ⅲ.①中医妇科学—中医流派—上海 Ⅳ.①R271.1

中国版本图书馆 CIP 数据核字(2017)第 256452 号

海派中医蔡氏妇科
主审 蔡小荪
主编 黄素英

上海世纪出版(集团)有限公司
上 海 科 学 技 术 出 版 社 出版、发行
(上海钦州南路 71 号 邮政编码 200235 www.sstp.cn)

印张 25.25
字数 360 千字
2018 年 1 月第 1 版 2018 年 1 月第 1 次印刷
ISBN 978-7-5478-3739-9/R·1475
定价：52.00 元

“海派中医流派传承系列”丛书

编委会

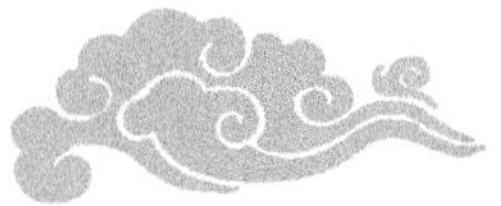

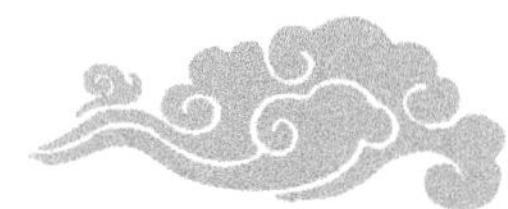

编委会

主　审　蔡小苏

主　编　黄素英

副主编　（按姓氏笔画排序）

王春艳　付金荣　毕丽娟　张婷婷
陈旦平　金毓莉

编　委　（按姓氏笔画排序）

王春艳　王海丽　王隆卉　付金荣
毕丽娟　刘邓浩　许华云　许江虹
苏丽娜　沈　丽　沈宇凤　张　利
张婷婷　陈　晖　陈　琼　陈旦平
陈颖娟　金毓莉　莫惠玉　倪晓容
翁雪松　唐　虹　唐文婕　崔月璐
温欢欢　谭　丽

内容提要

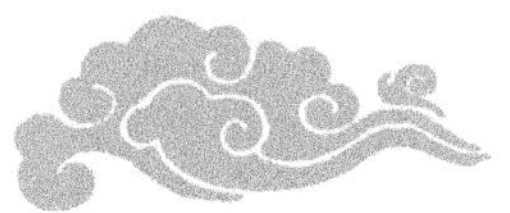

蔡氏妇科是上海市15家海派中医流派基地之一，历史悠久，是沪上有名的妇科流派。蔡氏妇科在诊疗痛经、崩漏、月经不调、产后病、子宫内膜异位症、习惯性流产、不孕症等方面疗效卓著，具有临床优势。

本书共分为三个部分，上篇“历史传承”主要讲述蔡氏妇科的缘起、传承与发展、流派影响；中篇“学术与临床”，从学术思想、临床经验、医话医论、经典医案、用药特色与验方、优势病种等方面系统总结蔡氏妇科的理论、诊治经验、用药及技术特色；下篇“现状与创新”，介绍蔡氏妇科流派发展现状与创新，并收录传承团队的跟师学习心得等内容。

本书可供中医临床医师、中医院校在校师生，以及中医爱好者参考阅读。

前 言

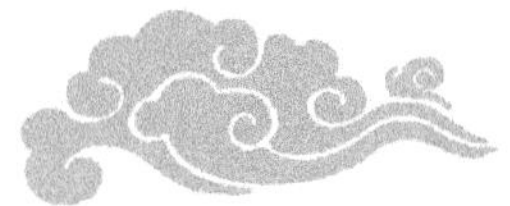

中医药是我国劳动人民在几千年生产、生活实践，以及与疾病做斗争的过程中逐步形成并不断丰富发展起来的医学科学，为中华民族的繁衍昌盛做出了重要贡献。新中国成立，特别是改革开放以来，党中央、国务院高度重视中医药工作，2009 年《国务院关于扶持和促进中医药事业发展的若干意见》出台，为中医药学术的继承、创新和发展迎来了千载难逢的机遇。

近代以来，随着商品经济的快速发展，上海成为东西方文化汇聚、碰撞、融合之地，海派中医应运而生。各地医家纷纷踏入上海，在西方医学冲击、疾病谱不断变化的历史背景之下，他们坚持开放，勇于创新，博采众长，敢为人先，吸纳新知，兼容中西，不断发展变化，在全国率先兴办满足不同需求的医疗机构，开展多种模式的中医教育，组织影响广泛的中医社团，创办形式多样的报纸杂志。他们在有效地丰富、拓展中医医疗和教育的实践基础上，进一步传承和发展了中医的学术理论，形成了各自独特的学术思想和诊疗方法，从而产生了大批的名医和名著，上海呈现出名医荟萃、流派纷呈、百家争鸣的空前盛况。据不完全统计，20 世纪三四十年代，上海中医各科流派已多达 50 余家，伤科八大家、妇科八大家及内、外、儿、针、眼、喉等一大批社会公认的流派皆独具特色，疗效突出，家喻户晓，影响深远，共同促进了上海近代中医学术的繁荣和临床优势的发挥。

海派中医既是海派文化的重要组成部分，也是我国近代中医学史上的一枝奇葩，异彩纷呈，在我国中医药学的发展历史中占据着重要地位。

新中国成立后，上海的中医药事业得到了长足发展，在中医药继承与创新、中医医疗服务、科研教育、适宜技术推广应用、中西医结合研究、中药新药研发、中医药国际交流合作等领域取得了丰硕成果。但由于各方面原因，中医流派传承没有得到应有的保护和发展，三分之一流派销声匿迹，三分之一面临

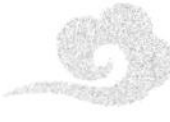

乏人乏术、优势淡化的困境，流派传承形势严峻。

为进一步发挥中医药在促进上海经济社会发展和医药卫生事业发展中的重要作用，全面加强中医药工作，开创上海中医药事业全面、协调、可持续发展的新局面，上海市人民政府于2010年出台了《关于进一步加快上海中医药事业发展的意见》，意见明确提出实施“海派”中医流派研究工程，以在上海市具有重要影响和良好基础的若干中医流派为重点，开展以中医理论研究为核心，以继承发扬中医学术经验和诊疗技术为目标的中医流派继承研究，重塑“海派”中医辉煌。2011年上海市中医药发展办公室启动“海派中医流派传承工程”并试点启动顾氏外科、石氏伤科流派传承基地建设，2012年正式启动丁氏内科、张氏内科、颜氏内科、蔡氏妇科、朱氏妇科、董氏儿科、徐氏儿科、魏氏伤科、丁氏推拿、陆氏针灸、杨氏针灸、夏氏外科、恽氏中西医汇通等13家流派传承基地建设项目。三年建设期间，15家流派基地积极工作，挖掘整理流派家底，梳理流派学术脉络，积极开展临床优势病种研究，建设流派网站或信息数据库以加大宣传推广，一批后备梯队人才脱颖而出，一批行之有效的特色技术和研究成果得到推广应用。通过建设，海派中医学术底蕴日渐深厚、特色技术更加鲜明、临床疗效显著提高、中医人才梯队完善、群众影响广泛，体现海派特点、时代特征、上海水平的中医药学术传承与创新基地初见成效，正焕发出勃勃生机。

海派中医流派传承工程，开创了全国中医学术流派传承的新起点，为全国地域性流派传承研究提供了可供借鉴的思路和实践经验。

“海派中医流派传承系列”丛书编写工作是对海派中医流派传承工程阶段性建设成果的系统梳理和总结凝练，将全方位展示各流派的历史文化、传承脉络、学术思想、临证经验、特色技术、医德医风、当代发展，力求体现海派中医流派的鲜明特质和深厚内涵，为中医药学术传承、文化弘扬、临证实践提供综合的具有系统性、创新性的史料和学术资料。当然，这一工作只是落实流派传承创新各项举措的第一步，海派中医流派的传承发展内涵丰富，需不断加以完善和提高，是一个漫长而艰巨的过程，不可能一蹴而就，需要同道们齐心协力、长期关注，各方也需不断扶持投入，还要与当代的中医药教育、人才培养、临床实践、文化宣传、传承模式创新紧密结合。中医药流派传承必须要跨越以往单一的家族传承、师徒授受模式，迈向更加广阔的发展领域。在新的时代背景下，这些都需要我们有更加深入的思考、科学的规划，一步步地向前推进。

本丛书的编写得到了丛书编委会各专家的鼎力支持，同时也凝聚了各分册作者的辛勤汗水、聪明才智和历史使命，在此对他们致以深深的谢意！由于时间仓促，丛书有疏漏和不妥之处在所难免，还请各位同道、读者批评指正，以便再版时修订完善。

“海派中医流派传承系列”丛书编委会

2014 年 11 月

序 言

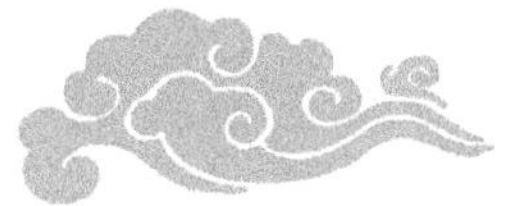

吾江湾蔡氏妇科，源于清乾隆年间。自先祖杏农公始，至吾已历七代。以医文并重，以诚仁立身，矢志于妇科，造诣精深。至四世砚香公，文才医理，著《妇科述要》《女科秘笺》《验方秘录》。五世小香公创办医学会、《医学报》《上海医学杂志》、中国医院，济贫扶困，医名更著，妇孺皆知。六世蔡香荪学贯中西，德艺双馨，谋广州起义，筹办难民收容所，热心公益，捐资创办医院，为民造井，创办救火会，营救革命志士，声名远扬。蔡氏妇科至此已家喻户晓。

吾弱冠毕业于上海中国医学院，即随父香荪公襄诊，秉承庭训，光绍轩岐，20岁独立应诊，喜研各流派学术要旨，秉持“治学当厚古而不薄今，集思广益，博采众长；治病当师法而不拘方，变化在我，讲究实效”之治学观点。学术上既推崇易水派张元素，又赞张介宾补肾主命门学说和“阴中求阳，阳中求阴”之见。临证补土取法李东垣，滋阴崇尚朱丹溪，调气首推汪石山，理血尤崇叶天士。强调妇人以气血为本，肝肾为纲；倡审时度势论治之法；重补肝肾、健脾胃、调冲任；用药多轻清灵动。吾毕生专注于妇科医事，70余年确也积累了一定的临床经验，晚年则躬耕于蔡氏妇科流派之薪火相传。

今正逢国家和中医药发展之盛世，蔡氏妇科流派第八代传人已枝繁叶茂，遍地生根开花，蔡氏妇科后继有人。全国蔡氏妇科流派传承工作室、海派中医蔡氏妇科流派传承研究基地建设历经7年磨砺，均提交满意答卷，多年心血终见成效，编者团队携手同进，孜孜不倦，方成此书。是书汇聚此阶段性建设成果，将蔡氏妇科流派之传承脉络、文化特质、学术思想、临证特色、优势病种、传承现状均作一系统梳理总结，并对蔡氏妇科未来发展进行了思考和规划，凝聚了蔡氏妇科数代人之智慧心得，愿为妇科事业发展添砖加瓦。吾耄耋之年得见此书出版，此心甚慰。

蔡小荪

2017年10月10日

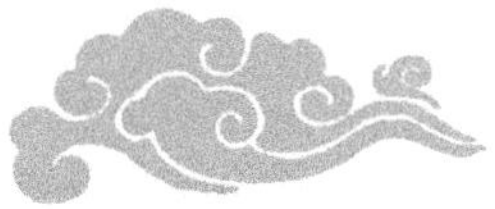

目 录

上篇

渊源与发展

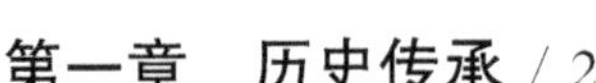

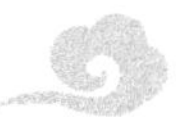

中篇
学术与临床

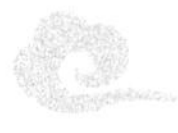

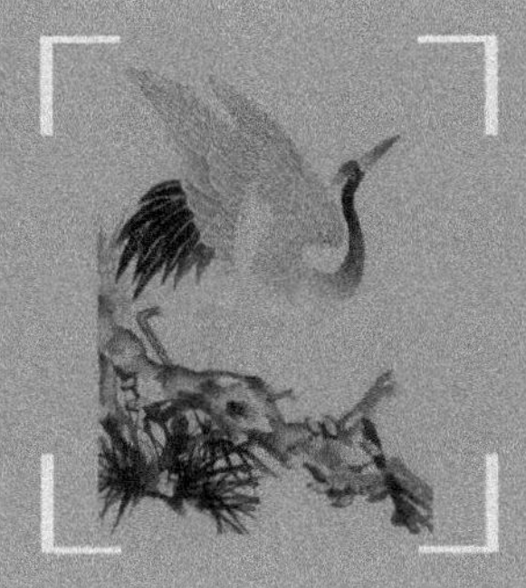

上篇

渊源与发展

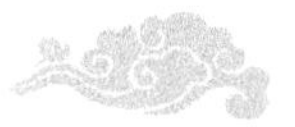

第一章 历史传承

第一节 缘　起

2015年10月24日，“寻根溯源传薪火，文明健康手牵手——‘蔡氏妇科’传人义诊”活动在上海市江湾镇社区党建服务中心如期举行。由黄素英、付金荣、张婷婷、莫惠玉、赵宪先、翁雪松、闵肖岗、金毓莉等第八代传人及第九代传人组成的共15人的蔡氏妇科传承团队现身义诊，为社区女性居民提供了讲座、诊疗、咨询等服务，传承祖辈的仁义传统，也再续了蔡氏妇科中医世家与江湾的“世纪情缘”。

蔡氏妇科肇始于清乾隆年间，至今历时200余年，传至第九代已遍地开花、枝繁叶茂。始祖蔡杏农，有儒医之称，素有济世利民之愿。早年在文学上推崇安徽桐城派，专心于辞赋诗书。中年偏爱医道，刻意攻读，苦心孤诣。他手抄医书达百余本，并对各书反复批注，指迷补正。其岐黄之术，独树一帜，方圆几十里地求诊者络绎不绝。由于早年宝山江湾地处江海之滨，灾害频仍，瘟疫不断，严重威胁百姓健康。蔡杏农深感农村缺医少药之苦，告诫子孙行医时勿忘平民百姓之难。自己处处方便病家，不仅坐堂行医，还经常携着药包，奔波于农村阡陌小道，走村串户送诊治病。他处方采用道地经济的药材，制成丸散膏丹为贫困者义诊给药，不取分文，乡里对蔡杏农医德称颂备至。“仁德”是蔡氏妇科与生俱来的铭牌。

蔡氏妇科代代相传，二世蔡半耕、三世蔡枕泉、四世蔡兆芝均儒医兼修，仁医济世。至五世蔡小香，时值中国新旧社会制度交替、内忧外患蜂起、外国列强入侵、民族危亡的关键时期，中医学面临西方医学冲击及内部打压的生死存

亡的重要时刻，作为中国人、中医人，蔡小香忧患于中医学之兴衰存亡，投袂而起，创办医学会、兴办医学报，团结医界同仁，舍祠兴学，创办中国医院，为吾国中医之振兴殚精竭虑。其所作所为，无愧于中国人，无愧于中医人，更是蔡氏妇科仁德之质的典型代表。

蔡小香(1863—1912)，名钟骏，号轶侯，光绪甲申黄科廪生。精擅妇科，名闻大江南北。光绪三十年(1904 年)，海外华工，倍受奴视，直同猪仔，消息传来，国人大愤，群情激奋，创议抵制外货，以示声援。同年六月，蔡小香及时与沪上名士李平书、顾滨秋等邀集医界名流 30 余位，假英租界西兴桥北仁济善堂(即今云南路延安东路北首)，组织"医务总会"(为上海最早之医学团体)，当时入会者 200 余人，蔡小香被举为总董，积极支援海外华工，继而全国响应，侨工因之得以改善待遇。后改名为"中国医学会"，小香公旋任会长，丁仲祜(福保)为副会长。此"中国医学会"是中国历史上最早以中西医师携手并进的全国医界群体组织。同时蔡小香还资助创办最早的医学期刊——《医学报》。在清宣统二年(1910 年)正月上旬"中国医学会"在沪召开第二次大会时，蔡小香在《医学报》第一期发刊辞中号召中医界："今吾国当新旧交替之际，诚宜淬砺精神，冒险进取，纳西方之鸿宝，保东国之粹言，讵能故步自封，漠然置之耶?"并宣布办报宗旨："《医报》负振聋发聩之责，导以智烛，警以晨钟……"主张继承中医学遗产，对于东西方医学理应"沟而通之，合而铸之"，在我国较早地提出中西医学相结合的观点，积极主张吸收外来先进医学，中西结合，融会贯通。蔡小香看到当时的医学卫生方面均被外国人左右，无权自主，云："洋人在先后数十年间，凡属通都大邑，几无不遍设医院，隐操我黄人生命之权。"毅然斥资创办中国医院，并任院长，这是在上海创办的第一家中医院。江苏巡抚程德全嘉其勇于为善，加札延聘焉。

蔡小香素有办学图强之愿。时正兴建家祠于蔡家花园，为了筹办新学，督促工程提前完成，于光绪三十年(1904 年)春，斥私资创办"蔡氏学堂"于家祠中，开江湾私人办学风气之先。继又感到办小学并不容易，而师资培养则更难而尤迫切，因此同时在上海设立专科训练班。光绪三十三年(1907 年)秋，复办兢业师范学堂，希冀源源培养师资，以为发展小学之助。他如"精武""南洋""新公学"等校均输财助之。1904 年又在上海设立专科训练班，培养师资。光绪三十五年(1909 年)，上述学堂并入中医学会附设医学堂。举办医学讲习所，造就中医人才，并提高理论实践水平，这实际上就是中医专门学校的雏形。1910年蔡小香又主持创办《上海医学杂志》，为振兴发展中医而高声呐喊。他的办学实践对清末民初中西医界影响颇大，其兴学救国之热忱，实有不容泯没者。《宝山县志》和《江湾里志》均有记述。

蔡小香喜好文学书画，珍藏名人书画颇丰，由于收藏历代名砚逾百，故将书斋名为“集砚斋”。他经常与文坛名士往来，并创办书画社。他与当时名士李叔同（弘一法师）、江阴张小楼（李公朴岳丈）、宝山袁希濂（授孙中山大总统印袁希洛之兄）、华亭许幻园，相交至笃，诗文酬唱，情同管鲍，旋结金兰之谊，号称“天涯五友”。

蔡小香曾被江苏巡抚欲举荐入宫为慈禧诊病，被小香公婉拒，可见其医术之精深。为医者术精乃本分，以中医发展为己任，为国兴亡殚精竭虑则是品格。自始祖建仁德之基，至小香公发扬光大，“德兴”一直是蔡氏妇科发展的无形推动力。时隔200余年，蔡氏妇科以更加广阔的阵容，以更精湛的医术，以更加深在的仁医之心，回馈社会，服务病患，这无疑是对蔡氏妇科先祖最好的纪念。

第二节　传承与发展

一、承上启下蔡香荪

蔡小香将蔡氏妇科学术地位和社会影响力提升到前所未有之水平，且在民国初年特殊的时代背景下，以身作则使蔡氏妇科仁德之质得以鲜活生动地展示，同时负载了更加深刻的时代内涵，无愧为蔡氏妇科发展历程中的代表性人物。其子蔡香荪在传承家学的同时，更重要的是将蔡氏妇科深在的精神财富加以继承丰厚，是蔡氏妇科发展中承上启下的代表性人物。

六世蔡香荪（1888—1943），名章，字耀璋，曾肄业于同济大学第一期，秉承祖业，学贯中西，蜚声沪上，盛况勿衰，一生行善，口碑载道。基于家庭教育及耳濡目染，爱国热忱尤显，早年参加孙中山同盟会，与当时革命志士常秘密聚会于蔡家花园，谋广州起义，临期病足，未能成行，得免于黄花岗之难。因学医而悉化学知识，试制土炸弹，不慎轰然，致两耳失聪，遭清廷缉捕，避入租界，悉心行医。但仍热心公益，创办江湾救火会任会长，获消防奖章。日寇先后两次侵华，均及时组织救护队，“八一三”之役，抢救伤员达 4 000 余众，为当时红十字会各救护队之冠，获红十字救护奖章。同时筹办难民收容所，并营救抗日志士及中共地下党员。继又捐巨资创办江湾时疫医院任董事长，获当时政府内政部“热心捐资兴办卫生事业”一等金质奖章。蔡香荪历任江湾崇善堂董事、宝山县公款公产处副处长、闸北救火会董事、上海国医公会委员、中国医学院副院长等职，爱国事迹，非笔墨所能尽述。1992 年市政府文史资料委员会编辑出版《上海人物史料》中“爱国爱民的蔡氏妇科世家”篇有所阐述。《宝山县志》及《江湾里志》均有不少记载。

二、继往开来蔡小荪

蔡香荪之子蔡小荪历经时代岁月变迁，虽历经挫折困顿，最终在中华人民共和国建功立业，顺应中医药事业大发展的潮流，以赤诚中医妇科人之心，以仁爱造福病患之心，以朴实教化育才之心，培育并带领蔡氏妇科团队迎来崭新华章。

七世蔡小荪(1923—)，字一仁，号兰苑，蔡氏妇科第七世嫡系传人，小香公之孙，香荪公哲嗣，秉性敦厚，仁心仁术，父传师授，家学渊源。香荪公望子成器，自幼即聘昆山顾荫轩夫子(清秀才)来家教学国文。稍长，又聘峡石吴善庆师(《药学大辞典》编者之一)讲习医学。继而聘海宁吴克潜师(《吴氏儿科》《病源辞典》等编者)进一步深造。旋毕业于中国医学院十三届，即随父襄诊。并先后延聘李又辛夫子(清举人)、沈瘦石夫子(文史馆馆员)教习诗书。1943 年，香荪公谢世，即独立应诊，秉承祖训，乐于为善，求诊者接踵。虽稍逊于蔡香荪，然亦日诊百人左右，效多应手。前辈同道，咸誉为将门虎子，小辈英雄。勤习深研，师古不泥，博采众长，学以致用。于妇科经病，主张以调为主，养血为先，理气为要。闭则不尚攻伐，崩则不专止涩。具体用药，对崩漏强调“求因为主，止血为辅”。痛经依然，“求因为主，止痛为辅”。某些医著，引誉为至理名言。更借鉴西医学各种检验，以助诊断。力主辨证必须辨病，结合四诊，益显疗效。处方用药，以精、简、廉、验为特色。

1952 年蔡小荪响应号召，创办新城区联合诊所，放弃半日丰厚开业收入，不计酬劳，参加妇科门诊，1959 年起受聘上海第二医科大学附属广慈医院(今上海交通大学医学院附属瑞金医院)、仁济医院(今上海交通大学医学院附属仁济医院)、中国福利会国际和平妇幼保健院等顾问,参加查房会诊,并为全科医师讲授中医妇科。1980年转职上海市第一人民医院中医科副主任、中医妇科主任医师,并任上海医科大学市一教学医院中医学教学组副组长,临床教学并重。在学术方面,1950年后即兼任上海中医学会妇委会委员,后任副主委,1984年当选全国中医学会妇委会副主委,历任上海中医药大学专家委员会名誉委员,兼职教授。40余年来,蔡小荪承担全国各地进修班教学工作及各院校学术讲座。先后带教主治级以上中西医师百数十位,对沟通中西学术方面做出努力。自1981年起担任上海市高级科学技术专业干部技术职称评定委员会中医科评审组成员,秉公评审,谨慎负责。1986年任中医学国际学术会议学会委员兼妇儿科专题会议中方主席,发表《中医治愈170例不孕症的方法经验探论》,获得与会者好评。1992—2008年,连续四届被国家中医药管理局批准为全国老中医药专家学术经验继承工作指导老师,带教学员,造就中医妇科人才,不遗余力。1995年被上海市卫生局评为"上海市名中医",兼任评委。1995—1996年载入英国剑桥《国际医学名人辞典》。1992年起享受国务院颁发特殊贡献津贴。1999年,受聘上海中医药大学兼职教授,同时取得博士生导师资格。2000年成为全国公布的首批全国名老中医药专家。2007年荣获中华中医药学会颁发的"全国中医妇科名家"称号。2009年荣获中华中医药学会颁发的"全国中医妇科名师"。曾主编《经病手册》《中国中医秘方大全》《中华名中医治病囊秘·蔡小荪卷》《蔡小荪谈妇科病》《中国百年百名中医临床家丛书·蔡小荪》,参与主编《中医妇科经验方选》,编审《蔡氏妇科经验选集》。1994年主要负责起草完成中华人民共和国中医药行业标准《中医病证诊断疗效标准(妇产科部)》,并任编审委员。

三、无私育桃李,蔡氏满庭芳

蔡氏妇科一至七代均为家族内部传承,其优势是在学术思想上具有一定的稳固性,得以良好的传承与发展;在医德医风的建设上更加具有深在的认同性与继承性,更加根深蒂固,特色鲜明,且以耳濡目染、逐渐熏陶的传承形式为主,历久而弥新。随着中医事业整体的壮大与发展,中医学已突破原有家族的局限,融入中医药发展的大潮。蔡小荪,育有二子一女,但都很遗憾未能继承家学。蔡小荪素禀仁爱有责之家风，以无私的奉献精神，将家学广播四海，孕育桃李，以促中医妇科之发展。

1952 年以来，蔡小荪致力于在各医学院校及医院学会开展学术讲座，并在各种进修班开展讲学工作。

时至今日，听过蔡小荪讲课，跟随过蔡小荪临诊抄方，参加过会诊查房的人已不计其数。在由国家中医药管理局主持的名老中医学术经验继承工作中，蔡氏妇科由传统的家系传承为主，转变为更为广博的传承，不仅是全面优选蔡氏妇科继承人，并采用了与学位教育相结合的新型教育模式。其传人由一而二，由二生四，迅速发展壮大，星火燎原。

目前第八代传人主要有黄素英、付金荣、张婷婷、瞿晓竹、周翠珍、莫惠玉、王隆卉、翁雪松、陈旦平、赵宪先、金毓莉等，均为各单位中医妇科的骨干力量。蔡氏妇科第九代传人也在第八代传人良师的教诲下，迅速成长起来。此外还有很多传人将蔡氏妇科传播至全国各地及海外，造福更多的女性。目前蔡氏妇科江西九江工作站已成立并开展服务，新西兰、泰国及我国湖南等地均有蔡氏妇科传人服务病患。

四、言传与身教，蔡氏德艺馨

蔡小荪教给学生的不仅仅是医术，更时时言传身教的是仁德的医心。每每问起学生对蔡小荪的印象，大家都会想到的一个词就是“儒雅”。的确，蔡小荪对待患者都是以礼相待，尤其是作为男医生对待妇科疾病患者，时时注意以认真严谨的态度诊治病患。对待同道亦秉持君子风范，从不贬低同行以抬高自己，更不会妄加评论。每有患者问起前医如何，蔡小荪都亲切地说：“这个医生很好的。”

蔡小荪被患者所爱戴不仅仅是因为其医术高明，还因为蔡小荪为患者着想的心。他 90 岁高龄临诊，虽已限号，仍有患者苦求加号，只要身体能承受他都尽量满足患者的要求。有经济条件欠佳者，蔡小荪每每加以照顾，每次开两张方子，并仔细嘱咐服药方法及不同情况下的处理措施。可爱、慈祥的老先生形象，就这样深深地印在每一个学生的脑海里。耳濡目染，学生都随着蔡小荪亲切地对待每一位患者，急其所急，想其所想，以为患者解决病痛为己任。

蔡小荪家学渊源，文化底蕴深厚，加之家道殷实，使得蔡小荪从小满腹经纶，爱好广泛而健康。观赏蔡小荪的摄影作品，共同聆听蔡小荪讲小时候唱京剧的故事，看其骑马照片遥想当年意气风发少年郎，情趣高雅的老先生令人不禁仰慕。

于是，作为蔡小荪的学生，大家都想以后能成为像蔡小荪一样的医者，能够为蔡氏妇科的发展出一份力。于是从只有蔡氏子孙维系的蔡氏妇科，变成了很多蔡氏弟子心系并为之奋斗的蔡氏妇科，将来还会有越来越多的人，一代一代绵延不绝地为之发展而奋斗，造福众坤。

第三节　流派影响

蔡氏妇科肇始于清乾隆年间，历时 200 余年，经历了不同的历史时期，蔡氏妇科流派之影响也具有鲜明的时代特色。

一、儒医为本，济世为民

蔡氏先祖所处时代为清代，是封建社会，当时的社会现状使得蔡氏只能做到独善其身。始祖蔡杏农由儒而医，悲天悯人，为贫病者送医施药，造福乡里。二世蔡半耕、三世蔡枕泉以及四世蔡兆芝均亦儒亦医，如蔡兆芝为同治贡生，蔡小香为黄科廪生。历代蔡氏传人精研岐黄，以儒家思想指导行事为人，故均为“仁医”，为病患所爱戴称颂。

二、爱国赤诚，急公好义

时间进入清末民初，社会经历着巨变，中华民族正经受着内忧外患的撞击与侵袭。面对家仇国恨，面对中医药事业的危难时期，蔡氏传人挺身而出，义不容辞。

蔡小香，诸生，家固世医，至蔡小香益昌。大多以余资济施茕困始终罔懈，凡艰巨之义举恒创捐独任。

光绪三十年(1904 年)，蔡小香以家祠设江湾镇办学 3 年，后并入他校。

光绪三十四年(1908 年)七月，蔡小香在蔡氏学堂旧址(今江湾镇新浜桥南面)创办兢业师范学堂，同年十二月停办。

1904 年 6 月医务总会成立，假会址于云南路仁济善堂，当时入会医师 200

余人，蔡小香被举为总董。该会旋改名中国医学会，为中国最早医学会之一，会员遍及全国12省，蔡小香任会长，丁福保为副会长。同时蔡小香资助创办中医界最早的期刊之一《医学报》半月刊，由周雪樵主编，后蔡小香委门人王问樵续办。

蔡小香创立中国医院，并自任院长，江苏巡抚程德全加劄延聘。

1905年反对美国迫害华工运动中，蔡小香作为中医界倡导人之一，在《医学报》发表《西洋参是美货》《研究代用西洋参品》等文章，主张研究代用品以抵制美货。

1909年中国医学会在沪召开第二次大会，公推顾鸣盛为《医学报》编辑主任。

1910年发行改革后的首期，蔡小香以会长名义发表《发刊辞》。

1910年，蔡小香主持创办了《上海医学杂志》。

1910年，蔡小香主持成立中医药学会，以研究中药与临床的结合为宗旨。

1911年，蔡小香作为发起人之一，创立精武体操学校，并任副会长。

蔡小香曾创办上海医学讲习所、上海中医专科训练班。

蔡香荪曾肄业于同济大学医科，承继祖业后，医名颇著。

1911年蔡香荪发起组织江湾救火会，并出任会长，捐募之力为尤巨。蔡香荪与倪承桂等醵金组织江湾施材会，凡贫苦无告者经调查属实取具，确保给予棺木。

1924年兵灾，蔡香荪组织宝山收容所，收容灾民1 000余人。

1924年蔡香荪与朱象文集资开办江湾暑天医院。

1925年8月，蔡香荪与王汉礼等发起成立江湾残废教养院，地址在后街卫生殿，专收残废者施以教养，1927年1月废绌归并淞沪疗养院。

1932年，“一·二八”淞沪抗战时，蔡香荪积极筹办难民收容所和救护队，同时组织掩埋军民遗体1 300余具，还输资营建了十九路军阵亡将士陵墓，为此蒋光鼐、蔡廷锴两将军亲授锦匾一面，上题“急公好义”，以为嘉奖。蒋介石曾亲书“医国手”匾相赠。

1933年左右，蔡香荪又捐巨资营建江湾时疫医院并任董事长。为表彰蔡香荪为当地医疗保健做出的贡献，国民政府内政部颁发“热心捐资兴办卫生事业”一等金质奖章。

1937年,"八一三"抗战前夕,江湾成立地方保卫团,由吴义耕任团长,蔡香荪被推举为董事长。

1937年,"八一三"战事中,蔡香荪积极筹办难民收容所,并组织门人、弟子和其他爱国青年,成立救护队。他自费购置一辆旧卡车及各种救护器材,不辞劳苦,亲自指挥,共救护伤员4 000余众,为当时上海红十字会所属各队之冠,荣获红十字救护奖章。

1942年左右,日伪在上海对国医公会进行改选,蔡香荪被推为主席,他耻于为虎作伥,力辞不就。抗日战争时期,蔡香荪多次营救革命志士,如刁庆恩及中共地下党员顾纪长等。

蔡香荪历任江湾崇善堂董事、宝山县公款公产处副处长、闸北救火会董事、上海国医公会委员、中国医学院副院长等职。

父子两代人,在人人难以自保的岁月里,竭尽自己有限之力,自觉扛鼎家国之重责,这种精神境界是植根于祖辈"仁义"之德基础上的升华与超越,已经远远超越"名医"之名。

三、太平盛世,流派荣光

中华人民共和国成立为中医药事业的发展带来了春风,蔡氏妇科也于太平盛世逐渐展现其荣光并发展壮大。

1997年,《蔡氏女科经验选集》出版。

2000年,《中华名中医治病囊秘·蔡小荪卷》出版。

2000年,《蔡小荪谈妇科病》出版。

2002年,《中国百年百名中医临床家丛书·蔡小荪》出版。

2005年,上海市中医文献馆成立"蔡小荪名中医工作室"。

2006年,蔡小荪荣获中华中医药学会颁发的"中医药传承特别贡献奖"。

2007年,国家中医药管理局授予蔡小荪"全国老中医药专家学术经验继承工作优秀指导老师"称号。

2007年,蔡小荪荣获中华中医药学会颁发的"全国中医妇科名家"称号。

2009年,蔡小荪荣获中华中医药学会颁发的"全国中医妇科名师"称号。

2000年,蔡小荪成为全国公布的首批全国名老中医药专家。

2010年,《蔡氏妇科临证精粹》出版。

2010 年，全国名老中医蔡小荪传承工作室在上海市中医文献馆成立。

2011 年，《中华中医昆仑·蔡小荪卷》出版。

2012 年，海派中医蔡氏妇科流派传承研究基地在上海市中医文献馆成立。

2012 年，海派中医蔡氏妇科流派传承研究基地分基地在上海中医药大学附属龙华医院设立。

2012 年，海派中医蔡氏妇科流派传承研究基地分项目在上海市第一人民医院、上海中医药大学附属岳阳中西医结合医院、上海中医药大学附属市中医医院、上海市第一妇婴保健院、上海市黄浦区中心医院、上海市静安区中医医院设立。

2012 年，全国蔡氏妇科流派传承工作室在上海市中医文献馆成立。

2015 年 4 月，于上海市中医文献馆召开蔡氏妇科流派基地第二轮启动会。

2015 年，《海派中医蔡氏妇科流派医案集》出版。

2016 年 9 月，海派中医蔡氏妇科九江工作站揭牌仪式举行。

2016 年 12 月，全国蔡氏妇科流派传承工作室顺利通过验收。

在第七代传人蔡小荪的无私奉献教导下，蔡氏妇科日益壮大，传人众多，遍及上海各大医疗机构，再传弟子遍及全国及海外，如新西兰、泰国等。蔡氏妇科“仁德”之质也被广为播散。在这静好的岁月里，蔡氏妇科回归医生的本职，精研岐黄，不断传承与创新，为更多患者更好地解决病痛而不懈努力。

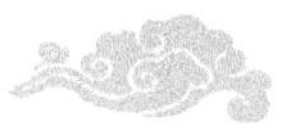

第二章 流派人物

第一节 蔡杏农

始祖蔡杏农，素有济世利民之愿。早年在文学上推崇安徽桐城派，专心于词赋诗书。中年偏爱医道，刻意攻读，苦心孤诣。他手抄的医书达百余本，并对此反复批注，指迷补正。其岐黄之术，独树一帜，方圆几十里地求诊者络绎不绝。早年宝山江湾地处江海之滨，灾害频仍，瘟疫不断，严重威胁百姓健康。蔡杏农深感农村缺医少药之苦，告诫子孙行医时毋忘平民百姓之难，自己处处方便病家，不仅坐堂行医，还经常携着药包，奔波于农村阡陌小道，走村串户送诊治病。他的处方采用道地经济的药材，制成丸散膏丹为贫困者义诊给药，不取分文，乡里对蔡氏医德称颂备至。当时蔡杏农已在妇科方面突显绩效，广得赞誉。

第二节 蔡半耕

二世蔡半耕，自幼就随父侍诊，潜移默化，每遇疑难病症，则反复推敲，细心琢磨，直至心领神会。对于历代名家医著及民间验方，他广为吸收，无论时病伤寒、经带胎产、疮疡痘疹，均有建树，而尤其擅长妇科。大多药到病除，由此声誉益振。

第三节 蔡　炳

三世蔡炳(枕泉)，以医为业。秉性聪慧，博览群书，犹自嫌学识短浅，四处

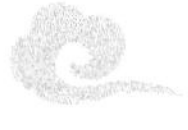

寻师，以求进取。他曾求学于上海青浦县（今青浦区）重固镇何氏二十三代世医何书田。当时蔡氏已成名医，但仍然虚心求学于何氏，以收转益多师之效。当时沪上名医世家，蔡炳均登门造访，虚心求教，博采众长。他认为“既为三世医，当图良医实名”。从此医道更为精深渊博，技术日进，声誉益隆，在妇科方面的四诊辨治、经验药方更具特色。蔡炳著有《种橘山房医论》等。蔡炳在“女科调经”篇里强调女子以血为用，调经理气为先。他说：“经事不调，多由于气。七气即七情也，益以寒热，曰九气。妇人尤为血气用事，气一壅滞，则月事不调。”

第四节 蔡兆芝

四世蔡兆芝（1826—1898），号砚香，是清同治二年（1863 年）癸亥科贡生，封中宪大夫，花翎同知衔。他继承父业，精于妇科，文才医理，造诣精深，著有《妇科述要》《女科秘笺》《验方秘录》等论著，但可惜大多散佚于兵火战乱。他曾经治愈宝山县令之疾，当时署令陈玉斌赠“功同良相”匾。后来蔡氏迁于上海老闸桥堍，江湾女科之名益以昌盛。蔡兆芝多才多艺，除精通医术外，还善于书画，尤以画荷绘莲为著，匠心独具，并自号“爱莲居士”。他深得文坛赞誉，友人求墨者甚众，故有“蔡荷花”之雅号。蔡兆芝母亲 100 岁，大总统徐世昌亲笔墨书“令德寿母”匾额相赠，还在江湾建“百岁坊”（《江湾里志》均有记载）。

蔡兆芝学术上主张妇人血病，必先调气。他说：“调血必先调气，顺阴阳之序，适四气之和，喜怒不乖其度，寒暄不拂其宜，饮食男女不过其则，如是则弗药可也，反是则病矣。气血匀则无病，一有所偏而病出矣，此论最确。”指出：“妇人经病，治在调养。”他在“调养篇”中指出：妇人大多疾病皆因经行之际，调养失节所致……对于此类患者以调养为主，寒者热之，热者寒之；虚者补之，实者泻之。另有原气虚弱之人，经络枯竭，经行涩少，后竟不行者，急宜补脾以养血，不可用攻伐之剂。东垣云：“脾为生化之源，脾旺则血自生，经自行。”薛立斋云：“肝脾血燥，四物为君；肝脾血弱，补中益气为主；肝脾郁结，归脾为主；肝经怒火，加味逍遥为主。此皆不易之定论也。”临症时强调“四诊合参，尤重问诊”。指出问诊重在了解病源。他说：“大抵病之呈于外者，显而易见。非问无以悉其源；病之伏于中者，隐而难知，非问无以明其理。惟于未诊之前，先为探听叩其由来，得之久暂，别其病之或深或浅，察其体之或安或危，问愈明而识愈精，胆欲大而心欲小。庶几胸有成见，药症相符矣。”

第五节　蔡小香

蔡小香（1863—1912），名钟骏，号轶侯，光绪甲申黄科廪，茂才，医名更著，济贫扶困，活人无算，誉满大江南北，门庭若市，妇孺皆知。蔡氏妇科，于斯尤盛。

一、创办最早的全国性医学团体——医学会、中医药学会

清光绪三十年（1904 年），蔡小香在上海创办了最早的全国性医学团体——医学会。

19 世纪下半叶，美国修筑铁路，发展资本主义，到中国南方沿海各省骗募劳工。后美国发生经济危机，又掀起排华浪潮，竟把华工关在栅栏里滥加屠杀。当时清廷腐败无能，外交屈辱，割地赔款，丧权辱国，国势日衰。我海外侨胞陷于孤立无援境地，爱国仁人志士莫不忧心如焚。1904 年蔡小香与上海名士李平书、顾滨秋等邀集医界名流 30 余人，借云南路仁济善堂，组织医务总会以声援华工，抵制美货。一时风起云涌，全国响应，声势十分壮大。上海入会的中西医师达 200 余人，一致推举蔡小香为总董，积极从事支援侨工工作，各地响应，侨工因而得以改善待遇。申请入会者遍及全国十二行省。旋改名为“中国医学会”，蔡小香被选为会长，著名西医丁福保任副会长，组织医务总会。

清代末年，中医界尚缺乏有组织之团体，因此无从互通信息，共同研究，学术交流。组织成立中国医学会，对“通国医士得以互相研究，交换知识，洵足振兴医术，慎重生命”有着十分重要的意义。“中国医学会”是中国历史上最早以中西医师携手并进的全国医界群体组织，其成立经过正常的途径和程序。在成立“中国医学会”之前，曾呈报清廷当局备案，公牍批文曾刊载于己酉三月（宣统元年，即 1909 年）上海医学研究所发行之《上海医报》第二期，第十页，亦中医界之一项文献史料，全文如下。

续奉宪调查中国医学会覆稿

藩宪瑞　札：本年九月初二日奉抚宪陈批，职贡蔡钟骏等呈拟设医学会

由。奉批。据禀已悉该职等因医学渊微，拟在沪地设立中国医学会，使通国医士得以互相研究，交换智识，洵足振兴医术，慎重生命。所拟章程，亦尚妥善，应准如禀立案。仰苏藩司转饬遵照谕令实心经理，毋托空言，是为至要，切切。

仍候督部堂批示。此批等因到司。奉此。合就转饬札府，即便转饬上海县查明，转行知照，仍抄录原呈、原摺送司备查等因到府。奉此。合就转饬等因各到县。奉此。查此案前奉道宪批饬，即经照会，查复在案，兹奉前因，合行照会贵董，烦照先今来文，希即查明具复，以凭核办，并先转致蔡钟骏等知照，将原禀章程录呈藩府宪备查各等因到所。奉此。查蔡钟骏，宝山县人，世传女科。本系董所会董王桢，上元人，系钟骏之徒。彭绳祖，华亭县人，系内科医生，亦皆董所会员。丁福保，无锡县人，系知西医。此次发起中国医学会，钟骏等并未到董所报告一二，是以一切情形均未得悉。奉文以后查得蔡钟骏缘外埠来函催促开会，遂徇王桢等三人之请，遽禀各宪立案。核其会章所云：各州各府，千里万里，皆可入会。祇凭函件，虽有介绍，均非素识，非比一州一县，可以调查详细。所谓立案之处，董所未敢擅议，应候钧裁。所有先今奉文饬查蔡钟骏等设立中国医学会各节缘由，谨备文呈，复仰祈公祖大人核转施行。除遵饬转致蔡钟骏等知照，将原禀章程录呈藩府宪备查外，须至呈者。

右呈上海县正堂。李批：所设之医学会，千里万里，只凭函通，恐未尽妥，所请立案之处，似未便准行，仍候上游酌之。

继成立医学会后，又禀奉苏抚宪程，批准刊用钤记，于医字下加一“药”字，以为研究药物之证，实即筹立中医药学会。倡导中西药结合，研究药性、药理、药效。

二、创《医学报》，主张中西医结合

清光绪三十年(1904年)，在成立中国医学会的同时，蔡小香支持创办全国第一份医学期刊(半月刊)名《医学报》，后改名《医学公报》，亦医界最早期刊之一，发行遍及全国十二行省。始由周雪樵任主编，后由王问樵、顾鸣盛先后续任。蔡小香公在期刊上发表《西洋参是美货》《研究代用西洋参》等文，主张研究国货以抵制美货。蔡小香作为会长，在宣统二年(1910年)正月上旬中国医学会在沪召开第二次大会时，他在鼎革后《医学报》第一期发表发刊辞中号召中医界："今吾国当新旧交替之际，诚宜淬砺精神，冒险进取，纳西方之鸿宝，保东国之粹言，讵能固步自封，漠然置之耶。"并宣布办报宗旨："《医报》负振聋发聩之责，导以智烛，警以晨钟……"对于东西方医学理应"沟而通之，合而铸之"，积极主张中西合一，吸收外来先进医学，补我不足，提出中西医学相结合的远见卓识。蔡小香在《医学报》鼎革后第一期发刊辞原文如下。

天演之源导于物竞，物竞之极终于天演。东西之士，皆守积极的主义，事事欲今胜于古，故有古人，有今人，此进化之机转也。中国之士，皆守消极的主义，事事谓今不如古，故有古人，无今人，此退化之现象也。以进化与退化相竞，退化者得不为天演所淘汰哉。在昔神农、黄帝，于上古野蛮酋长时代，而作《内经》《本草》诸书。其人实非常之人，其事实非常之事。然后人之心思材力，讵必不逮夫古帝。而四千年来，若张长沙之论伤寒，刘河间之明类中，徐之才之创十法，李东垣之重胃脾，朱丹溪之重痰火，吴又可之论温疫，薛生白之论湿温，叶天士之论温热，王孟英之论霍乱，王清任之论瘀血，虽各有发明，要皆尊两帝为万世不祧之祖，奉《内经》等为历劫不磨之论。五行生克之谈，操如铁券。清浊阴阳之辨，守若金科。一二卓荦之士，欲起而摘前人之罅漏，撤往籍之藩篱，则痛诋之日，生乎今之世，反古之道，其罪不容诛。于戏，仰何所见之小也。自顷欧文美化，挟太平洋之潮流奔腾澎湃而东渐。而新奇之医术亦与之俱至，先后数十年间，凡属通都大邑，无不遍设医院，隐操我黄人生命之权。而我岐黄家排外之思潮，方旋涡于胸中，而莫之或息。且变夏于夷，又为通人所诟病。于是睡狮沉沉，冥然罔觉。二十世纪之曙光，竟莫丽乎震东。庸讵知他山之石，可以攻玉。礼失求野，先贤已诏我后人。矧世界大同，必有其日，又恶能执我陈编旧说，敌彼崭新之学识耶。试近征诸日本，当第四世纪以前，允恭帝病笃，廷议始征金武于百济，是为汉医输入时代。第十四世纪末叶，得孙思邈千金方于我国，遂为治疗之标准。自四世纪后，至十六世纪前，皆为汉医全盛时代。千五百三年后，曲直濑正庆，守李朱万病脾胃虚弱之说，倡用甘温滋补，是谓方今派，势力最盛。后五十余载，后藤艮山、香山秀庵、吉益东洞之徒崛起，皆复用仲景古方，是谓复古派。党同伐异，互相水火，为日本汉医一大变革。然两派俱不能无弊，方今派譬犹文治，文治极则流于姑息。复古派譬犹武断。武断甚则失诸暴虐。于是和田东郭、多纪蓝溪等，遂折衷古今两派，是谓折衷派。自十六世纪以来，为汉医与汉医竞争时代。千六百六十一年，长崎民人西吉兵卫，始习西洋医术于葡萄牙人。杉本忠惠踵之，从学于番医野泽忠庵，遂以洋方为幕府医官。吉兵卫之子及西玄甫，皆以南蛮流为侍医法眼。栗崎道有桂川甫筑，皆以西洋医术为外科医官。自十七世纪以来，为西医输入时代。千七百十六年，将军宗吉尝召西川如见进讲洋书，兰学骤盛。逾年，幕府命桂川甫筑制洋方药品。五十七年，杉田玄白倡行西洋外科术，更译述解体新书。六十五年，平贺源内著电气学说。九十九年，植兰清药苗于虾夷。是时汉医家之排拒科学的思想，一如吾国今日，是为汉医与西医竞争时代。千七百五十四年，至六十八年间，汉医山胁尚德，始解罪人之尸体，观其脏腑，发愤而作一书，名曰《脏志》。又立再春馆医黉于肥后，聘吉益东洞为教授。多纪安元、同元孝等，更设跻寿馆于江户，网罗当代之名家分任教务。多纪桂山授《素问》讲义。山田桃井授《伤寒论》讲义。目黑道琢授《素问》《难经》讲义。服部玄广授《灵枢》讲义。加藤骏文授《难经》讲义。田村太田授《本草》讲义。小阪周田授《经络》讲义。井上龟田等授《儒籍》讲义。于是汉医之徒，始得受秩序的教育。后二十有六载，幕府复命立江户医学，以陶冶人才。千七百六十八年，贺川玄悦研究产科，颇著新论，以是阿波侯征聘之，是各汉医进取时代。十九世纪初叶，德意志人希保尔德，至长崎宣讲医学。千八百三十年，足立长隽首倡西洋产科。四十八年，吉益圭齐再兴科痘法。五十八年，建私立种痘馆。六十年，派国民留学于和(荷)兰。又二年，再派国民留学于英、俄、法三国。由是以往，下逮于今，为西医全盛汉医式微时代。一盛一衰，天渊相判。缅彼扶桑，可为殷鉴。今我国当新旧交哄之际，诚宜淬砺精神，冒险进取，纳西方之鸿宝，保东国之粹言，讵能故步自封，漠然置之耶。《医报》负振聋发聩之责，导以智烛，警以晨钟，沟而通之，合而铸之，此开幕者之本旨也。

三、斥资创办中国医院，创办《上海医学杂志》

清光绪年间，当时列强瓜分中国野心日露，不平等条约签订再三，掠地租界，得寸进尺。即在医学卫生方面，凡属通都大邑，几无不遍设医院。名为善举，实隐操吾黄人生命之权，贫苦患者，视同草芥。国民生息于自己国土上，却任人左右，无权自主，因之蔡小香毅然斥资创办中国医院，为广大民众服务，亦即争取租界华人卫生之自主。江苏巡抚程德全嘉其“勇于为善”，又加札延聘蔡小香为院长。

1910年蔡小香又主持创办了《上海医学杂志》，为振兴发展中医而高声呐喊。

四、兴学图强，创办学校

蔡小香创办上海第一个医学讲习所、上海中医专科训练班、蔡氏医学堂以造就中医人才。此外还开办蔡氏学堂、师范学堂。

教育兴邦，科学救国，这是老一辈知识分子爱国思想的体现。蔡小香素有兴学图强之愿，他一边斥资兴办"蔡氏学堂""兢业师范学堂"，一边对于精武、南洋、新公学等学堂的创立慷慨捐助。清代末年，沪郊城镇，尚少设立学校。学龄儿童，均就读私塾，见闻狭隘，知识不广，更难符合时代要求。有识之士痛感国耻民弱，宜乎急速变革。清廷迫于舆论，下诏兴学。故蔡小香首先斥私资创办蔡氏学堂于家祠中，开江湾私人办学风气之先。但新学虽然渐兴，而一般民众，由于千百年来受封建制度长期影响，守旧固执，踌躇不决，家长大多观望，就学寥寥。有鉴于此，小香公每当回至江湾，辄假畅园茶馆，举行演讲，对于国势之艰难险危，国民之应尽责任，尤以教育方面之亟须革新，作详细分析，言辞恳切，语言通俗，老妪亦都能理解。在当时封建社会中，一位名闻遐迩妇科儒医，又是知书达理秀才相公，居然于茶馆中不顾身份，抛头露面，当众演说，未免遭致地方上一班士绅腐儒非议，咸摇首惊叹，目为有伤大雅，成何体统，阻力重重。初起确有言者谆谆，听者藐藐之感。而蔡小香始终坚持勿懈，历时稍久，收效乃宏，果得预期结果，家长顿觉感悟，纷纷率子女入学。过去一班鄙视先祖不为旧礼教束缚，百折不挠之大胆行为者，至此亦深感钦佩，不得不为之折服。

光绪三十年(1904年)春，蔡小香继又感觉办学果然非易，而师资之培养则更难而尤迫切，因此同时在上海设立专科训练班，毕业者再，非但蔡氏学堂有适宜之师资，其他学校也都有所依赖。光绪三十三年(1907年)秋，复办兢业师范学堂，希冀源源培养师资，以为发展办学之助。光绪三十五年(1909年)并入中国医学会附设医学堂。更举办医学讲习所、中医专科训练班等，进而造就中医人才，并提高理论实践水平，以冀成为将来条件成熟时创立中医专门学校之雏形，慧见卓识，计划远大。他如精武、南洋、新公学等校，均输财助之。

蔡小香兴学救国热忱，倾注无数心血及财力，做出不少贡献，深得大众敬

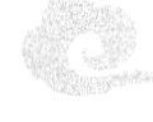

仰，功绩显著，对清末民初中西医界影响颇大，功绩卓著，有不可泯没者。这些在《宝山县志》及《江湾里志》等各种书刊均有记述。

五、与李叔同（弘一法师）等结为“天涯五友”

清末民初，儒医蔡小香为光绪甲申黄科廪生，精擅妇科，名闻大江南北。原系岐黄世家，继承儒医传统，尤好诗文书画，文章道德，蜚声沪上，妇孺皆知。蔡小香喜好文学书画，珍藏名人书画颇丰，历代名砚逾百，因此颜书斋为“集砚斋”。他经常与文坛名士往来，并创办书画社。时值戊戌政变后，弘一大师李叔同，由天津奉母南迁，初赁居于前法租界卜邻里，光绪二十五年己亥（1899年），移居青龙桥之“城南草堂”（原为上海南市区，今属上海市黄浦区、浦东新区）。屋主许幻园，颇富厚，设学社曰“沪学会”，常悬奖征文。李叔同时年甫弱冠，已文采斐然，每投稿，辄名冠其曹者凡三次，许君以为奇才，惜相见恨晚。李叔同原籍浙江平湖，因此得与江湾蔡小香、宝山袁希濂（袁希洛之兄）、江阴张小楼（李公朴岳丈）、华亭许幻园，朝夕共处，相交至笃，吟诗唱酬，情同管鲍，旋结金兰之义，号称“天涯五友”，并摄影留念。许幻园夫人宋梦仙（贞）有“天涯五友图”诗五首，描写五人不同性格，其中一首云：“李也文名大似斗，等身著作脍人口，酒酣诗思涌如泉，直把杜陵呼小友。”即咏大师。其余四首，惜无缘一睹。继又成立城南文社。翌年庚子（1900年），与上海书画名家组织上海书画公会于福州路杨柳楼台旧址，群贤毕集，盛极一时。

后李叔同离沪，1928年复过上海，重访“城南草堂”旧居，不料已改为“超尘精舍”，有衲子侍香火，俨然一兰若矣。许幻园则屈居陋巷，为人作文字以易升斗。时蔡小香早已去世，五友只存四人。李叔同暂寓其弟子江湾丰子恺家，因备素斋一叙，人事沧桑，相与叹息，不胜今昔之感。于是四人重摄一影，以志雪泥鸿爪。并由李叔同亲笔题跋其上，惜此照为交际博士黄警顽借去遗失，殊属憾事。今五友皆已物故，1984年为李叔同诞辰百周年纪念，1984年冬为蔡小香诞辰一百二十周年。两老在世时虽年岁相差近二十寒暑，但才识相契，忘年之交，至为莫逆。李叔同曾有诗四绝，题曰戏赠蔡小香：“眉间愁语烛边情，素手掺掺一握盈，艳福者般真羡煞，佳人个个唤先生。”“云髻蓬松粉薄施，看来西子捧心时，自从一病恹恹后，瘦了青山几道眉。”“轻减腰围比柳姿，刘桢平视故迟迟，佯羞半吐丁香舌，一段浓芳是口脂。”“愿将天上长生药，医尽人间短命花，自是中郎精妙术，大名传遍沪江涯。”亦医林与文坛之一段掌故轶事也。

六、蔡小香轶事一二则

旧时封建年代，皇室染恙，自当太医司职，有时亦诏请民间名医诊治，如能应诏，即一登龙门，身价百倍，名声显赫。清末西后慈禧患疾，下诏招聘海内名医。江苏巡抚程德全与蔡小香交善，素慕医名，有推荐意。蔡小香久恶清廷腐败统治，割地赔款，丧权辱国。尤以西后专横跋扈，喜怒无常，误国殃民，岂肯甘为效力，故托言婉辞。事后尝对家人曰：伴君如伴虎，御医实非美差，凡入宫廷，必先学习面君繁琐礼仪，叩首跪拜，稍有不慎，即属大不敬，必遭罪责。且为西后治病，战战兢兢，略有差池，则祸不旋踵矣。近及于身，远及儿辈。即使侥幸奏功，有所赏赉，似乎顿获殊荣，实则入不敷出。且晋京入宫之前，需先奉谒有关显宦，尤其西后周围太监侍从，虎视眈眈，均需奉纳金帛，否则事事掣肘，处处刁难，寸步难行，可谓得不偿失。而况官场酬酢，非腰缠巨资，便无从应付。纵观过去医家，奉诏启程，路遥千里，备极辛苦，家属送行，祸福莫测，忧喜参半，心情矛盾，忐忑难安，犹如生离死别，个中滋味，难以言喻，必待衣锦荣归，方始转忧为喜。目今悬壶沪上，衣食俱足，正当为民众解除疾苦，何必长途跋涉，背井离乡，担此风险。亲朋有认为此机会难逢，求之不得，贸然放弃，殊为惋惜。亦有钦佩蔡小香高风者，诚见仁见智，所见不同耳。

蔡小香早年于上海老闸万福楼后街（俗称老街，即北京东路 596 弄 17 号，今已拆除），买地造屋，设立诊所，门庭若市。祖父事亲至孝，并另建新宅于江湾万安路旧居旁，面阔七间，凡三进三层，枕河临街，背南面北，供奉双亲，颐养天年，曾祖母唐太恭人，寿臻百岁。同时在奎照路造林建园，广不足十亩，俗称“蔡家花园”，与宅第隔河相望，蔚为一景。更置地于大场，营建祖茔，地购自多户，留有坟塚不少，每逢清明扫墓，香烟缭绕，纸灰飞扬，此起彼伏，俨若公墓义地。亲朋有认为于理不合，按常规土地既已售出，原有棺椁当即移去，故建议先祖，顿促各原主迁墓。蔡小香以为不妥，云余建祖茔，冀使先人遗体得一乐土，今却使他人掘地迁坟，尸骨不安，于心何忍，非我所为也，己所勿欲，勿施于人，遂未纳众议。墓地亦不设围篱，任人耕种，从不收租，众感德莫名。当时又有沪上洋商，于郊区购地建厂，慕蔡小香名，请任买办，如应聘，可致巨富。蔡小香亦因建厂需迁入祖坟，虽富不仁，故毫无考虑，坚辞勿就。不少义举，《宝山县志》及《江湾里志》“德义篇”，均有部分记载。

第六节 蔡香荪

蔡香荪(1888—1943)，名章，字抱冰，又字耀璋，蔡小荪之子，曾肄业于同济大学第一期，秉承祖业，学贯中西，蜚声沪上，盛况勿衰，一生行善，口碑载道。爱国思想浓厚，早年参加孙中山同盟会，谋广州起义，创办江湾救火会任会长，获消防奖章。日寇先后两次侵华，均及时组织救护队。“八一三”之役，蔡香荪抢救伤员达 4 000 余众，为当时红十字会各救护队之冠，获红十字救护奖章。同时筹办难民收容所，并营救抗日志士及中共地下党员。战争结束，蔡香荪组织掩埋队，捐款建造抗日阵亡将士墓。继又捐巨资创办江湾时疫医院任董事长，获当时政府内政部“热心捐资兴办卫生事业”一等金质奖章。他不仅是一位妇孺皆知的名医，更是一位爱国爱民的抗战志士。曾任上海市国医公会委员、上海中国医学院副院长等职，爱国事迹，非笔墨所能尽述。1992 年上海市政协文史资料委员会编辑出版的《上海人物史料》中有所阐述，《宝山县志》及《江湾里志》也均有不少记载。

一、医德高尚，医技高超

蔡氏素重医德，惜贫怜病，治病不计诊金，甚或送诊给药，深受病家爱戴。由于医术高超，家中名人题字书轴很多。何时希曾写道：“入其诊室，环堵有林森、戴传贤、于右任、谭延闿、汪兆铭、居正、陈果夫诸书轴，而匾书‘医国手’三字者则赫然蒋中正也。某岁，蒋夫人宋美龄病，迎先生去庐山治之瘥，适蒋氏病外感，亦求诊于先生，一剂而愈，遂手书‘医国手’匾为赠。”

1924 年，蔡香荪创办江湾暑天医院，每年夏天自行配制“痧药水”“行军散”等，置备于账房间，供贫困者免费索取。

1933 年即“一·二八”淞沪抗战第二年，江湾疫病流行，不少人死于非命，蔡香荪意识到大兵之后必有大疫，为及时控制疫病流行，他毅然捐资创办江湾时疫医院，并亲任董事长，免费为百姓急救治病，活人无算。后增立各科，并设病房，乡里称便。为此，国民政府内政部为他颁发了“热心捐资兴办卫生事业”一等金质奖章。当时市长吴铁城、卫生署长颜福庆、市卫生局长李定安出席授奖及开幕仪式。

二、谋广州起义，浩气长存

蔡香荪倾心革命，早年参加了孙中山领导的同盟会。会中诸志士时遭缇骑，与当时革命志士常秘密聚会于其家中——蔡家花园，聚而谋广州起义事，纵论国事，因蔡香荪学医而悉化学知识，试制土炸弹，不慎轰然，致两耳失聪，曾因革命党身份暴露而遭清廷缉捕，避居租界。蔡香荪曾参与密谋广州起义，临行却因足疾未能成行。不然，黄花岗死难烈士当多此一人。

三、积极抗日，筹办难民收容所

日寇于1932年"一·二八"，1937年"八一三"数次入侵上海江湾，炸毁了面阔七间三进三层的蔡氏祖居巨宅及著名的蔡家花园不少文物，也炸毁了整个江湾镇。但是蔡香荪并没有被吓倒，而是及时组织救护队，为抗战前线伤员服务。他说：日军横行霸道，炸我村镇，杀我同胞，作为一名中医，此时不伸出救援之手，更待何时！

1932年"一·二八"期间，由于日寇入侵，造成大批难民哀鸿遍地，流离失所，蔡香荪积极筹办难民收容所，安置灾民，每日供应两餐稀饭，借以暂避饥寒。同时他号召本镇爱国青年，成立救护队，筹措器材、药品，指挥队员出入枪林弹雨间，冒死抢救伤员。他在江湾保宁寺内设立临时救护所，对伤员精心护理治疗，保存抗战有生力量。待战斗结束，他又组织掩埋队安葬殉难军民1 300余人，并在江湾镇北长沟湾崇善堂公地建"一·二八忠烈墓"，亦即十九路军抗日阵亡将士及友军长眠之所。后来，他又捐资在江湾增建纪念碑和石坊，供后人瞻仰纪念。坊额为当时国民政府主席林森题"忠烈千秋"，背面系汪精卫题"心昭日月"，中间坊柱联语乃蔡香荪撰："蓦地撼波涛，七尺残躯，至死不忘汤誓。连江黯风雨，一杯封土，招魂忍读楚辞。"可惜该墓于1937年"八一三"之役被日寇炸毁。作为一代名医的蔡香荪，如此爱国爱民的义举，令当时十九路军总指挥蒋光鼐和军长蔡廷锴十分钦佩，特制金丝锦匾相赠，上题"急公好义"四字（该匾由蔡小荪冒险珍藏60余年，主动捐赠上海市淞沪抗战纪念馆以资永久保存展出，为爱国主义教育增添实物资料）。

1937年夏，日寇再次于华北宛平制造事端，挑起"七七"卢沟桥事变。不久日寇在8月13日借上海虹桥机场挑衅，发动全面侵华。中国军民，忍无可忍，奋起抗战，屡挫敌寇。蔡香荪继“一·二八”之后，又积极筹办难民收容所，安置灾民，并及时组织江湾爱国青年，成立救护队，自任队长，捐资添置医药用品及救护器材，购备旧卡车一辆，由副队长谈益民率领，驶赴前线，废寝忘食，夜以继日，出入枪林弹雨间，冒死抢救伤员共4 000余众，为上海红十字会各救护队之冠，当时《红十字会年刊》有记载，获红十字会救护奖章（该奖章为铜质，直式，长圆形，古铜色边，中间瓷面为白底红十字，庄重简朴，惜在“文革”中与其他奖章同被抄去）。上海沦陷后，红十字救护队随军撤至浙江省德清县，继续抗日，一切医药用品，均由蔡香荪接济，始终不辍。

四、积极抗日，营救地下党

日伪时期，蔡香荪不顾诊务繁忙，凭借自己的声望，营救不少革命志士。如江湾同乡刁庆恩，与江湾士绅均参与抗敌。江湾士绅后大多趋附汪伪，刁庆恩坚贞不屈，转入地下，继续宣传抗日，印发《明灯》半月刊小册子，对敌伪口诛笔伐，不遗余力。后因叛徒告密，刁庆恩被日寇逮捕关押在四川路新亚后面日军宪兵司令部，严刑拷问。蔡香荪闻讯后，忧急如焚，多方营救，并求助于老友赵厚生（其子华苏，自幼即认蔡香荪为寄父，故交谊颇深。赵厚生名正平，曾参加孙中山同盟会，早年由浙江武备学堂考选留学日本师范理化各科，光复后曾任广西军政府参谋，继任南京临时政府总兵站总参谋、留守府军事调查局局长、江苏都督府参谋长等职，据闻时任汪伪“教育部长”，旋任上海大学校长），经他设法与日军交涉，不久刁即获释，出狱后不敢回寓，直奔蔡家。蔡香荪将刁营救出狱后，不顾个人安危，把遍体鳞伤的刁庆恩藏在家中，延请伤科悉心治疗，一如既往，每餐备酒，殷勤相待，慰勉有加。但当时敌骑纵横，终非久留之地，待其伤愈后又资助其率妻儿避走尚未沦陷的安徽屯溪。事后赵厚生对蔡香荪提及此事，云：“余一生从未盖过指印，此次为汝救刁在日人面前破例。”蔡香荪还营救过中共地下党某电台台长和一位名叫顾纪长的中共地下党员。

五、热心公益，造福乡里

（一）挖建自流井，改善百姓饮水质量

蔡香荪素来热心公益，爱国爱民。1930年左右，有洋人在淞沪铁路天通庵

与江湾站之间建了喊士制革厂，傍河而立。而厂里的积水，都排泄到河中。当时江湾沿河居民都以河水为饮用水，如河水受污，必将影响居民生活。蔡香荪便召集地方各个乡绅到家里来商讨。由于河水是日常生活之必需，影响极大。故立即议决由地方公团出面取河水四瓶，委托同济大学德人化学师巴尔德检验。

通过化学检查结果证明该河水因受制革厂污水影响而不能作为饮用水。即使在河流极远之处，也深受其害。受污染的河水不仅不能生饮，就是煮沸食之，亦依然有害健康。至于其中所含防腐化物质以及溶于其中之鞣酸及硫化水素等皆极毒之物，久服可导致中毒。以上同济大学化学师巴尔德的检验报告，由黄胜白翻译(黄胜白，名鸣鹄，蔡香荪同济大学同学，德医)。

蔡香荪等根据此报告，马上以地方公团的名义，与洋人交涉，要求该厂必须设法改善措施，以保持河水清洁度。蔡香荪虽诊务繁忙，但仍无时无刻关心群众福利，此后因考虑饮用河水在卫生方面终究欠妥，故又捐资在江湾闹市大市场广场中，挖建巨型自流井二口，以便乡民饮用。虽然杯水车薪，聊以解决部分需要，也更利于以后推广。

(二) 为居民安全，创立江湾救火会、保卫团

蔡香荪视百姓生命健康为己任，除了上述所说，还为了百姓的房屋安全，以防火灾的发生，创立了江湾救火会，并兼任会长，捐资购买二辆救火车，为居民防火安全做出了贡献，为此还获得了消防奖章。同时，蔡香荪还担任闸北救火会董事。“七七”事变后为保护公物，他将二辆救火车及大部器材，寄藏于法租界打浦桥大东南香烟厂，以免落入敌手，与日伪周旋。但最终仍为奸人举报，被日伪攫去。

蔡香荪还成立江湾保卫团，协助军警做好社会治安工作，自己担任保卫团董事长，吴义耕任团长。

六、蔡香荪轶事一二则

曩昔，老管家鞠梅卿，喜述蔡香荪旧事。尝提及名人蒋百器，邵式军翁婿。缘蔡香荪早年与蒋百器均参加孙中山同盟会，故颇相知。蒋年轻时系日本士官学校高才生，辛亥革命后曾任浙江都督、孙中山大元帅府总参谋长、军需总监等职。夫人怀孕时，思得一子。民间传闻有孕妇佩雄精可转女为男之说。

按雄精即雄黄，本品生山之阳，是丹之雄，故名。属砷矿斜方系，产于黏土上或喷火口附近之美黄色或橙黄色小板状结晶矿石，有真珠光，半透明。古籍别名有：男精、男生、帝男血、帝男精等。唐代孙思邈《千金方》中亦有“转女为男，妇人觉有妊，以雄黄一两，绛囊盛之养胎，转女为男，取阳精之全于地产也”等记载。诚历史条件不同，实际上显然缺乏科学根据。鉴于素悉蔡香荪家藏有特大雄精，故商借备用。不慎损碎，结果未效。旋生一女名冬荣(铁华)，1934年与邵式军结婚于沧州饭店。邵原名云麟，又名啸越，浙江余姚人。高祖邵灿，为清漕河总督。曾祖友廉，曾任河南、台湾巡抚，上海道台。与曾国藩有金兰之谊，又与李鸿章、盛宣怀为儿女亲家，式军母即盛之四女。“八一三”之役，上海沦陷后，华北至华南等地区，均被敌伪控制，由于侵华日军头目松井石根大将与蒋百器为日本士官学校同窗好友，特委邵式军为苏浙皖税务总局局长，乃极好美缺，腰缠万贯，顿致巨富。在日伪时期，显赫一时。邵置豪宅于爱棠路80号(即今余庆路)。因邵系蒋百器东床，故与蔡香荪亦素相识。某日延请蔡香荪出诊，据当时随行者鞠梅卿、颜瑞昌，司机孙业祥等回忆，邵宅戒备森严，门卫荷枪实弹，如临大敌，凡进宅者均须搜身。蔡香荪大怒，原本对日伪疾恶如仇，今念在旧交，故而允诊，目前如此无礼，岂堪忍受，挺身直入。蔡香荪丰颐蓄须，相貌尊严。守门者一时瞠目踌躇，不敢阻拦，得入内面见邵式军责问。邵自知失礼，当即道歉，并呵斥左右，责未善为安排恭候。诊毕更设宴款待。可见敌伪奸佞，貌似凶顽，荼毒生灵，实则内心空虚，胆小如鼠，恐遭人民惩罚，诚可恶而又可悲也。

此后经东荣之戚，中共地下党员潜入邵府，晓以大义，说服邵式军改恶从善，回头是岸，明任伪职，暗中接济大量军用物资及药品，不断输送苏北盐城新四军军部，将功折罪。日军投降前夕，邵以“通共”之嫌，一度遭汉奸头目熊剑东软禁。旋数经周折，结果仍仗东荣之力，摆脱羁绊，设法转奔解放区，弃暗投明。1949年中华人民共和国成立后，邵曾任山东省财政厅厅长。据闻1958年在任上被捕，判刑7年，1977年获平反。

1940年前后，上海沦为孤岛，四周均被日伪控制，沪西极司非而路(今万航渡路)、白利南路(今长宁路)一带，尚较荒僻，乌烟瘴气，盗匪出没，杀人越货，无恶不作。市民视为畏途，轻易不敢涉足。尤以76号魔窟，更是谈虎色变。当时一般医师，如有该处延请治病，一概婉辞。某日一抄方员吴星奎，一时疏忽大意，接受此地出诊。蔡香荪公得知，甚觉为难，踌躇不决，既已承接，不得不去。平时出诊，规定于下午四时后。由于蔡香荪生活习惯，尚分食制，尤好西餐，几乎每日中午，必外出用餐，或有亲友作伴。是日适江湾卫生事务所（原蔡香荪创办江湾时疫医院，并任董事长）所长杨玉阶医师（美国公共卫生硕士）前来相陪，因此共同商议，决定中午前去应诊，乘其不备，突然袭击，然后午餐，似较妥善。当即偕杨及老管家鞠梅卿，另一抄方员颜瑞昌，司机孙业祥驱车前往，抵目的地，先由鞠、颜二人下车探路，至对面均是平屋，弄口有人伫立，即上前问讯。云可随伊去，转折陋巷间，该人忽向前方高唤曰："财神来矣。"即有数歹徒持枪窜出，以巾蒙二人目，牵引至屋内，去目巾，见有匪徒六七人，皆拍手欢呼，曰大事告成。为首者即问鞠："汝是蔡医生？"鞠急否认云是挂号员，袋中有镇江家书出示，众信以为然，随即转问颜某："汝必蔡医生无误。"却巧颜袋中亦有慈溪家书，急取出以示。众愕然，匪首即问同伙，云外面车上除司机外尚有二人。匪首随即询鞠某何者为蔡医生。鞠较年长，尚镇定，急中生智，对曰穿西装者即是，窃思但使东翁脱险，即无大碍，穿西服者，实为西医杨玉阶。匪首立令数人持枪反身急追。时蔡香荪在车上久等二人不归，心甚忧急。杨医师本对该地怀有戒心，疑虑有加，今二人许久未返，更增惊觉，目前处境险恶，劝蔡香荪立即离此是非之地。蔡香荪素来仁厚，不肯弃之不顾。杨情急，令司机孙业祥速离。孙亦知情况不妙，但主人未允，不敢起步。杨顿足急催孙尽管开车，主人见责，由伊担待。孙闻言胆壮，启动油门，如脱弦之箭。待众匪赶至，已望尘莫及。返告匪首，咸垂首丧气，跌足叹息，功亏一篑。随将二人随身钱物搜去。时已过午，鞠索食，匪饷以炒猪肝等。颜年轻胆怯，食不下咽，鞠劝进，云余等并非目标，但食无妨。入暮，数匪进屋，厉声喝令"出来"，又以巾蒙目，月黑风高，牵引转走于田野间。因该处屡次发现无名弃尸，或电杆上悬挂人头，报端时有所闻，此刻二人反觉惊恐万分，毛发悚然，但亦无可奈何。许久，耳边渐闻汽车喇叭声，知近马路。匪为去巾，给大洋一块，遥指前方车站，嘱自回可矣。时已晚上十时，家中慰问亲朋不少，见二人平安归来，咸额手称庆。事后蔡香荪赠二人手表及定制大衣，并慰安金若干。当时老闸捕房特派武装便衣警探一名（包打听），每日来诊所坐镇保护，如是月许，自必须厚谢，所费亦颇不菲。经此恐扰，蔡香荪以原有自备车 1787 牌号使用年久，知者不少，难免招事，即改为 3471，并将车漆为黑色（原为当时风行奶油色），借以避免注意。吉人天相，一场虚惊，幸赖杨医师等机警果断，终得化险为夷。

1943 年农历六月二十八，蔡香荪因忧国忧民，积劳成疾，尝念“王师北定中原日，家祭无忘告乃翁”，不幸于 8 月 28 日与世长辞，未能目睹敌寇败降，国土回归，遗恨绵绵。刁庆恩在皖南闻耗大哭，寄诗《哭亡友蔡香荪》云：“欲觅桃源学避秦，流亡千里逐风尘，故乡久矣无消息，何意惊传噩耗频。坚贞诚笃式乡邦，义粟仁浆洒不遑，寿世神方欣继武，人琴俱寂剧堪伤。记曾食客就高门，二十余年无闲言，最是难忘风雨夕，殷殷慰我酒盈尊。世运方新曙色开，缘何辞别赴泉台，梓桑物望晨星似，不尽他年挂剑哀。”希望将来凯旋，在蔡香荪墓前一谒，不期原本体弱多病，加以刑伤，颠沛流离，尤以惊闻噩耗，日夜忧伤饮泣，未几即于 1943 年 8 月 28 日与世长辞。

蔡香荪谢世后，设灵座于会客室，常有病家痛哭灵前。当时宝山同乡会挽联云：“生佛崇乡闾，合境万民齐下泪；良医传世业，弱龄令子克承家。”一代名医蔡香荪，在淞沪抗战中的爱国义举，是沪上中医界的楷模。

第七节　蔡小荪

蔡小荪（1923—　），男，字一仁，号兰苑。我国著名中医妇科专家。上海市第一人民医院主任医师，教授、博士生导师。

蔡小荪生于儒医世家，是蔡氏妇科第七世嫡系传人。一生从事中医妇科临床及研究，行医 70 余年，在学术上宗古而不泥古，博采众长，融会贯通，创立了一整套妇科审时论治的学说和中医周期疗法，为中医妇科事业做出了较大的贡献。蔡小荪 1950 年后即兼任上海中医药学会妇科委员会委员，后任副主任委员。1984 年当选全国中医学会妇科委员会副主任委员。1991 年国家中医药管理局批准其为全国老中医药专家学术经验继承工作指导导师。1992 年起享受国务院颁发特殊贡献津贴。1995 年被评为“上海市名中医”，获“全国继承老中医药专家学术经验优秀指导老师”“全国中医妇科名专家”等荣誉称号。2006 年获首届中医药传承特别贡献奖。发表学术论文 20 余篇，曾主编《经病手册》《中国中医秘方大全・妇产科》《中华名中医治病囊秘・蔡小荪卷》《蔡小荪谈妇科病》《中医妇科验方选》，编审《蔡氏妇科经验选集》《中国百年百名中医临床家丛书・蔡小荪》。1994 年主要负责起草完成中华人民共和国中医药行业标准《中医病证诊断疗效标准(妇产科部)》,并任编审委员,编审《上海市中医病证诊疗常规》,任《中医妇科学》编委会顾问。1991 年指导门人共同完成“五行模型的研究”,获得国家中医药管理局中医药科学技术进步二等奖。

一、秉承家学,博才多艺

蔡小荪秉性敦厚,仁心仁术,父传师授,家学渊源。其父望子成龙,在他 5 岁时即聘请老师到家里来教学。蔡小荪在 9 岁时,就请了清代的老秀才,昆山的顾荫轩(大儒顾庭林的后代)来家教学国文。蔡小荪说:“当时,我们家里对老师非常敬重,按照清末的风俗,办了酒席,我磕头拜师,举行正式的拜师仪式。教书期间,家里每天晚上必备酒招待,由此可见长辈对教育的重视。当时的课程是:《古文观止》《论语》《孟子》,读唐宋八大家的诗词等。以后先后聘任李又辛(清举人)、沈瘦石(文史馆馆员)教习诗书。还有专门的英语老师教我学习英语。”当时蔡小荪和妹妹两人一起读书,也算有个伴。读书除了过年休息 4 日外,平时没有周末。上午 9～11 点,下午 2～4 点。除了读书背书,还要写作文、写心得。家里的书房就是他的教室。蔡小荪 11 岁时就开始学习中医。老师吴善庆、吴克潜都是当时较有名望的中医学者。吴善庆为《药学大辞典》编者之一,吴克潜则是《吴氏儿科》《病源辞典》等的编者,在中医理论方面有较深的造诣。当时主要读《内经》《金匮》《伤寒》《本经》,一般是选章节背诵。必读的书还有《内经知要》《伤寒条辨》《金匮心典》《本草便读》《汤头歌诀》等。学习中医的时候就蔡小荪一人,老师为了提高他的兴趣,常在讲课时穿插一些故事,并循循善诱。妇科临床则由父亲蔡香荪亲自教授。14 岁蔡小荪进入新中国医学院进行系统的中医理论学习。1937 年 8 月转入中国医学院学习(因蔡小荪父亲蔡香荪时任中国医学院副院长)。1939 年毕业于中国医学院十三届。蔡小荪 16 岁毕业后,蔡香荪再一次聘请吴克潜到家里来教他的各科专业知识。同时蔡小荪随父襄诊,上午跟父亲抄方,下午自己独立门诊。临床遇到问题随时可以请教父亲和老师。在他刚刚行医的时候,也蛮受患者的欢迎。因为蔡香荪比较严肃,而他比较和气,对患者的问题有问必答。1943 年,不到 20 岁的蔡小荪因蔡香荪不幸去世,便责无旁贷地接下蔡氏妇科的诊业。由于从小受到良好的教育,基础扎实,蔡氏妇科依然门庭若市,盛况不衰。每日的门诊人数近百号,当时的名医丁济万、谢利恒、程门雪均称蔡小荪为将门虎子、小辈英雄。

蔡小荪不仅有着良好的医术，而且还有着广泛的爱好和情趣。他喜欢京剧、武术、马术、游泳、摄影、打猎、开车等，尤其喜爱中国的传统文化，如中国武术、京剧等。直到现在，蔡小荪还非常喜欢听民族音乐，特别是古琴与古筝音乐。每当过中国的传统大节——春节时，蔡小荪总是慎重地穿上中装。他说：中国的传统节日就得以传统的形式来过。蔡小荪还是中国摄影家协会会员，擅长摄影，对知名相机品牌，如莱卡、尼康等都如数家珍，对镜头的选择也颇有讲究。他的摄影作品经常参加展出且获奖。他自豪地说："摄影是一门艺术，我虽然不是最好的摄影家，也不是最差的摄影爱好者。"

骑马也是蔡小荪诊疗之外的娱乐之一。他还是上海马会的会员，因此每日早上 6 点到跑马厅骑上 1 小时，作为锻炼身体，然后回来看病。蔡小荪至今还是个马迷。大凡看到电视里播出的赛马镜头，或是看到人家骑马，他老人家也总是跃跃欲试。今天 90 多岁的蔡小荪身体健康硬朗，与他年轻时的锻炼有着密切的关系。

蔡小荪说："人生有乐趣，心胸放宽了，对事业、对医学也有进一步的认识和促进。但爱好要健康，身心愉快之外，还要带有艺术性。这样可以提高个人修养，引领自己朝健康方面发展。"丰富的文化内涵和广泛的兴趣爱好为蔡小荪成为儒医大家奠定了良好的基础。

二、妇科圣手，造福人民

一位杰出的艺术家，能创造出有血有肉的人物形象；而一个杰出的妇产科医生，却可以创造实实在在的生命。蔡小荪行医 70 余载，以他精湛的医术，创造了无数生命，为千万个家庭送去幸福和欢乐，是世界闻名的"送子观音"。

在蔡小荪家中的照相册里夹着许多孩子的照片。这些照片的背面都有赠送者的题字："赠给蔡伯伯。""蔡公公留念。"这些照片来自四面八方，每一张照片都和蔡小荪的医道有着密不可分的关系。

著名美籍华人物理学家杨振宁博士在一次回国讲学时，亲自为他的侄子——杨振汉的儿子杨光磊拍了一张彩色照片，在照片的背后题了字"敬呈蔡医师，杨光磊九个月"，送到了蔡小荪的府上。原来，杨振宁 39 岁的弟媳谭某因患有功能失调性子宫出血和习惯性流产，曾 3 次怀孕均功亏一篑，继而 5 年不孕，因而对生育已失去了信心。后经友人介绍，其弟媳求治于蔡小荪而很快治愈。

蔡小荪说：那是 1975 年 6 月的事。谭某曾孕三次均堕，继而 5 年多未育，末次流产刮宫后，每次月经量多如崩，妇科检查未发现器质性病变，屡用中西药无效，旋服妇康片崩势略缓，唯经临 36 小时后，仍量过多如注，且下血块，约 4 日许净。来诊时月经方止，乳胀胸闷，带下黏亮，脉细微弦，苔薄。蔡小荪意识到：该患者素体尚称健壮，因劳累过度而致流产，连续 3 次形成滑胎，冲任二脉不免受损，固摄无权，所以末次流产刮宫后每次月经量过多如注，由于屡次流产，情绪不无影响，故蔡小荪辨证诊断为肝郁气滞，脾肾不足。确定了疏肝理气，并健脾肾的治疗原则。兹适其经行方净，首先用逍遥散参二至丸、乌鸡白凤丸，以顾肝、脾、肾三经，并寓调经止带，防崩之意。结果治疗后的第一次月经准期而至，48 小时后经量又过多，但较前次减少，腰酸好转，便溏亦瘥，腹仍胀，矢气较舒，脉细，苔薄质红。蔡小荪认为效不更方，再宗原议。患者第二次月经经行准期，质较稠浓，近日劳累，腹胀且痛，脉细微弦，苔薄。时值炎夏，加以操劳逾常，不免饮水解暑，瘀滞堪虞，且经来每狂行，势颇纠缠。蔡小荪给予祛瘀生新，兼固冲任。药后诸症俱瘥，情况显著好转。如此调理 7 月余，经期准，量适中，基础体温双相且典型。到 1976 年 2 月 9 日第七诊的时候，正是经期前夕(最近经期 12 月 13 日，1 月 11 日)，患者述日前略有下红不多，色似淡咖啡，翌日即止，腰微酸，脉微弦，苔薄腻。这时蔡小荪凭着自己的经验和细心周详观察，认为：该患者经治疗后症势已好转，体质日趋康复，尤其是基础体温明显出现典型双相，是否可能是妊娠早期漏红？也就是中医所说的“一月堕胎”。由于时日尚早，按当时条件，无法做 HCG 测定帮助诊断。因此及时作出明确诊断，是“一月堕胎”先兆，立即给予止漏安胎，用益气补肾、止漏安胎法。3 剂漏止胎安，避免了再一次早孕流产。2 月 25 日第八诊，经停一月半，胃纳尚可，时时泛恶，恶闻油气，乳胀略大，腰酸乏力，洒淅形寒，脉微弦滑，苔薄腻，恶阻之象，妊娠试验二次均阳性，继续给予和中安固法调治保胎，嘱孕妇适量每日吃糯米粥，禁止性生活，卧床休息，以利胎儿正常发育成长。最后顺利分娩，喜得贵子。

在浙江普陀，人们把蔡小荪称为“送子观音”，因为他给普陀妇女带来了福音。1974 年 11 月，浙江普陀县人民医院(今浙江舟山市普陀人民医院)的一位护士，婚后4年余未孕，经几个医院妇科临床检查，诊断为生殖道结核和肾结核。医生劝她不要再治，没有生育的希望。但她求子之心不泯。后来经人介绍，到上海找到了蔡小荪，在他的诊治下，这位护士坚持熬汤吃药，1年不辍，终于治愈顽疾，怀孕生得一女。

这样一个不治之症竟然在蔡小荪处治疗不到1年便治愈了。这一消息传开后，普陀县人民医院的一位副院长也来求治。她是位内科医生，原有三个孩子，但在一次意外的塌方事故中，两个被压死，一个压成瘫痪。巨大的打击，使这位40岁刚过的妇女受到莫大的刺激，突然闭经了，必须注射黄体酮月经方行，她看到同事不孕症治愈的事实，就满怀信心去找蔡小荪。蔡小荪经过悉心调理，先是疏肝解郁，继而育肾培元，奇迹也出现了。她只服了几个月的药，闭经病被治愈，并于1年后生下一个儿子。

蔡小荪对子宫内膜异位症伴不孕的患者，认为其病机为宿瘀内结，积而成癥。临床上多采用通法，活血化瘀消癥。虽此类患者兼不孕，但亦为肾气不足，络脉不通。蔡小荪大多根据月经周期采用中药调周法。如他曾治愈一例子宫内膜异位症伴不孕的患者，其显著的疗效令美国专家瞠目结舌。这位患者姓蒋，女，36岁，本人也是上海市某医院西医儿科医师。1992年结婚，1993年赴美国定居。由于痛经剧烈且不孕而遍请美国著名医家诊治，并做人工授精及试管婴儿，屡治未效，最后医生认为必须手术切除子宫。但患者尚未生育，手术有所顾虑。1997年7月，上海市某医院领导及同事赴美公干相遇，得知情况后都建议她请蔡小荪诊治。患者在美，蔡小荪在沪，蔡小荪通过电话及传真了解病情，进行诊治。患者服用中药后痛经症状即明显减轻，继而消失。1997年冬蔡小荪赴美国洛杉矶探亲，蒋某从旧金山赶来就诊，次年3月怀孕，令美国医学专家百思不得其解，当得知传统中医药有如此大的效力时，他们赞不绝口，愈感中国医学之神秘和高明。

三、观察入微，审证求因

要问蔡氏妇科的特色是什么？那就是在临床中审证明辨，观察入微，明察人所未察，面对疑难应付裕如。

蔡小荪说："望、闻、问、切四诊，乃中医医家诊察疾病之规矩准绳。"但必须四诊合参，才能"从外测内，见证推病，以常衡变"，认识疾病之属性、病位之深浅、病邪之进退、正邪之盛衰、标本之传变、预后之凶吉。“犹匠之不能舍规矩而成器皿也。”在这四诊中，尤以问诊为最重要和最难，为医者必当十分重视。因为妇人阴性偏执，往往把经带胎产床笫纬帐中事，视为隐私，不愿轻易吐露；勉强就诊，往往顾虑重重，羞怯难启；至诉又不肯尽言病情。故有谚云“宁治十男子，莫治一妇人”。只有细问情由则先知病之来历，详问近况则又知病之浅深，再参合其他三诊所得，才能明辨病源，症药相当，而病之可愈也。因此蔡小荪临证，每于四诊合参同时，特别注重问诊。其问诊有三大特点，即巧问、广问、细问。

第一巧问。蔡小荪认为，患者芸芸，其“形态苦乐，病同治异，饮食起居，失时过节，忧愁恐惧，荡志离魂，所喜所恶，气味偏殊，所宜所忌，禀性迥异”，所以蔡小荪特别强调，医者必须在就诊之初的瞬间，观察了解并初步掌握患者性格和疾病特点，以从其喜恶，得其信任，通过和蔼态度和语言技巧，解除其顾虑、羞涩、暴躁、自卑诸心理，获悉可靠病史，以利正确施治。如对一些重症绝经前后诸证患者，巧问是治病肯綮所在，不仅能全面了解病情，作出阴阳偏盛偏衰及痰瘀火诸邪的辨证分析，同时问诊的过程，也是一个心理疏导和治疗的过程。

第二广问。蔡小荪认为：妇科疾病错综复杂，特别是一些疑难病，有时着意对问，不得其情，他事闲言，反见真面，若不广泛讯问，就可能遗漏疾病关键之处。如曾治一男性不育患者，就诊前已遍投中药治疗不育诸法，均未见效。四诊所获，唯舌质偏红，令人茫然。蔡小荪便广泛问诊，结果患者才道出真情：因婚久不育，夫妻经常吵架，女方限期要求男方必须治愈，否则就要离婚。所以该男子治病心切，除正常治疗药物外，还长期大量服牛鞭、海狗肾、附子等温阳助热之品，反致出现阳痿现象。通过广泛问诊很快明确了病因。蔡小荪指出：过服壮阳药物，譬如灯油已竭，不加油而燃火则愈燃愈枯，故反其道而行之。因此马上令其停服壮阳药物，并嘱咐他每日适量吃滋阴补肝肾的甲鱼，也不投他药，2 月许女方便怀孕。如果不是广泛问及其饮食起居、素性喜恶，夫妻感情情况，焉能知其真情呢？

第三细问。蔡小荪说，有些患者，病已确诊，唯不知病源何在，这时应当围绕其病进行详细问诊。如有一对不孕夫妇，结婚 10 余年未孕，男女双方屡经各大医院检查，均无异常发现：女方既无生殖系器质性病变，男方亦无遗精、

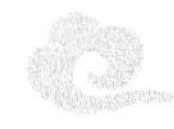

早泄、阳痿。此时正“山重水复疑无路”，蔡小荪便从化验检查以外找原因，经与男方一番谈话，终于“柳暗花明又一村”，发现症结所在：从表面看，男方在异地，1 周回来团聚 1 次，每月才 4 次，似乎并无异常。其实男方回家每周留住两夜，每夜房事达 3 次，实属纵欲过多。隋代医家巢元方说：“凡初交之后，最宜将息，勿复交接，以扰子宫。”明代医家张景岳亦说：“凡其初交，亦不过一滴之元精耳，此其橐籥正无依，根荄尚无地，巩之则固，决之则流，故凡受胎之后，极宜节欲，以防泛滥。”沈金鳌亦认为，“精血初凝，恐再冲击”，男子应该“别寝”。蔡小荪认为该男子正犯了泛滥无度、反复冲击的毛病。首先给男子开了知柏地黄丸，予以养阴清心，并嘱咐他不到排卵期宜远离房事，在排卵期则应不失时机；其次嘱咐女方测量基础体温以候准排卵之期，果然一举奏功，不久就怀孕了。因此对男子不育症的治疗蔡小荪提出要分三个步骤，即“清心寡欲—养阴填精—补肾助阳”。他说情志安宁，交媾合时，性欲当有节制，是成孕致育的重要因素。

四、舍私济公，德艺双馨

在行医治病中，蔡小荪的崇高医德使患者大为称颂。

蔡小荪 11 岁始学医，16 岁随父襄诊，通过 6 年的刻苦学习和 4 年父亲亲自带教，在多位名师指点下，蔡小荪打下了良好的中医学基础和妇科临床基础。1943 年父亲蔡香荪因积劳成疾，过早去世。不满 20 岁的蔡小荪即独立应诊，担负起蔡氏妇科的重任。前来求诊者每日近百人，门庭若市。

20 世纪 50 年代初，国家政府号召大家走公益制道路，建议组织联合诊所。蔡小荪积极响应党的号召，走公益路，与沪上一些名医组织成立并出资创办上海市新城区江阴路联合诊所，以后改名为牯岭地段医院，即现在上海广场地段医院的前身。蔡小荪上午在自己诊所门诊，下午参加地段医院门诊。当时的蔡小荪每日门诊量越百号，收入丰厚，但他毅然放弃半日丰厚的收入，把自己的患者请到地段医院就诊。不仅如此，他连医院给他每月 130 元的工资也不收。医院将这笔钱一直挂在账上，两年后由于数目较大，不好管理，蔡小荪主动提出“一笔勾销”。他说：“当时我最担心的是刚开办的医院经济是否能上去，万一不景气怎么办？我经济条件还好，应该照顾参加全天工作、依靠工资生活的同道。如果自己的工资能用于医院建设，早日把医院建好那是我最高兴的事。"这对一个个人来讲是多么不容易啊！当时的蔡家，有总管家一人、抄方者一人、司机一人、勤工一人、厨师一人、保姆二人，加上母亲和妹妹、他自己共10人全靠蔡小荪一人的收入。他却放弃一半的收入，支持走社会主义道路，走合作化道路。这是一种什么样的精神？这是一种坚定走社会主义道路的信念和对伟大社会主义的奉献精神。

蔡小荪热爱中医学。1951年，他响应党的号召进修过西医，中西医结合使他的医术得到了进一步提高。20世纪60年代中期，他一度受到社会冲击，但岁寒而不凋，经历了严冬的老中医，更感到春天的温暖。有关部门十分重视他的祖传医术和经验，安排他在上海市第一人民医院工作，还兼任了第二医科大学附属仁济医院、瑞金医院和中国福利会国际妇幼保健院的中医妇科顾问。蔡小荪的两个儿子由于受他的株连，先后下乡，未能继承父业。但他却经常到大学、医院讲学和作报告，并先后带教了100多位主治级以上中西医师，使他们的业务水平得以提高。20世纪90年代后，成为全国老中医药专家学术经验继承工作指导老师，培养了学术继承人9位：蔡庄、周翠珍、瞿晓竹、黄素英、莫惠玉、付金荣、王隆卉、张婷婷、翁雪松。这些学术继承人都已成为各个医院中医妇科的骨干。蔡氏妇科后继有人，这是蔡小荪最大的快慰。

五、恬淡自如，为善最乐

蔡小荪年逾九十有四，仍有一身健康的体魄。这与他的养生之道有着密切的关系。

蔡小荪虽出生于中医世家，却从未把吃补药当作养生方式。他认为，合理饮食、适当食素、不偏食、不暴食，对吃随遇而安的态度才是正确的："就算是食补，也要顺其自然，喜欢吃的可以多吃一点，不喜欢吃的就不要勉强，要掌握八分饱的量。我建议老年人可以适当吃素。"如果要吃补药，"男性当以补肾为主，女性要以补血为主。男性可适当吃些补肾的六味地黄丸，女性可适当补充四物汤或四物合剂"。

另外蔡小荪提倡"早梳头，晚泡脚"，他说，头部被称为诸阳之会，经常梳头，可以提高大脑皮层的兴奋性，促进血液循环和皮下腺体分泌。双脚是三阴经的起始点，又是三阳经的终止点，当老年人出现不同程度的全身动脉硬化时，或因代谢紊乱、血脂增高、内分泌障碍等原因发生末梢循环障碍时，身体抵抗力会随之下降。而睡前用热水洗脚，能保证全身的经脉舒畅，利于身体健康。因此蔡小荪坚持每日下午泡澡，以促进全身的血液循环。

蔡小荪的养身之道更重要的是生活中处处都有好心情。以下是摘自2004年3月25日《文汇报》蔡小荪自己写的文章：《生活中处处都有好心情》。

我今年实足已经81岁了，身体还算健康。现在我每周从礼拜一到礼拜六天天都在医院上班，为患者看门诊，最多的时候半天要看80个患者，而且望闻问切一样都不少，工作量虽然这么大，但我现在的体力完全可以支持。说起我的养生之道，还真没什么特别的。我认为我之所以很健康的最重要的原因就是能保持一个好的心情。

在工作上，我讲究的是专心一致，对病家负责，老老实实行医。蔡氏妇科传到我已经是第七代了，蔡氏在中医界是有名的儒医，祖上告诫我们绝对不能有任何的江湖习气，不要贬低别人，也不要抬高自己，诊治疾病不可马马虎虎、似是而非。我一直谨记祖上的教诲，把救死扶伤作为我的职责。其实，能够为患者解除病痛是我最大的乐趣，患者的病好了，我也开心了，心胸也就开阔了。有时候看到被我医好的不孕的妇女抱着刚出生的孩子来向我道谢时，这种心情是一种难以形容的愉悦，这对健康是很有帮助的。60多年来在我手里从来没有出过一起医疗事故，我也从行医的过程中得到了享受。心情好，身体也就健康了。

在生活中，我从来不抽烟、不喝酒，这对健康是有帮助的。不过我也有兴趣爱好，而且十分广泛。在年轻时，我喜欢骑马，还是当时上海马会的会员，每日早晨我都会到跑马厅去骑几圈马；夏天时我喜欢游泳，有时也会约几个朋友一起去打网球；花式旱冰、驾驶汽车、狩猎、京剧等我也都曾经是个爱好者。当然，随着年龄的增加，现在很多运动我已经不再参加，但是年轻时候这些运动为身体打下的良好基础，直到现在我都还受益其中。当然有些兴趣爱好我还是一直保留着的，比如旅游、摄影等。爱好广泛了，得到乐趣的途径也就多了，心情自然也就好了。心情好，身体才能健康。

总结起来，我这个人有四点“乐趣”和三个“健康”观。

四点“乐趣”分别是助人为乐、知足常乐、自得其乐、为善最乐。助人为乐和自得其乐前面已经讲过了。再说一说这个知足常乐吧。我认为人要心胸开阔，要保持良好的心情，很重要的一点就是要知足。拿我来说，我家祖上曾经有过一些财产,在江湾的蔡家花园曾经是当时本地四个名园之一,但后来连同住宅及不少文物均被日本人毁了,而我从来没有为此而耿耿于怀,或许我本来可以拥有更优越的生活条件,但没有就没有了,既然已经没有了,又何必去多想呢,更何况我现在过得也不错。"文革"期间我也受到了损失,对此,我也只是淡然视之。没有必要老是去想着不开心的事情,这样不但对现在没有帮助,而且没有个好心情,对自己的身体也是有伤害的。至于为善最乐就是平时我时常会做一些力所能及的好事,也许都是些小事,但是勿以善小而不为,经常地做些好事会令我保持很健康的心态。

三个"健康"观:即思想应健康、爱好要健康、身体更健康。我的爱好虽然广泛,但是我从来不沉湎其中,兴趣爱好只是用来帮助自己得到更多乐趣,建造一个好体魄,保持一个好心情,从而使我身心健康。但是一旦沉湎其中,甚至达到玩物丧志的状态,不仅对健康没有好处,往往会产生相反的作用,特别是有些不良的兴趣爱好更是如此。

在饮食上,我是从来不吃补药的,我比较偏好食补。但我也从来不偏食不暴食,吃东西讲究的是饥饱调匀。刺激性的东西我吃得很少。另外,我十分提倡分食制,这样可以很有效地杜绝疾病的传播途径。总之,尽量吃自己想吃的东西,但要注意适量,这样可以保持心情舒畅,好的心情还能帮助消化,使气血调顺,身体肯定健康。

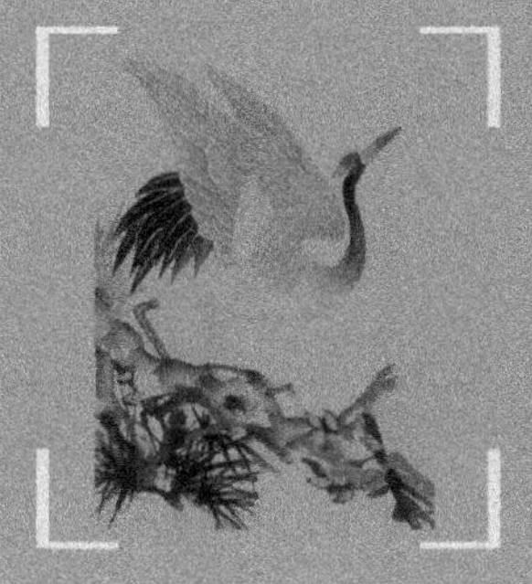

中篇

学术与临床

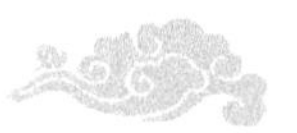

第三章 学术思想

第一节 蔡氏妇科第一至第六代学术思想

蔡氏女科，始于乾隆，杏农以降，薪火相传，历代先祖，传承弘扬，积淀八代，学术益彰。痛惜十年，传世凤毛，遗存文字，细读研判，提炼凝集，以期流传。

一、第一、第二代学术特色

第一代蔡杏农：蔡杏农（清乾隆年间）出生于上海江湾镇，早研诗书，一介儒生，中年为医，手抄医书逾百，发奋研修，办医乡里，内妇并举，普济一方。行医之详，今难考量。

第二代蔡半耕：蔡半耕（清乾隆至嘉庆年间）为杏农之子，行医于乾隆至嘉庆年间，厌弃功名，随父侍诊，勤于学习，乐于细究疑难杂症，博采众长，诊及内科伤寒杂病，渐长妇科。传世文章亦无遗存。

二、第三代学术特色

第三代蔡炳：蔡炳以医为业，忠于家传，遍访沪上名家，立志“既为三世医，当图良医实名”，专研妇科，诊治方药，始成一派，遗存《种橘山房医论》一书于今。其学术思想、特色可归纳于下。

（一）经行于“血气用事，冲任流畅”

蔡炳认为妇人之经行基于“血气用事”，病起于“九气”，即“七情”加寒、热。经于五腑，首推补肾疏肝为本，肾为源，肝为枢，以使“经血渐盈，应时而下”，致

力于"冲为血海，任主胞胎，二脉流通"。月事失常有"不调不通"之分，"不调"之中超前多热，退后多虚。"不通"之中有血滞、血枯之别。血滞宜破，血枯宜补。相兼于寒热、疼痛等症，则以阴阳八纲辨之。方以四物汤、逍遥散为主化裁。

神来之笔于"四物汤，春倍川芎，夏倍白芍，秋倍熟地，冬倍当归"，内蕴天人合一，循四时之气而调经，有春发、夏柔、秋润、冬补之意。可为一方四用。

（二）闭经"不过血滞、血枯而已"

蔡炳对闭经一病，认为分血滞、血枯二大类，有云"经闭之故，不外血枯、血滞二端"。涉脏有三：一则"脾胃二虚"，生化无源；一则"必胞络有火邪"；一则劳心，"心火上行，气上通肺，心气不得下通"。并随病因不同，而变化多端，或"室女经闭，多因思虑伤脾"，或"痰饮阻隔者，或用涌吐之法"。闭经之治，血滞"宜攻者"，血枯"却宜温和滋补"。指出闭经之治："每用肉桂为佐者，热则血行也，且血于气为辅，尤宜理气，故香附为女科之圣药。"

（三）带下在邪湿热、在脏肝脾

蔡炳认为"带下之因有四"：一因气虚，脾精不能上升而下陷也；二因胃中湿热，与痰流注于带脉溢于膀胱，故下浊液也；三因伤于五脏，故下五色之带也；四因风寒入于胞门，或中经脉流传脏腑而下也。

上述可知，带下为病关键在于"湿""脾"二字，此乃常法。因五脏偏胜之故，五色之带虽现教科书未及，但临床确有，理当传承。此外蔡炳又根据年龄不同，指出："室女带下有三，或经水初下，阴中发热而受风，一也；或太冲脉盛而内热，以冷水洗之，二也；或见经下而惊怖，三也。""老年白带白淫不止，日久淋漓，皆气多血少虚寒衰也。"体现了三代蔡氏在诊疗妇女带下病中视角之宽泛，辨证之精准。蔡炳细判妇人之生理，指出："白淫者，下白物如精状，皆由心肾不交所致，不可误作白带。应当调节情志、清心节欲为要。"

（四）小产预防在先

蔡炳指出："小产者，元气虚损不能荣养于胎而故自堕，如枝枯则果落，藤萎则花坠矣。"孕早期当忌"劳怒伤情……或春温……泻痢""有受孕至三、五、七阳月，胎必堕者，宜未至应堕之期，先清其热，宜芩术汤、安胎丸[芩术汤：炒条芩、炒白术等分。安胎丸：大熟地、姜汁（炒）二两，土炒白术二两，南杜仲（盐水炒）二两，炒归身二两，川续断二两，阿胶二两，四制香附二两，炒黄芩二两，陈皮一两，艾叶醋炒一两，砂仁五分，枣肉为丸]”。

（五）临产随机应变

蔡炳虽处清乾隆时代，西医产科难觅于中原大地，然从其“临产”篇中言及接产三十一方之详可见积累接产经历之多、之凶、之险、之急。其中不乏现代生理、解剖知识“妇人交骨不开……”产妇用力不当“有临产努力太早……”“有临产去血太多”“昏不知人，产下即死”，以及对初产、经产、接产方式区别应对，和临危不惧、不乱，注重产妇精神心理之“至临产危症……切下可惊慌扰乱，致产母心怯”“见有怪(畸)胎，不必惊慌，自然生下，勿令产妇见之为妙”。用药特点可谓：随机应变、急则治标，或大补气血，或活血攻下，或健脾益气，或醒神开窍，以催胎(胞)救母为要，牛膝一味可用至二两。

（六）产后百脉空虚，养护“九禁”、诊治“三冲三急三审”

蔡炳有“产后九禁，一禁卧、二禁酒、三禁浴、四禁寒、五禁汗、六禁下、七禁利小便、八禁寒凉药、九禁起动作劳”，是因“产后百脉空虚，自里至表，无一不虚”之故，此乃医之要。可贵之处，言及“禁寒”条，有“故冬月一产，即宜重棉兜护其腹，在夏脉当覆巾裹之”，可见“禁寒”之说亦分季节之异，而非愚“温”愚“禁”，体现产后养护因季而异、因人而异的天人合一整体现。

蔡氏先祖宗产后气血两亏，宜温宜补之纲，提出诊治产妇诸病之法：“三审”者“凡诊新产妇，先审少腹痛与不痛，以征恶露之有无。次审大便通与不通，以征津液之盛衰。再审乳汁行与不行及饮食多少，以征胃气之充馁。”“三急”之“产后诸病，唯呕吐盗汗、泄泻为急，三者并见必危”。以及凡见有“败血上冲有三……冲心……冲胃……冲肺”，危及产妇生命之判。

凡此论述，可见古之女科所诊，绝非而今所及经、带、杂病、不孕之类，接产应急，亦处之有法，惜今中医妇科已无此巧。

三、第四代蔡兆芝学术特色

四世蔡兆芝秉承家业，行医于咸丰至光绪年间，当时时局动荡，经历了两次鸦片战争，蔡兆芝虽著有《妇科述要》《女科秘笺》《验方秘录》《临证秘传——砚香识要》等论著，但可惜大多散佚于兵火战乱。其中《妇科述要》乃其避难之时录以为鉴，而《临证秘传——砚香识要》更是其73岁病后绝笔。据仅存留世墨宝，总结其学术思想如下。

（一）诊病——诊病贵精详，四诊合参问为要

《临证秘传——砚香识要》乃蔡兆芝 73 岁所著，当时正值其病后略述而成，以冀绵延后世。其总结了四诊的重要性、诊断的思路及方法，着实珍贵。其曰："医之视症，贵乎精详，必以望、闻、问、切为先。唯于未诊之前，先望其色，继闻其声，又问其由，然后切脉，随症写方，用无不合矣。"

1. 望者观也，观其气色，以别其病之有无也　精气神三者，乃人生之大宝。故蔡兆芝主张："临证之初，必先观其气色，然后察其病情……究之气色清爽，虽重亦轻，气色青灰，虽轻亦重。"其根据五官的开窍所属得知疾病的所在脏器；根据面部颜色、明暗、有汗无汗而评判疾病的阴阳、虚实；根据患者坐卧动静评判预后，这些均体现了其中医辨证的整体观。

《内经》曰："肾者，作强之官，伎巧出焉……肾藏精，主生殖……开窍于耳，而听思聪也。"女子经带胎产无不与肾息息相关，故在妇科病的诊治中，蔡兆芝尤其注重对耳朵的观察，其在《临证秘传——砚香识要》指出："凡耳白于面者，非富即贵；耳黑于面者，非贫即夭。所以耳高者，其肾亦高，肾气之有余也；耳低者，其肾亦低，肾气之不足也。"此乃蔡氏女科望诊特色。

2. 闻者听也，听其声音，以察其病之轻重也　在闻诊中，除了常规内科疾病的闻咳嗽、气喘、呕吐、呃哕之外，蔡兆芝特别重视闻声音，盖言为心声，存中发外，一闻而可知也。《临证秘传——砚香识要》曰"其声扬而气壮者，病轻而易治；其声阴而气怯者，病重而难医"，此乃其根据声音的扬抑而知疾病的轻重转归。

3. 问者叩也，叩其源由，以思其病之浅深也　视女子之病，问诊切切紧要，蔡兆芝认为"非问无以悉其源，非问无以明其理"。问诊中，须首问病源。《临证秘传——砚香识要》曰："唯于未诊之前，先为探听叩其由来，得之久暂，别其病之或深或浅，察其体之或安或危，问愈明而识愈精，胆欲大而心欲小。"针对时医但切脉理不问病情之弊，蔡兆芝认为，实乃庸医之举。当穷病之前因后果、症状、体征仔细分析所处的病况阶段，方能做出正确的诊断，给出最适合的治疗方案。对于妇科病的问诊，尤为谨慎细心，蔡兆芝认为："问不明则恼然莫辨，问必精而晓然可思，故必以问为要道也。"其曰："最难问者妇女之内症，当预为留心，不可轻忽于未坐之前。先观其人之或重或轻；观其腹之或粗或细。于既坐之候，察其体之盈虚；问其年之多少。"问室女者，则婚嫁与否、经通

与否、胸清与否、腹痛与否，恐其含羞不语，须细细问之，以弥缝其事；问婚嫁者，则问经正与否、产子与否、怀麟与否、月数符否，当熟察情，周旋其事；问尼寡者，未便明言，问之宜清，按之宜切。唯其隐忍难言，必徐问以善全其间。蔡兆芝特别指出，问诊中须重视患者的隐私："一则全女子之名节，一则尽医者之功修……不可草率糊涂，误人大事，反致累己。"可见，在当时较为保守的社会环境中，"带下医"的诊治尤须谨慎周全，其寥寥数语，教与了后辈医生与患者的沟通之术，应询问仔细，注意技巧，以防损人名誉、误诊误治。

值得一提的是，他在妇女病诊治中尤其提到"男妇时气"的概念。从今世观点看来，可以归为传染病一类，尤其是性传播疾病。如："治男子时气，必先问其未病之前曾经走色否，容或有之，是为夹阴伤寒，其症必重治。女子时气，必先问其将病之时，曾临月迅否，或者适临，最易热入血室，其症必危。"他认为，诊病之中，须俱悉病之所由、邪之所在，明了寒热虚实，方能做出判断。且感染时气，病愈之后"尤宜养神，不可轻忽"。若病愈后未调养周全便同房，则后患无穷。如："男子病愈而行房，女子即病，是为'阳易'；女子病愈而行房，男子亦病，是为'阴易'。此皆阴虚之证。若不调治，酿成本元，可不慎欤。"然无论处于疾病的哪个阶段，问清病因病由、来龙去脉，皆是影响诊治的关键，是如"问其必细，乃可以悉其情，自然病能应药也"。

4. *切者按也，按其脉理，以决其病之安危也* 蔡兆芝云："脉为人之神，切脉不精，则其神莫辨。脉为身之本，切脉不细，则其本难明。"故其认为，医之视症，必以切脉为要也。而切脉之法，须辨寒热、表里、虚实、阴阳、有神与否、有根与否、有胃气与否，由此来推断病位、病机、病况及预后。

而女子之脉，恒虚，其脉多涩。蔡兆芝认为："非真虚而无力也，以妇人冲任不足，阴无以生，血不足而气有余，故尺脉细涩，实见为虚耳，所以妇人脉洪谓之'六阳'，易于受孕；妇人脉软谓之'六阴'，难以保胎，乃一定之道也……经闭则脉涩；经漏则脉虚；经闭者其脉必涩，失血者其脉必微，恶阻者滑数有神，产后者虚弦无力。"尤其指出，鉴别妊娠脉与闭经脉尤要谨慎，因其十分相似，故仍须与其他三诊合参，不可贻误病情。

（二）月经病——调经重肝脾，须辨虚实调气血

蔡兆芝认为人得气血以生，女子尤以血为本。气血运于七十二经络之中，而同会于血海，上为乳汁，下为经血。女子特有的经、带、胎、产均与气血的调

和均匀有着密不可分的关系。他认为："女子血旺则阴盛而阳自足，元气恒充，血盛而经自调，胎孕易成。"其针对女子月经病"必气先受病，而后血亦受之"的特点，宗东垣脾胃气血之论，治疗中主张"治血必先调气，调经宜先治气"的观点，气血的调养最讲究的一个适度，须遵循"顺阴阳之序，适四气之和，喜怒不乖其度，寒暄不拂其宜，饮食男女不过其则"的原则进行养护。

具体来说，在月经病的诊治中，蔡兆芝尤其重肝脾，其在《妇科述要》中提出"调经治血者，必治脾为先""调经肝为先，疏肝经自通"的治疗原则。实因脾统血，为气血生化之源，脾旺则血自生，经自行；而肝为风木之脏，以气为用，经血以时下，全赖肝木之气以疏泄之。在治疗方剂的选择上，以温补脾胃、疏肝理气为主，如："肝脾血燥，四物为君；肝脾血弱，补中益气为主，肝脾郁结，归脾为主；肝经怒火，加味逍遥为主……气血不足，十全大补汤为主。"

临证中，于闭经之证，蔡兆芝认为辨证应分虚实两种，一为血瘀气滞有余之症，二为血枯经闭不足之症。"有余者，以顺气散血为主，瘀血消而新血自生矣。不足者，以补脾养血为主，脾旺而血自生，血充而经自至矣。"此外，蔡兆芝还注重年龄、情志、环境、患者体质的区别，认为经闭之证，皆有郁结，根据室女、尼寡、婚嫁之别，养血调经之际，不忘疏肝开郁通经。

于崩漏之证，蔡兆芝注重审慎求因，以辨虚实。他认为该病之因有三："有月戒来而行房早，致伤胞络而成者；有郁怒伤肝而成者；有劳伤冲任虚损而成者。"诊治之中，尤重视问诊与体检，先问小腹之痛不痛，按之而痛甚者，实也，宜消不宜补；按之而痛减者，虚也，宜补不宜消。治疗上，崩漏初起以清热为主，稍久则于清热之中兼以养血，用药多以四君子、四物、八物等益气养血之剂为底方随证加减；若遇血脱之证当益其气，急则治其标，"先补脾胃以助生发，则阳生而阴自长，血归于脾矣"；若淋漓日久则专用温补脾胃，并告诫勿多用芩、连苦寒之味以防损伤脾胃，影响气血的生化。

（三）种子——结胎待佳期，父精母血共养成

蔡兆芝认为，"父精母血"是孕育成功的基础，"结胎必藉精血而成"，其于《妇科述要》中提出了"种子之要，男先养精，女先养血"的观点。男女任何一方的不足均会影响受孕，如"妇人经候不调，必不成孕"、男子"淫欲无度，元精必薄而淡"，故须男女同治，共同调养精血，也由此引出了"种子必先调经"的重要学术观点。至于调养之道，则主张"寡欲清心，调养气血，以适和平"，此外，他

还强调"精血既足又待月期",也就是说,受孕须把握关键的时间点,且"交合之时,心气平和,精神完聚,男女相谐,各率其性……生子必寿而秀",由此可见,男女性生活的时机、环境、情绪均是影响胚胎的重要因素,体现了其优生优育的科学备孕观。

(四)带下病——止带壮脾阳,带分五色要祛湿

对于带下病变,蔡兆芝认为该病的病因乃湿热侵乘脾土,影响了气血的正常运行,导致了"荣气不升、卫气下陷而成"。对于赤白带下,张子和曾云:赤白只可分气血,不可分寒热,总由湿热太甚所致。蔡兆芝曰:"白属气,赤属血,皆因醉饱房劳,复食燥热而然,亦有湿痰流注下焦者,或余经湿热,层滞于小腹之下,或下元虚冷,子宫湿淫,或惊恐而木乘土位,浊液下流,或思慕无穷,发为筋痿。"故主张治疗应重健脾,"所谓二阳之病发心脾也,治法以壮脾胃、升阳气为主,佐以各经见症之药"。临证中重视五色带的辨证,以健脾化湿为主,兼调心、肝、肺、肾之偏,用药上多喜加用栀子清利三焦火热;且在《妇科述要》中提出,对于赤白带下,除汤药外,外用艾火灸带脉穴及百会穴,效果尤甚。

(五)妊娠病——安胎健脾胃,清热养血胎自安

蔡兆芝在治疗妊娠疾患时,必以安胎为主,然后随症施治。《经》曰:因母病以致动胎者,疗病则胎自安,因胎动以致母病者,安胎则病自愈。蔡兆芝认为,"脾为胎之母,健脾即所以安胎",治疗上尤其注重脾胃的养护。《妇科述要》曰:"结胎之后,专恃母血,血恶燥,是以胎前无热药……凡人受胎,以冲脉为主,即阳明胃脉也,胃气盛乃能滋养胎血,故安胎必先补脾,而清热次之。"用药上,遵循"宜清不宜泻,宜补不宜攻,宜凉不宜热,宜和不宜克"的原则,一切攻伐之法如汗吐下、利小便、金针火灸均在禁用之列。除此之外,蔡兆芝还提出孕期宜饮食清淡、房事有度、劳逸结合,适当运动,以方便生产。如:"妊妇不宜太劳,亦不宜太逸。劳则恐伤其脾,逸处则长其胎,宜时常运动,则易产也。"均体现了其较为科学严谨的孕期养生观。

(六)产后病——产后须大补,固护脾胃滋化源

对于产后的养护,蔡兆芝主张应注意"戒劳动,节饮食,少言语,迟梳头,禁暴怒",尤其指出,新产后子宫必伤,不宜过早进行性生活,以免淫邪流入子宫造成腹痛。辨证中,注重产后"三审":先审小腹痛与不痛以辨恶露有无停滞;再审大便通与不通以验津液盛衰;三审乳汁行与不行以查胃气之强弱。蔡兆

芝认为，新产之后，气血大虚，“非大补不能平复”。产后不论何病，皆宜调养气血，然后对症施药，而调养气血的重点在脾，“盖百骸皆滋养于脾，脾旺自能摄血也”。其曰：“如伤食，只宜健脾，不宜消克。伤寒，只宜和解，不宜汗下。中风，只宜养血，不宜用风药，即有寒热诸症，皆因脾胃虚损之故，内真寒而外假热也。”用药上偏重以八珍汤、六君子汤、归脾汤、补中益气汤加姜、桂为适。

而于小产，蔡兆芝则认为应防患于未然，在小产尚未发生之时就提前干预。其曰：“荣养胎元，全赖胃气，一虚则气血亏损，胎失所养而堕，如枝枯则叶落，藤萎则花残，其症更甚于正产。盖正产者，瓜熟蒂落，小产则割断根蒂，损伤胎脏矣，宜预为调养。”若孕妇有滑胎之鉴，须 2～3 个月前预服补脾清火之药；若腰痛腹痛，急用安胎之品；小产后则更需补虚建中，调和气血。这些均体现了其“治未病”的思想。

四、第五代蔡小香学术特色

蔡小香，时历同治、光绪宣统年间，蔡氏女科呈鼎盛之势。蔡小香创中西医结合之说，立亦医亦儒秀才之身，举旗成立“中国医学会”并被推任会长，宣统二年(1910 年)中国医学会在沪召开第二次大会时号召中医界“在当今我国新旧交替之际，诚宜淬砺精神，冒险进取，纳西方之鸿宝，保东国之粹言。讵能固步自封，漠然置之耶”，倡导东西方医学应“沟而通之，合而铸之”，为当时中医发展注入了新思想。蔡小香行医办学，弘扬中医、广交贤达，惜传世医者，历经战乱，遗存《通治验方》《临证随录》二篇(部分)。学术特色举隅而述。

(一) 调经重营血，脾肾为本

蔡小香调治月经病宗《经》之说：“女子七岁，肾气盛，齿更发长，二七而天癸至，任脉通，太冲脉盛，月事以时下，故有子。”“天癸未及责之冲任，冲任者属肾隶于阳明，肾虚阴亏，阳明不旺则无以化生精血，不能盈丽血海，太冲不盛，经由何来？治当养营益阴，调补冲任。”认为肾乃先天之本，主天癸消长为生育之根，天癸既行，经血运行期、量、色、质等需营血调和，而脾乃后天之本，生化之源，三者和谐，方可“月事以时下”。如蔡小香所云：“经行落后，腹痛腰酸，脉形虚转，气血两亏也。宜调和营卫兼益其脾肾。”并视经期、经状，活用当归：补血宜归身，催经酒炒全当归，活血用归尾。当归配熟地炭补血止崩漏；配阿胶大补营血；配土炒白术养血健脾；配蒲黄养血化瘀；配焦白芍养血约营；配香附养血止痛。

(二) 治带重肝脾，虚实为要

《傅青主女科》云:“脾气之虚，肝气之郁，湿气之侵，热气之逼，安得不成带下之病哉。”蔡小香认为女子多郁，郁蕴热，木旺克土，则及脾水湿失司，故女子带下为病多从肝、脾入手，疏之健之。带下之辨首要分虚、实。带之为虚，症以带下清稀绵延、腰酸，重用茯苓、盐水炒补骨脂各 9 g，意在健脾补肾。带之为实，症见或赤或黄且稠，重用盐水炒椿皮、鹿角霜各 9 g，意在清补。

(三) 妊娠重养胎，祛邪宜淡渗

蔡小香认为，妇人养胎，气血为之聚，营卫空虚，易为邪侵，云:“怯弱之体，又胎怀三月，数天抱恙，未免堕损胎元所本……爰以滋养营阴，参入清理法试之。”纵观细研案例，凡妊娠为病俱以养胎为首，兼祛病邪为治。

临证特色：一重医嘱，方药之外，顾及孕妇生活起居。“此暑湿内恋……荤腥不可早食，至嘱。”“妊娠将三月……须忌生冷数天。”“但(孕妇)卧所居之室太觉炎热，恐再受以暑热。”凸显医养结合，清养为主，少以药性左右怀孕之体。二为处方精简，每日一方，且治且察。“补药”不过 9 g，虑其呆中，“气药”少至 1.5 g，恐动胎气。三为重脾土。认为精血相聚成胎之后，全赖水谷精要为养，故环顾妊娠病案，方中每以养胃健中司之，特色用药常见石斛、带皮苓、佛手、山楂肉。意在健而不燥，顾胃阴而不腻。

(四) 产后重瘀下，审因而治

蔡小香认为产后百脉空虚，诊治特点：一防恶露下不畅；二防血虚；三防外感；四防累及中焦运化。产后为病首察恶露所下畅与不畅，不下则为满，为逆，为瘀热，上可冲心，中可犯胃，下可为崩。治则以“温通”为主。蔡小香著《通治验方》有例:“产后一朝，瘀阻不通，面青神晕，脉形虚软，败血冲心之象危甚。”全方见生蒲黄 9 g，五灵脂 9 g，归须、延胡索、川芎、丹参各 4.5 g，西珀 1.5 g，朱茯神 9 g，新会 4.5 g，童便一小杯。又见:“产后一朝，恶露不下，胸满拒纳，得食则吐，脉形细软，败血冲胃也。”全方见：炒归须，川芎、丹参、川郁金、新会皮各 4.5 g，生怀膝 9 g，川石斛 4.5 g，茯苓 9 g，煨姜 3 片。可见产后为病，当首顾恶露顺下，此为纲。余症为目，纲举目张。

五、第六代蔡香荪学术特色

蔡香荪，业承父辈，立医于上海老闸万福楼后街。守蔡氏鼎盛之态，精擅

妇科，门庭若市，誉满大江南北。蔡香荪一生，可谓亦儒亦医亦相，救民救难救国。惜当时医籍随江湾蔡氏花园一同毁于日寇炮火。现仅从留世片言只语，初探其学术一二。

（一）护经于气血之间，调经于肝肾之中

《女科要旨》指出："女子血旺则阴盛而阳自足，元气由是而恒充，血盛而经自调……故治女子以阴血为主。"蔡香荪认为，女子经、带、胎、产生理无不以血为基础。"血为气之母，气为血之帅。"两者互为依存。而气血产生、调节在脏又赖于肝肾，在经则依于冲任。如是，任何影响于气、血、肝、肾、冲任的内外因素均可导致月经的失常。在历代中医大家论点基础上，蔡香荪有："经事延期，多见虚寒，经事先期，多见虚热。""先崩后漏，色鲜发稀，气阴不足，营血大亏，欠病损肾，冲任失固。""久患崩漏……脾肾不足之症，冲任虚寒之象，莫以见血投凉，因郁清火，宜温补冲任，培元固摄。"纵观其调治月经病，以温、通、补为常法。"血由是亏，气于以损，徒功何益，非药补不为功。"慎用清火、攻下方药。其内涵实质、理法，符合女性周期生理变化规律。而于情志所伤、少女经乱，蔡香荪虑其多"情怀不舒……心病则不能导血而下行，脾病则不能化源以生血，郁怒伤肝，肝病则不能注血于冲任。法当开其郁以通其经"。

（二）恶阻平肝火，安胎补气血

世论恶阻多三因：因痰、因热、因寒。蔡香荪认为："恶阻辨治当抑木和中为要，盖女子重身，冲任、厥阴之脉皆资养于胞，冲脉之血海衰，而胞络之火炽。""故当百日之内，补土助阳而食反不下，往往清火平逆而反得安也。"方见《千金》半夏茯苓汤化载，更益白芍、黄芩、旋覆花之量。《妇科玉尺》云："胎之所以不安者，除一切外因，总因无血不能荣养胎元所致。"蔡香荪认为："胎元本于气血，气主生胎，血主成胎，气血和调则胎固，气血偏衰则胎怯。治当益气养营，以固胎元。"方药除芩、术之安胎圣药外，常以人参、阿胶、川续断、杜仲、归身见长。

纵观蔡氏一至六代临证特色，可以归纳提炼出以下演变脉络：在丰富的中国文化底蕴基础上，蔡氏妇科具有扎实的中医理论和实践经验，积淀了历代蔡氏先祖的学术特点，形成了海纳百川、衷中参西、因势利导、顺应脏腑运行规律、以肾为本、肝脾为要、冲任为径、天癸为用、气畅血和、用药精准、医养结合的学术特点，为第七代蔡小荪"调肾"学术思想的形成、提出，奠定了基础。

第二节　蔡氏妇科第七代蔡小荪学术思想

蔡小荪以70余年的临床实践体会并结合历代先祖之代代相传之经验，提出肝脾肾并调、周期调治月经病等学术指导思想，体现了当代蔡氏妇科的生育观、辨证观、治疗观，具有核心性的理论指导意义。可概括为：

一、育肾调周，审时论治

（一）理论溯源

"女子七岁肾气盛，齿更发长；二七而天癸至，任脉通，太冲脉盛，月事以时下，故有子……七七任脉虚，太冲脉衰少，天癸竭，地道不通，故形坏而无子也。"这是《内经》对女子生理特点最为精辟的概括，提出"天癸"的至与竭决定着生殖功能的有无，奠定了肾在女性生理中的首要地位。肾气从"七岁"至"七七"的动态消长影响女性一生的生理、病理。因此，女性一生中需随时调节肾气。

肾气消长变化不仅贯穿于女子一生各生理时期，还体现在月经周期的动态节律变化中。《本草纲目》："女子，阴类也，以血为主。其血上应太阴，下应海潮，月有盈亏，潮有朝夕，月事一月一行，与之相符。"《妇人大全良方·调经门》言："所以谓之月事者，平和之气，常以三旬一见，以像月盈则亏也。"每个时期的肾中阴阳有所偏盛，经后期至排卵期，肾阴由虚转盛，阴长阳消；排卵期阴盛阳动；排卵后至经前期肾阳渐充；行经期冲任疏泄，阴阳俱虚。说明肾气只是在一个完整周期里维持总体动态平衡。所以，补益肾气就要顺应肾气在女子一生不同生理阶段和月经周期各时期的盛衰变化而调之，应遵循《经》之教诲"谨察阴阳之所在，以平为期"。蔡氏四代即强调调经重在"顺阴阳之序，适四气之和"(《江湾蔡氏妇科述要》)，至五代认为肾乃先天之本，主天癸消长为生育之根，这也是蔡小荪周期调治法的学术萌芽。蔡小荪常说肾为"水火之宅"，肾有双重性，既是阳又属阴，既含火又有水，且阴阳互根互用，临床应当辨察月经四期的阴阳虚实变化，细分孰轻孰重，治当兼顾。所以蔡小荪诊治妇科疾病核心在于调整女子一生和月经四期的肾中阴阳平衡。

从一生而言，青春期宜充、育龄期宜理、围绝经期宜和、老年期宜补。青春

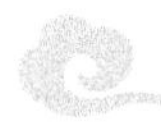

期女子，肾气尚未旺，冲任亦未盛，机体发育还未成熟，如受病邪侵袭，易伤肾气，影响冲任二脉通盛，从而引起月经疾患。肾气之盛衰，是人体生长发育的根本，故青年女子，一般应以补肾为主。育龄期女性肾气充盛，但因内外病因导致阴阳失调，脏腑功能失衡，故调肾以和为要。即阴阳和，气血和，营卫和，肝肾和，冲任和。妊娠期，精血下聚养胎，肝阳偏亢，调肾以育肾疏肝、清热安胎为基础。肝藏血，肾藏精，精血乃胎儿发育的基础，故妊娠早期由肝肾二脏主之。女子产后多虚多瘀，不宜一味进补，因此产后期则以育肾复元为主。围绝经期肾气渐衰，肾中阴阳不相协调，重在调整肾中阴阳平衡，调和五脏以各司其职。老年期肾气亏虚，唯以后天滋养先天。

从月经周期而言，月经期肾气由满而溢，经后期肾气由虚至充，经间期肾之阴阳转化，经前期肾气由充转盈，此四期有周期性生理变化的节律。因此在女性月经周期各阶段需要随时调控肾气之盛虚。蔡氏妇科认为月经期宜疏，经后期宜育，经间期宜化，经前期宜衡。

（二）治则治法

20 世纪 70 年代初，蔡小荪提出月经周期四期生理特点和调治妇科疾病的思路。认为肾气、天癸、冲任作为生殖轴内环境处于平衡状态，这种平衡状态应与大自然的阴阳相对应，即天人相应、阴阳和合。提出："女子月经以肾气为主导，受天癸调节，又在肝藏血调血、脾统血化血、心主血、肺布血的协同作用下，冲任气血相资，胞宫出现虚而盛、而满、而溢、而虚的月经周期，并随着阴阳消长、气血盈亏而出现月经期、经后期、经间期、经前期。"月经期（经水来潮至净）：胞宫气血由满溢泻渐至空虚，肾气、天癸作用相对消减。凡经期、经量、经色及经味异常均可在此期调治。常用疏调、通下、固摄诸法。经后期（经净至排卵前）：胞宫气血由虚至盈，肾气渐复渐盛，从阴阳论是阴长阳消之时。此期是调经、种子、消癥的基础阶段，当补则补，当泻则泻，随其从而治之。经间期（排卵期，即下次月经期前 14 日左右）：肾气充盛，是阴阳转化、阴极生阳、阳气发动、阴精施泄的种子时期，若接合时有受孕可能。治疗以促期阴阳转化为宗旨。经前期（排卵后到经潮前）：肾气实而均衡，阳盛阴长，气血充盈，治疗以维持肾气均衡为原则，又是调治月经前后诸疾及经期诸疾的关键时期。在具体治疗中，将四期生理和妇科诸疾病理特点有机结合，制定出不同的周期调治法，并创立一系列自拟方剂。如治疗不孕症之"育肾助孕周期调治法"。

治疗子宫内膜异位症之“化瘀散结周期调治法”。其他如治疗闭经之周期调治法，治疗功能失调性子宫出血之周期调治法；治疗多囊卵巢综合征之周期调治法等，均在临床取得较好疗效。

（三）用药特色

育肾当先别阴阳。人体之生长、发育、衰老，妇人之经、带、胎、产，虽都以阳气为主导，但须有精血为基础，唯精血充可至盛，方能阴极转阳。况女子本为阴血不足之体，故每在危急之日，无形生有形；而需于平常安适之时，有形生无形。常用药物有熟地、生地、当归、白芍、枸杞子、龟甲、女贞子等，尤以熟地为首选。月经周期调治中，经后期当宜生地生血补精，奠其基础；经间期及经前期均当以味厚性温之熟地补精血，助阳升而促其激化。阴虚明显者，可生地、熟地并用，以增其滋阴补血之效。然在注重补精血的同时，又需阴阳互济，不可偏补，阴阳互生、精气互生之理始终贯穿在育肾之中。效法景岳“阴中求阳”“阳中求阴”“精中生气”“气中生精”之治则。如不孕症之主因乃肾气不足，其中肾阳之不充致使生殖功能减弱或障碍是疾病根本所在。治疗中均取阴中求阳之法，即便在经间期由阴转阳、需助阳促变的关键之时，所制之基本方育肾培元方也以淫羊藿、巴戟天、鹿角霜、紫石英、肉苁蓉诸助阳药，配熟地、女贞子、怀牛膝、制黄精等滋阴药为方，旨在阴实而阳充。

二、通因通用，治病求本

审证求因，治病求本是“蔡氏妇科”临床经验的根本法规。蔡小荪承先祖观点强调气血为人体生身之本，以通调为顺，气血不调，经候不能如期，或阻碍两经相搏，导致不孕。根据女子多气多郁特点，蔡小荪强调女子经候皆以血为基础、气为动力，主张“气以通为顺，血以调为补”“通、调”相结合的学术思想。临证采用以调为主，养血为先，理气为要，将疏肝理气法作为妇科常用之法。即使调血诸方，亦皆以理气为先导。如痛经诊治蔡小荪认为不能单纯止痛，强调辨证求因，主张“求因为主，止痛为辅”。认为痛经大多系经血排出障碍，瘀滞不畅，引发疼痛。究其原因，或经期受寒，寒凝气血，气血瘀滞不畅；或肝气郁结，气机不畅，冲任不利，经血不得畅行；或宿瘀内结，新血无以归经，瘀血不能排出；或脾气虚弱，血行迟滞，经血流通受阻。治以通法为主，处以当归、牛膝、香附、延胡索、丹参、白芍、川芎、红花为基本方，以养血通络为法。又以腹

痛为例，首问有无疼痛之后，穷究痛的性质：冷痛、绞痛多寒；刺痛、抽痛多瘀；结痛多痰食；切痛多热实；掣痛、酸痛有风湿；胀痛、坠痛多气滞；隐痛多虚寒久病。总以不通则痛，以求因为主而非单纯止痛，但痛自缓。

如妇科疾病中经行崩漏发病率高，或云崩漏之治莫非止血。蔡小荪经验在于崩分阴阳，凡出血色质赤紫黏稠属阳崩，黯淡稀薄的属阴崩，治疗时贯彻因势利导的方法，反对一味止血，主张止血之中有活血而不使血止成瘀，以通因通用为法。因此，止崩方中常用生蒲黄、血竭、花蕊石等。尤其子宫内膜异位症之崩漏，乃源于瘀血宿结，治仍以化瘀为主，多方多用当归、赤芍、丹参、白芍、生蒲黄、血竭、花蕊石、益母草、熟大黄、仙鹤草、震灵丹。尤其蔡小荪重用生蒲黄可达 30～60 g，取其活血化瘀、通利血脉之功，瘀化而血止。

又如在不孕症诊治中，理、法、方、药也无不贯穿着因势利导的思想。不论何种类型，均重视育肾通络，非通莫达，以通促合。一般经净后服育肾通络的孕 1 方，兼有炎性输卵管阻塞者，则服通络方，常用皂角刺 30 g、王不留行 10 g、月季花 5 g、地龙 10 g、降香 3 g。

三、衷中参西，病证融合

“蔡氏妇科”先辈就主张衷中参西，七代传人蔡小荪更加重视，主张中医病因病机与西医病理变化相结合，药物传统效用与现代实验研究结合。蔡小荪治病遣药常以辨证为基础，充分利用现代诊疗技术，辨证与辨病相结合，四诊八纲与检验互参，尤其在没有临床表现症状的时候，则需要通过检查、结合病史及疾病发展演变规律，使辨证更为全面恰当。

如同是月经不调、无排卵引起不孕，原因却非常复杂，如下丘脑性内分泌失调、高催乳素血症、高雄激素血症等，若单纯根据辨证结果采用补肾调冲任法为主，多不能取效。必须结合西医学检查，采用辨证辨病相结合才能提高临床疗效。蔡小荪针对女子血宜多而气宜少，血易耗而气易结的生理特点，治疗月经疾病主张“气以通为顺，血以调为补”的“通调”观。五脏之中，与女子最为紧要的是肝、肾，因此，调经之时常以疏通肝、滋育肾为总纲。奇经之中首推冲任，冲为血海，任主胞胎，二经在气血、脏腑中起到调节、通达作用，因此，用药也以通为上，实证以芳香辛润之品通宣，虚证以血肉有情之品通补。四诊之中，精详于问：问之要，则经、带、胎、产。问之术，则别室女、尼、寡、婚嫁。问之详,则经期、经色、经量、经形、经痛、经前乳胀、经前烦躁、经前面疮、经前便况。其中行经期里急后重、肛门有胀坠感者,大都系内膜异位于直肠子宫陷凹无疑。因此必须具有扎实的中医功底和广博的现代解剖、生理、病理知识。

蔡小荪在学术上,海纳百川,博采众长。对待各家学说,主张宗古而不泥古。对待西医学,亦主张兼容并蓄、融会贯通。早年蔡氏妇科先辈蔡小香就主张衷中参西,七代传人蔡小荪更加重视。随着现代社会的进步,疾病谱亦在不断发生改变,认为:"作为中医临床医师,应该衷中参西,摒弃世俗的门户之见,既讲望闻问切,也要中西医结合。要学好中医妇科,除了要具有扎实的中医功底外,还要有广博的现代解剖、生理、病理知识;更要借鉴西医学各种检验,以助诊断。各取所长,互为应用。""在当今科学日新月异的时代,中医诊病若单停留在原有一套'望、闻、问、切'的基础上是不够的,应结合现代科学仪器方法、手段,使'四诊'从宏观到微观,更具体确切、深入地认识疾病。"从西医学角度来审视中医妇科所常见的一些疾病,并非全部都有证可辨,因而对妇科患者都要求做一定的妇科检查,包括物理检查、超声检查、性激素检查,以求详细了解患者生理病理,并且通过这些检查的结果来指导临床处方用药。蔡小荪说:"任何一门学科的发展,都必须打破封闭模式,取它长补己短,中医学的发展尤为如此。"蔡小荪治病遣药,常以辨证为基础,充分利用现代诊疗技术,衷中参西,辨证与辨病相结合,四诊八纲与检验互参,从而提高疗效。中医学的辨证方法多种多样,就其实质,即对患者症状体征的综合分析,但这种辨证有一个明显的缺陷,就是在没有临床表现症状的时候,会陷入无证可辨的尴尬境地。在很多时候,症状体征及据此而来的辨证结论,并不能反映疾病的全部本质。此时尚存在一些隐性病理状态,需要通过检查、结合病史及疾病发展演变规律,使辨证更为全面恰当,为提高临床疗效打下基础。如同是月经不调无排卵引起不孕,原因却非常复杂,有多囊卵巢综合征、下丘脑性内分泌失调、高催乳素血症、高雄激素血症等不同原因引起,若单纯根据辨证结果采用补肾调冲任法为主,不能取效。必须结合西医学检查,属何种原因导致,采用辨证辨病相结合才能提高临床疗效。如高催乳素血症患者,有时临床仅表现为月经失调、不孕。蔡小荪据此辨证一般为肾虚冲任失调,但采用育肾调冲法治疗往往效果不显。如果我们再根据实验室检查有催乳素增高者,那么属于肝胃郁热、冲脉气机失调所致的多,可采用玉烛散加减养血泻火疏肝,清胞络结热,临床常

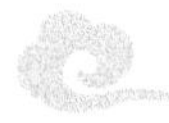

可获得较满意疗效。若疗效不满意时，再结合西药溴隐停，中西医结合同时治疗，效果亦佳。又如对高胰岛素血症患者，一开始采用服西药，能迅速降低血中高胰岛素，临床症状能迅速改善，月经恢复正常，患者对疾病治疗有信心。继而采用补肾调周法，可获预期结果。但亦有起初用西药无效中途停药，则按中医辨证治疗，能取得疗效者。蔡小荪常告诫学生："临证时不能拘泥一法一方，而要充分利用西医学知识，辨证辨病，中西医结合，大胆创新，才能更好地为患者解除痛苦。"此外对闭经一病，蔡小荪认为本病症情较为复杂和顽固，迁延日久，能使生殖系统萎缩，给患者造成心理影响，治疗也颇为棘手。在治疗上主张单纯中药效果不显，则应阶段性使用西药激素，使月经来潮，所谓急则治其标，使患者也增加治疗的信心，临床往往取得较好疗效。

四、用药轻灵，通权达变

蔡小荪继承家传，用药以简、轻、廉、验为准则，并参晚清孟河四家之一费伯雄的醇正和缓思想，使"蔡氏妇科"用药特色有新的升华。沪上对蔡氏妇科有"九加一、蔡一帖"之称。析其原委有三。其一，数百年临症积累，用药如用兵。在本草成千上万个品种中，蔡氏妇科对每一味中药在妇科领域中的作用了如指掌，去粗取精，千锤百炼，得心应手的精兵强将一般在百味以内，更益于辨证精到，故而每剂用药 10 味左右，奏效显著。其二，妇科疾患经、带、胎、产，尤以经、胎、产，变化多端且于瞬息之间，因此处方用药，随症而变，从不拖泥带水，故而处方以 3～7 剂为限。其三，用药轻简。纵观《内经》以来，经典处方遣药一般在 10 味左右，除丸药外，20 味以上者鲜见。蔡小荪宗经典，承家法，一般处方绝少超过 12 味，而且剂量较轻。临床辨证准确，深思熟虑，善抓要点，立法慎重，选方用药考究，轻灵醇正，配伍精当，疗效卓著。蔡小荪强调临证处方用药"轻灵醇正"，他说：所谓轻灵是指圆机活法，精明扼要，看似平常，恰到好处；醇正者，即精一不杂也，宗旨在于"义理之的当，而不在药物之新奇"，既非"不求有功，但求无过"的平庸之举，亦非泥于古方而治今病者。醇正就是指冲和切当，剔除芜杂，配伍严密，不落肤浅。蔡小荪说："这个轻不仅仅是用药剂量大小轻重的轻，而这个醇也不是一味求稳，只用平安药品的醇，而是指在处方时于清淡中见神奇，选方用药在简练中收效果。""盖天下之病，变态虽多，其本则一；天下之方，治法虽多，对症则一。故凡治病之道，必确知为寒，则竟散其寒；确知为热，则竞散其热；一拨其正，诸症尽除矣。故《内经》曰‘治病必求其本’”（《景岳全书》）。醇正思想又与和缓治法紧密联系，不足者补之以复其正，有余者去之以归其平，即和法也，缓治也；毒药治病去其五，良药治病去其七，亦即和法也，缓治也。蔡小荪常说用药如用兵，贵精而不在多，用药宜酌之又酌，不轻易滥用一药，力求药力适度，直达病所，中病即止。处方随症取用10～12味药，剂量轻者1～3 g，重者12～15 g，每剂总量大都在70～100 g，反对杂乱无章，药物堆砌，甚至相互抵消，亦防劫阴、耗气、伤肝碍脾之弊。如调经药常选当归、丹参、川芎、香附、生地、熟地用量不过10 g，理气止痛药中除乌药、延胡索、郁金、路路通、川楝子诸品用量至10 g外，其余疏肝理气药如柴胡、青皮、枳壳均5 g，公丁香、降香、玫瑰花、木香、佛手类仅用1～3 g。

五、兼顾肝脾，顾护中土，疏肝理气

蔡小荪治疗妇科病重视脾胃，观点源于家传，并深受许叔微、李东垣、薛立斋等医家的影响。认为临床疾病凡先天不足者，但得后天精心培养，或可弥补先天之虚而后强壮；而后天之不足，若不得重新恢复其运化、滋养之功，非但使脾胃之气日虚夜衰，即便先天强盛之元气精血，也会因失于后天精微的调养、滋生、充实，而告匮乏。因此蔡小荪特别强调在临证治病中要善用健脾益气法，以保证血气之源不竭，从而截断疾病进一步发展、变化。治病过程中除运用治疗疾病所需药物外，每多注意兼顾调治脾胃运化功能。临床习惯某些药物炒用，一则借以改善药性之偏，二则使其焦香，增进健脾之力。党参、白术、茯苓、石斛、谷芽、陈皮之属是常用之品，旨在健脾和胃，以增强生化之源。最常用茯苓，因茯苓味甘淡，甘则能补，淡则能渗，甘淡属土，具有健脾和中、利水渗湿之功，其药性缓和，补而不峻，利而不猛，既能扶正，又可祛邪，为防治脾胃虚衰的要药，因此在孕Ⅰ方、孕Ⅱ方等系列方中，均将茯苓列为主药。此外，对腥臭气烈药物，如治瘀滞腹痛之五灵脂，治赤白带下之墓头回，破除瘕积之阿魏等药，认为有碍脾胃，用时尤应审慎，对脾胃失健者则应注意避免使用。围绝经期综合征目前多从肾虚论治。蔡小荪认为是病之肾气衰退及生理性改变的大势所趋，任何治法药方终不能逆转此种衰变，人力药物只能减缓肾气的衰退速度，将由此引发的脏腑阴阳失调限制在最小的范围内，从而达到消除或减轻症状的目的，补益肾气固然重要，但调理脾胃与补肾填精应融于一炉，可收良效。

又因妇人以气血为本，气血不和则百病乃生。女子阴性偏执，易使肝失疏泄而致气机升降出入失常，引起诸疾；而气能生血，气能行血，气能摄血，不仅气之病变会影响血之病变，血之病变也易引起气之病变。因此，补肾不忘疏肝理气之法，且调血诸法，皆当调气为先导，使之补而不壅，涩而不滞，行而不散，清而不凝，温而不燥。气者，至灵、至捷而至活之物也，用药之灵、捷、活当与之相称，故用药当注重"轻"字，非轻不灵，非轻不捷，非轻不活。反对堆砌诸药或用大剂猛攻，免劫阴、耗气、伤肝、碍脾之弊。

第三节　蔡氏妇科第八代部分传人学术特色

一、黄素英学术特色

黄素英是海派中医蔡氏妇科流派第八代传人，蔡小荪学术继承人。目前担任中华中医药学会妇科委员会委员、中华中医药学会上海中医妇科学会副主任委员、中国中医药研究促进会妇科流派分会副会长、世界中医药学会联合会妇科专业委员会常务理事、世界中医药学会联合会生殖医学专业委员会常务理事。从事中医临床、教学、科研工作 40 年，擅长治疗妇科各类常见病、疑难病。长期致力于蔡氏妇科流派学术传承和推广及名老中医学术经验传承研究，是国家中医药管理局"蔡小荪名老中医药专家传承工作室"建设项目、上海市卫计委"海派中医蔡氏妇科流派传承研究"总基地建设项目、国家中医药管理局"上海蔡氏妇科流派传承工作室"建设项目的负责人。发表学术论文 60 余篇，主编、参编著作 40 余部。黄素英学验俱丰，在传承蔡氏妇科学术思想的基础上，经过多年临证实践和探索，逐步创新，形成了自己的学术特色，总结如下。

（一）重视脾胃，气血为本

妇人经孕产乳以血为本，气血相互依存，且气为血之帅，血为气之母；脾胃为后天之本，气血生化之源，脾主中气而统血。黄素英认为诊治妇科病证当重视脾胃，气血为本。黄素英早年曾专攻内科脾胃病，推崇李东垣脾胃学说，后专攻妇科以来，又受傅青主重视脏腑辨证、调补气血理论之影响，因此在妇科临证中十分重视脾胃气血。

黄素英仿补中益气之意调治妇科疑难病症。补中益气汤出自李东垣《脾胃论》，方中黄芪补中益气、升阳固表为君；人参、白术、甘草甘温益气，补益脾胃为臣；陈皮调理气机，当归补血和营为佐；升麻、柴胡协同参、芪升举清阳为使，该方补中益气，升阳举陷。黄素英曾治疗一慢性盆腔炎伴尿频患者，小腹持续性隐痛，一直有尿感，时时蹲厕，或尿不出，或淋漓几滴，日夜如此，苦不堪言，认为其素体既虚，且慢性盆腔炎病症缠绵，此尿频非外感所致，而为气虚下陷，排尿困难，故予补中益气汤加减治疗，二诊尿频即愈，后经调治，慢性盆腔炎亦未再发作。又曾治多例宫颈机能不全致孕将 6 月胎儿即下的患者，黄素英认为宫颈机能不全即宫口松弛，乃气虚收缩无力也，问诊后大多有气虚不足之象，如有疲惫乏力、易感外邪、舌胖有齿印等，故考虑补气升提，用补中益气汤加减，经治疗，大多成功足月生产。又曾治一绝经 10 余年妇人，该患者曾有多次盆腔手术史，阴道流液，量多，色清质如水，每日换 20 多条裤子，到处求治无效，检查未见其他异常，根据她休息好则症状明显减轻的特点，认为气虚下陷乃其带下过多之根本，改用补中益气汤加减治疗，疗效立显。

又如治疗月经过少、闭经、崩漏等病证时常用健脾益气养血法，常以四君子汤、四物汤、归脾汤等为基础方以助脾胃气血，使经少者得以精充量增，经闭者得以血足经行，崩漏者得以气足血摄。

（二）周期调治，病证结合

蔡小苏创立了蔡氏妇科周期疗法，并拟定了系列周期调治法，如育肾助孕周期调治法，化瘀散结周期调治法等。黄素英在继承蔡小苏周期调治学术思想的基础上有所拓展和创新，辨病辨证相结合，进一步完善和发展了蔡氏妇科周期疗法。

如消膜止血调整周期法治疗子宫内膜简单型增生过长崩漏。出血期治以活血化瘀，予服化瘀消膜方；血止后治以调整周期法，先予补肾填精，服调周Ⅰ方；续以补肾助阳，予服调周Ⅱ方。认为此类崩漏出血，虽量或多或少，但此出血乃瘀血所致，通因通用，宜活血化瘀，通过化瘀消膜，务求使内膜彻底脱落，从而达到血止之目的，此为治疗之关键，临证重用生蒲黄、花蕊石、天花粉等品化瘀消膜止血；而调整周期，乃为后续治本之法。

又如育肾调冲法治疗卵巢储备功能下降之月经过少。以补肾为主、分期调治，经后期（月经干净后至排卵期前）采用补肾填精、健脾益气法，经前期（排

卵期至月经来潮前)采用补肾助阳法,经期(月经来潮期间)采用养血活血、调理冲任法,以改善卵巢功能、恢复月经量。

如此病证结合、周期调治,在蔡氏妇科周期调治的总体思维框架下,细化、具化、拓展及创新,进一步完善和发展了蔡氏妇科周期调治理论。

(三)崇治未病,身心同调

黄素英历来推崇“上工治未病”,既重视未病先防,也重视已病防变。崇尚张仲景“见肝之病,知肝传脾,当先实脾”的治未病思想。如治疗以排卵障碍为主的不孕症,在经净后仍酌加少许通络之品以助输卵管通畅,就是考虑输卵管通畅和排卵正常为受孕的两个基本因素,治疗时虽以恢复和维持正常排卵为要,仍秉承治未病思路,予以兼顾,待条件成熟,一举成孕。在治疗复发性流产时,常嘱患者先期治疗数月,以预培其损,待成孕后无论有无先兆流产之象,即开始保胎治疗,均为治未病思想的具体体现和运用。

妇科病证与心理情绪因素关系也较为密切,早在《素问·阴阳别论》中曾曰“二阳之病发心脾,有不得隐曲,女子不月”,就最早指出七情内伤可导致闭经。黄素英为提高临床疗效曾特地参加上海华东师范大学心理学系的学习,并取得二级心理咨询师执业资格,在妇科临证中注重并善于运用心理疗法和情绪疏导。如治疗围绝经期综合征、经前期紧张综合征、产后抑郁症等,常运用倾听、疏导、换位思考等方法开导患者,临证时寥寥数语,常能使患者破涕为笑,舒心而归。处方中亦常酌加逍遥散、甘麦大枣汤等,身心同调。

(四)问诊应详,辨证当巧

望、闻、问、切四诊,乃中医医家诊察疾病之规矩准绳。只有细问情由方知病之来历,详问近况才知病之浅深,再参合其他三诊所得,才能明辨病源,药症相当,而病之可愈也。妇科病证多涉隐私,问诊应详细而有技巧。如曾治一不孕病例,该患者未避孕5年未孕,曾行3次人工授精未果,左侧输卵管通而欠畅,伴有宫颈重糜,该患者多年来奔波于各处就诊,身心疲惫,此次慕名求治。在第三诊时,观其基础体温上升12日,而今日更高一分,认为有受孕的可能。由于正值春节前,故反复嘱咐其回家测尿妊娠试验时,并准备开具保胎方以防万一。在反复叮嘱交代时患者说:“我今日已测小便,没有怀孕。”而在继续追问患者测试具体情况,患者说:“只是有根淡淡水印,以前也有过好几次,过两天就会来月经。”就是通过这样的追问详问,判断该患者为生化妊娠、复发性流产病例，果断为其开了保胎药，交代注意事项，嘱咐其卧床休息。后足月顺产，就这样一个多年不孕患者得益于详问巧问，顺利得子。诸如此类，不胜枚举。黄素英认为四诊之中首重问诊，强调要问到底、问到位。

辨证论治是中医诊疗的特色，除了按照常规辨证，对一些难治性病证辨证不必面面俱到，而应抓住其基本病机灵活辨证论治，是为辨证当巧。如治疗肥胖型多囊卵巢综合征月经后期或闭经，若患者伴有怕冷症状结合其基础体温低相，即可辨证为肾阳亏虚，治以补肾助阳，除用仙茅、淫羊藿等温补肾阳之品，更大胆重用附子以峻补元阳，益火之源，以消阴翳，取得较为满意的疗效。

（五）以通为用，小方精用

女子以血为本，血以通为用，黄素英临证时喜用通法。认为凡以疏通气血、祛瘀通滞而令气血通畅的治法都可称通法，但治疗时必须根据瘀滞不通的不同属性，采用不同的具体治法。如以温宫逐瘀法治疗寒客胞中，影响冲任而致的月经不调、痛经、闭经等病证；以疏肝解郁法治疗肝失疏泄、气血郁滞的月经不调，经行乳胀，乳腺小叶增生，痛经，闭经等病证；以化瘀消癥法治疗宿瘀内结，积而成癥的子宫肌瘤、卵巢囊肿、子宫内膜异位症、盆腔炎性包块等病证；以化瘀止崩法治疗瘀血所致的崩漏；以化痰通络法治疗水湿留聚，影响冲任而致的带下过多、经前泄泻、经前浮肿，或形体肥胖脂膜壅积而致的闭经、不孕等病证。

黄素英临证宗蔡氏妇科用药轻灵之旨，常精用小方。在治疗妇科病证兼症中常用 2～3 味药物组成的经典小方，得心应手，疗效显著。如治妇科患者兼有失眠，若其伴有胃部不适症状或舌苔厚腻，则常在原有处方中酌加姜半夏、北秫米即半夏秫米汤以祛痰和胃、化浊宁神；又如治妇科患者兼有口腔溃疡，若其素有怕冷症状，则常在原有处方中酌加知母、黄柏、肉桂即滋肾通关丸以引火归源等。

二、付金荣学术特色

付金荣，1989 年毕业于江西中医学院，后考入上海中医药大学攻读硕士、博士学位，先后师从多位名师，从医经验已有 28 年余。作为蔡氏妇科第八代传人，付金荣在传承其老师经验基础上逐渐形成自己对妇科疾病的独到见解，其临床用方用药每每收到出奇制胜之功。

(1) 提出“湿瘀并存”是妇科疾病的病理转归，湿瘀并存，互为因果。从妇女的生理结构来看，其病机特点与“湿”“瘀”关系最为密切。由于女性的生殖器官位于下焦，易为湿邪所犯。妇产科疾病的发生与肾、肝、脾三脏关系最为密切。肾主水，为水火之宅，肾气虚则气化功能失常，肾阳虚则气化不利，水湿不化，着而不行，阻碍气机，气滞则血瘀；脾气素虚或饮食不节、劳倦过度伤脾，脾气虚弱，运化无力，水湿停聚下焦冲任，脉道受阻，则血行不畅；肝主疏泄，肝郁乘脾，脾失健运，湿从内生，湿郁化热，蕴结胞中与血相搏结，均因湿致瘀。无论是外感湿邪，还是湿从内生，均可导致因湿致瘀，湿瘀并存。另一方面瘀血也可形成湿证，致使瘀湿并存。

(2) 提倡“湿瘀同治，药有侧重”。在治疗妇科疾病过程中，单纯治湿或单纯活血化瘀疗效不甚理想，付金荣认为两者兼顾方能取得疗效，同时注意湿瘀孰重孰轻，或湿瘀郁而化热，而用药的侧重点不同。湿瘀并存是妇科疾病重要病理转归，湿瘀同治法是妇科疾病的一大治疗方法。

(3) 创立活血清热、利湿止痛法，采用灌肠方式治疗子宫内膜异位症疼痛。子宫内膜异位症疼痛多与异位病灶的形成，引发盆腔局部或全身免疫和炎症反应有关，当异位内膜作为抗原刺激时，免疫系统被激活诱发免疫应答，释放大量炎性细胞因子，介导和加重腹腔内炎症反应，引起局部组织的渗出、纤维化、粘连等。付金荣采用保留灌肠的方法，创立“活血清热利湿止痛”法，自拟盆痛灵方，经直肠给药，取得较好临床疗效。根据中医“久病入络”“久痛入络，唯风药可至”理论，佐以细辛、白芷之辛温风药以增强药物行散之效，引药入经，组方“加味盆痛灵”，临床可提高其远期疗效。

三、王隆卉学术特色

(一) 突出以血为本

气血为人身之本，而气血之中，又以血为基础，女性正常生理功能经、孕、产、乳皆以血为用，血气充沛，则正常运行。同时，在月经、孕胎、产子、哺乳期间，又易于耗损阴血，致机体处于血分不足、气分偏盛的状态。《经》云：“气血，人之神也，不可不谨调护，然妇人以血为基本，气血宜行，其神自清。”大率治病，先论其所主，男子调其气，女子调其血，论治女子之病，注重治血为主，临证通用四物汤化裁调治妇产科疾病，妇人经病，或先或后，或多或少，疼痛不一，腰膝腹痛，或崩中漏下，或恶露不下，或停留不出，妊娠腹痛下血，胎不安，产后块不散，或亡血过多，服之速效。

（二）注重肝脾为治

临证注重肝脾二脏在妇人病中的地位，尤其是对闭经的妇女，《经》云："妇人月水不通，或因醉饱入房，或因劳役过度，或因吐血失血，但滋其化源，其经自通。"妇女以血为本，血生化于脾胃，统属于心，藏受于肝，源源不断，灌溉全身，一部分下归血海而为月经。肝脾为月经的化源，若肝脾受伤，脾不生血，肝无藏血，化源断绝，月经自然不通。临证月事闭之者，多因脾虚不生血，积怒伤肝而血闭，肾水不生肝木而血少。从脏腑辨证而论，着重抓住肝脾为主要环节，治疗上以调肝脾为重点。

（三）调摄冲任为先

人体冲任之脉，皆起于胞中，为经络之海，与手太阳小肠、手少阴心经为表里，上为乳汁，下为月水，与肾关系密切。《经》云："冲为血海，任主胞胎。二脉流通，经血渐盈，应时而下，常以三旬一见，以象月盈则亏也。"说明冲任二脉之功能与妇女的月生理特点息息相关，妇人病多由冲任劳损而致，而肾为任脉之本，为阴阳水火之脏，治疗当调摄冲任二脉为先。经水乃冲任所系，冲主血海，任主胞胎，病责于肝、脾、肾。治则以通为原则，虚则通补，实则通宣，气血调和，病必自愈。

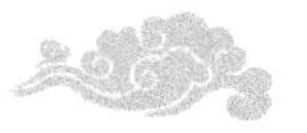

第四章 临 床 经 验

第一节 蔡氏先祖临床经验

蔡香荪曾说:“医之审症,贵乎精爵。临证立方之理法,古今一也。但具体方法,则应知权变,盖天时有变化,地理有南北、寒温燥湿不同,人之体质有强弱,老幼男妇有别,习性各异,不可不察也。《医学源流论》曰:人案天地之气以生,故其气体随地不同……曾当随地制宜。故入其境,必简水土风俗而细调之。故治病可宗古人法,但不可泥古人方;当因地制宜,审证明辨,胆大心细,对症下药。”

蔡氏先祖治病,善取各家之长而灵活运用之。补土取法乎东垣,滋阴宗简于丹溪,权衡轻重而不偏。急症则单刀直入,务期速痊;久病则标本兼顾,不求立效。处方以简要为贵,峻厉之品,不常轻用。于经病则以调为主,养血为先;闭则不尚攻伐,崩则不专止涩。尝谓:“医者治病,务求其本,切莫因图一时之功而贻久后之患;于妇科疾病,尤当审慎。盖经带胎产,用药各有禁忌,损气耗血、碍脾妨胃之品,切宜慎用,对孕妇尤须注意;然亦不可因噎废食。”如仲景《金匮要略》所载:治妊娠癥痼,用桂枝茯苓丸;盖病去则胎安,所谓“有故无殒,亦无殒”也。至剂量之多寡,应适合病情之轻重,无太过,无不及,太过则伤正,不及则罔效,务使药病相抵为贵。如治阴挺下脱,用补中益气法,参、芪之量用辄逾两;治崩中漏下,生地炭、藕节炭等用量亦均达 30 g,否则难获显效。用药尤当深谙药性,例如川芎一味,为妇科常用之品,在四物汤中为引经使药,但对伤寒发热、适值经行者,则不能因其有辛温宣行作用而轻率应用,盖本品能上行头目、下通血海,倘邪犹在表者,用之则反引邪入里,以致寒热如疟、昼则安静、暮则谵语而成热入血室之症。血室即血海也，妇人血海充盈，经事应时而下；如犯伤寒之邪，则邪热易乘血室之虚而内袭，医者不可不防患于未然。及其已成热入血室之候，则川芎更须避用，如欲祛瘀行血，则桃仁、赤芍、牡丹皮之属，胜川芎多矣。又如崩漏之疾，颇多虚中夹实之证。盖瘀血不去则新血不生，血不归经则血下不止，如是则愈塞流而崩愈甚，故当于止血之中，参以祛瘀生新之品，瘀血去尽则血自止。但川芎则不常轻用，因其性上达巅顶，下通血海，旁及四肢，走而不守，无如用丹参为佳，有祛瘀生新而无走窜之弊。同为血药，其性各异，不可不察也。

一、妇人以阴血为主，理气为先；主冲任、重肝肾、顾脾胃

妇人病一科，所异于男子者，唯经、带、胎、产耳。此四者，皆与血分有关，是以女子当以阴血为主，故有“妇人血宜多而气宜少，则百病不生”之说。《女科要旨》云：“女子血旺则阴盛而阳自足，元气由是而恒充，血盛而经自调，胎孕因之而易成；阴血充盛则百病不生，阴血虚少诸病作焉。况女子之血，经行则耗，产后则亏，更有带下崩漏诸疾，由是而大耗，故治女子以阴血为主。”然治血病，当先理气，因气为血帅，血为气母，气行则血行，气滞则血滞。《内经》云：“百病皆生于气。”盖血易耗而气易滞，故治女子病，四物汤不可无，而香附不可缺也；是以血当养而且当和，气宜理而不宜补；然亦不能执此不化，如阴血大脱、产后大亏、久病虚羸，必大补元气，即所谓“血脱益气”也。故当归补血汤中，黄芪之量数倍于当归，所谓“有形之血不能速生，无形之气所当急固”也；以气能生血，亦即阳生阴长之义。总宜通权达变，掌握病机而施治。

冲为血海，任主胞胎，二脉流通，则经水应时而下。《内经》云：“女子七岁肾气盛，齿更发长，二七而天癸至，任脉通，太冲脉盛，月事以时下，故有子。”故冲任二脉与经、带、胎、产息息相关。如冲脉为病，逆气里急；任脉为病，女子带下瘕聚。冲任虚损，则月水不调，且难怀孕，故治经带胎产，当以调冲任为首要。

冲任二脉，导源于肝肾，以肝藏血、肾藏精而兼司二阴，肾乃先天之本。在女子又以肝为先天之本，因女子以血为主，肝藏血故也。凡病初起，大多属肝，如日久不愈，传变及肾，故女子每多善郁易怒，胁痛腰酸；因胁为肝之分野而腰为肾府，故除气血冲任之外，肝肾相应并重。

脾胃为后天之本、水谷之海。盖血者水谷之精气也，和调五脏，洒陈六腑；在妇人则上为乳汁，下为月水；且任脉主一身之阴，太冲主阳明，为血之海，故谷气盛则血海满而月事以时下。心主血，肝藏血，而皆统摄于脾，是以女子月事不调，多有因脾胃伤损不能生血者，当补脾和胃，血自生矣。凡经行之际，禁用苦寒辛散之药，即饮食亦应知所戒忌，倘脾胃失健，腥臭之品，亦当避用，如治瘀滞腹痛之五灵脂，治赤白带下之墓头回，破除癥积之阿魏等，均具腥臭烈气，碍脾妨胃，用时尤宜审慎。《内经》云："有胃气则生，无胃气则死。"故先祖治病均兼顾脾胃。临床处方，部分药物习惯炒用，一则借以改善药性之偏，亦可使其焦香，增进健脾之力，因此参、术、苓、草、半夏、石斛、谷芽、陈皮之属，为常用之品，旨在和胃健脾，以增生化之源也。

二、蔡氏妇科先祖常用效方

（一）痛经

经行腹痛，虽有虚实之分，然临床所见，以实者居多，大都发生于年轻妇女。由于饮食不节，寒温失宜，劳逸无常，房室过度；或经水适行，淋雨涉水；或忧思抑郁等所致。大多因寒客胞络，气滞失畅，瘀阻不行而成。一般可分三类，即寒凝、气滞、瘀阻。

1. 寒凝　经行不畅，色黑或暗，脐腹或少腹冷痛，喜按喜暖，面白唇青，畏寒便溏，脉沉紧或迟，舌苔薄白或青紫。治当温经逐寒。处方：

炒全当归 9 g，川芎 4.5 g，酒白芍 6 g，淡吴茱萸 2.4 g，制香附 9 g，广木香 3 g，小茴香 2.4 g，上肉桂 2.4 g(研冲)，淡干姜 2.4 g，艾叶 2.4 g。

2. 气滞　经期不准，量少不畅，行前或临期少腹胀痛，甚则脘胁亦痛，腰部酸胀，时有胀气，得矢气较舒，脉象弦涩，舌苔薄白。治当理气止痛。处方：

炒全当归 9 g(小茴香八分拌)，川芎 4.5 g，焦白芍 6 g，制香附 9 g，台乌药 9 g，川楝子 9 g(炒)，广木香 3 g，延胡索 4.5 g，青皮、陈皮各 4.5 g，煨姜 2 片。

3. 瘀阻　经前及临行时少腹拘急剧痛拒按，或有硬块，经行不畅，色紫有块，块下则痛减；口燥不欲饮，脉涩，苔腻，舌质紫黯。治当逐瘀止痛。处方：

炒归尾 9 g，川芎 4.5 g，京赤芍 6 g，酒炒延胡索 4.5 g，制乳香、制没药各 3 g，制香附 9 g，五灵脂 9 g，蒲黄 9 g，紫丹参 6 g，桂心 1.5 g(研冲)。

上述三证，常互为因果。《医宗金鉴》曰："经前痛则为气血凝滞，若因气滞血者，则多胀满；因血滞气者，则多疼痛。”寒凝亦常导致瘀滞，故其治法，气滞者当理其气，瘀阻者当行其瘀，寒凝者当温宫逐寒。上例三方为蔡氏先祖常用之剂，以四物汤为主而随症加减之，如运用得当，均具良效。并须忌生冷酸腐。

又末药“四宝散”方：置香附于童便中浸透、晒干、研末，主经来腹痛兼治产后儿枕痛。吞服每次 4.5～9 g，煎服 15～24 g。

（二）崩漏

暴崩宜止，久崩宜补。因崩之初起，来势凶猛，当塞其流，以救一时之急。如有血崩病家相延，因诊务繁忙一时无法分身者，即先与自制的“止崩散”煎服，以暂援崩势。其方看似平淡，然效颇显著。故病家辗转相告，求赠者日众。方药如下：

归身炭 3 g，蒲黄炭 6 g，陈棕炭 9 g，血余炭 30 g，莲房炭 60 g，炒白芍 30 g，荆芥炭 60 g，侧柏炭 90 g，桑耳炭 30 g。

为散(煎汤每次 21 至 30 g，吞服可 4.5～9 g)。本方对一般崩漏，均可通治，急则治标，以缓病势，然后澄源，辨证施治。

塞流固属急救，但崩势尚轻者，亦不可一味固涩，当详分寒热虚实，审慎用药。大凡暴崩因症属初起，正气未伤，实证居多；久崩则失血过多，气血大亏，虚证为多；初起多实热，久病多虚寒，此其大概也。如崩漏去血虽多，而瘀滞未尽，恶血不去，新血不生，血不归经，崩漏何由而止，致有腹痛、腰酸等症，且色黑有块，脉沉涩，舌紫黯。当于固涩之中，参以祛瘀生新之品。处方：

当归炭 9 g，牛膝炭 9 g，牡丹皮炭 6 g，香附炭 9 g，五灵脂 9 g，蒲黄炭 9 g，益母草 9 g，仙鹤草 9 g，焦丹参 6 g，参三七 1.5 g(研吞)。

久崩则营血亏耗，元气大损，非大补气血无以为功。如面色苍白，气短肢软，神疲乏力，脉虚细，舌淡。宜益气养营固摄。处方：

吉林参 9 g，炙绵芪 15 g，炒于术 9 g，归身炭 9 g，蒲黄炒阿胶 9 g，生地炭 30 g，焦白芍 9 g，陈棕炭 9 g，血余炭 9 g，香附炭 9 g，藕节炭 30 g。

加减：血热，用侧柏炭、牡丹皮炭、地榆炭、荆芥炭；肝旺，用淡芩炭、柴胡炭；虚寒，用别直参、附片、炮姜炭、陈艾炭；固涩，用煅牡蛎、煅龙骨、赤石脂；气虚下陷，用升麻炭、柴胡炭。

（三）带下

带下虽分五色，但以白带、黄带、赤带最常见。少量带下，本非为病。王士

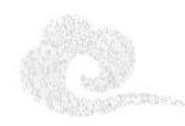

雄曰："带下女子生而即有，津津常润，本非病也，但过多则为病。"究其原因，大都因脾虚有湿，肝火下迫，或肾虚不足，思虑郁怒，劳顿过度，入房太甚等，皆致带下增多。因思虑伤脾，郁怒伤肝，入房太甚可伤肾，劳顿过度则脾肾两伤，故带下于劳累后更多，且每兼眩晕腰酸，以目属肝，腰属肾也。一般但治其带则眩晕腰酸自除。

如带多色白，甚或腥臭，神疲乏力，纳呆便溏者，当健脾利湿。处方：

云茯苓 12 g，炒白术 4.5 g，焦白芍 9 g，焦薏苡仁 12 g，香白芷 3 g，海螵蛸 9 g，炒山药 9 g，黑大豆 9 g，白果 4.5 g(杵)，大红枣 5 个。

如白带清稀黏亮，久而不止，头目眩晕，腰酸如折，神疲乏力，当补肾固涩。处方：

上安桂 2.4 g(研冲)，炒杜仲 9 g，川续断 9 g，补骨脂 9 g，云茯苓 12 g，潼蒺藜 9 g，菟丝子 9 g，煅牡蛎 30 g，陈芡实 9 g，鹿角霜 9 g。

带下色黄，腥而臭秽，甚则阴痛，溲赤而热，脉滑数，苔黄腻，当清利湿热。处方：

云茯苓 12 g，福泽泻 9 g，车前子 9 g，怀山药 9 g，黑栀子 9 g，焦黄柏 4.5 g，鸡冠花 12 g，椿根皮 12 g，炒黄芩 4.5 g，焦薏苡仁 12 g。

赤带绵绵，胸闷易怒头晕，脉弦细，舌质红，当清肝止带。处方：

大生地 9 g，赤茯苓、白茯苓各 9 g，赤芍、白芍各 6 g，炒黑地榆 9 g，侧柏叶炭 9 g，焦牡丹皮 6 g，鸡冠花 12 g，炒黄芩 4.5 g，墓头回 9 g，黑大豆 9 g。

阴痒熏洗方：

蛇床子 30 g，白矾 15 g，土茯苓 9 g，紫花地丁 9 g，野菊花 9 g。

（四）恶阻

恶阻为妊娠初期常见症状，轻者可勿药，过一定时间能自愈，较重者则当治疗。如小半夏加茯苓汤及左金丸等，均为常用之品，效果颇显。其原因乃肝胃两经因怀孕而受影响。陈自明曰："由胃气怯弱，中脘停痰。"朱丹溪曰："此乃气血积聚，以养胎元，精血内郁，秽腐之气，上攻于胃。"傅青主曰："肝急则火动而逆也，肝气既逆，是以呕吐恶心之症生焉。"综观上列诸家学说，主要治法在调肝胃，凡多涎呕吐，头晕嗜卧，胸脘满闷，形寒神疲，四肢倦怠，恶闻腥臭，口腻乏味，脉弦滑，苔白腻，当和肝胃、化痰湿。处方：

云茯苓 9 g，姜半夏 4.5 g，姜竹茹 4.5 g，砂仁 3 g，广陈皮 4.5 g，老紫苏梗

9 g,姜川连 1.5 g,淡吴茱萸 1.5 g,香谷芽 15 g,伏龙肝 30 g(加水浸,澄清去滓代水煎药)。

如呕吐不能食,上脘疼痛,嗳腐吞酸,面赤,唇干咽燥,渴喜冷饮,心烦胸闷,嘈杂不舒,大便秘结,小便热赤,舌质红绛或有黄苔,脉象弦滑而数。宜清胃热。处方:

鲜石斛 9 g,鲜生地 15 g,鲜竹茹 4.5 g,姜川连 1.5 g,淡黄芩 4.5 g,炒白术 4.5 g,云茯苓 9 g,广陈皮 4.5 g,香谷芽 15 g,鲜芦根 30 g(去节)。

更有严重者,呕吐日久不止,且吐黄水,间有血液,厌食更甚,终致饮食不进,夜不安寐,眩晕耳鸣,咽干口渴,胸膺疼痛,身热溲短,面黄形瘦,体虚乏力,嗜卧不起,目陷肤燥,脉象微细,舌绛无苔。证属危候,有虚脱之险,然颇少见,治当生津增液。处方:

吉林参 9 g,玄参 6 g,大生地 9 g,麦冬 9 g,霍石斛 9 g,炒于术 4.5 g,姜竹茹 4.5 g,乌梅 3 g,炙甘草 3 g。

另:甘蔗汁频饮。

(五)脏躁

脏躁之证,多因七情所伤,盖忧愁思虑则伤心,郁怒伤肝,心营内亏,肝阴不足,心肝两伤则烦躁不安,神志不宁,悲伤欲哭。《医宗金鉴》曰:“脏,心脏也,心静则神藏,若为七情所伤,则心不得静而神躁扰不宁也……数欠伸,喝欠也,喝欠烦闷,肝之病也。”《内经》云:“肝苦急,急食甘以缓之。”故《金匮要略》以甘麦大枣汤主之。本方虽只三味,药似平淡无奇,效却显著。徐忠可曰:“小麦能和肝阴之客热而养心液,故以为君;甘草泻心火而和胃,故以为臣;大枣调胃而利其上壅之燥,故以为佐。盖病本于血,心主血,肝之子也。”然单凭此方以治本证,尚嫌其力不足,如同时有骨蒸潮热、月经不调等症者,蔡香荪常与逍遥散同用,其效更显。以逍遥散中取归、芍养血敛阴,木盛则土衰,术、草和中补土而生金,即以平木;柴胡散热,配芍药以平肝;茯苓清热利湿,助术、草以益土,令心气安宁;生姜暖胃祛痰,调中解郁;薄荷搜肝泻肺,理血消风。此法宜于虚证,实证则不在此列,并须随症加减:头晕加石决明、白蒺藜,胸闷加郁金、合欢皮、石菖蒲,失眠加朱茯神、远志、朱灯心,心悸加磁石、龙骨、紫石英,便秘加火麻仁、薏苡仁、柏子仁,多痰加半夏、南星、陈皮、白金丸,久病可加河草大造丸,健忘则加孔圣枕中丹。此外可兼用三圣散(血珀、珠粉、辰砂等分,为末)另吞,每服 0.6～1.2 g,颇效。

(六) 经前乳胀

妇女乳胀,常于经期 5～7 日发作者较多,经行即舒。其因多为肝郁气滞,故每兼胸闷胁胀、易怒、少腹两侧胀痛等症,甚则乳胀经常不退,深为所苦,患此症者每多不孕。乳胀之情况各有不同,或胀而不痛,或但痛不胀,或胀痛,或刺痛,或胀痛有块,经行即消,或胀痛虽止而块硬依然。大凡无块者易治,有块较难疗。治法以疏肝理气为主。处方:

炒当归 9 g,炒白术 4.5 g,云茯苓 12 g,软柴胡 4.5 g,大白芍 6 g,薄荷 2.4 g(后下),小青皮 4.5 g,川楝子 9 g(炒),川郁金 4.5 g,生甘草 3 g。

此方经前预服,效果颇显。如有块,加鹿角粉、沉香末、炙穿山甲片;痛引胁膂,加夏枯草、丝瓜络、橘核、橘络。

除肝郁气滞外,胃经实热,亦可引起本证,因乳头属肝,乳房属胃,如乳胀而兼口渴、心烦、胸闷作痛,且便秘者,则用逍遥散合调胃承气汤加减。用制大黄而不用生大黄,因经期将至,过于攻伐,则致伤正,且易引起崩漏。加全瓜蒌而拌以风化硝,以瓜蒌能宽胸通便,且具通乳消肿作用,配合二方同用,则相得益彰。处方:

炒当归 9 g,云茯苓 12 g,软柴胡 4.5 g,制大黄 9 g,大白芍 6 g,全瓜蒌 12 g(风化硝 2.4 g 拌),小青皮 4.5 g,薄荷 2.4 g(后下),焦栀子 9 g,生甘草 3 g。

(七) 产后热入血室

妇人伤寒发热,适值经行,血室空虚,邪热乘虚而内袭,致寒热如疟,昼则明了,暮则谵语,成为热入血室之象,古人常以小柴胡汤治之。此法出自《金匮要略》,按小柴胡汤本治少阳半表半里之证,故仲景原意以治妇人中风寒热,发作有时,如疟状,明属少阳经证,以本方和解表里,原无不可,但此由经水适来,邪热乘虚而袭入,故血热必结,因而有谵语、如见鬼状之症,如仍用小柴胡汤治之,焉能获效。且方中无一味血药,况人参补气助邪,非血热所宜;黄芩苦寒,有滞血之弊,用以治产后热入血室,则更难奏功。盖妇人产后则瘀下血亏,百脉空虚,再犯风寒,邪热易袭。治法当清热祛瘀,标本兼顾。处方:

琥珀末 1.2 g(冲),炒当归 4.5 g,丹参心 4.5 g(辰砂拌),朱茯神 9 g,柴胡梢 1.5 g(水炒),香豆豉 4.5 g,川郁金 4.5 g,黑荆芥穗 4.5 g,广陈皮 4.5 g(炒

焦)，粉牡丹皮 4.5 g。

先祖立上方以治本证，每能应手。方中取琥珀以宁心安神，兼具化瘀之效；当归、丹参活血理气，祛瘀生新；朱茯神镇心宁神；柴胡和解表里，退热解郁，用梢取其下降，以清血室之热；豆豉、荆芥清热散邪；牡丹皮则清血散瘀；陈皮健脾气；郁金凉血破瘀，清心解郁，兼治胸胁作痛。

血室即血海，冲脉血海属肝，上连胸胁，下连胞室。如邪热陷入血室，初病血结在血室，病进则结于两胁及乳下，故有如结胸之症状。《金匮要略》曰："妇人中风，发热恶寒，经水适来，得之七八日，热除，脉迟，身凉，胸胁下满，如结胸状、谵语者，此为热入血室也。"故用郁金入肝，既能清心凉血，又可防治胸胁胀滞及败血冲心，如此配合，则清热行瘀，散邪宁神，诸法具备矣。如热入血室，邪热内陷，神志不清，热甚谵语，症情更险者，可兼用"四圣散"(犀黄、血珀、珠粉、辰砂等分，为末)，每服 0.6～1.2 g，极效。

第二节　蔡小荪临床经验

一、痛经诊治经验

蔡小荪认为，治疗痛经应首先抓住腹痛这一重要特征，根据疼痛的性质、程度、时间、部位，参照患者经行时的经量、经色、经质以及全身脉证进行辨证施治，治疗上不能单纯止痛，强调辨证求因，倡导"求因为主，止痛为辅"。

(一) 首辨虚实，审明异象

痛经的主要症状是"痛"，蔡小荪认为辨痛的虚实是重要的环节，但尚需审清其中的异象。以症状别虚实而言，张景岳指出：实痛多痛于经未行之前，虚痛者痛于经既行之后，血去而痛未止，或血去而痛甚。大多可按可揉者为虚，拒按拒揉者为实，有滞无滞，于此可察。虽有痛在经前属实，经后属虚，但临床不能绝对以此为依据。经前腹痛因经血未下，不通则痛，多为实证。也有经量虽多，腹痛依然，下瘀块后痛势不减，甚至经血愈多腹痛愈甚，多见宿瘀内结之痛经者，症状出现在经血排出后，但不作为经后痛的虚证。喜按属虚，拒按属实，也不尽然。有经来不畅的瘀滞实证，往往也喜按、喜揉。若拒按者，大多系瘀滞较严重的实证，腹部胀硬，甚则灼热，一触即痛。按、揉可使瘀血流畅地排出，通则不痛，由此辨别虚实，不能以喜按、拒按定论。临床辨治，除四诊合参外，尚须注意经血或瘀块排出后腹痛是否减轻以别虚实。至于虚实比例，张景岳曰：凡妇人经行作痛，夹虚者多，全实者少。痛经多因经血受阻，瘀滞不畅，每行腹痛，当属实证。经净以后，体质尚未复原，而下次癸水又至，月复一月，禀体难免不足，或平素体弱，气血本虚，经血无力排出，致瘀滞作痛，可见虚中有实，实中有虚。探其因由，全实者虽少，但夹实者较多。

（二）治疗崇尚求因为主，止痛为辅

蔡小荪提出不能盲目止痛，单纯的止痛仅能暂缓症状，达不到根治疼痛的作用。如瘀滞腹痛，如果不以活血祛瘀为主，或剂量不足，往往起不到止痛的目的。再则宿瘀内结，凝滞胞宫，经血虽下，疼痛不减，即使经行过多如注，治法仍当活血化瘀，从实证论治。若用止血定痛，以碍血行，则宿瘀未消，瘀血留滞，非但疼痛得不到缓解，相反出血也越止越多，淋漓难断，所谓“瘀血不去，新血不生”，血不归经。对于痛经的止痛，蔡小荪还强调全面认识，痛剧时应以止痛为先，急则治其标，缓则治其本，临证两者不能截然划分。由此临床对本证的治疗倡导：“求因为主，止痛为辅。”“治病必求本。”不主张采用单一的止痛方药。

1. 基本方　当归 10 g，川芎 5 g，怀牛膝 10 g，延胡索 10 g，丹参 10 g，香附 10 g，红花 5 g，白芍 10 g，大生地 10 g，桂枝 3 g。

全方养血通络。养血以四物汤温养，使血得温而行；通络以牛膝、香附、丹参、红花理气活血，使瘀血去而新血生。当归、川芎养血活血，可通血中之结。

2. 辨证施治原则　求因为主，止痛为辅。痛经的治疗目的以止痛为主，但蔡小荪认为，治疗痛经应首先抓住腹痛这一重要特征，根据疼痛的性质、程度、时间、部位，参照患者经行时的经量、经色、经质以及全身脉证进行辨证施治，治疗上不能单纯止痛，强调辨证求因，主张“求因为主，止痛为辅”。痛经多数是因经血排出困难，瘀滞不畅，引起疼痛，故治法以通为主，药用：当归 9 g，川芎 4.5 g，牛膝 9 g，香附 9 g，延胡索 9 g，丹参 9 g，红花 4.5 g，白芍 9 g 为基本方。

3. 加减运用　如瘀滞较甚，加没药 4.5 g、失笑散 12 g；对于膜样痛经，一般腹痛较剧，上方用川牛膝或土牛膝，加花蕊石 15 g、没药 6 g、失笑散 15 g，另加桂心 2.5 g、桃仁 9 g，使所下整块内膜粉碎，对祛除疼痛，有一定效果；子宫内膜异位症患者腹部进行性剧痛，甚至难以忍受者，在膜样痛经方中去花蕊石，加血竭 3 g、苏木 9 g，大多能达到止痛目的。一般痛经用药后瘀下即痛减，唯子宫内膜异位症部分病例常兼经血过多如注，且愈多愈痛。缘该证宿瘀内结，随化随下，经血虽多，瘀仍未清，故腹痛不减。治疗原则仍以化瘀为主，不能因下血过多而采用固涩法，否则下血更多，腹痛更剧。可宗基本方去川芎、红花，加血竭 3 g、花蕊石 15 g、生蒲黄 30 g、震灵丹 12 g，缓下血过多并止痛，必要时可加三七末 2 g 吞服。因气滞血瘀的痛经，临床上胀痛较甚，原方可加乳香 4.5 g、乌药 9 g、苏木 9 g、川楝子 9 g；寒凝瘀滞者，往往形寒畏冷，小腹冷痛，或伴有便溏，甚则泛恶，原方去香附，加木香 3 g、小茴香 3 g、淡吴茱萸 2.5 g、肉桂 3 g、煨姜 2 片，也可用炮姜 3 g，效果较显。另如炎症引起腹痛，用当归 9 g、川芎 4.5 g、赤芍 9 g、牛膝 9 g、桂枝 2.5 g、牡丹皮 9 g、败酱草 30 g、柴胡梢 4.5 g、延胡索 9 g、制香附 9 g、红藤 30 g、生甘草 3 g，行血清热止痛。至于察体不足，气虚无力推动血行而经行腹痛者，当以八珍汤为主，加香附 9 g，补气养血。香附有理气调经并止痛作用，配八珍汤效果更显。成药乌鸡白凤丸亦可采用。

4. 服药时间和方法　一般痛经的服药时间，应在行经前 3 日即开始服用，特别是疼痛剧烈的膜样痛经及子宫内膜异位症者，否则较难取得预期结果。虚性痛经平时可常服八珍丸，或乌鸡白凤丸，经行时再改服汤剂。因体虚不足，临时服药，不可能立即奏功，故须经常调养，方能见效。

二、闭经诊治经验

（一）闭经分虚实

蔡小荪认为，闭经病机有虚有实，实为气滞血瘀，虚为血海空虚，来源不足。从生理功能来说，以虚为主。一者，肝为藏血之脏，妇人又以血为本，加之肝与冲脉相连，肝血注入冲脉，为产生月经的来源之一，女子“血常不足”，极易导致肝体失养；二者，肾主藏精，肾的精气盛衰，主宰人体的生长发育和孕育。然而女子在经带胎产中颇多耗伤肾气，引起闭经。由于肾气（包括肾阴、肾阳）不充，天癸这种无形之水不至，冲任不充盈，胞脉不通，以致血海空虚，无源可下。

（二）治宜育肾调冲，以调为通

对闭经的治疗，蔡小荪主张不能急切图功，妄事攻伐，当育肾养血，血至而

经自下。育肾实为治疗闭经的要旨，认为大凡治疗闭经宜补心育肾，以安血之室，健脾扶胃以资血之源，此为其治疗原则。

根据女子多气多血的特点，蔡小荪强调女子经候皆倚血为基础、气为动力，调治月经病总以气血为纵轴，主张养血为先。“气以通为顺，血以调为补”，他临证采用以调为主，养血为先，理气为要。将疏肝理气法作为妇女常用之法，即使调血诸方，皆以理气为先导。处方用药除四物，香附最为常用，意使肝气冲和，血脉流通。只有血气和调，任通冲盛，胞宫藏泄适度，月经才正常。

用药特色：治疗闭经，蔡小荪将其分为原发性闭经、继发性闭经、情志性闭经 3 个证型，并根据不同的基础体温选用相应的方药经行对证治疗。

1. 原发性闭经　以育肾养血为主，参血肉有情之品，以冀肾气旺盛，冲任充盈，月事得以时下。

基本方：炒当归 10 g，生地、熟地各 10 g，川芎 10 g，熟女贞子 10 g，淫羊藿 12 g，肉苁蓉 10 g，山茱萸 10 g，狗脊 12 g，制黄精 12 g，河车大造丸 10 g。

1 个月为 1 个疗程，应观察 3 个月，同时测基础体温。经过治疗后，如体温呈双相，预示病情好转，可改用调经方。

调经方：炒当归 10 g，大熟地 10 g，川芎 5 g，白芍 10 g，怀牛膝 10 g，丹参 10 g，制香附 10 g，桂枝 3 g，红花 4.5 g，泽兰叶 10 g。

经水正常，尚须持续治疗，直到停药 3 个月，经事仍能按时来，方称痊愈。

2. 继发性闭经　大多基础体温呈单相，蔡小荪在临床上运用周期疗法。首先予育肾通络，按周期反复服用。

首用方：云茯苓 12 g，生地、熟地各 10 g，淫羊藿 12 g，石楠叶 10 g，怀牛膝 10 g，制黄精 12 g，公丁香 2.5 g，路路通 10 g，乌鸡白凤丸 1 粒(吞)。

服 7 剂，以育肾通络。

继服方：云茯苓 10 g，生地、熟地各 10 g，仙茅 10 g，淫羊藿 12 g，石楠叶 10 g，紫石英 12 g，鹿角霜 10 g，熟女贞子 10 g，肉苁蓉 10 g，胡芦巴 10 g，河车大造丸 10 g(吞)。

服 8 剂，以育肾培元。

若基础体温出现双相，当属好转之象，然后用四物汤加理气活血催经之剂，月事可下，一般短期内不易见功，须有一定的过程，方能奏效。

3. 情志性闭经　基本方：炒当归 10 g，大生地 10 g，川芎 5 g，白芍 10 g，

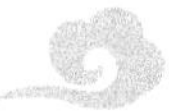

柴胡 6 g，制香附 10 g，乌药 10 g，丹参 10 g，广郁金 10 g，怀牛膝 10 g，红花 5 g。

如烦躁不安，紧张易怒，加淮小麦 30 g、生甘草 3 g。

本病多因环境改变，不能适应，或抑郁不快，影响情绪而导致闭经。蔡小荪从肝论治，用四物汤加柴胡等疏肝理气之品取得较好的疗效。蔡小荪临床上还常用疏肝调经、化脂调经法。注重阴阳兼顾，寒热并用，气血双疗，或先清后补，或先补后清，或攻补兼施，辨证治疗，以求全效。

三、崩漏诊治经验

（一）临证首别阴阳，塞流勿使留瘀

蔡小荪诊治崩漏强调首别阴阳，这是大纲。“审其阴阳，以别柔刚，阳病治阴，阴病治阳。”治病必求其本，崩漏可简单归纳为两种类型，即阴崩与阳崩。阴崩多寒证，阳崩多热证。从出血色质来看，大致黯淡、质稀的属阴，赤紫、稠厚的属阳。故而阴崩是指出现阴性的症状，阳崩是指出现阳性的症状。阳亢者为阳崩，阴盛者为阴崩。阴崩大多阳虚，阳崩大多阴虚。故结合舌脉及全身症状，先别阴阳，就能执简驭繁。治疗崩证，文献载三步骤：塞流、澄源、复旧。崩证来势较猛，前人有“先止血以塞其流”之说，这是应急措施，唯恐失血过多，以防虚脱，而采取单纯固涩止血的方法。对于一般的崩证，诚可取效一时，但在功能失调性子宫出血的患者，如果不辨证因，而采用单纯止血的方药，往往达不到预期的效果。本病病程长年累月，缠绵不愈，除有实质性病变外，先辨阴阳，非常必要，这样就能确立治疗方针，便于对证用药。根据血得热则行，得寒则止原理，临床上以阳崩较为多见，齐仲甫《女科百问》说“受热而色赤者，谓之阳崩”。造成阳盛阴虚而致崩者有多方面的原因，由七情所引起的，如张洁古认为“悲哀忧思太甚，阳气内动，真阴虚不能镇守包络相火，故血走而崩”。是以治疗崩证的大法，多数以养阴清热、凉血止血为主。丹溪认为“阳常有余，阴常不足”，所以“补阴泻阳而崩自止”。但也有部分是属于阳虚暴崩，或崩久而致阳虚的病例，如萧慎斋《女科经纶》说：“崩本为血病而有阳气之虚者，血脱气亦脱也。”血为气的物质基础，失血过多则亡血伤阴，阴血大亏，则气无所附，阳气不足，统摄无权，则致崩之不止，故阳虚致崩的病例，除素体阳虚以外，大致均由久崩所引起的为多。虽然在临床上，阳虚血崩相对来说为数较少，但也并不鲜见，且症势较为严重，必须予以重视。涉及阴虚或阳虚的崩漏之症，以

青年及中年后期的妇女较为多见，大致均值肾气应盛未盛或将衰未衰之际，阴阳每多偏虚，故虚证崩漏相当于西医学的青春期及围绝经期之有排卵或无排卵型功能失调性子宫出血。是以崩漏初起，须别阴阳，久崩久漏，更必然涉及阴阳，故治崩漏如能从阴阳为主辨证论治，则疗效更显。治崩漏虽首当“塞流”，但塞流并非不辨症因，单纯止血，否则愈塞流则崩愈甚，因之妄自固涩，似非良策。对崩漏的诊治，特别是屡治不效的病例，首先区分阴阳，即阴崩和阳崩，先别阴阳就能执简驭繁，对症用药。通过察月经的期量色质，辨明阴阳的偏盛偏衰，同时须详察有瘀无瘀。在具体用药方面，强调“求因为主，止血为辅”。尤其对于血瘀崩漏，则当活血化瘀。否则瘀血不去，新血不生，血不归经，致出血不止。此类崩漏，如不辨证因，单纯固涩，往往得不到预期效果，甚至崩愈甚，漏愈久，缠绵不愈。同时对一些虽非血瘀崩漏，在处方用药时，也可参用少量活血化瘀之剂，以防在使用止血法后，崩漏虽然暂止，而残瘀滞留，造成反复出血。如当归、丹参等为常用之品。有说当归、川芎在出血期间不宜用，否则反使出血更多。张山雷在《沈氏女科辑要笺正》中云：“当归一药，富有脂液，气味俱厚……其气最雄，走而不守，苟其阴不涵阳而为失血，则辛温助阳，实为大禁。”临证于养阴止血及凉血止血方中常参用炒当归，以其养血温通，借以避免瘀滞，并可约制寒凉药性。川芎则避用，因其辛温上达巅顶，下通血海，走而不守。丹参能祛瘀生新，配合止血之剂，能避免瘀滞之弊，但用量宜少。

（二）阳崩宜养阴凉血

《素问·阴阳别论》云：“阴虚阳搏谓之崩。”显见阳崩之因乃阴虚阳盛所致。强调阳崩证以阴虚为本，火热为标。女子属阴，以血为本。由于经、带、胎、产等生理特点，阴血易耗。女子以肝为先天，肝藏血，体阴而用阳，阴血不足，更易引起阳亢。此外又可因阳盛之体，邪热易伤冲任，损及肝肾而致阴虚阳盛，迫血妄行。血得热则行，得寒即止，故崩漏异常子宫出血，以血热所致较多见，大都出血量多，色鲜红或紫，经来先期，质较浓或稠，属阳崩范畴。治法以清热凉血为主。药用：炒当归 9 g，牡丹皮炭 9 g，侧柏叶 9 g，白芍 12 g，炒地榆 12 g，墨旱莲 15 g，生地炭 30 g。热甚常出现阴虚现象，则可增龟甲 9 g，或固经丸 12 g，吞服，则效果较显。此外阴虚伴肝旺时，有乳胀易怒等症状，可加柴胡 4.5 g，荆芥穗 9 g。崩漏日久，常导致气阴两虚，前方可加用太子参或党参 12 g，煅牡蛎 30 g，阿胶 9 g，疗效更佳。但阿胶的运用，须注意出血的色质，以血鲜红或稍淡，质较稀薄而无瘀块者为宜，说明并非瘀热实证。如血色紫黑，质稠厚成块而有秽气的则不宜用。一般阴虚的崩漏用龟甲胶尤佳，如无龟甲胶，以龟甲与阿胶同用，效果亦显。

（三）阴崩宜温阳止血

《女科百问》齐仲甫说："受冷而色白者，谓之阴崩。"阴崩证多寒，大多由于素体阳虚或崩久而致阳虚。盖血为气的物质，阴血与阳气，阴血之化全赖阳气以温运摄纳，阳气之用全赖于阴血以营养。若阴血大亏，气无所附，气随血衰，统摄无权，以致久崩不止。故阳虚而崩的病例以久崩引起较多。阳虚血崩虽为数较少，但亦不鲜见。临床上多见经来似崩、色较淡而稀为特点，面色苍白少华，畏冷肢清，出现阴亡而阳亦随之脱的险证。此类崩漏，大多绵延日久，一般止血剂效果不显。在临床上常用：党参 12 g，生黄芪 20 g，炒当归 9 g，焦白术 9 g，牛角鰓 9 g，陈艾炭 3 g，仙鹤草 30 g，熟附子 9 g，炮姜 3 g，阿胶 9 g。对久治不效的阴崩，如辨证正确，常可获得显著效果。如患者舌苔淡薄而舌质偏红的，上方可加生地炭、煅牡蛎各 30 g，以制约温阳药物的偏性，同时又可增加止血的作用。或用龟鹿二仙胶更佳，也可以龟甲 9 g、鹿角霜 9 g、阿胶 9 g 同用。一般血止以后，即去姜、附，因二药毕竟温燥，崩后失血，多用恐非所宜，故只需益气养血，自然阳生阴长，康复可期。如纯属气虚下陷，固摄无权的崩漏，可宗补中益气法重用黄芪 30 g，增生地炭至 30 g、炮姜 3 g，姜、地同用，可互制偏性，且又阴阳兼顾，止血效果较显。

（四）血瘀宜化瘀止血

血瘀引起的崩漏，用活血化瘀法，可得到止血效果。病因有气滞血瘀、寒凝血瘀及气虚不足、无力推动血行而造成血瘀，以致崩漏。一般血瘀崩漏，常伴有腹痛、血色紫黑有块、舌现瘀斑、面色紫黯或黯黄、脉涩、渴不欲饮等见症。特别是子宫内膜异位症，常用：炒当归 9 g，丹参 6 g，赤芍、白芍各 9 g，生蒲黄 30 g(包煎)，血竭 3 g，花蕊石 15 g，熟大黄 9 g，益母草 9 g，仙鹤草 20 g，震灵丹 12 g(包煎)。崩甚，加三七末 2 g(吞)；气滞，加香附 9 g；腹痛，加醋炒延胡索 12 g；寒凝，加艾叶 2.5 g；气虚，加党参 12 g、生黄芪 12 g。炭剂是治崩漏常用之品，在炮制方面，必须存性，若成焦炭，难免损耗药效。处方时也只需参用几味即可，以助固摄之力。如全部或大部用炭，则药力未必有原药显著，在临床上，对某些崩漏症并不用炭，特别是瘀血导致的崩漏，相反用化瘀调摄之剂，也同样取得预期效果。

四、不孕症诊治经验

（一）重视情志巧问诊

蔡小荪常言，不孕症患者因婚久不孕，家庭、社会及自身心理的压力都很重，尤易使不孕症妇女产生焦虑、抑郁、担忧、烦躁等不良情绪，故肝郁气滞可谓其共同特点，仅是轻重程度的差异。蔡氏先祖蔡兆芝著《临诊秘传》一书记载："大抵医之视症，贵乎精详。而人之问医，尤宜明述。"该书的问诊篇中，强调问女子病时必须按年龄不同而区别之，询问婚嫁、生育、经候、乳腹、带浊、恶阻与胎漏、滑胎等情况。对于处女和尼寡须平心徐问"以善全其问""问不明，则茫然莫辨；问必精，则晓然可思。故必以问为要道"。在随师诊疗的过程中，我们注意到蔡小荪在对不孕症患者的治疗中总带着对患者的同情和关怀，细心了解患者的心理活动和病情，与患者建立和谐、融洽的医患关系，给患者讲解相关不孕症的知识，教患者预测排卵期，指导受孕方法，开导患者保持愉快的情绪等。这些有针对性的互动是中医人性化诊疗的延续，有助于不孕症伴抑郁状态患者的抑郁状态得到改善。

（二）善用经方取方意

蔡小荪擅长运用经方，如宋代钱乙《小儿药证直诀》中的六味地黄丸，以滋补肾阴为主，蔡小荪常用于治疗肾虚肝郁的不孕症，取其方中"壮水之主，以制阳光"之意。《伤寒论·辨太阳病脉证并治》中的芍药甘草汤，调和肝脾，缓急止痛，蔡小荪取白芍柔肝、止血，甘草排毒、中和作用，用于缓解因植入胚胎后子宫的排异反应，再加以补肾药，健肾安胎，共奏种子得孕之功。

（三）用药精练遣药对

蔡氏妇科用药遣方以精、简、廉、验为特色。蔡小荪常说用药如用兵，贵在精而不在多，关键在于辨证准确，熟知药性，只有药性与病症相合，才能药到病除。故蔡小荪临证，每剂遣药不过十几味，且剂量较轻，少则 1～3 g，多则不过 12～15 g，但每每奏效显著。蔡小荪喜用药对，认为药物共同配合，有增强疗效的作用。如在治疗不孕症时常用生地、熟地相伍，一寒一温，共奏养血滋阴之功；炒党参、炒白术相伍，共奏益气健脾之效；仙茅、淫羊藿相伍，共奏温补肾阳之功；穿山甲片、皂角刺相伍，走窜行散，透达攻通，直达病所；炙龟甲、鹿角霜相伍，取龟鹿二仙胶之意，补气血、生精髓；陈皮、青皮相伍，青皮行气于左，陈皮理气于右，左升右降，升降调和，共奏疏肝和胃、理气止痛之功；杜仲、川续断相伍，补肝肾，壮筋骨，通血脉，调冲任，其功益彰。

（四）诊治不孕症思路

1. 调经是成孕致育的先决条件　古有“调经种子”之说，调经是孕育的先决条件。《女科要旨》云：“妇人无子，皆因经水不调。经水所以不调者，皆由内有七情之伤，外有六淫之感，或气血偏盛，阴阳相乘所致。种子之法，即在于调经之中。”但必须肾气旺盛，任脉通，冲脉充盈，月事才得以如期来潮，从而具备孕育的功能。月经失调，有先期、后期、先后不定期、过多过少、崩漏、经闭、痛经等。可根据各种致病原因，分别治疗，为孕育创造条件。有些病例，经事调准，随即怀孕。如子宫内膜异位症，部分患者常经来过多如注，或腹部剧痛，用化瘀活血调经法，症状好转后，遂即受孕。因该症多宿瘀内结，在盆腔内引起生殖器官粘连和输卵管阻塞，以致运卵通道不畅或不易受精，累及卵巢则引起卵巢功能失调，故一般不受孕的发病率较高，用活血化瘀法，能使上述情况改善，对受孕很有帮助。

2. 益肾可促排卵，健黄体　《经》云：“肾者主蛰，封藏之本，精之处也。”《圣济总录》又说：“妇人所以无子者，冲任不足，肾气虚寒也。”陈士铎云：“胞胎之脉，所以受物者，暖则生物，而冷则杀物矣。”诚为确论。基础体温的测量可证明这一点。黄体功能不全者，基础体温双相曲线都不典型，月经后期每呈阶梯形上升，升亦不稳。因黄体产生之黄体酮，乃是一种致热源，黄体酮分泌不足，致使基础体温后期低于正常水平，而影响受孕。即或受孕，亦有堕胎之虞，甚且屡孕屡堕，形成滑胎。故临床运用益肾通络、益肾温煦法的实践证明，似分别能起促排卵、健黄体的作用。

（五）不孕症周期疗法

（1）以育肾为主，根据月经周期，设孕Ⅰ、孕Ⅱ为基本方，每于月经净后开始服孕Ⅰ方 7 剂。约至中期（排卵期）换服孕Ⅱ方 8 剂，经行时如有必要可随症调治。再于经净后重复使用前法。肾阴虚者在两方中加入麦冬、龟甲、枸杞子等。肾阳虚者酌情加入肉桂、附子以及乌鸡白凤丸、河车大造丸等。

孕Ⅰ方：云茯苓 12 g，生地、熟地各 9 g，怀牛膝 9 g，路路通 9 g，炙穿山甲片 9 g，公丁香 2.5 g，淫羊藿 12 g，石楠叶 9 g，制黄精 12 g，桂枝 3 g。

孕Ⅱ方：云茯苓 12 g，生地、熟地各 9 g，石楠叶 9 g，紫石英 12 g(先煎)，熟女贞子 9 g，狗脊 12 g，淫羊藿 12 g，仙茅 9 g，胡芦巴 9 g，鹿角霜 9 g，肉苁蓉 9 g。

(2) 加减运用

1) 肝郁型：月经逾期，先后无定，或有崩漏，色红质稠。平时可有少腹疼痛，临前乳房胀痛，烦躁不安，且常伴有痛经。脉弦，苔薄黄腻。可守前法，酌减温阳之品，加入柴胡、白芍、香附、川楝子、逍遥丸、四制香附丸等疏理肝气。

2) 痰湿瘀滞型：月经稀行或闭阻。躯体肥胖，喉间痰多，神倦困重，腰酸，带下色稠，或见毛发稠密。脉滑，苔腻。可用苍附导痰方加减，亦可守前法，去黄精、熟地等腻滞之品，选加石菖蒲、白芥子、制南星、仙半夏、苍术、白术、海藻、夏枯草、指迷茯苓丸等，燥湿化痰。

3) 寒湿瘀滞型：月经后期或闭阻，小腹冷痛，形寒肢冷。脉沉迟，苔薄质淡或胖。仍可守前法，去生地、女贞子之类，入苍术、艾叶、吴茱萸、艾附暖宫丸等，温宫散寒。

4) 湿热瘀滞型：经期尚准或超前，量较多，色红。平时少腹两侧隐痛，腰酸带下，色黄气秽。脉弦，苔薄黄腻质偏红。湿热瘀滞型轻症尚可宗前法，去熟地、黄精等，入败酱草、红藤、鸭跖草等清热化湿；湿热重症则另置清热化湿方，以清下焦湿热、凉血行瘀。待症状减轻或消除后，复用孕Ⅰ、孕Ⅱ方加减调治。清热化湿方：云茯苓 12 g，桂枝 2.5 g，柴胡梢 4.5 g，赤芍 9 g，败酱草 20 g，牡丹皮 9 g，鸭跖草 20 g，川楝子 9 g，红藤 15 g，延胡索 9 g，怀牛膝 9 g。

5) 经血瘀滞型：内有血瘕癥积之患。经期尚可，行则量多，杂有瘀块，经痛剧烈，或经后疼痛不止。平时可有肛门坠痛，腰酸痛。脉弦细或涩，苔薄边尖或有紫斑瘀点。经血瘀滞型每因经血瘀滞，留络不去，假血成形，逐成血瘀、癥积之患，与西医所称子宫内膜异位症相类。故另设内异Ⅰ、内异Ⅱ、内异Ⅲ三方。内异Ⅰ方用于痛经剧烈者；内异Ⅱ方用于月经过多者，随症选用其一，于临经前 3 日起连服 7 剂，净后即服用内异Ⅲ方 10 剂，以化瘀散结。病情好转后，可按需选用孕Ⅰ、孕Ⅱ方，育肾调理。

内异Ⅰ方：炒当归 9 g，丹参 12 g，川芎 4.5 g，川牛膝 9 g，制香附 9 g，延胡索 9 g，赤芍 9 g，血竭 3 g，制没药 6 g，苏木 9 g，失笑散 15 g(包煎)。

内异Ⅱ方：炒当归 9 g，丹参 6 g，赤芍、白芍各 9 g，生蒲黄 30 g(包煎)，血竭 3 g，三七末 1.5 g(吞)，怀牛膝 9 g，制香附 9 g，震灵丹 12 g(包煎)。

内异Ⅲ方：炒当归 9 g，丹参 12 g，制香附 9 g，桃仁泥 9 g，干漆 4.5 g，血竭 3 g，莪术 12 g，炙穿山甲片 9 g，桂枝 2.5 g，皂角刺 30 g，䗪虫 9 g，川牛膝 9 g。

对于临床诊断生殖系统结核者，月经净后可服用抗痨方 10 剂，然后再行辨证分型论治。抗痨方：丹参 12 g，百部 12 g，王不留行子 9 g，山海螺 15 g，鱼腥草 12 g，功劳叶 15 g，夏枯草 12 g，皂角刺 12 g，怀牛膝 9 g，大生地 9 g，路路通 9 g。

凡发现患者平时少腹拘急痛，带多色黄气秽，妇科检查附件增厚，或输卵管通畅试验提示输卵管阻塞、不完全阻塞及积水者，可将通络方掺入各型方中，通利胞络，但在月经中期以后不宜服用。通络方：皂角刺 15 g，王不留行子 9 g，月季花 9 g，广地龙 9 g，降香片 3 g。

为加强疗效，对湿热瘀滞和经血瘀滞以及输卵管阻塞者另行设计了灌肠方，湿热者可在此方基础上增加清热化湿之品，酌减活血化瘀之药，经血瘀滞者则与之相反。灌肠方还可用于胃虚不能长期服药者。灌肠方：炒当归 12 g，丹参 15 g，桂枝 4.5 g，皂角刺 20 g，赤芍 12 g，川牛膝 12 g，桃仁 9 g，生大黄 9 g，石见穿 30 g，败酱草 30 g，莪术 15 g。对痛经患者或平素少腹拘急冷痛者，可掺七厘散少许于香桂活血膏胶面中央，然后贴敷患处或关元穴。

五、子宫内膜异位症周期疗法

目前一般认为子宫内膜异位症的病理实质是血瘀，而造成血瘀的原因及血瘀形成后的病理变化又较复杂。明代张景岳在《景岳全书》中曾对此作了简要的概括："瘀血留滞作癥，唯妇人有之。其证则由经前或产后，凡内伤生冷或外受风寒；或恚怒伤肝，气逆血留；或忧思伤脾，气虚而血滞；或积劳积弱，气弱不行。总之血动之时，余血未净，而有所逆，则留滞日积而渐成癥矣……妇人久癥宿痞，脾肾必亏，邪正相搏，牢固不动，气联于子脏则不孕。""气滞阴寒则为痛为痹。"薛立斋也认为患瘀"多兼七情亏损，五脏气滞乖违而致，气主煦之，血主濡之，脾统血，肝藏血，故郁结伤脾，恚怒伤肝多患之，腹胁作痛，正肝脾两经证"(《女科经纶》)。月经过多亦正是肝脾统藏失司，循行无度所致。蔡小荪根据子宫内膜异位症的病理转归和临床表现，认为血瘀多由气滞、肝郁、热结、寒凝、湿热、气虚、阴虚等因所致。气为血帅，气滞则血运不畅，肝郁则气结血留为瘀。“血受寒则凝结成块，血受热则煎熬成块。”（《医林改错》）湿热内蕴与血相搏，则胶结为瘀。“阴足则火不动”（《血证论》），阴虚则阳火易动，气逆火盛而煎熬成瘀。同时瘀血壅滞，又易生他变。如血瘀则气滞不畅；血瘀则水湿不化，久瘀化热，久瘀伤气，久瘀则血枯阴虚。血瘀能与多种病理机制发生相互影响、相互转化、互为因果的作用，所以在治疗上必须随症应变。子宫内膜异位症中表现为肝郁气滞、瘀血阻络者占较大比例。正如《血证论》中指出：“瘀之为病，总是气与血胶结而成，须破血行气以推除之。”对子宫内膜异位症的治疗，蔡小荪主要依据历代医家治疗“血瘕”“癥结”的经验，以理气通滞、活血化瘀为大法，并注意到整体辨证，结合病因治疗，以调整脏腑、气血、阴阳的生理功能，并建立了一套子宫内膜异位症周期疗法。

（一）月经期

1. 经行腹痛　子宫内膜异位症的痛经和其他瘀血性痛经有别，后者多由各种原因引起经血排出困难所致，若瘀血畅行或块膜排出，则腹痛立见减轻或消失。而本证之痛经往往是经下愈多愈痛，此乃子宫内膜异位于宫腔之外，中医所谓“离经之血”，因而造成新血无以归经而瘀血不能排出的局面。治疗固当遵“通则不痛”之则，以化瘀治本为主。然而在用药上应依据其病理特点，不能专事祛瘀通下，应采取促使瘀血溶化内消之法，以达通畅之目的。蔡小荪用自拟内异Ⅰ方，其旨在理气活血诸药中，配散寒破血见长之没药、血竭、失笑散，破散瘀积宿血，兼具定痛理血之功。服药当于经前或痛前3～7日，过晚则瘀血既成，日渐增加，难收预期功效。药物有：炒当归10 g，丹参12 g，川牛膝10 g，制香附10 g，川芎6 g，赤芍10 g，制没药6 g，延胡索12 g，生蒲黄12 g(包煎)，五灵脂10 g，血竭3 g。经量过少、排出困难者可加红花、三棱；腹痛胀甚者加乳香、苏木；痛甚呕吐者加淡吴茱萸；痛甚畏冷肢清者加桂枝；每次经行伴有发热者，可加牡丹皮，与赤芍配合同用；口干者加天花粉；便秘者加生大黄。

2. 经行量多如注　治崩中漏下，常法有塞流、澄源、复旧三者。暴崩久漏之际，总先取治标止血之法。本证之崩漏，因是宿瘀内结，阻滞经脉，新血不守，血不循经所致，故纯用炭剂止血，犹如扬汤止沸，往往难以应手。治此须谨守病机，仿“通因通用”之法，重在化瘀澄源。蔡小荪用内异Ⅱ方，于经前3～5日开始服。蔡小荪用药每喜轻简，唯蒲黄此药，常据崩漏症情，超量用之，多则可达 30～60 g。蒲黄专入血分，以清香之气，兼行气血，故能导瘀结而治气血凝滞之痛，且善化瘀止血，对本证经量多而兼痛经者尤为适者。方中还常佐山羊血、三七、茜草等，以加强化瘀止血之功。经净之后，遂取复旧之法，重在益气生血之品调理，以固其本。药物有：当归 10 g，生地 10 g，丹参 10 g，白芍 10 g，香附 10 g，生蒲黄 30 g(包煎)，花蕊石 20 g，熟大黄炭 10 g，三七末 2 g(吞)，震灵丹 12 g(包煎)。如出血过多而兼气虚者，可酌加党参、黄芪；腹痛甚者，加醋炒延胡索；大便溏薄者，去熟大黄炭加炮姜炭；胸闷不畅者加广郁金。

(二) 经间期

癥瘕是本证患者共有症状，兼存于各种类型中，此为疾病之根本。按"血实宜决之"治则，于经净后以内异Ⅲ方消癥散结。宗桂枝茯苓丸法加味，或吞服桂枝茯苓丸、人参鳖甲煎丸。无症状者也不例外。一般服药后症状改善较为显著，癥块消失则较困难。但中药之优点副作用较小，可长期服用。部分伴有不孕患者，待症情减轻时，往往随即怀孕。故对某些病例，经治疗获效后，月经正常，症状减轻或消失，基础体温出现典型双相曲线者，在排卵期后忌服本方，以免妨碍孕育。药物有：云茯苓 12 g，桂枝 3 g，赤芍 10 g，牡丹皮 10 g，桃仁 10 g，皂角刺 30 g，炙穿山甲片 9 g，石见穿 20 g，莪术 10 g，水蛭 6 g。

如需增强活血化瘀，可加三棱；平素兼有小腹疼痛者加没药；如痛而兼胀者增乳香；便秘者加生大黄，便秘严重者增玄明粉；平素脾虚者可配用白术，以为制约；如有后重感并肛门胀坠者，可加川牛膝、鸡血藤。阴虚型：月经异常，经前后少腹疼痛，心悸少寐，午后潮热，口干便燥，或有不孕、腰腿酸软等，苔少质红脉细数，去桂枝，选加生地、麦冬、女贞子、黄精、远志、柏子仁、合欢皮、首乌藤等。

六、子宫肌瘤周期调治经验

治疗子宫肌瘤的原则主要是活血化瘀，消坚散结。治疗分经间期和月经期两步。

(一) 经间期(月经干净后)

蔡小荪一般采用桂枝茯苓法，专以活血化瘀消坚。药物有：云茯苓 12 g，桂枝 3 g，赤芍 10 g，牡丹皮 10 g，桃仁 10 g，皂角刺 30 g，炙穿山甲片 9 g，石见穿 10 g，鬼箭羽 20 g，海藻 12 g，莪术 10 g。服 14～21 剂。如体质强壮者，可

加大黄、芒硝凉血化瘀、软坚散结，同时加白术以制约其烈性。也可用鲜大黄外搽或取汁外敷小腹部，其消炎活血止痛效果更佳。方中亦可加入黄药子、鸦胆子、水蛭、䗪虫以增消坚搜剔之力。体质虚弱者则加党参以扶正祛邪。

（二）月经期

以化瘀调经为主，如无特殊症状的可用四物调冲汤，药物有：炒当归 10 g，大生地 10 g，川芎 5 g，白芍 10 g，柴胡 5 g，制香附 10 g，怀牛膝 10 g。如经量过多如注，兼有大量较大血块，蔡小荪一般不单纯固涩止血，因为产生肌瘤的病因是宿瘀内结，所以治疗仍以化瘀为主，通因通用。药物有：炒当归 10 g，丹参 6 g，赤芍 10 g，白芍 10 g，生蒲黄 30 g，血竭 3 g，花蕊石 15 g，熟川大黄 10 g，益母草 10 g，仙鹤草 20 g，震灵丹 12 g。如果出血甚者加三七末，气滞加香附，腹痛加延胡索，寒凝加艾叶，气虚加党参、生黄芪。子宫肌瘤是妇科临床常见病中之难疗之疾，临床上应结合患者素体强弱、病邪轻重，随症加减。早期患者一般体质较盛，宜攻为主。后期因长期出血，导致气血两亏，则可加扶正化瘀的药物，如党参、黄芪、黄精等，不宜急于求成。围绝经期前后患有子宫肌瘤者，应催断其经水，促使肌瘤自消，可用苦参、寒水石、夏枯草平肝清热，消瘤防癌。

七、人工流产后诸症诊治经验

人工流产后因各种原因导致阴道出血不止、闭经、腹痛等合并症，病机繁杂，治疗棘手，蔡小荪藉多年临床观察研究，据其临床不同见症，运用中医药或补或通或散，用药轻灵平稳，疗效显著。如人工流产后，常并发阴道出血不止，属中医产后恶露不绝范畴，多见于胎膜残留，部分为子宫收缩不良，或伴有感染所致子宫内膜炎。传统上中医辨证多辨为气血亏虚，瘀血内阻，气不摄血，血不归经，热邪内扰，迫血妄行；随证尚需攻补同施。蔡小荪认为，人为堕胎，冲任损伤，易成虚证，气虚而致血瘀，多由气虚不能行血而成，部分胎膜不能及时排出，瘀阻胞中，瘀血不清，下血不止。故本病以气虚夹瘀为主。治拟补虚祛瘀止血为要。气行则血行，调理冲任，祛瘀生新为大法。方以生化汤为基础，加入补气、清热之品，药用：党参、黄芪、当归、白芍、熟地、仙鹤草益气养血止血，增强补摄之力；蒲黄、赤芍、益母草、牛膝活血行血，祛瘀生新；喜用仙鹤草、益母草配伍，止血不留瘀。另常用败酱草清热解毒。西医学认为：胎膜组织残留，子宫复旧不佳，常与子宫局部感染有关。这与败酱草的运用有异曲同工之处。桂枝温经通络，疗产后胞脉空虚，虚寒之邪。全方益气扶正，祛瘀清解。恶露止后再予投剂调养，待气血充实，病去不返，以助子宫复旧而恢复健康。

人工流产导致的闭经，多由于术中过度刮宫，造成宫腔、宫颈粘连，甚则破坏子宫内膜基底层所致。常伴有周期性腹胀腹痛，腹痛时，偶有阴道点滴出血。传统上中医辨证多辨为虚实夹杂证。宜以育肾活血调经，慎用攻伐。人工流产后闭经，蔡小荪明确指出属继发性闭经。临床上闭经原因复杂，较为难治，必须辨证与辨病相结合，融会中西学说，各取所长，互为应用。人工流产后，多损伤精血，精血不足，冲任不盈，血枯经闭。治疗上若专事攻伐，经水非但不能即通，精血反有为其所伤之虞。治宜攻补兼施，温而通之，补中寓通，不可一味攻伐，以防精气被耗，亦不可单纯填补，以防瘀血难去，新血不生。本着“欲以通之，无如充之”的原则，注重补肾填精，充养冲任，以冀生化之源充盛，经水自调。对于人工流产后未恢复排卵功能者，多辨为肾虚不足，冲任失充，临诊时运用蔡氏周期序贯疗法，先予蔡氏育肾通络方，继用蔡氏育肾培元方，按周期反复服用，虽短期内不易见功，但经过治疗，每每奏效。

八、围绝经期综合征诊治经验

围绝经期综合征可分为肾阴不足和肾阳虚衰两种情况，如肾阴不足，累及于心，可使心阴不足，心火内炽；肾阴不足还可致肝阴不足，从而引起肝阳偏亢；肾阳虚衰，多数可兼有脾阳不振，气虚不足，甚至气血两亏，所以本病总的区分不外肾阴虚与肾阳虚两大类，甚或阴阳俱虚。虽然肾衰是造成围绝经期综合征的根本原因，但在补肾的同时，调理脾胃至关重要，可使先天肾气得后天脾胃水谷精微之气滋养。此外，治疗时需重视运用滋水涵木法，滋肾阴以补肝阴，对肝失疏泄所产生的痰湿内聚，需健运脾气以化痰湿；另还需重视清心泻火、宁心安神。所以，蔡小荪认为对本病的辨证与论治，原则上以肾为主，同时重视脾胃、心、肝。

（一）注重精神调摄

蔡小荪认为同时需重视对患者的精神情绪方面治疗。他临诊时倾听患者诉说病情时，态度和蔼，极其耐心，不厌其烦，关心痛苦，表示同情，并适时给予开导和宽慰。认为切忌言语刺激，如言语得当，再予处方，往往可事半功倍。如患者精神症状明显时，凡悲伤欲哭、烘热者，常用甘麦大枣汤和逍遥散加减以疏肝理气、缓急开郁；如胸闷不快，大便失畅者，增广郁金、全瓜蒌宽胸解郁、兼通腑道；如遇紧张激动较甚，不能自控者，增加九节菖蒲、龙齿、远志等震惊宁神；如夜不安寐、梦绕纷纭、失眠健忘，此时可服用枕中丹以滋阴补肾，养心益智。但在上述症状均缓解消失之后，需服用滋阴补肾之六味地黄丸或知柏地黄丸予以巩固疗效，防止病情反复。

（二）特色经验方剂

围绝经期综合征辨证以肾虚为主，又以情志症状为突出表现，用药上以六味地黄丸或知柏地黄丸为基础，根据情志症状，辨证加减。如烦躁欠安、易怒易郁者，证属肝气郁结，可用疏肝开郁方；如心烦意乱、时悲时怒、夜不安寐、烘热潮汗者，证属心肾不交、心火上炎，可用坎离既济方。

1. 疏肝开郁方　炒当归 10 g，炒白术 10 g，云茯苓 12 g，柴胡 5 g，白芍 10 g，广郁金 10 g，淮小麦 30 g，青皮、陈皮各 4.5 g，川楝子 10 g，生甘草 3 g。功效：疏肝理气，缓急开郁。本方由逍遥散与甘麦大枣汤化裁而成。方中当归养血调经；白术健脾以抑肝；茯苓和中，补脾宁心；柴胡平肝解郁，佐白芍以柔肝养阴；广郁金利气解郁；川楝子疏肝理气止痛胀；青皮疏肝止痛、破气散结、消乳肿，陈皮理气治痰；淮小麦补心、除热、止烦，配生甘草以甘能缓急，并和缓泻火。

2. 坎离既济方　生地 12 g，川黄连 2 g，柏子仁 9 g，朱茯苓 12 g，天冬 9 g，麦冬 9 g，炙远志 4.5 g，九节菖蒲 4.5 g，龙齿 12 g，五味子 3 g，淮小麦 30 g。功效：滋水益肾，清心降火。方中生地、天冬、麦冬养阴益精以滋肾水；小麦养心气，除烦热；川黄连清心泻火，配龙齿、朱砂则能使离火下降于坎水，五味子能上敛心气，下滋肾水；茯苓能养心宁神，上交心气，下及于肾，尚可健脾利湿，拌炒朱砂后，可震慑离火，下交坎水；远志上达于心，下通肾水，强志益智；石菖蒲舒心气而畅心神，祛痰开窍；龙齿镇惊安神，固精养心。全方合用，坎离既济，神志安宁。

（三）辨治要点

本虚在肾气，肾气精血衰退，故治疗方药应以补肾为主。肾为先天之本，脾胃为后天之本。补肾同时，调理脾胃也为关键。肾气衰退必会使其受先天培育之脏腑功能失常。如注重脾胃的调护，在发病之初就进行固护，其一脾胃可不受肾衰之累，其二脾胃健运，则谷安精生，化源不断，气血充盈，可补偿先天之脏灌溉不及，同时使已经衰退之肾气，得到后天化生水谷精微的持续充分滋养，必会减慢肾气精血的衰退，从而改善脏腑功能、阴阳失调，有助于人体建立新的平衡状态。因此在治疗时，调治脾胃与补肾填精并重，每易收事半功倍之效。

标在心肝，泻火勿忘理气化痰。围绝经期综合征虽为肾气精血衰退，但由此引起的病理变化其实颇为复杂，详辨病机尤为重要。肝肾关系紧密，今肾气衰退，肝则失肾水之滋养，出现以下情况：一为因水不涵木，导致肝火亢盛、肝阳上亢，其刚强之性暴现；另则肝失其柔和条达疏泄之职，气机不畅、升降出入违常，影响到体液代谢，致使体内水湿代谢障碍，湿聚成痰，产生气滞痰阻的病变及相应证候。同时由于肾水不能上济于心，心失滋养，临床上表现出心火偏亢、心神不宁的证候。故总而言之，一系列多变复杂的证候是由诸火（肝火、心火、痰火、郁火）、诸候（气郁生痰、火盛炼痰）、气滞、阳亢多种病理变化互相影响、互为因果所引起的。

九、子宫内膜异位症诊治经验

子宫内膜异位症发病机制复杂且尚不明确，无论是药物治疗还是手术治疗，复发率都在40%以上。蔡小荪擅用分期类方、化瘀为要法治疗子宫内膜异位症，在改善患者临床症状、提高妊娠率方面疗效显著。

（一）病因病机

蔡小荪认为，子宫内膜异位症的形成主要由于经期产后房事不节、人工流产或剖腹产损伤冲任以及外感湿热邪毒蕴积胞宫，导致体内“离经之血”瘀阻胞宫不能排出，使新血无以归经，遂成血瘀。具体而言，血瘀可由肝郁、气滞、寒凝、热结、湿热蕴阻等多种原因导致，因此临床上需辨证施治，灵活加减。

（二）专病类方

蔡小荪针对子宫内膜异位症不同的临床主症，创立基本类方治疗，包括内异Ⅰ、Ⅱ、Ⅲ方。内异Ⅰ方：针对子宫内膜异位症痛经较重、经量不多的患者，具有活血化瘀、调经止痛之功。以四物汤、失笑散加减而成，由当归、川芎、白芍、熟地、制香附、制没药、延胡索、生蒲黄、五灵脂、血竭等组成。内异Ⅱ方：

针对子宫内膜异位症引起的月经量多，甚或崩漏，具有活血调经、化瘀止崩之功，由当归、生地、赤芍、制香附、生蒲黄、花蕊石、熟大黄炭、三七末（吞）等组成。内异Ⅲ方：主要用于子宫内膜异位症非经期的治疗，具有化瘀散结之功。为桂枝茯苓丸加味，由茯苓、桂枝、赤芍、牡丹皮、桃仁、皂角刺、石见穿、鬼箭羽等组成。蔡小荪强调，仅凭基本方不能通治所有类型的子宫内膜异位症，临床还需根据患者的证候特点进行全面的辨证论治。若患者辨证属于气滞型，则可加用青皮、陈皮、乌药、枳实等；若属于肝郁型，则加用疏肝之品，如柴胡、延胡索、枸橘李、川楝子等；若属寒凝型，则加用艾叶、吴茱萸、肉桂，寒甚则可酌加附子；若属湿热型，则可选用薏苡仁、鸡冠花、椿根皮等；若属热结型，酌加清热之黄芩、焦栀子、牡丹皮、败酱草、鸭跖草等。

（三）辨治特色

虽然子宫内膜异位症的临床表现较为复杂，但在辨证施治中若能紧扣"血瘀"这一病理特征，顺应女性月经周期分期治疗，对于因本症引起的痛经、崩漏、发热等症可以得到很大程度改善。部分伴有不孕的患者，经治疗后月经正常、基础体温典型双相者，往往可以考虑怀孕。

1. *化瘀为要* 蔡小荪认为，子宫内膜异位症的病理实质为血瘀，其显著病理特点是瘀血内停，因而立活血化瘀为治疗子宫内膜异位症的基本法则，贯穿始终。蔡小荪在临床实践中发现，本病患者临床主症表现多样，治疗时需针对主症有所侧重。如痛经者，重在化瘀定痛，除遵循"通则不痛"原则，以活血化瘀为主外，还需根据血瘀为"离经之血"的病理特点，采取溶化内消之法，因此多用内异Ⅰ方加散寒破血、溶化内消之失笑散、血竭、没药。崩漏者，因宿瘀内结、阻滞经脉、血不循经所致，单纯用炭类药止血，往往不效；蔡小荪认为本证治疗之法，重在化瘀澄源，故以内异Ⅱ方且重用生蒲黄，根据崩漏程度，可用至 30～60 g，取蒲黄专入血分，善化瘀止血之功，并加入花蕊石、三七加强化瘀止血之效。经净之后，采用复旧固本之法，重在益气生血，药用八珍汤加减。不孕者，须攻补兼顾、育肾调周与化瘀相参，药用育肾通络方（茯苓、生地、怀牛膝、路路通、王不留行子、皂角刺、制黄精、降香、麦冬等）、育肾培元方（茯苓、生地、熟地、仙茅、淫羊藿、鹿角霜、肉苁蓉、制龟甲、女贞子等）合并内异Ⅲ方。对于基础体温典型双相，并在排卵期存在同房情况的患者，则化瘀之品需经来后使用，以防坠胎。经前或经期发热者，此发热由宿瘀内结、郁而化热所致，故治疗以化瘀散结之内异Ⅲ方为主。

2. 分期论治　对于子宫内膜异位症，蔡小荪擅在活血化瘀的基本原则上，进行分期调治。若患者近期无生育要求，则分二期（经期、非经期）进行治疗：经期根据主症表现，酌情选用内异类方，如痛经者治以内异Ⅰ方，崩漏者治以内异Ⅱ方；非经期则以化瘀散结、搜剔通络为主，设有内异Ⅲ方。若患者近期有生育要求，则分为三期（经后期、经前期、经期）进行治疗：经后期需育肾通络、参以化瘀，以育肾通络方合内异Ⅲ方为主；经前期需育肾培元兼化瘀，以育肾培元方合内异Ⅲ方为主；经期治疗同前。

另外，蔡小荪常嘱患者坚持测量基础体温，以便指导临床遣方用药。若患者时值经期，基础体温升而不降，则需慎用内异Ⅰ方或内异Ⅱ方，并嘱患者测量尿或血 HCG，如确诊为早孕，则进行育肾安胎治疗。

第三节　蔡氏妇科第八代部分传人临床经验

一、黄素英临床经验

（一）治疗子宫内膜增厚经验

子宫内膜增生过长又称子宫内膜增生症，分为简单型增生过长、复杂型增生过长、不典型增生过长。简单型子宫内膜增生过长最常见的临床症状为经血非时而下，量时多时少，时出时止，或淋漓不断，或停闭数月又突然崩中，继而漏下，可归入崩漏范畴。黄素英认为，造成子宫内膜增厚的原因是冲任、子宫瘀血阻滞，新血不安，故经血非时而下，或淋漓不断；离经之瘀时聚时散，故出血量时多时少，时出时止，或崩闭交替，反复难止。黄素英认为此类患者总属宿瘀内结，癥瘕聚生于胞宫，血不归经，旁溢脉外。

临床治疗伴有子宫内膜简单型增生过长的崩漏时，在出血期重在化瘀，以瘀下为要。

1. 经期宜化瘀调经　用四物调冲汤（当归、川芎、白芍、生地、怀牛膝、制香附）加生蒲黄、花蕊石、血竭等，促使子宫内膜脱落。重用生蒲黄达 30 g，取其化瘀止血之功，活血化瘀兼能止血，用于妇科临床其止血效果明显优于蒲黄炭。花蕊石在《本草纲目》中记载："其功专于止血，能使血化为水，酸以收之

也。而又能下死胎，落胞衣，去恶血。”取其化瘀为水之意，以化瘀消膜。血竭在《本草纲目》中曰：“散血滞诸痛。”通过重用化瘀消膜之品，务求瘀下，通因通用，治病求本，而达止血目的。血止之后予周期疗法，分别予育肾通络方、育肾培元方，从而重建月经周期。

2. 非经期化瘀消坚方加减　化瘀消坚方药物组成：云茯苓 12 g，桂枝 3 g，赤芍 10 g，牡丹皮 10 g，桃仁 10 g，天丁（皂角刺）30 g，鳖甲 10 g，石见穿 15 g，鬼箭羽 20 g。此方以桂枝茯苓丸作为基础方，加石见穿、鬼箭羽化瘀消癥。临床主要针对癥瘕（如肌瘤、内膜异位症）等。天丁即皂角刺，具有较强的穿透力。鳖甲则能软坚散结，滋补肝肾。全方以活血化瘀消坚为主，抑制子宫内膜的增生。如兼有月经淋漓日久不尽者，酌加红藤、败酱草、椿根皮、女贞子、墨旱莲；兼有潮热盗汗严重者，酌加淮小麦、白薇等；若有经水当断未断者，酌加寒水石、紫草、苦参等促其绝经。

3. 典型医案

案 1　王某，女，51 岁，已婚。

初诊(2012 年 5 月 14 日)

主诉：月经淋漓不净 1 月余。

既往月经尚准，经期 5 日，周期 30 日，量中，色红。末次月经(LMP)4 月 9 日。生育史：1－0－0－1。经行 2 周未净，服妇康片出血未停。B 超示子宫内膜 22 mm。舌红，舌下静脉瘀血，苔薄，脉细滑数（去年因子宫内膜厚，经行月余不净行诊刮术）。证属瘀血内阻，冲任失调。治拟化瘀调冲。处方：

炒当归 10 g，白芍 10 g，生蒲黄 30 g，血竭 3 g，花蕊石 15 g，怀牛膝 10 g，乌药 10 g，陈皮 6 g，制香附 10 g，益母草 30 g，川续断 12 g，杜仲 12 g。

7 剂。

二诊(2012 年 5 月 21 日)

药后瘀下较多，5 日后经净。复查 B 超示内膜 6 mm。目前无不适主诉。

案 2　宣某，女，52 岁。

初诊(2013 年 3 月 12 日)

患者子宫内膜增厚 5 年。平素月经规律，自 2008 年起，月经开始紊乱，遂至医院就诊。B 超示：双子宫畸形，右侧内膜厚 18 mm，左侧内膜厚 19 mm。

予口服黄体酮治疗。2009 年 1 月 1 日复查 B 超，右侧内膜 11 mm，左侧内膜 8 mm。继续黄体酮治疗。2009 年 2 月 4 日再度复查 B 超：右侧内膜 9 mm，左侧内膜 6 mm。治疗期间月经不规律，具体不详。2009 年 3 月 27 日在中国福利会国际妇幼保健院行分段诊刮术，病理报告回示：破碎宫颈腺体及少量内膜组织，左、右宫腔内膜在不规则增生基础上呈分泌反应。其后继服黄体酮治疗。至 2012 年 5 月 4 日因不规则出血再次于中国福利会国际妇幼保健院行诊断性刮宫术。病理报告：子宫内膜简单型增生。2012 年 12 月起绝经，但每隔一段时间阴道出血不止，故至我处就诊。LMP 2012 年 12 月 6 日。

刻下见少腹胀痛，烦躁，口干欲饮，腰酸，颈项板滞。夜寐欠安，二便调。证属宿瘀内结。脉滑数，舌淡苔黄。拟用化瘀消坚法。处方：

化瘀消坚方加紫草 30、寒水石 10 g、海藻 10 g、昆布 12 g、葛根 30 g、威灵仙 30 g、川续断 12 g、煅牡蛎 30 g。

二诊(2013 年 3 月 28 日)

药后自觉小腹隐痛，头痛。余无所苦。脉细，舌红苔黄。舌下瘀结明显。拟从前法。处方：

化瘀消坚方加蔓荆子 15 g，生龙骨、生牡蛎各 30 g，炒延胡索 12 g。

三诊(2013 年 4 月 25 日)

小腹偶有隐痛。时感头痛，前额部尤甚。失眠、腰酸。二便调。脉细，舌淡暗，苔白腻。拟从前法。处方：

化瘀消坚方加败酱草 30 g、川楝子 10 g、红藤 15 g、紫草 30 g、寒水石 15 g、川续断 12 g、苍术 10 g、白术 10 g、生薏苡仁 20 g、炒延胡索 12 g、姜半夏 6 g、北秫米 30 g。

四诊(2013 年 5 月 20 日)

上方服后头痛、腹痛及失眠症状减轻。脉细弦，舌红苔黄。继从前法。处方：

化瘀消坚方加寒水石 10 g、紫草 30 g、苦参 5 g、半枝莲 20 g、白花蛇舌草 20 g、川续断 12 g、葛根 30 g、威灵仙 30 g、姜半夏 6 g、北秫米 30 g、坎炁 1 条、白薇 10 g。

五诊(2013 年 6 月 17 日)

药后潮热汗出及腰酸症状减轻。偶有头痛，心烦。脉细，舌红苔黄。拟从

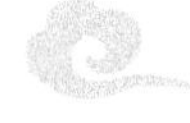

前法。处方：

守上方，去葛根、生龙骨、生牡蛎，加蔓荆子 15 g、黄芪 30 g。

其后随访至 2013 年 7 月 2 日复查 B 超子宫内膜厚度（双层）均为 2 mm。未出现异常阴道出血或流液。病愈。

（二）治疗卵巢早衰经验

卵巢早衰（POF）是指因卵巢功能过早衰竭致使女性 40 岁之前出现闭经，同时伴有低雌激素、高促性腺激素水平的一种疾病。近年来卵巢早衰发病呈逐年上升趋势，并呈年轻化倾向。本病病因病机主要与肾虚有关。黄素英认为肾藏精，主生殖，为天癸之源，在月经的产生机制中，肾气盛起主导作用，肾气的盛衰直接关系到肾—天癸—冲任—胞宫生殖轴的功能状态。因此肾气不足、肾精亏耗是本病发病的基础，同时也与心、肝、脾功能失常密切相关。血虚、血瘀为本病发病的重要环节。实验研究表明：菟丝子、巴戟天、肉苁蓉、熟地、仙茅、淫羊藿等能使大鼠腺垂体、卵巢、子宫重量明显增加；卵巢人绒毛膜促性腺激素（HCG）/黄体生成素（LH）受体特异性结合力明显增加。有报道：淫羊藿、巴戟天、仙茅对性腺功能有双向调节作用。黄素英认为中医药具有整体调控、多系统、多靶点的特点，能恢复肾—天癸—冲任—胞宫生殖轴的功能，激发人体重建阴阳平衡。因此在治疗上重视育肾，常以补肾药为主。认为补肾药有激素样作用，能提高卵巢对促性腺激素的反应性和卵巢中性激素受体的含量，从而改善生殖轴功能，促进卵泡、子宫发育，使子宫、卵巢重量增加，促进卵巢功能的恢复。

案 3 冯某，女，36 岁。

初诊（2015 年 2 月 26 日）

13 岁初潮，经期不规则，40 日～3 个月。生育史：0-0-0-0。24 岁（2003 年）开始异常子宫出血，服倍美力（结合雌激素片），维持正常月经，停药则大出血。诊断性刮宫示：内膜呈简单型增生过长，行人工周期治疗，期间也服中药治疗。

2008 年针灸、中药治疗 1 年多，平均 3 个月一次大出血，又转到上海妇产科医院特需专家门诊就诊，确诊为卵巢早衰、左卵巢变小开始萎缩。继续用戊酸雌二醇、安宫黄体酮、地屈孕酮激素治疗。由于患者母亲有乳腺癌史，故不想继续激素治疗，改来中医治疗。经素不准，目前月经 3 个月一至，经行量过多如注，曾诊断为卵巢早衰、子宫内膜增生过长。LMP 2 月 3 日。疲惫乏力，易感外邪，易腹泻，乳腺小叶增生。脉细数，舌红苔薄。脾肾不足，冲任不固。经事将届。治拟健脾益肾，调摄冲任。处方：

当归 10 g，白芍 10 g，生地 10 g，怀牛膝 10 g，制香附 10 g，生蒲黄 20 g，花蕊石 15 g，生黄芪 30 g，防风 10 g，白术 10 g，小茴香 3 g，橘叶 12 g，橘核 12 g，川续断 12 g。

7 剂。

二诊(2015 年 3 月 12 日)

LMP 3 月 7 日，持续 3 日，阴道下红如咖啡色，量极少，乳腹胀，乳房结节，脉细舌暗红苔薄。治拟育肾通络。处方：

茯苓 12 g，生地 10 g，路路通 10 g，降香 3 g，皂角刺 30 g，制黄精 12 g，仙茅 10 g，淫羊藿 12 g，细辛 1 g，王不留行 10 g，橘叶、橘核各 12 g，夏枯草 20 g，浙贝母 10 g，生黄芪 30 g，防风 10 g，白术 10 g，半夏 6 g，川续断 12 g，杜仲 12 g。

14 剂。

三诊(2015 年 3 月 26 日)

每经行乳胀腹胀，腰酸，潮热，四肢不温，脉细舌红苔薄。时逾中期，治拟育肾培元。处方：

茯苓 12 g，生地 10 g，仙茅 10 g，淫羊藿 12 g，巴戟天 10 g，肉苁蓉 10 g，鹿角霜 10 g，紫石英 30 g，山茱萸 10 g，紫河车粉 6 g，川续断 12 g，杜仲 12 g，橘叶、橘核各 12 g，生黄芪 30 g，防风 10 g，白术 10 g，浙贝母 10 g，半夏 6 g，泽兰 15 g，车前子 15 g。

14 剂。

四诊(2015 年 4 月 9 日)

经事逾期未行，疲惫乏力，脾气急躁，外阴瘙痒，带下量少，面部色斑加重，近日咽痒，四肢清冷，遇阴雨天膝盖酸软。脉细，舌红苔薄。再拟育肾培元。处方：

茯苓 12 g，生地 10 g，仙茅 10 g，淫羊藿 12 g，巴戟天 10 g，肉苁蓉 10 g，鹿角霜 10 g，紫石英 30 g，山茱萸 10 g，紫河车粉 6 g，橘叶、橘核各 12 g，浙贝母

10 g,山慈菇 10 g,柴胡 6 g,黑大豆 30 g,赤小豆 15 g,熟附片 6 g,独活 3 g,白鲜皮 15 g。

14 剂。

五诊(2015 年 5 月 7 日)

LMP 4 月 30 日,持续 5 日,经量中等,色红,经前乳胀烦躁,脉细舌红苔薄。治拟育肾通络。处方:

茯苓 12 g,生地 10 g,路路通 10 g,降香 3 g,皂角刺 30 g,制黄精 12 g,仙茅 10 g,淫羊藿 12 g,细辛 1 g,橘叶、橘核各 12 g,山慈菇 10 g,王不留行 10 g,川牛膝 10 g,柴胡 6 g,白芍 10 g,生黄芪 30 g,防风 10 g,白术 10 g。

14 剂。

六诊(2015 年 5 月 21 日)

时逾中期,基础体温未升,脉细舌红苔薄。治拟育肾培元。处方:

茯苓 12 g,生地 10 g,仙茅 10 g,淫羊藿 12 g,巴戟天 10 g,肉苁蓉 10 g,鹿角霜 10 g,紫石英 30 g,山茱萸 10 g,紫河车粉 6 g,柴胡 6 g,白芍 10 g,当归 10 g,橘叶、橘核各 12 g,柴胡 6 g,白芍 10 g,生黄芪 30 g,防风 10 g,白术 10 g,独活 3 g。

14 剂。

七诊(2015 年 6 月 4 日)

月事逾期未行,基础体温单相,小腹微胀,腰酸乳胀,疲惫乏力,脾气急躁,大便欠畅,脉细舌红苔薄。治拟疏肝调冲。处方:

当归 10 g,生地 10 g,川芎 10 g,白芍 10 g,怀牛膝 10 g,制香附 10 g,橘叶、橘核各 12 g,浙贝母 10 g,鱼腥草 20 g,仙茅 10 g,淫羊藿 12 g,柴胡 6 g,生黄芪 30 g,防风 10 g,白术 10 g,独活 3 g,枳壳 10 g。

14 剂。

八诊(2015 年 6 月 11 日)

LMP 6 月 6 日,持续 4 日,经行量稍少,色红,少许血块,经前乳胀急躁,色斑加重,头晕头痛,脉细舌红苔薄。治拟育肾通络。处方:

茯苓 12 g,生地 10 g,路路通 10 g,降香 3 g,皂角刺 30 g,制黄精 12 g,仙茅 10 g,淫羊藿 12 g,细辛 1 g,橘叶、橘核各 12 g,浙贝母 10 g,石见穿 15 g,夏枯草 20 g,柴胡 6 g,煅牡蛎 30 g,黑大豆 30 g,赤小豆 5 g。

14剂。

九诊(2015年7月18日)

LMP 7月10日，持续6日，经行尚准，量偏少，右乳胀痛，脉细弦数，舌红苔薄，拟育肾通络。处方：

育肾通络方加味。

B超检查：(2014年11月3日)子宫40 mm×38 mm×35 mm，右卵巢大小19 mm×15 mm×12 mm(卵泡不明显)，左卵巢大小14 mm×13 mm×8 mm(卵泡不明显)；(2015年9月26日)子宫48 mm×41 mm×27 mm，右卵巢大小30 mm×16 mm×15 mm(见小卵泡回声)，左卵巢大小24 mm×18 mm×15 mm(卵泡最大径11)；(2015年11月7日)子宫23 mm×49 mm×41 mm，内膜8.9 mm，右卵巢大小30 mm×17 mm×18 mm(见2～3个卵泡回声)，左卵巢大小40 mm×31 mm×29 mm(2个卵泡：26 mm×22 mm×21 mm，26 mm×25 mm×22 mm)；(2015年12月30日)子宫53 mm×49 mm×40 mm，内膜8.0 mm，右卵巢大小27 mm×27 mm×25 mm(卵泡21 mm×20 mm×19 mm)，左卵巢大小24 mm×14 mm×10 mm。

二、张婷婷临床经验

不孕症，在《备急千金要方》亦有“全不产”“断续”之称，《脉经》谓之“无子”，是指有正常性生活，未避孕1年未妊娠。未避孕从未妊娠者称为原发性不孕，曾有过妊娠而后未避孕连续1年不孕者称继发性不孕。除先天性生理缺陷——螺、纹、鼓、角、脉(“五不女”)非药物所能取效外，其他不孕症多可经治疗后怀孕，中医习称“种子”。

(一) 重视肝肾，补脾和胃，调理冲任

不孕症病因多端，关系五脏，但其本在肾，并与肾虚最为密切。《经》云：“肾主蛰，封藏之本，精之处也。”肾气的盛衰，与生育密切相关。中医学认为肾是人体生命的根本，肾所藏之精，是构成人体的基本物质，肾精所化生之气是机体功能活动的原动力。从中医古代文献中可知，肾之盛衰对妊娠尤为重要。《傅青主女科》云：“妇人受孕，本于肾气之旺。”《脉经·平带下绝产无子亡血居经证》云：“妇人少腹冷，恶寒久，年少者得之，此为无子，年大者得之，绝产。”《景岳全书》曰：“凡妊娠之数见堕胎者，必以气脉亏损而然；况妇人肾以系胞，而腰为肾之府，故胎妊之妇最虑腰痛，痛甚则坠，不可不防。”

治疗经孕诸症，育肾调冲是根本，因肾为先天之本，与妇女的生理和病理有密切关系。同时调理冲任，冲任的通盛是妇女经孕产乳之本。因此，在治疗不孕症时育肾调冲贯穿始终，在辨证基础上用补肾法，临床用药多选用熟地、菟丝子、杜仲等益肾填精，仙茅、淫羊藿、巴戟天、石楠叶等温肾壮阳暖胞宫；续断、补骨脂、桑螵蛸等补肾强腰脊；枸杞子、女贞子滋阴益肾填精血。若肾阳不足，命门火衰，冲任虚寒，胞宫失煦，致令不孕，则应温肾助阳，调补冲任，多用巴戟天、淫羊藿、肉苁蓉、紫石英、鹿角霜等温肾壮阳散寒，适时加入紫河车、龟甲等血肉有情之品，可以达到调补肾阴阳，通奇经以助孕，所谓益火之源，以消阴翳。若肾阴亏虚，天癸乏源，血海空虚，胞宫失养，阴虚内热，热扰冲任，导致不孕，宜补肾益精，滋阴养血，多选熟地、山茱萸、白芍、当归等滋阴养血益肾，牡丹皮、地骨皮、知母等滋阴清热，枸杞子、酸枣仁等滋肾养血、交通心肾，所谓壮水之主，以制阳光。妇人种子调经重在补肾，而补肾又先当别阴阳，女子本为阴血不足之体，因此在治疗不孕症中常采用阴中求阳之法，以温肾助阳药，配滋阴养血之药，旨在阴实而阳充。

由于妇人妊娠与肝相当密切。因肝藏血，主疏泄，性喜条达而体阴用阳。所以治疗不孕症还应注意疏肝柔肝。《景岳全书·妇人规子嗣》中提到：“产育由于气血，气血由于情怀，情怀不畅，则冲任不充，冲任不充则胎孕不受。”近代医家秦天一谓：“女子以肝为先天，阴性凝结，易于怫郁，郁则气滞，血亦滞。”肝郁疏泄失常，血海蓄溢失度，则冲任气血失调，难以受精。《医宗金鉴》指出：“因宿血积于胞中，新血不能成孕。”王孟英说：“子不可以强求，求子之心愈切而得之难，思虑无穷，皆难有子。”这些都说明情志不畅，肝气郁结，冲任失调，则不孕。不孕症患者因婚久不孕，家庭社会及自身心理的压力都很重，尤易产生焦虑、抑郁等不良情绪，肝郁气滞可谓其共同特点，因此，疏肝解郁当贯穿于各类患者的诊治中。根据“木郁达之，疏其气血，令其条达，而致和平”的原则，药物治疗以疏肝解郁为主，用药可选用柴胡、郁金、丹参、香附、青皮、陈皮疏肝解郁通络；白芍、川芎、当归等药活血柔肝，女贞子、枸杞、何首乌、鹿角胶等补肝肾益精血，畅达肝气；肝郁化火，火热生瘀，可用红藤、败酱草、栀子、延胡索、生蒲黄等清热凉血，化瘀止痛。肝肾并治，肝肾同居下焦，共寄相火，肝藏血，肾藏精，精生血，血养精，精血互生，精血同源于水谷精微。肝之疏泄功能正常，则血海蓄溢有常，肾精化生有序，肾之封藏功能正常，肾精充盛有度，则肝之阴血生化有源。

在肝肾共补的基础上，还要注重补脾和胃的用药。正如李东垣在《脾胃论·脾胃盛衰论》中所云："其治肝心肺肾有余不足，或补或泻，唯益脾胃之药为切。"故临床可选用茯苓、白术健脾化湿。不孕症患者肾虚是主因，肾虚则不能温脾，脾虚则水湿内停，湿聚成痰，痰阻气机，气滞血瘀，痰瘀互结。临床上有些体型偏于肥胖的不孕患者，喉间或有痰，多为痰脂壅盛、络道欠畅的表现，所以在治疗肾虚时，也不忘配伍少量利水渗湿药，鼓舞脾阳，防治脾困，药物多选茯苓、泽泻、瞿麦、薏苡仁、茯神、车前子、金钱草、萹蓄、猪苓、白芥子等。肾对女子胞生理功能正常的发挥起着决定性的作用，肝起着重要的调节作用，而心脾胃生理功能的正常也是保证女子胞功能正常的条件。所谓"脏腑安和气血调匀，方能受精成孕"。

（二）活用蔡氏"三步助孕法"

对于部分难治不孕症患者，经多次体外受精-胚胎移植（IVF－ET）等方法不能成功者，可运用"三步助孕法"，提高辅助生殖技术的成功率。蔡小荪根据中医学生殖理论及其治疗不孕症、先兆流产、习惯性流产的学术经验，提出了三步助孕法，分别为促排卵前育肾调经、移植前后健肾助孕、妊娠后健肾安胎，经临床验证，能有效提高人工辅助生殖技术的成功率。

三步助孕法诊疗思路如下。

1. 第一步：促排卵前育肾调经　《女科要旨》云："妇人无子，皆由经水不调，经水所以不调者，皆由内有七情之伤，外有六淫之感，或气血偏盛，阴阳相乘所致。种子之法即在于调经之中。"要求孕育，调经是一个先决条件。但必须肾气旺盛，任脉通，冲脉充盈，月事才得以如期来潮，从而具备孕育的功能。月经失调，有先期、后期、先后不定期和过多、过少、崩漏、经闭、痛经等，要根据各种致病原因，分别治疗，为孕育创造条件。有些病例，经事调准，随即怀孕。所以治疗大法为育肾调经。

根据周期理论：① 经后期：即卵泡期，为经净后至排卵前，此期血海空虚，属于在肾气作用下逐渐蓄积精血之期，并且有重阴转阳、冲任气血活动健旺的趋势，设育肾通络方，育肾填精，阴阳并调，兼具通络作用，通络即疏通胞脉之意。方药为：云茯苓、大生地、怀牛膝、路路通、公丁香、制黄精、麦冬、淫羊藿、石楠叶。该方阴阳平衡，兼有通络之功，冀使阳施阴化，阴精充盛，而利于外泄。在临床观察中，起到促进卵泡生长发育以及促进输卵管蠕动通畅的作用。② 经间期和经前期：即排卵期和黄体期，为排卵前至下次经行前，此期胞宫气血充盈，肾气充盛，阴长阳盛，设育肾培元方，意在育肾温煦，暖宫摄精。方药为：云茯苓、生地、熟地、仙茅、淫羊藿、鹿角霜、女贞子、紫石英、巴戟天、麦冬、山茱萸。此期黄体出现，黄体酮乃是一种致热源，可使基础体温升高，而育肾培元方中通过温煦暖宫之药可起到健黄体的作用，使机体利于受孕，这也是中、西医学机制相通之处。③ 月经期：调经以理气行血为主，设四物调冲汤为基本方：炒当归、生地、川芎、白芍、制香附、怀牛膝、柴胡，经来后服用。虽然育肾调经为促排卵前主要原则，但由各种原因导致的不孕，当根据病因及主症分型论治。常见有子宫内膜异位症和子宫腺肌病，常经行腹痛，量多如注，系宿瘀内结，在盆腔内引起粘连，以致运卵通道不畅，蠕动障碍，累及卵巢则引起卵巢功能失调，可加用活血化瘀消癥之品如赤芍、牡丹皮、桃仁、桂枝、皂角刺、水蛭等；如痰湿阻滞，加用白芥子、制胆星等利气豁痰；如痛经甚者，行经时尚需加调经止痛药，加用吴茱萸、乳香、没药、艾叶等；如合并慢性盆腔炎，加用红藤、败酱草、鸭跖草等清热解毒之药；如抗精子抗体阳性，加用黑大豆、贯众等。育肾通络、育肾培元在临床上起到促排卵、健黄体的作用。其育肾填精，阴阳双补可改善卵巢储备功能，为 IVF - ET 促排卵前准备，促使获得更多卵细胞、优质卵细胞和优质胚胎。

2. *第二步：移植前后健肾助孕*　移植胚胎能否成功着床，为 IVF - ET 中最关键一步。在治疗不孕症中，此阶段为 IVF - ET 特有，此阶段应健肾助孕，设健肾助孕方：党参、云茯苓、白术、黄芩、川续断、杜仲、桑寄生、苎麻根、白芍等。从胚胎植入前 7 日至胚胎植入后 14 日，即从鲜胚周期取卵后服用至确诊生化妊娠时。方中健肾药选用补肾药川续断、杜仲、桑寄生，取其强健之意，IVF 植入前子宫内环境应该适应胚胎的种植生长，此时胃气当降，脾气当升，脾胃之气和则胎气亦安；若气盛则孕卵着床发育有力，阴阳气血达到平和状态则胎儿易健固。以党参、茯苓、白术等益气健脾；黄芩配白术，芩术散柔肝散火，可减轻胚胎植入后出现的发热等不适。对于行 IVF - ET 的不孕症患者，其定有多年求孕过程，或者年龄较大、家庭环境和周围舆论的压力、移植前后的焦虑等因素，这样势必导致肝郁气滞，影响阴阳平衡，气血不调，给着床带来不利因素，所以此时要酌加柔肝之药白芍，取芍药甘草汤之意，可重用 12～15 g，并给予精神疏导，使心情舒畅、忧急缓解、气血调和、脏腑经脉功能恢复正常，为胚胎着床创造有利环境。

3. 第三步：妊娠后健肾安胎　IVF－ET 的妊娠流产率高于自然妊娠流产。多由肾气不足，不易受孕，一旦受孕后，应保胎至孕 3 个月或超过上次最大流产月份，再者即使精子卵子都是来源自己的，但毕竟有非自然因素，是人工受孕，孕后仍当健肾固胎。前人有肾以系胞之说，《女科经纶》云："胎系于肾，肾气壮则胎固而可安。"故胎与肾密切相关，怀孕之后，对肾的保护至为重要。肾气充盛则冲任二脉系胞有力，胎气得肾气滋养而益健。方设健肾安胎方：杜仲、川续断、狗脊、桑寄生、炒党参、炒白术、淡黄芩、紫苏梗、白芍、大生地、苎麻根，增益健肾药，并注意健脾和胃以安胎。孕后尚应按照症状施变，可用茯苓、炒白术配伍，取其健脾生血之功。如患者有泛呕、恶心等症状加姜半夏、姜竹茹，呕吐甚者加淡吴茱萸。如苔黄腻有热象，可予姜川连。如怀孕时见鼻塞等感冒之象，予桔梗、前胡。

案 4　陈某，女，34 岁。

初诊(2012 年 9 月 27 日)

主诉：结婚 1 年未避孕未孕。

月经史：15，4～5/29～30 日，量中，色红，血块、痛经(±)。LMP 9 月 6 日，持续 5 日，量中，色暗红，痛经(＋)。PMP 8 月 11 日，持续 4 日。生育史：0－0－0－0。结婚 1 年未避孕未孕。刻下：经前左下腹隐痛，乳房胀痛，经行时有小腹疼痛连及肛门，尚可忍受，服益母草缓解。

查体：纳可，寐可，二便调，有偏头痛，乳腺小叶增生，慢性咽炎。现求调理求嗣。男方精检正常(报告未见)。(9 月 14 日)仁济医院子宫输卵管造影术(HSG)复查片诊断：子宫腔正常，双侧输卵管通而极不畅。(9 月 19 日)B 超提示子宫及双侧附件未见明显异常。(5 月 26 日)催乳素(PRL)368.10 ng/ml，卵泡刺激素(FSH)6.13 mIU/ml，黄体生成素(LH) 6.29 mIU/ml，睾酮(T)0.53 ng/ml，雌二醇(E_2)161.40 pg/ml，孕酮(P)1.09 ng/ml。(5 月 2 日)抗精子抗体阴性。(2011 年 11 月 26 日)人乳头瘤病毒(HPV)阴性，液基薄层细胞检测(TCT)正常范围。西医诊断：输卵管炎性疾病。中医诊断：湿热蕴结下焦。处方：

红藤 30 g，牡蛎 30 g，桃仁 10 g，牡丹皮 10 g，生蒲黄 15 g(包)，延胡索 12 g，香附 15 g，五灵脂 12 g，小茴香 3 g，艾叶 3 g，砂仁 3 g(后下)，黄芩 10 g，六曲 10 g，川楝子 9 g，皂角刺 20 g，路路通 10 g，乌药 9 g。

7 剂。

二诊(2012 年 10 月 18 日)

经期腹痛已减轻。LMP 10 月 4 日。苔薄黄根厚，脉细弦。治拟益肾清热调经。处方：

9 月 27 日方加女贞子 9 g。12 剂。

三诊(2012 年 12 月 6 日)

值经净后。LMP 12 月 11 日，痛经好转，夜寐安。苔根略腻质淡，脉细弦。处方：

红藤 30 g，牡蛎 30 g，桃仁 10 g，牡丹皮 10 g，生蒲黄 15 g(包)，延胡索 12 g，香附 15 g，砂仁 3 g(后下)，炒川续断 9 g，小茴香 6 g，路路通 12 g，菟丝子 15 g，郁金 6 g，合欢皮 30 g。

12 剂。

四诊(2015 年 7 月 2 日)

时历 2 年，期间流产 2 次。(2013 年 4 月 4 日)药物流产，怀孕 42 日，因阑尾炎用药，做药物流产。(2014 年 11 月 24 日)药物流产，停经 10 周，发现胎心阴性 4 日，诊断稽留流产。LMP 6 月 22 日，持续 5 日，量中，有小血块，痛经(—)。经前伴有偏头痛。刻下：纳可，寐易醒，早醒，二便调。苔根腻中燥舌红，脉细弦。治拟益肾培元。处方：

黄芩 12 g，生地、熟地各 10 g，仙茅 10 g，淫羊藿 12 g，鹿角霜 10 g，紫石英 10 g，女贞子 10 g，巴戟天 10 g，麦冬 10 g，山茱萸 10 g，炙龟甲 9 g，当归 15 g，川芎 6 g，红藤 30 g，佛手片 9 g，砂仁 3 g(后下)，白芷 3 g，蔓荆子 9 g，首乌藤 30 g，藿香 9 g，佩兰 9 g。

12 剂。

五诊(2015 年 7 月 16 日)

值经前，LMP 6 月 22 日。尿 HCG 阴性。苔薄黄质淡胖，脉细弦。处理：目前观察。经净后予服用：

红藤 30 g，牡蛎 30 g，桃仁 10 g，牡丹皮 10 g，生蒲黄 15 g(包)，延胡索 12 g，香附 15 g，砂仁 3 g(后下)，炙远志 5 g，黄芩 10 g。

7 剂。

六诊(2015 年 7 月 30 日)

值经净后，LMP 7 月 20 日，持续 5 日，量多，色红，无血块，周身酸痛，服上药后无不适，自觉乏力，纳可，睡眠浅，易腹泻，里急后重。苔薄腻质淡，脉细弦。生育史：0－0－2－0。辅助检查：(2015 年 7 月 29 日)阴超示子宫质地不均，小肌瘤可能(前壁肌层低回声，直径 5 mm)，左卵巢内囊性结构(无回声区，直径 10 mm)。(2015 年 7 月 23 日)P 0.35 ng/ml，E_2 49.29 pg/ml，FSH 6 mIU/ml，LH 5.33 mIU/ml，PRL 16.95 ng/ml，T 0.1 ng/ml。治拟益肾通络。处方：

白茯苓 12 g，生地 10 g，怀牛膝 10 g，路路通 10 g，丁香 3 g，制黄精 12 g，麦冬 10 g，淫羊藿 12 g，石楠叶 10 g，降香 3 g，川续断 12 g，菟丝子 15 g，炙远志 6 g，丹参 12 g，合欢皮 12 g，砂仁 3 g(后下)，蒲公英 30 g，葛根 12 g，牡丹皮 10 g，焦栀子 9 g。

12 剂。

七诊(2015 年 8 月 15 日)

时值中期，基础体温未升。偏头痛，苔腻质暗，脉细弦，晨起体重。治拟化湿和中，清瘀。处方：

制南星 9 g，白芥子 3 g，炒白术 12 g，苍术 9 g，云茯苓、茯神各 12 g，川厚朴 9 g，炙远志 6 g，制半夏 9 g，当归 15 g，川芎 6 g，巴戟天 10 g，淫羊藿 15 g，黄芩 10 g，怀牛膝 12 g。

7 剂。

八诊(2015 年 9 月 17 日)

主诉：停经 33 日。LMP 8 月 15 日。(9 月 15 日)东方医院血 P 35.55 ng/ml，β－HCG：3 330.00 mIU/ml。治拟益肾安和法。处方：

炒党参 12 g，生黄芪 12 g，炒白术 12 g，茯苓 12 g，茯神 12 g，川续断 12 g，桑寄生 12 g，当归 9 g，制黄精 15 g，苎麻根 12 g，炒白芍 15 g，紫苏梗 6 g，砂仁 3 g(后下)，钩藤 15 g。

7 剂。

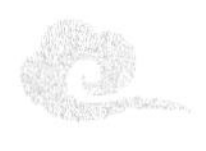

以此法续治 3 月余，于 2016 年 7 月 28 日顺产一女婴 3 080 g。

三、王隆声临床经验

妇科病的治法，着重整体的调治，务使病理状态恢复为生理常态。中医的肾，除包括西医学的泌尿生殖系统，还具有内分泌和脑的部分功能，称之为"先天之本"。蔡小荪的益肾法，是探求调经的治疗捷径。

（一）肾为月经之主导

月经是天癸、脏腑、气血、经络协调作用于胞宫而产生的生理现象，是妇女生殖功能成熟的征象。《素问·上古天真论》云："女子二七而天癸至，任脉通，太冲脉盛，月事以时下，故有子。"说明肾气旺盛，对月经的来潮极为重要。肾藏精气生髓。肾既藏先天之精，又藏后天之精，为生殖发育之源。精能生血，血能化精，精血同源，互相资生。血是月经的物质基础，精能化气，滋发五脏，气血皆源于脏腑，气是运行血脉之动力，气血和调，经候如常。肾生髓，脑为髓海，肾脑相通，共主月经生理活动，故《傅青主女科》谓："经水出诸肾。"肾气盛天癸至。天癸是影响人体生长、发育和生殖的一种阴精，来源于先天肾气，靠后天之精滋养逐渐成熟，随肾气的虚衰而竭止。二七肾气盛，天癸泌至，促使冲任二脉通盛，血海由满而溢；七七肾气衰，天癸竭止，月经终绝。由此，天癸的至竭与月经的潮止相始终。肾气资调冲任。冲任二脉皆起于胞中，循腹上行，下出会阴，既受后天水谷精微的滋养，又受先天肾气的资助，蓄溢和调节十二经气血，借十二经脉与脏腑相通，又与肾经相并，其通盛受肾气滋养，天癸调节。冲为血海，任脉为阴脉之海，冲任流通，血海满溢，故古人云："冲任之本在肾。"肾气温养胞宫。胞宫是行月经与育胎儿之处，能藏能泻，其定期有规律的藏泻作用又以五脏六腑之精气为基础，五脏六腑之精气，有赖于肾阴滋养和肾阳的温煦。肾气盛天癸泌至，任脉所司的精、血、津、液汇聚于胞脉、胞宫、胞络，以备种子育胎；若未孕，胞宫除旧生新，经血满溢，月经来潮。故《经》云："胞络者系于肾。"肾气滋发五脏，肾气包含肾阴和肾阳。肾阴即元阴，是人体阴液的根本，主濡润，滋养脏腑；肾阳即元阳，为人体阳气的根本，主温煦，生化脏腑，脏腑受肾气的滋养才能化生气血以供人体生命和生殖需要，肾为脏腑生理活动的根本。故《医贯》云："五脏之真，唯肾为根。"由上可知，月经生理是以肾气充盛，脏腑协调，气血和调，天癸泌至，任通冲盛，胞宫成熟为基础，而肾为天癸之源，冲任之本，胞宫之系，五脏之根，故肾为月经之主导。

（二）肾虚为经病之本，调经重在补肾

月经疾病（除器质性病变外），虽与脏腑功能失常、血气失调有关，最终导致冲任损伤，现主要讨论肾虚而致的月经期与量的异常。

1. 肾气不足　肾气盛衰与天癸至竭直接相关。冲任之本在肾，胞络系于肾，肾气不足，冲任失固。可见月经晚潮、原发性闭经、月经后期、月经过少，渐致闭经、月经早绝、月经先后不定期、月经过多、经期延长，甚而崩中漏下，血失温煦而色淡质稀，伴有第二性征发育不良，腰酸膝软，头晕耳鸣，小便频数，精神不振，苔薄白，脉沉弱而细。所谓“益火之源，以消阴翳”。治宜温补肾阳，补益命门。常用药肉桂、附子、补骨脂、淫羊藿、仙茅、菟丝子、锁阳、巴戟天、覆盆子；常用方：右归饮、右归丸、温冲汤，使阳得阴助，阴得阳化，阴有所附，阴阳协调。

2. 肾阴虚损　肾阴亏损，精血不足，以致冲任失养，可见月经后期过少、闭经、漏下；阴虚生内热，虚火妄动，可见月经过多、月经先期、崩漏、经期出血；血为热灼而色红质稠，夹有血块。伴有头晕耳鸣，颧红咽干，五心烦热，失眠盗汗，溲赤便干，舌质红少苔，脉细数。所谓“壮水之主，以制阳光”，治宜滋养肾阴，填精益髓。常用药物地黄、黄精、阿胶、山茱萸、龟甲胶，常用方六味地黄丸、左归丸、左归饮，使阴精充足，阴平阳秘，精神乃治。

3. 肾阳虚弱　肾阳虚弱，命门火衰，则胞宫失于温煦，可见痛经；阳虚气微，封藏失职，以致冲任不固，可见崩漏、月经先期、月经过多，真火不足而色灰黯清稀。伴有性欲下降，腰背酸痛，畏寒肢冷，尿意频数，夜间尤甚，五更泄泻，舌质淡黯而嫩，苔薄白而润，脉沉迟而弱。治宜补益肾气。常用药物黄芪、党参、五味子、菟丝子、紫河车；常用方：肾气丸、归肾丸、寿胎丸。

4. 肾阴阳俱虚　肾虚封藏失司或虚热迫血妄行，久则阴损及阳或阳损及阴，而致崩漏更甚。证多寒热偏颇，诸症杂现。治宜滋阴助阳，补肾固冲。常用药物黄柏、知母、龟甲、仙茅、淫羊藿、巴戟天；常用方：二仙汤、龟鹿二仙汤。《景岳全书》“善补阳者，必于阴中求阳；善补阴者，必于阳中求阴”，故益肾宜阴阳互补，精能化血，血能生精，又因冲任损伤，出血日久，夹瘀夹湿或复感外邪，治当“急则治其标，缓则治其本”的原则。灵活立法遣方用药，但无论经病变化如何，应把握调经重在益肾之大法。

（三）西医学对益肾调经的认识

近代医学研究认为：益肾法对卵巢功能有调节作用，使性激素水平趋于正常，从而恢复月经的周期性变化，还可促进卵巢恢复排卵功能，使基础体温单相转为双相，中医久病及肾，对肾的研究发现肾阳虚患者尿 17 -羟和 17 -酮含量均低于正常；而肾阴虚者，则反之；故益肾具有调节机体内分泌的功能。由此可知，肾为生命之根，《难经》曰："肾主脏腑之本，十二经脉之根，呼吸之门，三焦之源。"说明肾脏功能的正常与否，对调节机体平衡、抵抗病邪起着重要作用，故益肾可以治本，月经病治疗与肾有密切关系。所以强调益肾法是调经的主要治疗方法。

四、陈旦平临床经验

（一）先兆流产

先兆流产临床表现为妊娠早期出现阴道少量出血，腰酸，小腹坠痛。中医属"胎漏""胎动不安"范畴。陈旦平认为孕期精血聚以养胎，胎赖血养而有所载，而冲为血海，任主胞胎，故而保胎以冲任为要，气血为本，应补肾养血，调摄冲任。古有《女科玉尺》言："胎之所以不安者，总因气血虚不能荣养胎元所致。"《诸病源候论》曰："胎漏者，谓妊娠数月，而经水时下，此由冲脉、任脉虚。"《傅青主女科》谓："养胎半系肾水，保胎必滋肾水。"均以调冲任、养气血为治疗原则。

陈旦平的保胎原则为：① 孕前育肾培本。即对于素体亏虚，月事紊乱，或屡孕屡堕者，孕前要调补冲任气血，待冲任充实，气血和调方可受孕。② 孕后审因而保。他提出"欲治胎漏，当虑其孕"。即治疗应针对病因。正如《诸病源候论》所言："其母有疾以动胎。""胎有不牢固以病母。""母疾"一般包括内分泌失调、免疫因素、遗传因素、感染因素等。若因癥瘕、邪毒所致的胎漏、胎动不安当用活血消坚或清热解毒之品而不必拘泥，正所谓"有故无殒，亦无殒也"。但需注意辨证论治，主次得当，中病即止。即《医宗金鉴》所言："妊娠有病当攻下，衰其大半而止之。"③ 切勿盲目保胎。要善于结合西医学辅助检查，如基础体温、血 HCG、孕酮、B 超、免疫生化等，及时监测妊娠指标，排除异位妊娠、稽留流产等，避免延误病情。如已证实胚胎异常，应及时终止妊娠。④ 调摄饮食起居。要告知患者饮食起居注意事项，避免辛辣刺激寒凉食品，荤素搭配合理，饮食有节，作息规律，禁房事，畅情志，不乱服补药，避免感冒等。

妇女妊娠期的生理特点是阴血下聚养胎，阳气偏亢，血热迫血妄行则胎漏下红；冲任气机失调，胃气上冲则恶心呕吐；血海亏虚，肾精亏损则腰酸腹坠。针对这些病机，陈旦平拟和中保孕治法，常用处方：茯苓 10 g，南瓜蒂 15 g，佛手 6 g(理气和中不香燥，故而不伤胃阴)，炒白术 10 g，黄芩 10 g，紫苏梗 10 g，苎麻根 10 g。根据患者病因随症加减。气血不足者加党参 10～15 g，当归身 10 g，阿胶 9 g；肾气不足者加桑寄生 12 g，杜仲 12 g，菟丝子 9 g，川续断 10 g；出血者加生地炭 12 g，侧柏叶 10 g，墨旱莲 15 g，地榆炭 10 g，仙鹤草 15 g；腹痛者加白芍 12 g，甘草 6 g，木香 6 g；呕吐者加黄连 3 g，淡吴茱萸 3 g，乌梅肉 3 g，麦冬 12 g，石斛 9 g，旋覆花 9 g，醋姜点舌，浓煎少少频服；合并癥瘕者可用桂枝茯苓丸，但忌用三棱、莪术等破血逐瘀攻下之品。值得注意的是，补养气血以平补、清补之法，反对滥补，慎用桂圆、红参等温补之品。

案 5　季某，女，32 岁。

初诊

先以求嗣，基础体温不佳，乃以育肾培元，六诊有孕，时逾 2 个月。兹时下红，量少色鲜，腰酸乏力，小腹坠痛，恶心时作，舌红苔薄，脉细滑数。西医诊断先兆流产。中医诊断胎漏、胎动不安。证属肝肾不足，冲任不固。治拟益气补肾，和中安胎。处方：

党参 12 g，炒白术 10 g，茯苓 12 g，生地炭 9 g，南瓜蒂 15 g，佛手 6 g，淡黄芩 10 g，炒杜仲 12 g，桑寄生 12 g，川续断 12 g，苎麻根 12 g，陈皮 5 g。

7 剂。

嘱饮食起居调摄。

二诊

下红减少，腰酸趋缓，呕恶泛酸，舌红苔薄，脉细小滑。前方增进。处方：

上方加姜川连 3 g，淡吴茱萸 3 g。

7 剂。

三诊

孕 3 月余，下红仍有，腰酸腹坠，呕吐时作，舌脉同上。B 超示：孕囊、胎心正常。守法。

上方加川石斛10 g，白芍12 g。14剂。

四诊

孕4个月，出血已止，腰酸时作，呕吐尚有，舌红少津，脉细滑。治宗前法。处方：

生地10 g，川石斛10 g，炒杜仲12 g，川续断12 g，狗脊12，桑寄生12 g，麦冬9 g，淡黄芩10 g，南瓜蒂15 g，陈皮5 g。

14剂。

五诊

下红已除，腰酸减轻，呕恶偶作，舌脉同上。

继以南瓜蒂15 g，川石斛9 g，煎汤代茶。

足月家属报捷顺产一子。

【按】患者既往基础体温不佳，排卵功能障碍，即原有肾虚，孕后更甚。孕期阴血聚以养胎，阳气偏亢，血热迫血妄行则胎漏下红；冲任气机失调，胃气上冲则恶心时作；血海亏虚，肾精亏损则腰酸腹坠。遂以补肝肾，益精血，和中安胎。方中以党参、炒白术、茯苓健脾益气；杜仲、川续断、桑寄生补肾安胎；淡黄芩、苎麻根、生地炭清热凉血，止血安胎；南瓜蒂降逆止呕；陈皮、佛手和中理气。饮食起居调摄遵循"饮食有节、起居有常"之道——慎辛辣，适寒温，动静宜，情绪和，子午觉，忌烟酒，勿负重，节房事。如遇突然下腹剧痛，伴阴道出血量多，及时急诊就诊。二诊、三诊前方增进，加姜川连、淡吴茱萸疏肝和胃，降逆止呕；白芍柔肝止痛；川石斛益胃生津，养阴清热。四诊、五诊下红已止，诸症减轻，则以补肾安胎为主，少佐和中理气之品。如此补肾调冲，安和气血，和中保孕，待瓜熟而蒂自落。

（二）排卵障碍性不孕

女子结婚后夫妇同居1年以上，配偶生殖功能正常，未避孕而不受孕者，西医称为"原发性不孕"。如婚后曾有妊娠，但因流产、早产或死产未能获得活婴，无避孕而1年以上不再受孕者，称为"继发性不孕"。中医称原发性不孕为"无子"或"全不产"；继发性不孕则称为"断绪"。而排卵障碍是导致女性不孕的主要原因之一，主要表现为无排卵及黄体功能不全。陈旦平从医30余载，师从蔡小荪，对不孕症的治疗累积了丰富的临床经验，具体如下。

1. 欲种子，顺势调经为本　《妇科正宗·广嗣总论》曰："男精壮，女经调，有子之道也。”陈旦平认为，治疗女子不孕，先要经水调和，方能顺利受孕。陈旦平在调经时尤其注重补肾的重要性，肾藏精，主生殖，只有肾气旺盛、任脉通、冲脉充盈，月事方能如期而至。《医学正传》云：“月经全借肾水施化，肾水既乏，经血日益干涸。”故调经之道，在于能顺应月经的自然规律进行调治。经后期血海空虚，阴血不足，为益肾填精之关键时期，予以育肾方加减[茯苓15 g，公丁香6 g(后下)，生地、熟地各10 g，仙茅15 g，淫羊藿15 g，女贞子30 g，石楠叶15 g，丹参10 g，牡丹皮10 g，炙鳖甲10 g，制香附10 g，当归15 g]，阴阳并用，育肾通络，以推动肾气渐长，卵泡得以充分生长；经间期是肾气由阴转阳的关键时刻，经前期肾气充盛，阳气渐长，为益肾助阳的最佳时机，予以温肾方加减(当归15 g，生地、熟地各10 g，仙茅30 g，淫羊藿15 g，女贞子30 g，石楠叶15 g，鹿角霜10 g，丹参15 g，巴戟天15 g，菟丝子15 g，制香附10 g)，育肾培元，温煦胞宫，以促使卵子顺利排出，黄体得以健固。行经期血海满盈而泄，予四物汤加减，养血活血以期经调孕成。肾阴虚者在两方中加入麦冬、龟甲、枸杞子等；肾阳虚者酌情加入肉桂、附子、紫石英等；痰湿者加皂角刺、制胆南星、生麦芽等；肝郁者加入柴胡、赤芍、白芍、玫瑰花等。

2. 促排卵，辛香通络为巧　《证治准绳·女科》云：“凡妇人一月经行一度，必有一日氤氲之候……顺而施之，则成胎也。”陈旦平治疗排卵障碍性不孕时，常在益肾填精的基础上，于经后期善用辛香灵动之药以达到促排卵的作用，如公丁香、桂枝和细辛等。公丁香入肾经，有益肾壮阳之功；桂枝入膀胱经，有温经通脉之效；细辛入肾经，有温阳通窍之用；三者皆为香药，相互配伍取其辛温走窜之力，共具疏通升散、温煦宣化的作用，促使卵子顺利排出。这类药物通常药味不多，仅选取一二味；用量不大，3～6 g即可；中病即止，排卵后即撤去，而改用温肾阳的方法来强健黄体。与此同时又加上香附、路路通、皂角刺、石菖蒲等行气通络的药物，通畅气机，疏散行血。如此用法，使得辛香通络之药在大量的健脾益肾药物中起到一个推动鼓舞、调节枢纽的作用，有“四两拨千斤”之功。胞宫属于“奇恒之府”。叶天士云：“奇经之结实者，古人用苦辛芳以通脉络，其虚者必辛甘温补，佐以疏通脉络，务在气血调和，病必自愈。”

3. 健黄体，温阳益肾为助　排卵后黄体形成，分泌孕激素，它对于下丘脑体温调节中枢有兴奋作用，可使基础体温升高0.3～0.5℃。排卵障碍的不孕症患者中，黄体功能欠佳也是一个重要因素，常见基础体温单相，爬坡、高温相时间短，甚至反复滑胎等情况。陈旦平究其主因为肾阳不足。《圣济总录》云："妇人所以无子者，冲任不足，肾气虚寒也。"排卵期是肾气由阴转阳的关键时期，卵子排出后，肾阳渐长，此时阴精与阳气皆充盛，冲任、胞宫、胞脉皆气血满盈，为种子育胎做好准备。如氤氲之期阴阳交合，胎元已结，则肾司封藏之职，继续藏而不泻，孕育胎元。如未结胎胞，孕育未成，则能在阳气的鼓动下，血室重开，胞宫泻而不藏，经血下泄。排卵后阳气渐长，在此时应加入温肾助阳的药物以健固黄体，如仙茅、石楠叶、狗脊、紫石英、蛇床子、鹿角霜等。仙茅能补三焦命门之火；紫石英暖宫助孕；石楠叶益肾温经；狗脊补肝肾、固肾涩精，并能温通督脉，摄精成孕；蛇床子温肾助阳，助女子阴气；鹿角霜为血肉有情之品，升阳益肾的同时能滋肾填精。如此调理一段时间，可使基础体温上升及维持黄体功能，有利于胞宫的受孕，并减少因黄体不足引起的流产。

4. 调作息，心理疏导为常　《素问·阴阳别论》曰："阴搏阳别，谓之有子。"现代人生活节奏快，工作压力大，喜食肥甘厚腻，喜熬夜晚睡，缺乏运动，导致脾胃虚损，阴液亏虚，气血不畅，严重影响了人体的阴阳转化。加之过度紧张、思虑、惊恐等均影响人的气机的通畅而影响肝气的调达、卵子的排出及精子的摄入。故陈旦平在药物治疗的同时，会叮嘱患者须饮食有节，起居有常，情绪有度。生活中将这些调节和药物结合起来，方能达到事半功倍的效果。

均衡的饮食是生命的基本需要。若饮食不足、偏食、厌食均会影响脾胃功能的正常运行。脾胃为气血生化之源，所有食入的水谷精微均须仰赖胃的受纳、脾的运化方能将精气输送至肾，肾气才能充盛；若常食肥甘厚腻之物，则脾胃虚弱，运化失司，所食精微皆聚湿成痰，阻碍气机，肾气推动不利，则不能摄精成孕。如《女科经纶·嗣育门》引朱丹溪语："肥盛妇人，禀受甚厚，恣于酒食，经水不调，不能成孕，以躯脂满溢，湿痰闭塞子宫故也。"说明脾胃对女性生殖生理具有重要作用，而清淡有节制的饮食是强健脾胃的基础。

规律的起居生活对于排卵至关重要。《素问》："阳气尽则卧，阴气尽则寤。"子时是晚 23 时至凌晨 1 时，此时阴气最盛，阳气最弱，乃阴阳交替变换之候，女性养气血之时，而西医学也发现女性的排卵大多在夜间发生，所以在子时能休息好对女性的排卵至关重要。现代人生活作息紊乱，常熬夜，致使人体的阴阳平衡被打乱，干扰了肾气的正常运行而影响了生育。所以陈旦平认为，在夜间10点左右入睡，11点以前进入深睡眠，对于女性气血阴阳的调节尤为重要。

情志不调主要影响脏腑之气机，使气机升降失常，气血紊乱。而这一功能的紊乱主要责之于肝。肝藏血，主疏泄，喜调达而恶抑郁；肝为血脏，冲脉为血海，而女子以肝为先天，肝藏血有余，则冲脉血海满盈；肝气调达，则人体气机调畅；肾主封藏，肝主疏泄，肝肾调和，则胞宫藏泻有序，月经、胎孕才能正常。《景岳全书·妇人规》云："产育由于气血，气血由于情怀，情怀不畅则冲任不充，冲任不充则胎孕不受。"现代生活节奏快，社会压力大，常见患者精神焦虑、抑郁紧张，来求嗣者心情急迫，欲速则不达，这样的紧张因素亦会阻碍排卵，阻碍胞宫气机通畅，故精神心理调摄对于不孕症的调理极为紧要。

以上几点是治疗排卵障碍性不孕的恒法。陈旦平认为，女性的气血阴阳调和应顺应四时，遵从自然的脏腑规律，配合方药的施治，方能经调孕成。

案6　潘某，女，36岁。

初诊(2015年4月2日)

主诉：未避孕未孕3年。

平素月经规律，月经史：13，6～7/30日，量中色红，有痛经，夹血块。LMP 3月16日。生育史：0-0-0-0。发现卵巢囊肿10年余，大小约50 mm×60 mm×60 mm，子宫肌瘤大小12 mm ×10 mm。平素腰酸畏寒，胸闷乳胀，纳寐尚可，二便自调。舌淡苔薄，脉细。证属肾虚瘀滞，冲任不调。治拟调理冲任，予育肾方加减。处方：

茯苓15 g，公丁香6 g，生地9 g，熟地9 g，仙茅15 g，淫羊藿15 g，女贞子30 g，石楠叶15 g，丹参10 g，牡丹皮10 g，炙鳖甲10 g，制香附10 g，当归15 g，夏枯草15 g，枳壳15 g，桔梗6 g，玫瑰花6 g，全瓜蒌15 g，青皮、陈皮各6 g。

14剂。水煎服，每日2次。

二诊(2015年4月16日)

LMP 4月14日，量中色红，伴腰酸乳胀，基础体温单相，喉中异物感，食后即胀，舌淡苔薄，脉细。证治同前，守法再进。处方：

茯苓 15 g，公丁香 6 g，生地 9 g，熟地 9 g，仙茅 15 g，淫羊藿 15 g，女贞子 30 g，石楠叶 15 g，丹参 10 g，牡丹皮 10 g，炙鳖甲 10 g，制香附 10 g，当归 15 g，夏枯草 15 g，枳壳 15 g，桔梗 6 g，玫瑰花 6 g，全瓜蒌 15 g，青皮、陈皮各 6 g，生薏苡仁 30 g。

14 剂。煎服法同前。

三诊(2015 年 4 月 30 日)

LMP 4 月 14 日，持续 7 日，时逾中期，带下量少，基础体温单相，心烦仍有，腰酸乏力。B 超：子宫内膜 10 mm，右附件囊性占位 71 mm×64 mm，子宫肌瘤大小 11 mm×8 mm，左卵巢多囊表现。纳寐可，二便调，舌脉治则同前。处方：

当归 15 g，生地、熟地各 10 g，仙茅 30 g，淫羊藿 15 g，女贞子 30 g，石楠叶 15 g，鹿角霜 10 g，丹参 15 g，巴戟天 15 g，菟丝子 15 g，制香附 10 g，补骨脂 9 g，紫石英 15 g。

14 剂。煎服法同前。

如上法周期调理半年。诸症略减。

十四诊(2015 年 11 月 12 日)

LMP 11 月 8 日，量多，色常，有痛经，夹血块，基础体温双相不佳，双颧潮红，腰空如坠，小腹隐痛，口干欲饮，心烦易怒，纳寐可，二便调，舌淡边齿印苔薄，脉细。证治同前。处方：

茯苓 15 g，公丁香 6 g，生地 9 g，熟地 9 g，仙茅 15 g，淫羊藿 15 g，女贞子 30 g，石楠叶 15 g，丹参 10 g，牡丹皮 10 g，炙鳖甲 10 g，制香附 10 g，当归 15 g，柴胡 15 g，玫瑰花 6 g，龟甲 15 g，皂角刺 15 g，怀牛膝 15 g，鹿角片 15 g，巴戟天 9 g，路路通 15 g，川楝子 9 g，白芍 9 g。

14 剂。服法同前。

十五诊(2015 年 12 月 10 日)

LMP 11 月 8 日，今尿 HCG 弱阳性，胃脘胀满，小腹隐痛不适，腰酸，基础体温上升 15 日，纳可，寐易醒，二便调，余无所苦，舌淡边齿印苔薄，脉沉细。治拟育肾培元。处方：

当归 15 g，生地、熟地各 10 g，仙茅 30 g，淫羊藿 15 g，女贞子 30 g，石楠叶 15 g，鹿角霜 10 g，丹参 15 g，巴戟天 15 g，菟丝子 15 g，制香附 10 g。

7 剂。服法同前。

十六诊(2015年12月24日)

LMP 11月8日,停经46日,12月17日血HCG 4 126 mIU/ml, P 59 mIU/ml,基础体温36.8℃,舌红苔薄,脉左沉细,右沉滑。证属早孕。治拟益肾养胎。处方:

党参15 g,炒白术9 g,茯苓9 g,桑寄生15 g,山茱萸9,制黄精9 g,黄芩9 g,南瓜蒂15 g,枸杞子15 g,红枣15 g。

7剂。服法同前。

十七诊(2015年12月31日)

12月24日查P 59.62 mIU/ml,血HCG 23 661 mIU/ml。今B超:宫内活胎,早孕(约6周5日),子宫肌瘤24 mm×19 mm,右侧囊性结构,近日时有腰酸坠胀感,舌脉同前。守法更进,以固胎元。处方:

党参15 g,炒白术9 g,茯苓9 g,桑寄生15 g,山茱萸9,制黄精9 g,黄芩9 g,南瓜蒂15 g,枸杞子15 g,红枣15 g,川续断15,杜仲15 g,菟丝子15 g。

7剂。

【按】本案患者原发不孕3年,加之正值五七之年,肾气不足,故常觉腰酸乏力;又工作繁忙,生育压力大,肝气郁结,木克土,影响脾胃运化,故见食入即胀、心烦易怒、乳房胀痛、梅核气等症。其基础体温单相,又常觉畏寒肢冷,乃肾阳命门火衰之象,故陈旦平先以夏枯草、全瓜蒌、玫瑰花等疏肝理气之药打通郁结,使得肝气调达,脉络疏通,而后育肾通络,佐以怀牛膝补肝肾、强腰膝,路路通通利十二经脉,紫石英、补骨脂等温肾助阳以益命门之火,使其气血调畅,诸症略减后,于经后加入少量桂枝以辛香促排,肉桂引火归元,皂角刺、川楝子理气通络,巴戟天、仙茅、淫羊藿等益阳助气,使其得阳暖宫,喜然得孕。在得知患者尿HCG弱阳性时,恐其生化堕胎,予以温肾方以温阳固肾、强健黄体。胎元固结后,患者腰酸坠胀感明显,陈旦平予以益肾健脾之法养血安胎。方中党参、茯苓健脾以固摄胎元,白术、黄芩、南瓜蒂乃自古以来安胎圣药,以益气清胎热,桑寄生、黄精补肾填精,枸杞子、山茱萸为果实类药物,有收涩固精之效,诸药共奏益肾健脾安胎之效。

(三)应用交泰丸经验

交泰丸是一首治疗心肾不交的著名中药方剂。其功效为交通心肾,适用于心肾不交、夜寐不宁等症。本方源自《韩氏医通》:“黄连……为君,佐官桂少

许，煎百沸，入蜜，空心服，能使心肾交于顷刻。”但其中并无交泰丸之方名。明确提出黄连、肉桂同用，治心肾不交，名交泰丸者，则是清代的王士雄。其于《四科简要方·安神》篇中说：“生川连五钱，肉桂心五分，研细，白蜜丸，空心淡盐汤下，治心肾不交，怔忡无寐，名交泰丸。”

一般认为，心火亢盛、肾阳不足可导致心肾不交，欲使心肾相交，就必须既清心泻火以使心火下降，又当扶助肾阳以鼓舞肾水上承。只有水火相济，才能心肾相交，正如《慎斋遗书》所说：“欲补心者须实肾，使肾得升；欲补肾者须宁心，使心得降……乃交心肾之法也。”本方用黄连清心泻火以制偏亢之心阳，用肉桂温补下元以扶不足之肾阳；心火不炽则心阳自能下降，肾阳得扶则肾水上承自有动力。水火既济，交泰之象遂成，夜寐不宁等症便可自除。

而陈旦平则不仅只如原意而已。他认为，黄连性寒，味苦，功效清热燥湿，泻火解毒，属于寒降之品；肉桂性热，味辛甘，功效补火助阳，引火归源，散寒止痛，活血通经，属于辛散之品。两者一寒一热，一升一降，那么针对虚实寒热错杂之病证，如有适应此方者，不论是否为夜寐不宁症状，皆可配伍应用。张仲景认为妇科的病理特点为“因虚、积冷、结气”，往往虚实兼具，寒热错杂，陈旦平也注意到正虚邪实为妇科疾病的常见状态，故而临床组方往往标本兼顾，平调阴阳。不论病因，只要立法配伍能处处考虑到邪正虚实、寒热变化，则此方可加减运用于多种妇科病证和女性各个生理时期的相应治疗中。

案7 伏某，女，49岁。

初诊(2010年11月24日)

主诉：潮热盗汗失眠加重1个月。

患者素来经准，近半年经迟，渐有潮热盗汗，自汗，夜寐多梦易醒，近1个月加重，胃纳尚可，口干口臭，颈项牵强，手麻不利，心烦易怒，二便自调，舌暗尖红，苔薄而黄，脉沉细数。证属肾阴亏虚，心肝火旺。治拟滋补肾肝，清心泻火。处方：

生黄芪15 g，牡丹皮10 g，山药12 g，山茱萸12 g，知母6 g，黄柏6 g，黄连6 g，肉桂6 g(后下)，生地10 g，熟地10 g，泽泻10 g，茯苓12 g，郁金9 g，淮小麦30 g，丹参30 g，葛根12 g。

7剂。水煎服，每日2次。

二诊(2010 年 12 月 10 日)

诸证显减,舌脉同上,原方增进。

【按】中医认为夜晚卫气自当内守于阴分,阳气入阴,则神定安卧。而七七之年,精气亏虚,肾中阴阳二气失衡,阳不入阴,常常阴虚不能涵养肝木,阳虚肾水不能上济心火,则往往表现为心肝火旺之证,比如潮热盗汗、夜寐不安、烦躁易怒等;肝肾亏虚,筋失所养,故本案患者还有颈项牵强、手麻不利的表现;肝旺乘土,脾虚不运,津不上乘,则口干口臭。本案属典型本虚标实之证,且无分轻重缓急,治疗当标本兼顾,滋补肾肝之阴精,清泻心肝之火旺,以此来平调阴阳寒热。本方中既有山药、茯苓补脾益气;山茱萸、熟地滋补肝肾;又有知母、黄柏、生地、葛根清热养阴,生津止渴;郁金、淮小麦疏肝理气,除烦解郁。更为要者,陈旦平在使用交泰丸方治疗失眠本症的时候,往往配伍丹参重剂,因其性苦微寒入心经。益气养血,止烦满,补心定志,理骨筋酸痛,配伍黄芪,防重剂活血之弊。

近人叶显纯《论交通心肾》一文,把心肾不交之证,分成“心火旺,肾阳虚”“心火旺,肾阴虚”“心气虚、肾阳虚”“心气虚,肾阴虚”等四种类型,一般认为交泰丸适用于第一种,但本案患者值七七之年,肾中阴阳二气皆虚,因女子常“阴血不足”,则此期常偏于肾阴虚,所以治疗围绝经前后诸证,中医往往阴阳并治,只在于孰轻孰重。只要适当配伍滋补肾阴药物,成方总体以滋补肝肾为主,少佐肉桂扶助肾阳以上乘肾水,即可使阴阳之气不失常道而得以安卧,不必拘泥于哪一种类型。

案 8 孙某,女,33 岁。

初诊(2010 年 3 月 18 日)

主诉:经前烦躁伴胃脘痞满近 1 年。月经规则,量偏少,伴小腹胀痛。LMP 3 月 1 日。3 年前顺产一胎。近 1 年每于经前,烦躁,焦虑,夜寐梦多。平素工作压力较大,胃口欠佳,大便秘结,畏寒肢冷。舌暗尖红,苔白腻,左脉弦滑,右脉沉细。证属阴血亏虚,肝火旺盛。治拟育阴潜阳,平补冲任。处方:

当归 15 g,红花 12 g,柴胡 12 g,炒枳壳 10 g,淮小麦 30 g,大枣 10 g,炙甘草 10 g,肉桂 3 g(后下),川黄连 6 g,吴茱萸 6 g,炒白术 30 g,姜半夏 10 g,大黄 3 g(后下),生龙齿 30 g,生龙骨 30 g,麦冬 15 g,玫瑰花 6 g,杭白菊 10 g。

14剂。水煎服，每日2次。

二诊(2010年4月7日)

LMP 3月30日，量色同前，腹痛好转。经前烦躁好转，胃脘满闷缓解，经后仍有夜寐多梦，大便间日，胃纳一般。舌暗尖红，苔薄白，左脉弦滑，右脉沉细。经后拟养血活血，疏肝理气。处方：

当归15 g，熟地15 g，香附10 g，柴胡12 g，牡丹皮10 g，丹参10 g，赤芍10 g，白芍10 g，广郁金30 g，玫瑰花3 g，枸杞子30 g，焦谷麦芽各30 g。

14剂。水煎服，每日2次。

【按】本案亦为寒热错杂之证。患者平素工作压力较大，肝郁气滞，疏泄失常，气滞血瘀，故经前烦躁焦虑，经来小腹胀痛；脾虚不运，气血生化乏源，冲脉血虚失养，气逆中焦，则脘腹气结痞满，便秘；气血不畅，阳气不能升发温煦体表四肢，故见畏寒肢冷；左脉弦滑，右脉沉细亦为心肝火旺、脾虚血少之证。从寒热并治的角度，本案处方融合了交泰丸、左金丸、《金匮要略》之小温经汤，均为寒热配伍之名方。处方中黄连、肉桂并非仅取其交通心肾之意，黄连善泻中焦之火，清胃泻火消痞；肉桂散寒止痛，活血通经。配伍吴茱萸，和胃疏肝；配伍姜半夏化痰散结消痞；配伍龙骨、龙齿育阴潜阳。明代龚廷贤撰《万病回春》一书即用肉桂、黄连配伍益气健脾助运药物治疗胸中痞结之证。书曰："胸中痞闷嘈杂，大便稀则胸中颇快，大便坚则痞闷难当，不思饮食。"本案中大黄、枳壳理气通便，共奏消痞之功。二诊经后诸症显减，但因患者脾胃虚弱，不宜过补，以四物汤养血活血、枸杞子平补肝肾为主，兼理气助运。

案9 徐某，女，30岁。

初诊(2010年4月8日)

主诉：未避孕1年未孕伴月经后期。现病史：月经30～60日一行，量中，无痛经。生育史：0-0-0-0。LMP 4月1日。平素倦怠乏力，头晕时作，经前四末肿胀感，喜食辛辣，口疮频发，胃纳一般，大便易溏，夜寐尚安。舌淡红，苔腻，脉沉细略数。证属脾肾两虚。治拟补肾健脾。处方：

党参15 g，茯苓15 g，桂枝6 g，肉桂6 g(后下)，公丁香3 g，丹参10 g，女贞子10 g，淫羊藿15 g，仙茅15 g，石楠叶10 g，石菖蒲10 g，制香附10 g，当归15 g，熟地10 g，黄连6 g，砂仁3 g(后下)。

14剂。水煎服,每日2次。

二诊(2010年4月15日)

基础体温上升3日,大便调,夜寐好转,仍有乏力,口疮未作。处方:

前方去公丁香、石楠叶、桂枝,加鹿角霜、菟丝子各9 g。14剂,水煎服,每日2次。

上方简单加减调理3个月,传孕捷报。

【按】本案患者素体脾肾两虚,水湿不运,故经前四肢肿胀;肾阳不足不能温煦脾土,故大便易溏;清阳不升,故倦怠乏力,头晕时作,月经迟至;本方除予以健脾补肾药物外,须肉桂辛散升发阳气以温暖脾土,合茯苓、桂枝、公丁香,为陈旦平常用之促排卵药对。但本案患者喜食辛辣,口疮频发,苔腻,脉沉细略数,恐中焦湿热,又恐肉桂与补肾助阳药物辛散太过,引动虚火上炎,故佐黄连一味苦降予以制约。二诊则口疮未作,基础体温上升,症状好转。

综上可见,陈旦平不拘泥于交泰丸安神之效,而取其辛开苦降、寒热并行之意。只要出现寒热错杂的临床表现,既需要升发辛散温煦,又需要苦降制约清火者,均可应用。

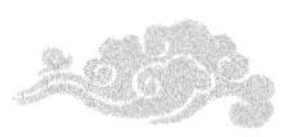

第五章 医话医论

第一节 蔡氏先祖医话医论

一、蔡炳——话说“闭经”

洁古曰：女子月事不来者，先泻心火，其血自下也。心热则脾亏，故亦须善养脾血。《经》云：月事不来，胞脉闭也。胞脉属于心，络于胞中。今气上迫肺，心气不得下降，故月事不来矣。

东垣云：经闭有三。一因脾胃久虚，或中消善食，胃热烁津，名曰血枯，此中焦胃热结也；一因心胞络有火邪，大便秘涩，小便虽清不利，胃之血海干枯，此下焦胞脉热结也；一因劳心，心火上行，气上迫肺，心气不得下通，此上焦心肺热结也。

《经》云：有病胸胁支满，妨于食，病至则先闻腥臊臭，出清液，先唾血，四支清，目眩，时时前后血，名曰血枯，此肝劳血伤之故也。因年少时大脱血，或醉后入房，皆有之月水不通。有因伤损脾胃者，其症少食恶食，泄泻疼痛，或误服攻下之药，以致血少不行者，只宜补脾养胃。室女经闭，多因思虑伤脾。当以益阴血制虚火治之。经闭有因积冷结气而成者，小腹恶寒，或两胁疼痛，诸症是也。经闭有因痰饮阻隔者，或用涌吐之法。妇人有因下利而经闭者，治法但当治利，利止而经自通。经闭之故，不外血枯、血滞二端，经行与产后颇同。若有一点余血未净，或内伤饮食，或外受诸邪，或七情郁结，皆致血滞，或经止后用力太劳，或房事太过，及服燥热之类，皆致血枯。

经后被惊，则血气错乱妄行，逆于上，则从口鼻而出；逆于身，则为水肿。

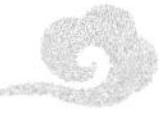

恚怒，则逆于腰腿、心腹、背胁、手足之间，经行则发，过期则止。怒极伤肝，则有眩晕、呕吐诸症。湿热相搏，遂为崩带；血结于内，变为癥瘕。凡此变症百出，不过血滞与血枯而已。但血滞亦有虚实，血枯亦有虚实耳。血滞宜攻者，原因饮食热毒，或凝瘀积痰也。若气旺血枯，起于劳役忧思，却宜温和滋补，或兼痰火湿热，尤宜清之。每用肉桂为佐者，热则血行也，且血于气为辅，尤宜理气，故香附为女科之圣药，其实不过虚热痰气四证而已。

二、蔡兆芝——论气血

人得气血以生，男女一也，而妇人得阴气居多。阴属血，故经期胎产稍不调护则血病焉。如血虚烘热，则为虚劳；血涸火炎，则为干嗽；血与气搏，则为腹痛；败血结块，则为癥瘕。血化为水，流溢四肢，则为血分；血与水并，浮胀肌肉，则为虚肿；秽液与血，相兼而下，则为赤白带；卒然暴下，则为崩中；淋漓不断，则为漏下；时崩时止，则为崩漏。种种血病，皆男子所无，而妇人所独，乃揆厥所由，必气先受病，而后血亦受之。盖气阳而血阴，气能生血，血不能生气，气升则血升，气降则血降，气寒则血寒，气热则血热，气清则血清，气浊则血浊，气行则血行，气滞则血滞，气乱则血乱。妇人多郁善怒，古人以芎、归、香附为妇人之圣药。东垣制大补血汤，而以黄芪为君，当归为佐，其意可见矣。故调血必先调气，顺阴阳之序，适四气之和，喜怒不乖其度，寒暄不拂其宜，饮食男女不过其则，如是则弗药可也，反是则病矣。气血匀则无病，一有所偏而病出矣，此论最确。

三、蔡兆芝——四诊为先，问诊为要

大抵医之视症，贵乎精详。而人之向医，尤宜明述。故古人视病，必以望、闻、问、切为先，乃良术也。盖望者观也，观其气色，以别其病之有无也。闻者听也，听其声音，以察其病之轻重也。问者叩也，叩其源由，以思其病之浅深也。切者按也，按其脉理，以决其病之安危也……大抵病之呈于外者，显而易见，非问无以悉其源；病之伏于中者，隐而难知，非问无以明其理。唯于未诊之前，先为探听叩其由来，得之久暂，别其病之或深或浅，察其体之或安或危，问愈明而识愈精，胆欲大而心欲小。庶几胸有成见，药症相符矣。

第二节 蔡小荪医话医论

一、读书也要辨证取舍

对于书本上的知识,要批判性地吸收,不可不信,但也不可全信。尽信书不如无书,读书应择优而取。经典要熟读,要去芜存菁,要结合临床做判断。如《金匮要略·妇人妊娠病脉证并治》文中记载:"妇人宿有癥病,经断未及三月,而得漏下不止,胎动在脐上者,为癥痼害。妊娠六月动者,前三月经水利时,胎也。下血者,后断三月,衃也。所以血不止者,其癥不去故也,当下其癥,桂枝茯苓圆主之。"这段有关桂枝茯苓丸的记载,指出因癥而引起妊娠胎动不安,漏下不止者,应当治疗癥,癥去则胎安。但结合临床若妊娠有癥,用桂枝茯苓丸可能会导致下血不止而流产。当然这其中可能有缺文,但我们一定要结合临床实践做出正确的判断,这样才不会有失误。

二、博采众长才能继承创新

作为一个医生,对待各家学说,宜宗古而不泥古,博采众长,融会贯通。如易水派张元素的"五脏补泻法"我是很推崇,但我也赞同张景岳的补肾主命门学说和"阴中求阳,阳中求阴"之见。补土取法李东垣;滋阴崇尚朱丹溪;调气首推汪石山;理血尤崇叶天士。

对待西医也是如此,现代中医应当摒弃世俗的门户之见,既讲望闻问切,更要中西医结合,讲科学。中医、西医各有所长,在临床诊疗时应互相配合。要学好中医妇科,除了要具有扎实的中医功底外,还要有广博的现代解剖、生理、病理知识;更要借鉴西医学各种检验,以助诊断。中医辨证与西医辨病相结合,分期与分型结合,中医病因病机与西医病理变化结合,药物传统效用与现代实验研究结合。在四诊合参的基础上,借鉴西医学各种检验,融汇中西学说,各取所长,互为应用。在当今科学日新月异的时代,中医诊病若单停留在原有一套"望、闻、问、切"的基础上是不够的,应结合现代科学仪器方法、手段,使"四法"从宏观到微观,更具体确切、深入地认识疾病。从西医学角度来审视中医妇科所常见的一些疾病,并非全部都有证可辨,因而对妇科患者都要求做一定的妇科检查，包括物理检查、超声检查、性激素检查，以求详细了解患者生理病理，并且通过这些检查的结果来指导处方用药。

我们继承祖辈的知识，然后要有创新，没有创新就不能发扬光大。所以我们要借鉴西医学各种检验，衷中参西。如根据女性的生理周期和妇科诸疾的病理特点，借助西医基础体温的测量，我才悟出了一套中医周期调治法，并自拟了一系列方剂。如治疗不孕症，先调经后助孕，要糅合西医学的生理特点，即掌握脑垂体—卵巢—子宫这一生殖轴，要叮嘱患者测量基础体温以便动态地了解、掌握女子生殖轴的病理变化，用药时也充分注意这些变化。因此在行经期使月经通畅，按时而下，消除一些伴随症状如乳胀、腹痛、烦躁等；经净后常育肾通络以促排卵；中期则育肾培元，用鹿角霜、巴戟天、肉苁蓉、紫石英等温肾助阳。在经阻不行时不能一味活血化瘀逐下，经净后也不能一味大温助阳。

三、治病必备——良好的态度

要治好患者的病，一定要有良好的态度。要治好患者的病，一定要体恤患者疾苦。医生肩负救死扶伤的重大使命，来不得半点疏忽。只要一听到患者的病痛，我的心比患者还要急。蔡氏传业有两个准则：一是医生治病救人，应不计酬劳；二是应终生做好事，以弥补工作中难免的差错。

在临床上，我们治病必须做到不问贫富贵贱，皆一视同仁，尽心治疗，使患者觉得和蔼可亲，绝不能使他们望而生畏。"女子多郁"，妇女由于生理上的关系，常常忧郁焦虑。我们对一些性情忧郁的患者，应该耐心解除她们的紧张心理，使她们"哭着进来，笑着出去"。

另外诊病时医生要严肃谨慎，举止庄重，认真细致。作为妇科医师，尤其是男性妇科医师诊病时不得多语调笑。当患者问及比较前医处方技术如何如何时，我们应该向患者解释，由于个人思路方法不同因而处置方法也不尽相同。事实上临床医家各有专长各有不足，不能以自己的长处去比较衡量他人的短处。更不能说是道非，贬低他医，抬高自己。蔡氏的行医准则是："关心病者疾苦，方药与心理诸疗并重，医德至上，实事求是，绝不危言耸听，哗众取宠，尤应尊重同道，切忌江湖习气、同行嫉妒、诋毁他人。"

四、论"悟"

学习中医，悟性很重要。

最近一亲戚患脑瘤，已经手术切除。结果复查时发现脑积水，西医说没什么好办法，或者打洞治疗。患者无奈之下找到我。我想如何使药效上到大脑呢？"头为诸阳之会"，唯风可到。何药能除积水呢？"风能胜湿。"所以，我决定用风药治疗脑积水。我用了川芎、白芷。川芎上至巅顶，下通血海，旁及四肢，走而不守，是动药。由于脑无利水通道，故用风药白芷燥湿。治疗 1 个月后复查：积水消失！原来残留的脑瘤也缩小 2 cm！西医看了直呼"奇怪"。

另一朋友，女，59 岁，患肝囊肿 20 cm，手术。术后 1 个月复查发现又长出了一个囊肿 10.3 cm。医生说：手术。但不能保证不再复发。患者无奈之下又找到了我。我用桂枝茯苓丸消癥瘕，加柴胡作引经药直达肝脏。再加青皮、陈皮、皂角刺。1 个月后复查，囊肿缩小，每查则小，1 年后缩小至 2.6 cm。

这些病例对我一个妇科医生来说，没有经验。但中医理论是相通的，只要用中医理论指导，思考，加上"悟"，很多疾病都能治好。

五、为医者当"观察入微，审证明辨"

作为一个医生，临症必须做到"观察入微，审证明辨"，才能避免可能发生的事故。

20 世纪 60 年代初的一个除夕下午，我所在地段医院的房东唐先生的二媳妇由于月经过期未行并腹痛，患者自认为是她一贯有的慢性盆腔炎发作，因此不肯去看西医，一直等到下午请我来看。当时我根据患者有慢性盆腔炎历史，月经过期未行，小腹有压痛，但无发热等症，立即怀疑是否有异位妊娠的可能。可患者说："我输卵管已经结扎。"我便嘱咐妇产科医生为她进行妇科检查，看看是否有举痛，以排除异位妊娠。由于正是除夕，手套被锁住而不能进行检查，便建议她马上到西医医院进行检查，同时立即主动打电话通知瑞金医院妇产科刘主任准备病房。但患者的婆婆坚决不同意，说自己的媳妇生了两个孩子后输卵管已经结扎，怎么可能怀孕呢？加上又是除夕，儿子又不在，坚持要等过了年再去医院。出于对患者的责任心，我再三与其家人说明缘由，说："根据她的临床表现不能排除宫外孕，输卵管已经结扎因某些原因有可能会通的，如果是异位妊娠将会导致生命危险，必须抓紧时间。”费了好大的工夫终于说服了她。当患者送到医院时，果真被诊断为异位妊娠，医生说：如果晚来1小时输卵管就会破裂，将会出现生命危险。这时患者家属对我感激不尽，就这样挽救了一条生命。

又有一次，一位23岁的姑娘前来就诊，她血崩不止，血红蛋白仅5 g/L，多方治疗无效，生命危在旦夕。当我仔细查看病历后，发现前面的医生均用凉血、止血药。从理论上讲，这也并无不可，但再仔细检查患者，了解到患者的经血色淡而稀薄，人畏寒。由于患者出血日久，失血过多，身体状况已由血虚阴亏转为阳虚，如果再用凉血止血药则是对已经极其虚弱的身体雪上加霜。于是当机立断，用附子、炮姜、阿胶、艾叶配上自己配制的验方来温阳止血。仅服药3剂，果然患者的血就止住了。不过几日，姑娘的脸色渐转红润，恢复了生气。

常言：“医道虽繁，能精心钻研，审证明辨，对症施治，也不难奏功。吾非有异人之目，洞见脏腑之变，亦非有异人之术，可愈不治之病，唯问及他医未问之症，以知之除之。”医者，仁术也。仁人君子必笃于情，笃于情则视人犹己，问其所苦，自然无处不到，则病之根源，尽悉也。然后症药相当，乃能愈病。

六、话说“调经”

我们在临床上一定要做到审证求因，治病求本。如治疗月经病我主张：“闭则不专攻伐，崩则不尚止涩。”

我认为：女子“血常不足”，极易导致肝体失养而致闭经，同时女子在经带胎产中颇多耗伤肾气，导致闭经。因此对闭经的治疗，不能急切图功，妄事攻伐。当补肾养血，血至而经自下。临床上一般采用“以调为主，养血为先，理气为要”。

治疗崩漏则强调“崩则不尚止涩”。崩证，因其来势较猛，故前人有“先止血以塞其流”之说，这是应急措施，即急则治标。对一般的崩证，诚可取效一时。但对功能失调性子宫出血患者如果不辨证求因，而采用单纯止血，往往得不到预期效果，所以应“求因为主，止血为辅”。我认为：塞流并非不辨症因单纯止血，否则愈塞流则崩愈甚，如对于血瘀崩漏，则当活血化瘀，否则瘀血不去，新血不生，血不归经，则出血不止，甚则崩愈甚漏愈久，缠绵不愈。在治疗血瘀崩漏时我比较喜用、擅用生蒲黄。因“蒲黄长于活血化瘀，尤善通利血脉，故有止血固崩之功”。临床上由于瘀血引起的崩漏屡见不鲜，因瘀滞未去，则新血不能归经，导致出血不止，或量多如注有块。本着通因通用的原则，我常重用蒲黄。其用量可达30～60 g，化瘀止血，寓通于涩。如治疗李某，因卵巢囊肿做过剥离术，术后小腹隐痛。月经来潮，淋漓不止。经刮宫后血仅止10余日，又突然流血不止，量多如注，有块且大。刻下小腹疼痛拒按，块下痛略瘥。心悸气短，自汗头晕，精神疲倦，舌边紫黯有齿印，苔薄白，脉沉细弦。我辨此证为气虚夹瘀，胞络受阻。用活血化瘀，佐以扶正之品。处方：生蒲黄50 g(包煎)，花蕊石20 g，炒当归10 g，丹参6 g，熟大黄炭10 g，炒党参15 g，炮姜炭3 g，血竭3 g，震灵丹12 g(包煎)。3剂。复诊时块下更多，腹痛胀消失。再拟上法3剂后血块消失，经血自止。3个月后门诊随访，崩漏未见反复。

对痛经的治疗，我认为不能盲目止痛，也应“求因为主，止痛为辅”。不主张采用单一的止痛方药。如瘀滞腹痛，如果不以活血祛瘀为主，或剂量不足，往往起不到止痛的目的。再则宿瘀内结，凝滞胞宫，经血虽下，疼痛不减，即使经行过多如注，治法仍当活血化瘀，从实证论治。若用止血定痛，以碍血行，则宿瘀未消，瘀血留滞，非但疼痛得不到缓解，相反出血也越止越多，淋漓难断，所谓瘀血不去，新血不生，血不归经。有一位患者曾于1987年11月7日做腹腔镜检查，确诊为“盆腔子宫内膜异位症”，同时行剥离术。因剧烈痛经未得到缓解而到中医专科门诊来治疗。初诊主诉：每次月经干净后10日左右少腹剧痛难忍，严重时可致昏厥，常因此而急诊，唯注哌替啶后方能暂时缓解。我想子宫内膜异位症之痛经和一般痛经不同，后者多由各种原因引起经血排出困难所致，若瘀血畅行或块膜排出则腹痛当即减轻或消失。而前者则并不因此而减轻，相反瘀下越多越痛，因其瘀结不在宫腔内，而在子宫肌层或其他组织，欲出而无路。故治当以活血化瘀，兼理气散结止痛，促使瘀血活化内消为主。病家应注意在经前3～7日内服药，方能有效。过晚则瘀血既成，日渐增加，则其效不能速达，难收预期之功。经过治疗，患者高兴地说：“现在已仅感腹部隐痛，真未想到中医能有如此神奇的疗效！”

我治疗痛经，善用蒲黄，而且是生用，用量不必过重，用以化瘀去实，此药专入血分，以清香之气兼行气血，气血顺行则冲任调达，瘀去痛解。但临诊时要讲究君臣，讲究药对。如生蒲黄、五灵脂活血行瘀止痛；生蒲黄、花蕊石化瘀下膜；生蒲黄、血竭散瘀止痛止血；木香、小茴香行气止痛；川楝子、延胡索理气止痛；香附、延胡索理气散瘀；苏木、延胡索祛瘀通络；丹参、广郁金祛瘀止痛；赤芍、牡丹皮凉血散瘀止痛；香附、乳香、没药理气化瘀；香附、乌药理气调经；香附、苏木理气祛瘀；乳香、没药行气散血。如治疗一18岁的施某，临经腹痛5年。自初潮起，每经痛较剧，量多更甚，块下较舒，临前每肢清，脉略细，苔薄，边有齿印。辨其证属宿瘀内结，寒凝胞宫，用温经化瘀调经法。处方：云茯苓12 g，桂枝3 g，赤芍10 g，牡丹皮10 g，单桃仁10 g，炒怀膝12 g，青皮、陈皮各5 g，制香附10 g，艾叶3 g，调治1周。在经期将届之时，给予温经散寒、化瘀止痛、调理冲任。选用：炒当归10 g，大生地10 g，炒怀膝10 g，川芎6 g，白芍10 g，制香附10 g，延胡索12 g，桂枝3 g，乌药10 g，制乳香、制没药各6 g，生蒲黄10 g(包)，艾叶3 g。7剂。经前3日始服。药后腹痛消失，瘀块较前减小。以后在经前则用：炒当归10 g，大生地10 g，炒怀膝10 g，川芎10 g，白芍10 g，桂枝3 g，制香附10 g，延胡索12 g，制乳香、制没药各6 g，生蒲黄15 g(包)，小茴香2.5 g。嘱每经前3日始服，连服7剂，以巩固疗效。按法坚持服药4个月经周期而愈。

七、谈“瘀热内蕴”之“带下”

蔡氏先祖认为：带下之因，一因胃中湿热与痰浊流注于带脉，溢于膀胱。二因气虚脾精不能上升而下陷，或风寒客于胞门，中经络传脏腑，五脏损伤而下之。总须辨清湿热和虚损之别，大抵以湿热居多，治则为健脾利湿，升提胃气，佐以利湿和补涩。我认为要结合西医学知识，如西医学中所说的各类阴道炎、宫颈炎、盆腔炎、内分泌功能失调等疾病引起的阴道分泌物异常增多与中医带下病相类似。此外还有一种情况如子宫肌瘤、卵巢囊肿等中医“癥瘕”病，临床往往表现为带下量多，或如黄水样，患者多以带下如水样为主诉来就诊。若按常规，湿邪为患者，或脾肾亏虚为治疗法则，临床往往收效不佳。此时结合西医学检查，往往发现患者多合并有子宫肌瘤、卵巢囊肿或盆腔炎、阴道炎、宫颈炎，或有是病而反复不能治愈者，此时治疗不能简单健脾利湿或补益脾肾等。应考虑“瘀热内蕴”为主要病理机制，大多因感受湿热之邪，反复或久治不愈，与血相搏结，损伤冲任，导致“瘀热内蕴”而致水样分泌物者，这时治疗应以“活血清热”为法，结合临床辨证，药多用“赤芍、牡丹皮、鸭跖草、败酱草”为主，随证加减。赤芍泻肝清热，散瘀活血，李时珍说散邪能引血中之滞。牡丹皮亦是清血热、散瘀血的要药。鸭跖草、败酱草等清热解毒、利湿。四药配合清热活血。兼脾虚加党参、白术、云茯苓；兼肾虚加杜仲、川续断、狗脊；伴外阴瘙痒加白芷、蛇床子；湿热偏重则加鱼腥草、鸡冠花；血瘀癥瘕者加桂枝、桃仁、莪术、鬼箭羽等；湿重加薏苡仁、车前子、泽泻等。此外，鸡冠花、白槿花、桑螵蛸、海螵蛸等，不同证型多可加之。所以治疗带下不能拘泥于完带汤、易黄汤等。一定要开阔思路，结合西医学检测手段，结合辨病进治疗，才能抓住疾病本质，取得疗效。

八、追忆“贫病不计”的蔡氏诊所

我父亲香荪公济世为怀，秉承祖训，行善至上，从不斤斤计较于诊金。在挂号室里挂有收费牌，末句明示“贫病不计”。所以号票亦与众不同，分为五色：除拔号票面稍大，其余为平号白色，半费为红色，二角为绿色，免费为蓝色。亲友专用黄色号票，非但不收费用，且优先就诊。在旧社会，生活拮据者不少，父亲诊病时，如有察觉贫病者，则主动减半收费或免费，以后复诊，即按此例。也有主动要求挂半费者，按先祖蔡小香规定，病家如提出挂半费或免费者，挂号先生概不细究，即予方便，一视同仁，依次就诊，不因收费少而退让于后，勿使患者有自卑感。相反如病情较重，常立即给予诊治，以免意外。另外绿色号票，象征性付费二角。对特别贫困者，生活尚难维持，更兼疾病缠身，实言要求给予免费，父亲一律接待。即使已挂号，诊费亦均退还。不仅予以义诊，而且赠药给他，俗称“施诊给药”。拿药均到同春堂北号，在福建北路，地处老闸桥北堍，离诊所仅一桥之隔。我父亲与药店商妥，印就领药单，连有存根，由挂号员填明剂数，给病家到该店领取，每届端午与中秋节，以及春节前，凭单来诊所结算，费用按成本计价，其意思是大家都为社会尽一份义务。对个别病重步履维艰、路途较远者，更资助车旅费。同时每年夏天自行配制“痧药水”“行军散”等，置备于账房间，供贫困者免费索取。在我的祖上这样的事情不胜枚举，对我的影响很大。

第三节　蔡氏妇科第八代部分传人医话医论

一、黄素英

（一）话说“医”者

中医药学是基于中华传统文化创造的、具有深厚文化底蕴的传统科学，是深受我国古代文化影响而创立的具有民族特色的医学体系。何为“医”者？

1. 医者“道”也　“道”是中国古代哲学思想中最为博大精深的概念，它体现了自然万物的本源和运动变化的法则。中国传统文化的实质和核心就是“道”，这个“道”不仅仅是指规律或原则，它更关系到我们对自身生命的感悟与认识。道在岐黄为“医道”，古代圣贤强调“以医入道”，以“近取诸身，远取诸物”为参悟的原则。

《内经》把古代的哲学思想“阴阳五行”学说引用到医学中来，如：“阴阳者，天地之道也，万物之纲纪，变化之父母，生杀之本始，神明之府也，治病必求于本。”明确了中医学理论的哲学基础。阴阳五行学一旦被引用到中医学中，便决定了中医学的两个重要特点：一是整体观，二是辨证施治。这既是中医学的哲学观，也是中医学的方法论，并形成了中医学的基本思维方法。《内经》云：“数之可十，推之可百；数之可千，推之可万；万之大，不可胜数，然其要一也。”它把阴阳的对立统一看成万事万物产生、发展、变化的普遍规律，强调矛盾的对立和统一、平衡与发展。人的生理、病理变化也不例外。如：“人生有形，不离阴阳。”“阴平阳秘，精神乃治；阴阳离决，精气乃绝。”从某种意义上说，治病就是调整阴阳，使人体恢复到“阴平阳秘”的健康状态。

阴阳五行学说在中国传统医学中着重于研究整体性、自发性、协调性，并重视广泛的联系，其整体观念、动态过程、功能活动、自组织机制等形成了中医学的系统论。毫无疑问，中医学是一门医学科学，但是阐释、演绎其理论体系的基本元素道、气、阴阳平衡、五行生克、整体观、天人相应、养生观念等均来自中国的传统文化。尤其是儒家的中庸之道，强调“和为贵”，并与阴阳五行相结合，便形成了中医学以阴阳之间的相互关系来表达人体的生理和病理变化，用五行生克来阐明脏腑之间的相互依存和制约。中医的阴阳五行理论是对中国传统文化思维方式的一个最基本的运用。量子力学的创始人尼·玻尔说中国古代伟大思想家的真知灼见令人倾倒。

因此学习中医,传承中医一定要懂得传统文化,一定要参悟中华之“道”的根本所在。

2. 医者“意”也　“医者意也”是我国汉代郭玉最早提出,他曾说:“医之为言意也,腠理至微,随气用巧,针石之间,毫芒即乖。”可见他的临证施治,既遵循规律,又通权达变。“医者意也”,其中强调的“意”即指:医学是一门深奥的学问,而尤以诊脉、用药为难;治病不可生搬硬套、墨守成规,必须最大限度地发挥自己的聪明才智,方能正确辨识疾病,并找到适合的治疗方法。意,就是指科学思维,就是希望医生对疾病进行精确分析,悟出新的治疗方法。古代医家以“意”构建自身传统医学的过程,实质上也就是以本民族思维特征与生活经验,构建一种实用技艺与学问的体系过程。中医学要传承,既要遵循知识传承的一般规律,也要遵循中医自身的特殊规律。由于中医学特别重视具象的知觉和感悟,因此传承中医就必须培养继承人感觉事物的敏锐性、观察力,也就是提高学习中医的悟性。

中医学的理论和经验均有着深刻的文化内涵,与传统文化有着密切的关系,因此传承中医,首先应该具有深厚的文化底蕴。也就是说对中国古代哲学、文学、易学、天文历法、琴棋书画、诗词歌赋等传统文化的基础知识要有一定或广泛的了解,这是强化中医“悟性”的基础。而缺乏文化素养、知识贫乏者则难以为医,这就形成了我国文化人从医的传统,为医者颇善诗文,随之研习医理、著书立说,编纂、校勘医药文献。上海妇科名医蔡小荪,出身儒医世家,自幼便习读诗文。家人常聘请清末的秀才、举人为其家教,讲授国文、诗书。稍长,又聘中医名家讲习医学。平时喜武术、游泳、旅行、摄影,兴趣颇为广泛。因为人文功底扎实,又熟读经典,对中医理论的理解深刻,年甫弱冠即独立应诊,日诊近百人,临床疗效显著。所以,“医者意也”即是对名医悟性的高度概括,又是对中医学习方法的形象归纳。

3. 医者“艺”也　中医学不仅是一门自然科学,而且还是一门艺术。就中医传承而言,教者言传身教,传道、授业、解惑;学者侍诊于师,耳闻目染。但师承名医绝不是件容易的事情。《易·系辞上》说:“形而上者谓之道,形而下者谓之器。”师承名师,既要把中医学术中的“形而下”(硬件)学到,又要掌握其

“形而上”（软件）的内容，如老师治病时的通权达变，不拘一格的出奇制胜。不仅学习其知识技艺，更重要的是蕴藏在中医传统之中并由中华文化支撑的理念。这就需要勤奋，需要反复地从错综复杂临床现象中体验中医诊疗的本质，并揣摩两者内在的联系，更要求在悟性、人格和文化熏陶的基础上的潜移默化，重在“神似”。传承中医就是要把握中医学的神韵和特征，如文化理念、基本理论、辨证论治以及独特的诊疗方法、技术体系等。是在像老师的基本格局上有变化，有自己的特色，乃至有所创新……正如齐白石所说：“像我者死，学我者生。”

4. 医者“德”也　医乃仁术，儒学的“忠恕”“仁、礼”“和为贵”之道，这种思想提升了传统的医德境界。中医人才的培养除了十分重视医理、医术外还特别重视医德规范行为的修养。文人医家受儒家文化的影响，以儒士自居，往往重视自我修养，善用“内省”“慎独”进行自我道德修炼，成为医林表率，这显然有助于职业道德水准的提高。

唐孙思邈在他的《备急千金要方》中云：“凡大医治病，必当安神定志，无欲无求，先发大慈恻隐之心，誓愿普救含灵之苦。若有疾厄来求救者，不得问其贵贱贫富，长幼妍媸，怨亲善友，华夷愚智，皆如至亲至想。亦不得瞻前顾后，自虑吉凶，护惜身命。见彼苦恼，若己有之，深心凄怆。勿避险巇，昼夜寒暑，饥渴疲劳，一心赴救……如此可为苍生大医。”由于有较多的为医者知识水准较高，他们不仅善于总结自己的临床经验，而且带来儒家风范，致力研究，以通儒治经之法研究医学典籍，医文相渗推动中医人格素质及职业社会地位的提高，所以历代名医无一不是“大医精诚”的楷模。只有实践“大医精诚”的优良传统，才能学有所悟，才能造就出医术高超的一代名医，才能继承好名医的宝贵经验，并将其传承下去。医德与医术有着密切的关系，只要有一颗仁爱之心，只要具备了全心全意为人民服务的良好医德，就会有不耻下问、虚心求教的学风，就会有精益求精、勇攀高峰的精神，就能不断增长为人民服务的本领。

医者“道也”“意也”“艺也”“德也”。

（二）详于问诊，巧治“不孕”

望、闻、问、切四诊，乃中医医家诊察疾病之规矩准绳。医者临诊必须四诊合参，尤以问诊为要。只有细问情由方知病之来历，详问近况才知病之浅深，再参合其他三诊所得，才能明辨病源，症药相当，而病之可愈也。在这四诊中，

尤以问诊为重要。蔡氏四世蔡兆芝说："大抵病之呈于外者，显而易见；非问无以悉其源；病之伏于中者，隐而难知，非问无以明其理。唯于未诊之前，先为探听叩其由来，得之久暂，别其病之或深或浅，察其体之或安或危，问愈明而识愈精，胆欲大而心欲小。庶几胸有成见，药症相符矣。"一个具有深厚医学知识和丰富临床经验的医生，常常通过问诊就可能对某些患者提出准确的诊断。在实际的临床工作中，有些疾病的诊断仅通过问诊即可基本确定。如果忽视问诊，必定会使病史资料残缺不全，病情了解不够详细准确，往往造成临床工作中的漏诊或误诊。尤其对那些病情复杂而又缺乏典型症状和体征的病例，深入、细致的问诊就显得更为重要。

一位长期苦于不孕的患者竟然在一瞬间成了一位孕妇，这全归功于问诊。

案 1

2011 年 1 月 30 日，34 岁的孙某是第三次来就诊，同时被确诊为早孕。她是一位婚 7 年，未避孕 5 年的原发不孕患者，曾做人工授精 3 次未果，男方略有少弱精。患者左侧输卵管通而欠畅，伴有宫颈重糜。该患者多年来奔波于各大医院就诊，身心疲惫。经人介绍于 2010 年 12 月 29 日前来就诊。

初诊

经过仔细的望、闻、问、切四诊后，辨证为肝气郁结，肾气不足，络道受阻，下焦湿热。患者末次经期为 12 月 7 日，考虑经期将届，处以疏肝益肾通络之方药，嘱咐患者月经干净后服。处方：

炒当归 10 g，白芍 10 g，柴胡 6 g，云茯苓 15 g，茯神 15 g，炒白术 10 g，淮小麦 30 g，生甘草 3 g，生地 10 g，路路通 10 g，皂角刺 30 g，地龙 10 g，王不留行 10 g，瞿麦 10 g，土茯苓 30 g，生黄芪 30 g，炮穿山甲片 10 g。

7 剂。

由于经净后期，此期胞宫气血由虚至盈，肾气渐复渐盛，阴生阳长，气血阴阳相对不足，是育肾、种子、消癥、通络的基础阶段，故以疏肝育肾填精、助阳通络的育肾通络方合逍遥散，以收疏通输卵管、促排卵之功。

二诊(2011 年 1 月 16 日)

月经于 1 月 4 日来潮。经行量少，3 日净，色鲜红，少血块，经前腹微痛，乳胀减。上月基础体温双相平稳，时值中期，基础体温暂未升，带下色黄有异味，伴瘙痒，脉细弦，舌红苔薄。拟育肾培元。处方：

茯苓 12 g，熟地 10 g，仙茅 10 g，淫羊藿 12 g，鹿角霜 10 g，紫石英 30 g，巴戟天 10 g，肉苁蓉 10 g，河车粉 6 g，龟甲 10 g，知母 10 g，黄柏 10 g，炒蛇床子 10 g，土茯苓 30 g，苦参 6 g。

14 剂。

时值月经中期，即排卵期，予以育肾培元，填补肾精，益肾温煦，助其受孕。配以紫河车粉吞服，补肾益精，益气养血。加炒蛇床子 10 g、土茯苓 30 g、苦参 6 g 治疗带下异味瘙痒等症。

三诊(2011 年 1 月 30 日)

基础体温爬坡状上升 12 日，今日基础体温更上 1℃，左小腹抽痛或刺痛感 5 日，带下少，乳头疼痛。根据其基础体温爬坡状上升 12 日，中期有行房事，今日基础体温更上 1℃，脉细数略滑，舌红苔薄，考虑到有怀孕的可能。当时正值春节前夕，下周停诊，因此再三交代，再过 2 日，体温仍不下来，保持高温，必须自测尿 HCG，今日先予以保胎药，以防万一。并嘱咐孕后注意事项。在反复交代，嘱咐测尿 HCG 时，患者才说："我今天已测小便，没有怀孕，只是有根淡水印，以前也有过，过 2 日就会来月经。"根据这情况立即判断她已经受孕，并有"一月堕胎"的历史。同时果断地为其开了保胎药：

炒潞党参 12 g，炒白术 10 g，黄芩 10 g，砂仁 3 g，川续断 12 g，杜仲 12 g，桑寄生 15 g，菟丝子 15 g，苎麻根 12 g，南瓜蒂 5 枚，女贞子 10 g，墨旱莲 10 g。

14 剂。

同时再三叮嘱了早孕的注意事项。

四诊(2011 年 2 月 13 日)(春节过后)

患者尿 HCG 阳性，孕 39 日，血中孕酮、HCG 均符合妊娠日数，基础体温高温尚平稳，在孕 30～36 日时少量出血 3 次，伴腹隐痛，腰酸，余无所苦。脉细滑，舌红苔薄，再拟育肾安固。以后坚持服药至孕 90 日方止。

就这样，苦苦求诊多年的不孕症患者竟然是一位习惯性流产患者，是一位"一月坠胎"患者，是一位反复"生化妊娠"患者。这位不孕症患者竟然在一瞬间成了一位孕妇，全归功于医生认真负责的态度，不厌其烦的问诊和交代。

临床上有些求医者自称不孕，实则并非，相反是有生育能力，而且是曾多次受孕，屡孕屡堕的习惯性流产患者，即所谓"一月堕胎"，西医谓之"生化妊娠”。其主要原因是胚胎发育不好，西医认为常见原因是染色体异常、内分泌因素、免疫因素等。一些妇女在做试管婴儿时这种情况比较常见。但是大部分妇女因为没有上医院检查，自己也没在意，就会把它当作月经推迟忽略过去，其实已经是自然流产了。虽然生化妊娠的诊断时机难以掌握，但可以通过B超监测排卵的时间、测基础体温来推算。一般排卵后或基础体温上升后超过14日未行经就要高度怀疑有生化妊娠，确诊是生化妊娠后用HCG治疗。

《证治准绳・女科》云："但知其不受孕，不知其受而坠也。"全国妇科名老中医蔡小荪提出了"一月坠胎"的概念，主张"预防为主，孕前调治和孕后早治至关重要"。中医认为主要原因在于脾肾虚损、气血不足、冲任失调，治疗以补肾健脾、调理冲任、巩固胎元为原则。所以"一月堕胎"的患者监测基础体温是必要的，如平素体温不够典型，近期明显双相，体温上升超过14日而经未行，即须加以注意。孕后须早治。首先要早期诊断，并用安胎之法，一般安胎到3个月为宜。《景岳全书・妇人规》云："凡治坠胎者，必当察此养胎之源，而预培其损，保胎之法，无出于此。"又云："凡胎孕不固，无非气血损伤之病，盖气虚则提摄不固，血虚则灌溉不周，所以多致小产。"治法以补肾健脾，养血安胎，方选寿胎丸加党参、白术、杜仲、菟丝子。

二、陈旦平——话说"通法在妇科中的应用"

通法为临床常用治法之一，是针对不通而设。通法有广义，狭义之分。狭义通法仅指下法，广义"通"法则包括理气、活血、解郁、散寒、通阳等多种治法。有关通法治则早在《内经》就有记载，如："石瘕生于胞中，寒气客于子门，子门闭塞，气不得通，恶血当泻不泻，衃以留止，日以益大，状如怀子，月事不以时下。皆生于女子。可导而下。""坚者削之……结者散之，留者攻之。"妇人以血为本，以血为用，其经、带、胎、产、乳均离不开血的源泉，无不与血的盛衰畅滞有关。只有血气和调，任通冲盛，胞宫藏泄适度，血脉流通，则百病不生。反之，气滞血瘀，络脉受阻，血不通畅，瘀血内留则诸病生焉。

临床上不通最为常见的形式就是瘀。"瘀"本由淤水积滞的"淤"字转化而来，象征着水滞不畅。汉代许慎《说文解字》中称"瘀，积血也"。凡血液运行不畅，凝滞于脉道之中，或体内留有离经之血未能吸收消散者，均可形成瘀血。临床上导致血瘀的原因很多，如寒凝致瘀、肝郁气滞、气虚血瘀、痰浊阻络等。

瘀血形成以后，反过来更阻碍血脉之运行，脏腑缺血，导致功能失调，引起疾病。妇女由于有月经与产褥的关系，容易积血为病，出现月经失调、痛经、闭经、崩漏、经行吐衄、经行头痛、经行乳胀、不孕、癥瘕等病症。在长期的临床中我体会到，凡以疏通气血、祛瘀通滞而令气血通畅的治法都可称通法。但治疗时必须根据瘀滞不通的不同属性，采用不同的具体治法，分而治之，有的放矢。

（一）温宫逐瘀法

温宫逐瘀法为寒凝瘀滞证而设。寒为阴邪，其性凝滞，性主收引，寒能使血管收缩，血流缓慢，运行不畅，导致瘀证。《素问・举痛论》说："寒气入经而稽迟，泣而不行，客于脉外则血少，客于脉中则气不通。"寒邪客于胞中，影响冲任而导致月经不调、痛经、闭经等病证。寒为阴邪，易伤阳气，阳气受损，则温运无力而导致寒从内生，影响脏腑、气血、经络、胞宫、胞脉的功能，导致宫寒不孕、癥瘕等证。凡此诸症，皆宜温而通之。此法我最常用于治疗寒凝气血，气滞血瘀型痛经。药物用：炒当归、川芎、白芍、制香附、怀牛膝、艾叶、桂枝、淡吴茱萸、小茴香、炒延胡索、乌药、川续断、狗脊，随症加减。每次于月经来潮前3日开始服药，连服7剂，连续治疗3个月经周期。本方以四物汤为主，加温宫调经、理气化瘀之剂而成。方中桂枝辛温通散，淡吴茱萸温中散寒，艾叶温中逐寒、调经止痛。香附理气调经止痛，小茴香祛寒理气止痛，延胡索活血散寒，理气止痛。四物汤养血调经。总之，治疗着重于"通"字，此因寒凝致瘀，故用温宫逐瘀法。因寒得温则散，瘀得温则化，血得温则行。治疗痛经的同时要注意理气，因气为血之帅，气行则血行。至于痛经的其他类型，也可以本方为基础加减应用。

案2　李某，女，16岁，室女。

初诊(2002年3月26日)

原发痛经，每经行腹痛剧烈，腹部喜温喜按，畏冷肢清，每伴恶心呕吐、腹泻，始则经行不畅，瘀下则痛缓。最近一次经期为3月13日，舌质淡，苔薄白，脉细弦。证属寒凝胞宫。治以温宫逐寒，化瘀调经。处方：

炒当归10 g，川芎10 g，白芍10 g，制香附10 g，怀牛膝10 g，艾叶3 g，桂枝3 g，淡吴茱萸2.5 g，炒延胡索12 g，乌药10 g，川续断12 g，狗脊12 g。

7 剂。

嘱经前 3 日始服。4 月 17 日月经来潮，经痛显减，但仍有恶心不舒，再从前方加减，连服 3 个月经周期，每服 7 剂。第三个月经周期为 6 月 24 日，经行腹痛消失。随访 3 个月未见复发。

（二）疏肝解郁法

疏肝解郁法为肝郁气滞者立。肝郁气滞也可致瘀。妇人以肝为先天。肝藏血而冲为血海，主疏泄而喜条达。疏者，疏发、升散；泄者，开泄、宣通。气以条达流畅为顺。由于女子性多忧郁，易伤肝气，致木郁不达而使气机郁滞，血行不畅，脉络受阻或蓄溢失常，导致血海冲任失调，如月经不调、经行乳胀、乳腺小叶增生、痛经、闭经等。气运乎血，血本随气以周流，气凝则血亦凝矣。朱丹溪谓："气血冲和，万病不生，一有怫郁，诸病生焉，故人身诸病，多生于郁。"我在临床上常用疏肝解郁法治疗乳腺增生病。中医学认为，肝脉布胸胁，乳房为阳明所主，因此肝气不舒或阳明气滞痰凝，均可导致乳腺增生病。如情志忧郁，多愁善感，或急躁易怒，均可导致肝气郁结，气机不畅，蕴结于乳房，使乳房经脉阻塞不通，导致乳房胀痛。久而久之，气滞血瘀，形成乳房肿块。根据"结者散之"的原则，治疗宜疏肝解郁，化痰散结，可用逍遥散加软坚散结、调理冲任等药。药物有当归、白芍、柴胡、茯苓、白术、制香附、皂角刺、路路通、炙穿山甲片、山慈姑、夏枯草、仙茅、淫羊藿等药。诸药合用，自然冲任调，肝气舒，郁结消。对肿块较大者，可用皮硝、七厘散合匀装入纱布袋外敷，以增强破坚积、消瘀块之力。

闭经者，月水不通，故必以通为治。如气血郁结者，当以行气活血为通。《素问·阴阳别论》云："二阳之病发心脾，有不得隐曲，女子不月。"陈自明《妇人良方》云："忧愁思虑则伤心，而血逆竭，神色先散，月水先闭。"由此可见，情志不舒，肝气郁结不通，是引起闭经的重要原因之一，因此疏肝解郁，使肝气条达通畅，是治疗闭经的主要治法之一。常用逍遥散加香附、郁金、佛手之类以疏肝解郁，每能收效。值得注意的是在疏通之时勿忘培补经源，如张景岳所云"欲以通之，无如充之"。所以健脾以资气血生化之源是通经的基础，而疏肝理气、活血化瘀、调畅气血也是通经之常法。即欲求调经，必当行气，而欲求行气，则必须以疏肝解郁为先，肝气得疏，气机条达，气血通畅，其病自愈。

案3 缪某,女,51岁。

初诊(1998年6月25日)

月经周期30日,经期5～6日。生育1胎,人工流产术1次。患者因乳房纤维腺瘤已在东方乳房病医院登记住院,准备手术。等待手术期间来我处就诊。患者每行经前乳房胀感,左乳外上象限可触及一花生大肿块,表面光滑,活动度好。钼靶诊断:左乳房纤维腺瘤。最近一次经期6月18日。余无所苦,脉细弦,舌红苔薄。证属肝气郁结,气滞血瘀。治以疏肝理气,软坚散结,用逍遥散加味。处方:

炒当归10g,赤芍10g,柴胡5g,茯苓12g,炒白术10g,皂角刺30g,炙穿山甲片9g,山慈姑10g,夏枯草20g,浙贝母10g,王不留行10g,全瓜蒌12g,海藻12g,昆布12g。

7剂。

皮硝、七厘散和匀外敷。

7月2日、7月9日两次复诊均自称肿块不断缩小。

四诊(1998年7月16日)

经事将届,治用四物汤加味。

五诊(1998年7月25日)

7月19日经行,自述经行乳胀未作,经量畅,肿块消失。触诊未触及肿块,嘱赴外院做钼靶复查。检查结果:肿块消失。住院登记也取消。时过5年余,2002年6月11日再次来诊,称经乱未绝,两乳小叶增生,烘热汗出,夜寐欠安,脉细弦,舌红苔薄,再从前法调治3月余,小叶增生消失,但时有乳胀感。

乳房纤维腺瘤一般来说服药很难消除,但此案乃属特例,也有因乳腺小叶增生误诊为纤维腺瘤的可能。但疏肝解郁、活血化瘀、软坚散结对此类病确有良效。

(三)化瘀消癥法

化瘀消癥法为宿瘀内结,积而成癥者设。由于脏腑功能失调,正气虚弱,血气失调,邪气乘虚而入,滞留经络、胞宫,如经产余血,流注于胞脉胞络之中,泛溢于子宫之外,气血不畅,以致蕴结为瘀,形成癥瘕。如子宫肌瘤、卵巢囊肿、子宫内膜异位症、盆腔炎性包块等均属癥瘕范畴。瘀血是其直接原因,故

治疗活血化瘀为基本治法。我在临床上非经期常用《金匮》桂枝茯苓丸加味，药物用云茯苓、海藻、昆布、鬼箭羽等。其中桂枝茯苓丸治瘀阻、下癥块；皂角刺辛温锐利，直达病所，溃肿散结；石见穿活血消肿，炙穿山甲片散血通络，消肿排脓；莪术行气破血，消积散结；水蛭逐恶水，破瘀散结。海藻、昆布咸以软坚，消癥破积；鬼箭羽破瘀行血，消癥结；䗪虫活血化瘀，消坚化癥。如兼气虚者加党参、黄芪以兼顾。在此基础上调治，可控制病灶生长，甚者缩小病灶乃至消失。一般化瘀消癥时均需注意提高整体功能。古人云：壮盛无积，养正者积自消。故在方中酌加补气行血之品，攻补兼施，以免邪去正伤。非经期以攻为主，寓补于攻之中，活血化瘀，软坚消癥着眼于治其本，经期当以活血化瘀、摄血止痛以治标为先，又要防其“离经之血”残留为患，常配生蒲黄、三七、花蕊石止血不留瘀之品。

案 4　张某，女，27 岁，未婚。

初诊(2002 年 7 月 25 日)

B 超示：左侧卵巢液性暗区 40 mm×39 mm×44 mm。诊断：子宫腺肌病待排，经行左少腹胀痛，舌质红苔腻，脉细。证属宿瘀内结，积而成癥。治以化瘀消癥。处方：

云茯苓 12 g，桂枝 3 g，赤芍 10 g，牡丹皮 10 g，皂角刺 30 g，炙穿山甲片 9 g，淫羊藿 12 g，制黄精 12 g，石见穿 20 g，鬼箭羽 20 g，焦薏苡仁 20 g。

本方加减服用 3 个月，B 超复查：左卵巢液性暗区 15 mm×23 mm×25 mm 较前缩小，方已应手，再守前方加减，并带药而返加拿大服用。2003 年 3 月家属来电告知，B 超复查，液性暗区已消失，子宫卵巢未见异常。

(四) 化瘀止崩法

化瘀止崩法为瘀血所致的崩漏而设。如子宫肌瘤、子宫内膜异位症引起的经量过多如注，伴见血色紫暗质稠，下瘀块较大较多。对此种崩漏不能单纯固涩止血，因这种出血均由宿瘀内结所致，瘀血不去，新血不生；血不归经，则出血不止。此非寓攻于止不为效，故当以通因通用，化瘀止崩。药物可用炒当归、白芍、怀牛膝、生蒲黄、血竭、三七末(吞)等。本方以四物汤加减，养血调经，加用生蒲黄、血竭、花蕊石、三七末活血化瘀止血，香附理气调经，以助化瘀。生蒲黄重用，取其活血化瘀、通利血脉，可起到化瘀而止血、通利而固涩的作用。如出血过多而兼气虚者，可加党参、黄芪补气以固摄。崩漏属气滞血瘀者，自当活血化瘀，但在其他证型的出血阶段，也可适当掺加活血化瘀之品，可起到化瘀生新的作用。否则补不兼行则滞，涩不兼行则瘀，清不兼行则凝。

案 5 方某，女，46 岁，已婚。

初诊(1999 年 11 月 9 日)

月经史：13 岁初潮，周期 23 日，经期 10 日。生育一胎。患子宫内膜异位症 6 年余，每经行腹痛，量过多如注，伴大量血块，瘀下后常淋漓将旬方净，面色苍白，疲惫乏力。B 超示：子宫腺肌病、盆腔轻度粘连。舌质淡胖边有齿印，苔薄白，脉细弱。证属宿瘀内结，积而成癥。治疗方法：非经期以桂枝茯苓丸加味活血化瘀，软坚消癥；经期以活血化瘀，益气调摄。处方：

炒当归 10 g，赤芍、白芍各 10 g，生蒲黄 30 g，血竭 3 g，花蕊石 20 g，制香附 10 g，怀牛膝 10 g，延胡索 12 g，丹参 10 g，炒党参 12 g，川续断 12 g，桑寄生 12 g，女贞子 10 g，墨旱莲 15 g。

药后经量显减，腹痛减轻，继而消失。坚持服药，时而间断，经量基本正常。

(五) 化痰通络法

化痰通络法专为痰浊阻络者立。痰浊留于体内，能阻滞气血的正常运行也可致瘀。一般来说，痰湿的产生多与脾胃有关，但就妇科而论主要在肾。肾阳不足，失之温煦，则水湿留聚，停注下焦，影响任脉、带脉，症见带下增多，经前泄泻，月经前后水肿；或形体肥胖，脂膜壅积，出现闭经、不孕等。如多囊卵巢综合征，常表现有月经稀发、闭经、多毛、肥胖、不孕等症状。中医认为其病因病机多涉及肾虚及痰湿。《坤元是保》曰："有妇人肥胖，经或二三月一行者，痰气盛而躯脂闭塞经脉也。"此多由于脾肾阳虚，运化失职，湿聚脂凝，脉络受阻，营卫不得宣通，血海空虚，体胖经闭遂成。可用炒当归 10 g，川芎 10 g，苍术 10 g，制香附 10 g，云茯苓 12 g，白芥子 6 g，石菖蒲 15 g，焦楂曲各 15 g，焦枳壳 15 g。如肾阳不足，不能温煦，痰湿阻滞胞宫，气机不利，络道受阻不能摄精成孕，如朱丹溪谓"躯脂满溢，闭塞胞宫"可致不孕。治疗宜化脂消痰，育肾通络。可用云茯苓 12 g，苍术 10 g，桂枝 3 g，路路通 10 g，公丁香 2.5 g，皂角刺 30 g，炙穿山甲片 9 g，白芥子 3 g，制胆南星 6 g，瞿麦 10 g，地龙 10 g。方中茯苓和中健脾渗湿，治腹中痰湿；苍术健脾燥湿；皂角刺、炙穿山甲片气腥走窜，贯通经络，透达关窍；桂枝辛温香窜，通阳祛瘀，温经通络；路路通能通十二经，利水通络；丁香辛香入肾壮阳，配路路通以通络；制胆南星下气散血，除痰攻积；白芥子温中利气豁痰；瞿麦可促进肠蠕动，外加地龙，以利通络。一般坚持服药数月，常可痰湿递减，体重下降，经水渐调，络道通而受孕成。

案 6 赵某，女，22 岁，未婚。

初诊(2002 年 3 月 14 日)

室女，经素稀行，数月一行，渐至经闭。B 超示：多囊卵巢综合征。曾在市第一妇婴保健院做卵巢切割手术，术后月经正常 4 个月又经闭不行，随即来我处就诊。形体肥胖，毛发粗，形寒畏冷，疲惫乏力，兹经阻 4 个月未行，脉细弱，舌淡体胖边有齿印，苔薄白。证属脾肾阳虚，脂膜壅滞，络道受阻。治拟化痰消脂，育肾通络。嘱测基础体温。因经阻 4 个月，姑先调经。处方：

当归 10 g，川芎 10 g，白芍 10 g，制香附 10 g，怀牛膝 10 g，焦楂曲各 15 g，白芥子 6 g，制胆南星 10 g，泽兰叶 10 g，淫羊藿 12 g，巴戟天 10 g，川续断 12 g，狗脊 12 g。

二诊

经仍未行，基础体温单相，改用育肾通络，消脂化痰。处方：

茯苓 12 g，生地、熟地各 10 g，苍术 10 g，桂枝 3 g，路路通 10 g，公丁香 2.5 g，皂角刺 30 g，炙穿山甲片 9 g，白芥子 10 g，石菖蒲 15 g，淫羊藿 12 g。

7 剂。

再改服育肾培元法。处方：

茯苓 12 g，生地、熟地各 10 g，仙茅 10 g，淫羊藿 12 g，巴戟天 10 g，蛇床子 10 g，鹿角霜 10 g，焦楂曲各 15 g，制胆南星 10 g，川续断 12 g，狗脊 12 g。

如此反复调理，基础体温略上升，然后用四物汤加味育肾通经，2 月余经行一次，量极少。继用上法 8 个月，经来量增，1 个月左右一行，但基础体量双相欠佳，高温相极短，目前仍在治疗中。

综上所述，通法在治疗妇科疾病中应用广泛，其立论依据是“女子以血为本，血以通为用”，其具体治法为虚者补而通之，实者泻而通之，寒者温而通之，郁者行而通之，热者清而通之。正如《医学真传》云：“通之之法，各有不同，调气以和血，调血以和气，通也；上逆者使之下行，中结者使之旁达，亦通也；虚者助之使通，寒者温之使通。”但万变不离其宗——通，气血通畅，百病皆除。叶天士说“奇经为病，通因一法，为古圣之定例”，大可借鉴。

三、金毓莉——妙用中医理论辨治内科疑难病

蔡氏妇科以治疗妇女疾病为特长，临床上治疗不孕症、子宫内膜异位症、异常子宫出血、子宫肌瘤等妇产科常见病及疑难杂病颇见效验。蔡小荪更是将蔡氏妇科学术思想再铸辉煌，通过结合西医学理论，运用现代诊疗手段，进一步传承与发扬，其辨病与辨证相结合，巧妙运用中医病理、生理、药理等知识来治验病例的炉火纯青的医学技艺，在近两年跟师过程中有幸聆听学习感悟，其中尤以两则内科疑难病例最为印象深刻。

案 7　患者某，女，56 岁。

巨大肝囊肿。手术前肝囊肿直径 20 cm，术后 1 个月复查发现肝囊肿复发，此时囊肿直径 10 cm，西医复诊建议方案是再手术，切除部分肝脏，患者暂不愿意接受，曾去求助一治疗肝脏疾病的中医师，被告知不可能治好了，走投无路之余，前来求助蔡小荪。蔡小荪根据其癥瘕中医辨证，予以桂枝茯苓丸为基础的方剂，再加川楝子、延胡索、青皮、皂角刺、穿山甲片、水蛭、夏枯草、柴胡等药活血消癥，疏肝理气。若熟知蔡小荪用药，定会知道蔡小荪在妇科癥瘕积聚里喜用桂枝茯苓丸为遣方基础，如内异Ⅲ方。肝囊肿同为癥瘕之病，虽为内科疾病，可用此方，并加皂角刺、穿山甲片等强力穿透之药，水蛭具有吸附瘀血的特点，共用以助囊肿消散。另肝囊肿病变部位为肝脏，故酌加引经之药柴胡以使药效归经，另配合川楝子、青皮疏肝理气。1 个月后复查，囊肿只长大 1 cm，再 1 个月后，缩小 3 cm，治疗 3 个月后，继续缩小 2 cm，继续以此法调治，共治疗近 1 年，囊肿由 10.3 cm 缩小至 2.6cm。蔡小荪在分析该病例时说有时要给患者希望。诚然，如患者感到绝望，没有办法医治时，定会对治疗产生不利因素。

案 8　患者某，男，50 岁。

脑部肿瘤术后，脑积水。术后患者出现头晕，一侧耳朵听力下降，一侧面部肌肉感觉不好使唤，并有脑积水，西医建议的方法是颅后穿孔打洞，抽出脑

积水，但有一定风险。在无计可施时，求助蔡小荪无论如何请给予施药治疗。对于该病例的辨证用药，蔡小荪指出："头为诸阳之会，唯风可到。"所以要用风药，脑积水之水无路可消除，而"风能胜湿"，故要用风药燥湿；"诸风掉眩，皆属于肝"，故还需采用肝经药柴胡。病患在头部，需用升提药，蔡小荪运用了凌霄花，因为凌霄花像藤一样往上生长，所以凌霄花为引经药，将药效引至头部，川芎、白芷亦有祛风燥湿引经作用。采用的风药有：防风、防己、羌活、蔓荆子等，桂枝、桃仁、茯苓温阳活血利水，水蛭、皂角刺穿透逐水，再加用牵正散中全蝎、僵蚕两味以祛风牵正，取其祛风通络解痉之力，服用 1 个月后，头晕略有减轻，半边面部痉挛亦有改善，3 个月之后复查，脑积水已全部消除，脑瘤缩小 2 cm。

由以上两例蔡小荪诊疗病例可体会到，中医理论的博大精深，辨证精准是其灵魂，其对疾病的生理病理分析，中医理论指导下的选方用药，一旦具有疗效，令人称奇。这两例均为内科病例，并属治疗较为棘手的情况，蔡小荪精准辨治用药，确有疗效，提示了我们在临床运用中，要会触类旁通，如遇非自己擅长的疾病，凭借扎实的中医理论基础给予精确的辨证施药必会取得疗效。

这两个病例同时也给了我们信心，在西医学飞速发展的今天，中医依然有其所长，具有不息的生命力与闪光点，关键在于我们如何能融会贯通地运用。

虽然有此效验，老师仍谦虚地表示，这两例患者是典型病例，是不是这些理论方药用在其他类似病例上同样也有疗效，还不能贸然断定，因为平日诊治这样病例少见，所以尚待观察。但这两例患者身上应是看到中医中药的疗效，后一例的脑积水应是中药起作用，脑积水本无出路，用"风能胜湿"的理论指导让积水消失，也就是风药能治脑积水，但脑瘤缩小并不一定就是中药作用。

如何能像老师一样有如此神通的技艺，老师强调一个"悟"字。我想，要有"悟"性，必定先要有扎实的理论功底、勤奋的求知精神、坚持不懈的努力，并在中医妇科这条道路上一直前行，才能不断地有所"悟"。

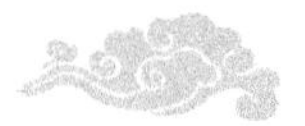

第六章 经典医案

第一节 蔡小香医案

案1 月经先期

陆右

经事一月两至，色紫量多且稠，烦热头晕。脉弦少力，舌色干红。此肝经血虚火动，血虚则肝阳煽动，阳盛则生风，风热下扰冲任也，恐致血崩。

大生地9 g，牡丹皮炭9 g，淡黄芩9 g，柴胡炭4.5 g，当归炭9 g，焦白芍9 g，制香附9 g，地骨皮9 g，野于术9 g，黑芥穗9 g。

案2 月经后期

钟右

素体阳虚，胞寒气冷，经水迟行，或数月一行，色黯黑，涩滞不畅，下腹冷痛，肌肤黄瘦。脉迟而弱，苔薄淡白。拟暖宫以温冲任，行血以通凝泣。

炒归全9 g，抚川芎4.5 g，紫丹参9 g，杭白芍9 g，上官桂3 g，紫石英12 g，制香附9 g，淡吴茱萸3 g，煨姜3 g，红苏木9 g，鹿角粉4.5 g(吞)。

案3 崩漏

始则血崩，继则淋漓，精神疲软，纳少节痛，脉形细数，气血俱损。拟约营煎治之。

焦白芍4.5 g，地榆炭9 g，荆芥炭4.5 g，熟地炭9 g，云茯神9 g，炒杜仲4.5 g，炒冬术4.5 g，菟丝子4.5 g，广陈皮4.5 g。

加陈棕灰9 g(包煎)，井水煎。

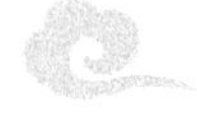

案 4 崩漏

金右

年逾七七，天癸应绝而频至，历三月许，时崩时漏，终无净日。伴腰痛如折，面热升火。脉反细弱。阴虚阳亢，上遏下逆，经水沸溢。治在肝肾，养荣滋阴，培本固经。

生地炭 12 g，炙龟甲 9 g，杭白芍 9 g，墨旱莲 9 g，阿胶珠 9 g(蒲黄拌炒)，山茱萸 9 g，左牡蛎 30 g(先煎)，潞党参 9 g，黑芥穗 9 g，川柏炭 6 g。

案 5 崩漏案

失血后去瘀过多，精神疲倦，腰酸骨楚，营卫俱损，急宜培益。

蒲黄炒阿胶 9 g，炒归身 4.5 g，朱茯神 9 g，醋炒白芍 4.5 g，炒黄芪 4.5 g，炒杜仲 4.5 g，土炒冬术 4.5 g，新会皮 4.5 g，川郁金 4.5 g。

加穞豆衣 4.5 g，井水煎。

案 6 闭经

刘右

女子二七，天癸即至，而年甫十九，月事未临，面黄羸瘦，眩晕心悸，夜寐易惊，盗汗涔涔，纳食无味，大便艰秘。脉细微弦。《经》曰："天癸未及责之冲任。"冲任者属肾隶于阳明，肾虚阴亏，阳明不旺则无以化生精血，不能盈满血海，太冲不盛，经由何来？治当养营益阴，调补冲任。

大熟地 12 g，全当归 9 g，枸杞子 9 g，天冬 9 g，麦冬 9 g，山茱萸 9 g，肥玉竹 9 g，怀牛膝 9 g，核桃肉 9 g，怀山药 9 g，朱茯神 9 g，大枣 5 枚。

案 7 痛经

丁右

室女七情伤感，血与气并，经行涩少，小腹刺痛，按之痛甚，下块则痛缓，历时年余。脉弦而涩。郁久积瘀，阻滞冲脉，拟通调法。

炒归尾 9 g，京赤芍 9 g，川牛膝 9 g，制乳香 4.5 g，制没药 4.5 g，炙香附 9 g，五灵脂 9 g(炒)，生蒲黄 12 g(包)，桂心 3 g，延胡索 9 g，紫丹参 9 g。

案 8 经行头痛

石右

经事一月再期，乳胀，头痛欲恶，胸膺痞闷不舒，烦躁时悲时怒。脉弦，舌

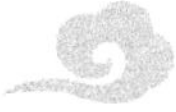

红苔黄。“诸逆冲上，皆属于火”，木郁不达，化火冲上。目前腊尾春头，厥阴又属当令。肝为刚脏，非柔养不平；火为阳邪，非清泄不克。当养血柔肝，泄热通络。

炒当归 9 g，杭白芍 9 g，北柴胡 4.5 g，炒白术 6 g，橘叶 9 g，橘核 9 g，丝瓜络 9 g，广郁金 9 g，白茯苓 12 g，焦栀子 4.5 g，路路通 9 g。

案 9 带下病

秦右

去秋难产，骤伤气血，将息失宜，情志抑郁，带下赤白，黏稠气秽，时而色黯，延绵不绝，头晕目眩，心悸少寐，烦热口干，便艰溲短。脉细略弦，舌红少苔。血虚营亏，而心肝火炽，蕴蒸脾湿，下注胞宫。治宜养营清热，泄浊化带。

小生地 9 g，炒知母 6 g，炒黄柏 6 g，炒当归 9 g，焦白芍 9 g，炒牡丹皮 4.5 g，鸡冠花炭 9 g，焦车前子 12 g(包)，椿根皮 9 g，泽泻 9 g，炒黄芩 4.5 g，白茯苓 12 g。

案 10 妊娠恶阻

韩右

怀妊三月，得食则吐，入暮尤甚，时带血丝，延绵月许。王冰谓：“内格呕逆，食不得入，是有火也。”里中同道曾以苦寒迭进，欲折火降逆，顺气止呕，诚是理也。初亦生效，屡服屡减，稍能进食，半月后复又剧吐，水浆不入。再服前药，反甚无减，不分朝暮，间略血丝，唇燥心烦，形瘦神昏，目难启，口懒言，谷不沾唇已 5 日。舌红，脉细。《内经》有云：百病皆以胃气为本。素体瘦怯，妊后少食，营血本虚，又进苦寒，伐胃劫阴，血亏不能柔肝强之急，胃伤不能平冲气之逆，阴虚不能制胞络火炽，苦辛不能健升降化机，事涉危重。治拟益脾阴，和胃气，使脾强则津回而化机守职，胃和则容谷而呕吐能止。

太子参 9 g，麦冬 9 g，小川连 2 g，淡黄芩 4.5 g，姜竹茹 4.5 g，新会皮 4.5 g，川石斛 9 g，天花粉 9 g，乌梅肉 3 g。

浓煎冷服，少量多次，服前先用米醋点舌。2 日后复诊，来者诉始服一小匙药汁即欲泛，隔时再喂，未见恶心，而知饥渴，呷米汤三四匙，自觉胸膈水气下行，痰涎已少，咽喉亦舒，虽恶未吐，米汤能进，夜已安然入寐。翌日再喂药数次，均未见吐出，且能稍进汤水稀粥，神志清爽，要求续方。前贤谓“滋阴降火而痰自清，呕自平”之论，是可证也。

案11 胎动不安

叶右

血气调和，胎气安稳，忧郁不欢，则血结气逆，上扰清宫，下激胞胎，以致少腹疼痛，腰楚沉坠，心烦胸闷，头晕微泛。脉细略滑，苔薄且腻。妊已二月，胞系未固。先贤云：气郁为火，火载胎上，荣卫不通，腹胀而痛，痛冲胞胎，必致动胎。急当顺气安胎，勿令伤堕。

炒归身 9 g，炒白芍 9 g，炒白术 4.5 g，淡黄芩 4.5 g，香附炭 9 g(醋炒)，新会皮 4.5 g，老紫苏梗 6 g，广木香 3 g，炒杜仲 9 g，桑寄生 9 g。

案12 胎漏

妊娠五月，胎漏不止，腰酸腹疼，恐其小产，慎之。

炒归头 4.5 g，地榆炭 4.5 g，血余炭 4.5 g，熟地炭 4.5 g，焦白芍 4.5 g，云茯苓 9 g，焦冬术 4.5 g，白苏梗 4.5 g，炒杜仲 4.5 g。

加侧柏炭 4.5 g，井水煎。

案13 妊娠感受时邪

陆右

初诊

妊娠将三月，平昔嗜生冷好纳凉，值此酷热数日，又感以暑，阻以湿，致脘腹疼痛，难忍不堪，溲热微寒，形神瘦弱。脉细小涩，舌根黄腻。以梳理一法投之，庶寒热不致增剧，须忌生冷数日。

霍石斛 4.5 g，白苓皮 15 g，藿香梗 6 g，制川厚朴 2.5 g，川郁金 4.5 g，老紫苏梗 9 g，仙露夏 4.5 g，广陈皮 4.5 g(盐水炒)，青蒿梗 6 g，淡豆豉 4.5 g。

加鲜葱白 3 个、佛手白 9 g。

二诊

服一剂而痛不作，诸恙渐松，起身床褥，步履如常，唯纳不觉爽，精神疲软，大便带溏，想由暑湿下注未清耳。按脉细而紧，幸不见数，舌根尚黄，再照前法加减，凉水煎一剂。

制川厚朴 4.5 g，青蒿梗 4.5 g，老紫苏梗 4.5 g，淡金斛 9 g，仙露夏 4.5 g，川郁金 4.5 g，淡豆豉 4.5 g，藿香梗 4.5 g，橘白 4.5 g，带皮茯苓 12 g，片方通 3 g。

加鲜荷蒂3个、佛手白9 g。

三诊

得疏理法二剂，症对，谈笑如常，唯纳后仍未畅，形神虽顿瘦，而胎动如前。脉细滑软，舌绛根黄。此暑湿内恋，正气已伤。宜和脾土，佐以清理法投之，而荤腥不可早食，至嘱。井水煎一剂。

炒芪皮4.5 g，白苓皮15 g，焦姜皮4.5 g，陈皮4.5 g(盐水炒)，鲜金斛12 g(打)，仙露夏4.5 g，藿香梗4.5 g，青蒿梗4.5 g，扁豆衣9 g(炒)，川郁金4.5 g，厚朴花2.5 g，鲜荷梗15 g，南瓜蒂1个。

四诊

诸恙松矣，真元未复。脉尚细滑软而少神，舌绛少液。怯弱之体，又怀胎三月，数日抱恙，未免隐损胎元，所幸攻动依然，不致堕落，爰以滋养营阴，参入清利法试之，庶可收全效焉，但饮食起居诸宜自慎，而不可忽，嘱甚。处方：

炙鳖甲12 g，白茯苓12 g，香青蒿4.5 g，藿香梗4.5 g，西洋参3 g(元米炒)，川贝母4.5 g，仙露夏4.5 g，橘白4.5 g(盐水炒)，鲜金斛12 g。

加鲜荷梗15 g、佛手白9 g。

阴阳水煎二剂。

五诊

脉尚细滑软，秉体怯弱，何以令胎元之日长，况舌绛少液，营阴已被暑热伤，可知矣。宜再滋养安胎，和入清理法，间日而服，十剂则妥矣，幸勿中止，致生后患。阴阳水煎。

炒归身4.5 g，焦白芍4.5 g，白茯苓12 g，炙鳖甲15 g，青蒿梗4.5 g，橘白4.5 g(盐水炒)，西洋参4.5 g，藿香梗4.5 g，麦冬6 g，炒芪皮9 g。

加鲜荷梗15 g、南瓜蒂2枚。

嘱：此方可加入土炒于术4.5 g，如其胃呆加霍斛、仙夏各4.5 g，以芪皮减轻之。如再要复诊，需以此方分开酌用，不可用完。

案14　产后发热

产后受寒，身热壮盛，神昏目瞑，言语参差，脉形洪数，已有热入血室之象。

西珀末1.2 g(冲)，朱云神9 g，川郁金4.5 g，原当归4.5 g(炒)，柴胡梢1.5 g(水炒)，荆芥4.5 g，丹参心4.5 g(辰砂拌)，香豆豉4.5 g，陈皮4.5 g。

加炒焦粉牡丹皮 4.5 g。

案 15 产后头痛

徐右

产后半月，头痛昏眩，肢牵麻木，烦热口干。脉细舌红。肝风震动则掉眩，盖以血去则阳明盛，肝用反盛，筋脉失于荣养。际此酷暑炎蒸，时邪夹杂，必在营分居多，先贤所谓最虚之处便是容邪之处。前医用方，稍有效验，先注重撤邪，而后平静风木，思路井然，今当继以养血清营，佐以平肝息风。

小生地 9 g，炒当归 9 g，杭白芍 6 g，石决明 12 g(先煎)，杭菊花 6 g，双钩藤 9 g(后)，炒牡丹皮 4.5 g，蔓荆子 9 g，明天麻 9 g，黑栀子 4.5 g。

案 16 产后腹痛

产后三朝，瘀少腹痛，有块时攻，脉形虚数，舌白，气滞血凝，寒邪亦阻。

炒归全 4.5 g，川芎 4.5 g，生怀膝 9 g，赤丹参 4.5 g，延胡索 4.5 g，炮姜 3 g，炒青皮 4.5 g，腹皮 9 g，炒楂肉 9 g。

加泽兰叶 4.5 g。

案 17 产后血晕

曾右

产后三朝，恶露不多，腹无所苦，动辄作眩，眩而欲仆，心中先行烦闷。脉虚少弦，舌苔淡薄。动则阳升阴降，缘坐蓐去血过多，而为血晕。责其血不涵木，肝阳化风内动。拟滋水养血，平肝息风。

炒当归 9 g，制何首乌 9 g，穞豆衣 9 g，朱茯神 9 g，淡远志 4.5 g，生石决 15 g(先煎)，左牡蛎 15 g(先煎)，石菖蒲 3 g，山茱萸 9 g，飞血珀 3 g(吞)。

案 18 产后血晕

产后一朝，去瘀过多，血虚神晕，胸满拒纳，脉形虚数，舌白，须防虚脱。

上西珀 1.2 g(研冲)，炒归身 4.5 g，紫丹参 4.5 g，熟怀膝 9 g，朱云神 9 g，川郁金 4.5 g，霍石斛 4.5 g，姜半夏 4.5 g，新会皮 4.5 g。

加炒楂肉 9 g。井水煎。

案 19 产后恶露不下

产后一朝，瘀阻不通，面青神晕，烦躁如狂，脉形虚数，败血冲心之象危甚。

生蒲黄 9 g(包),五灵脂 9 g,延胡索 4.5 g,上西珀 1.5 g(研冲),炒归须 4.5 g,川芎 4.5 g,云茯神 9 g(辰砂拌),丹参 4.5 g,新会皮 4.5 g。

加童便一小杯。

案 20 绝经前后诸证

祝右

《经》曰:年四十而阴气自半。阴精下亏,则两火上炽,水不济火,阴不配阳,心烦意乱,健忘多虑,神不守舍,夜不安寐,悲伤欲哭,莫能自主,月事已无定期,阻则症情尤甚,缘昔年数次殒胎而堕,精血已伤,又多忧易怒,相火偏亢,心乃致病之标,肾为受病之本,当心肾交通,坎离相济,更宜舒心达意,以助药力。

细生地 12 g,小川连 2 g,苍龙齿 12 g,朱茯苓 12 g,淡远志 4.5 g,柏子仁 9 g,九节菖蒲 4.5 g,天冬 9 g,麦冬 9 g,五味子 3 g,淮小麦 30 g。

第二节 蔡香荪医案

案 1 月经后期

赵右

经事愆期,多见虚寒,虚则体瘦形怯,寒则腹痛。苔白,脉必沉细而涩,今反濡滑。经停二月未行,喉间痰滞不畅,四肢酸楚疲惫。此痰阻胞宫,寒凝血海。拟温化宣通。

当归 9 g,川芎 4.5 g,炒白术 9 g,制香附 9 g,制南星 4.5 g,白芥子 3 g,仙半夏 4.5 g,官桂 3 g,秦艽 6 g,怀牛膝 9 g,白茯苓 12 g。

案 2 月经过少

赵右

经期后延,色淡量少,面色苍白,眩晕无力。脉象细软,苔薄质嫩红。要皆历年多产乳众,加以劳累,血由是亏,气于以损,徒攻何益,非滋补不为功。

生黄芪 30 g,炒潞党参 15 g,炒当归 9 g,生地 9 g,熟地 9 g,川芎 9 g,白芍 9 g,怀牛膝 9 g,制香附 9 g,炙甘草 15 g,大枣 7 枚,陈阿胶 9 g。

案3 崩漏

周右

先崩后漏，色鲜质稀，屡治不止，迄逾四旬。面色少华，眩晕乏力，腰酸腿软，显见气阴不足，营血大亏，久病损肾，冲任失固。脉细软，舌嫩红偏绛，根部苔薄略腻。固其以往所服固涩等剂，均未获效。自当审证明辨，改辕易辙，非血肉有情之品，似难奏功。或谓当今盛夏湿令，饮食尚宜清淡，药石自不例外，然证既明断，有病则药当之，箭在弦上，不得不发耳。

炒潞党 15 g，生黄芪 20 g，炒归身 9 g，大生地 12 g，焦白芍 12 g，炒杜仲 12 g，川续断肉 12 g，炙龟甲 9 g，地榆炭 12 g，牡丹皮炭 9 g，蒲黄炒阿胶 9 g。

案4 崩漏

罗右

久患崩漏，肢体消瘦，屡服四物凉血之剂，迭用养营固摄之法，前医已尽仁职，无奈药不应效。或作或辍，乍多乍少。因怒悲伤，经血遂漏，自服降火，尤加腹痛肢清，大便溏泄。脉形沉弱，舌淡而胖。脾肾不足之证，冲任虚寒之象。莫以见血投凉，因郁清火。宜温补冲任，培元固摄。

潞党参 12 g，炙黄芪 12 g，熟附块 9 g，生地炭 12 g，当归炭 9 g，炮姜炭 3 g，杭白芍 9 g，煅牡蛎 30 g，阿胶珠 9 g(蒲黄拌炒)，伏龙肝 9 g(包)。

案5 崩漏

王右

晚年气血两亏，肝阳独旺，逼迫营分，肝脾不合，阴络内伤，是以忽然血崩，狂放不禁，脉形细涩，血脱益气，宗斯治之。一剂。

潞党参 4.5 g(土炒)，炙西芪 4.5 g，化橘红 4.5 g，焦归头 4.5 g，焦怀膝 9 g，地榆炭 9 g，野于术 4.5 g(土炒)，朱茯神 9 g，香附炭 4.5 g。

加陈莲房 9 g、陈棕灰 9 g(包)。井水煎。

案6 闭经

于右

室女情怀不舒，经素愆期，或数月一行。因经期郁怒而致下红色黑，点滴

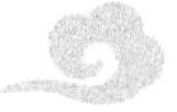

即止，旋即经阻半年未通，伴小腹胀疼，纳谷不香，寐少眩晕。脉细略弦，苔薄微腻。《经》曰：二阳之病发心脾，心病则不能导血下行，脾病则不能化源以生血，郁怒伤肝，肝病则不能注血于冲任。法当开其郁以通其经。

全当归 9 g，抚川芎 4.5 g，制香附 9 g，广郁金 9 g，焦枳壳 4.5 g，朱茯神 9 g，淡远志 4.5 g，原红花 4.5 g，生山楂 9 g，瞿麦穗 9 g。

案 7　闭经

李右

初诊

禀素沉静寡言，因经期郁怒而量减不畅，腹痛似割，年来经事愆期，间二三月一行，色暗点滴即净，少腹胀痛时作，午后低热体倦。曾服疏肝理气、滋阴清热、养血调经等剂，未见效验。兹经阻五月，两少腹痛引胁肋，带多质稠，心烦少寐，纳呆便艰，面色晦暗。舌质暗红，苔薄根腻，脉细略弦。先哲尝云："病有热象，脉反无热，是为阴伏，此瘀血也。"血实宜决之，当先行血化瘀，通利冲任。

当归尾 9 g，杭川芎 4.5 g，京赤芍 9 g，原红花 4.5 g，怀牛膝 9 g，制香附 9 g，蓬莪术 9 g，京三棱 9 g，制大黄 9 g，桂枝 3 g，木通 3 g，凌霄花 9 g。

二诊

服药后经行，始则腹痛量少欠畅，翌日旋增，下块颇多，腹痛即除，低热已退，精神亦爽，唯腰酸神倦乏力。先贤认为瘀滞痰气食积，皆阻经候，必先去其病，而后当滋血调经。治宜扶土培元，养血调经。

生地 12 g，熟地 12 g，全当归 9 g，丹参 9 g，炒白术 9 g，杭白芍 9 g，白茯苓 12 g，炒杜仲 9 g，制黄精 12 g，柴胡 4.5 g，陈皮 4.5 g，潞党参 9 g。

案 8　痛经

顾右

前晚庭院遭受风凉，翌日经行腹痛欲厥，量少不畅，色黯且稠，吐恶便溏，畏寒肢冷。脉涩无力，苔薄质淡。寒客血海，胞宫失于温煦，经脉为之凝滞。当宜温通。

炒当归 9 g，酒炒白芍 9 g，淡吴茱萸 3 g，熟附块 9 g，上官桂 9 g，煨木香 3 g，蕲艾叶 3 g，淡干姜 2 g，制香附 9 g，炒延胡索 9 g，五灵脂 9 g。

案 9 经行吐衄

李右

平素嗜辛辣厚味，并杯中物，自以为能活血舒筋，不期年来经虽尚准，量少色紫，而多吐衄。频服止血通经之剂，收效不显，抑或反甚。皆因辛温积久，热蕴脾胃，肺火上逆，致现倒经之象。脉弦微数，苔薄黄腻，舌边偏红。法当顺经下行，效否待证。

炒当归 9 g，大生地 9 g，赤芍 9 g，怀牛膝 9 g，南沙参 9 g，北沙参 9 g，茜草根 12 g，牡丹皮 9 g，黄芩 9 g，黑芥穗 9 g，白茅根肉 30 g。

案 10 妊娠恶阻案

杨右

初诊

怀妊二月，恶闻异味，泛泛欲恶，呕涎吐酸，胸脘痞闷，小腹胀满，头晕乏力，口干且苦。脉弦滑数，舌红少苔。肝火夹胎气上壅，胃失和降，痰滞食积不化，枢运失职。治当健运降浊，和胃安胎。

土炒白术 4.5 g，淡黄芩 4.5 g，新会皮 4.5 g，姜半夏 4.5 g，姜竹茹 4.5 g，红紫苏梗 6 g，白茯苓 9 g，旋覆花 6 g(包)，大白芍 6 g。

浓煎，分次频服。

二诊

呕吐次减，纳食稍进，胸脘略舒，便艰口干。脉弦滑，舌红苔薄腻。宗原法续进。

原方加全瓜蒌 12 g。

案 11 胎动不安

张右

胎元本于气血，气主生胎，血主成胎，气血和调则胎固，气血偏衰则胎怯。妊已三月，向有晕疾，适又过劳，气血益亏，胎系震损。刻下漏红，小腹隐痛，腰酸似折，头晕气短，疲软纳差。脉细略数，舌苔淡薄。治当益气养营，以固胎元。

台参须 4.5 g，炒于术 6 g，炒归身 9 g，黄芩炭 4.5 g，生地炭 9 g(砂仁拌炒 3 g)，杭白芍 9 g，阿胶(烊冲)9 g，炒川续断 12 g，陈皮 4.5 g，白茯苓 12 g。

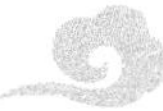

案 12 胎动不安

陈右

素禀阳虚，素有飧泄，遇凉即发，完谷不化。兹孕三月，面目水肿，日前漏红，小腹坠疼，形寒腰酸，大便溏行。脉沉而虚，苔薄微腻。胎系于脾，赖血以养，脾虚血少，胞失所养，气虚不摄，漏泄无常。急当益脾健脾，摄血安胎。

潞党参 9 g，炒于术 9 g，怀山药 9 g，白茯苓 12 g，新会皮 4.5 g，黄芩炭 4.5 g，炒杜仲 9 g，升麻炭 4.5 g，仙鹤草 12 g。

案 13 妊娠感受时邪

侯右

怀麟五月，暑湿蕴于中，寒凉束于外，得饮即吐，泛泛不安，身热四日，肢脊酸疼，寤不成寐。脉沉细数，右尤软而模糊(此暑热伤及气分，故右尤微)，舌黄腻。先以疏理法投之，但卧所居之室太觉炎热，恐再受以暑热，从此增晕厥之变。况胎元二日不动，须防暗损致胎小产，忧耳。

淡豆豉 4.5 g，仙露夏 6 g，橘白 4.5 g，青蒿梗 6 g，藿香梗 6 g，紫苏梗 6 g，川郁金 9 g，淡金斛 9 g，白苓皮 12 g。

加鲜葱白 3 个、佛手白 9 g、荷梗 2 尺、片通 2.4 g。

案 14 子满

张右

肿由乎脾，胀由乎肝。初妊六月，腹满膨大，晨起面目虚浮，入暮足肿尤甚，步履艰难，气促心烦，食后脘胀，溲频短少。脉沉略数，苔薄微腻。禀素脾弱，妊后重虚，土不制水，湿淫泛滥，外侵肌肤，内泛胞胎，病谓子满，尤虑殒堕。急当扶土泻水，消肿安胎。

炒白术 9 g，茯苓皮 12 g，福泽泻 9 g，大腹皮 9 g，老紫苏梗 9 g，广陈皮 6 g，青防风 3 g，天仙藤 12 g，生姜片 3 g。

案 15 产后发热

侯右

产后廿朝，复感暑邪，身热起伏，旬日未解，头胀烦恼，汗不畅达，脉软略数，舌红边绛，苔白糙腻。此暑湿束表，蕴遏为热，宜清宜化解。

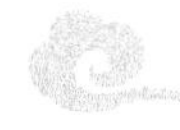

淡豆豉 9 g,青蒿梗 6 g,制川厚朴 3 g,鲜藿香梗 6 g,焦薏苡仁 12 g,陈香薷 3 g,黑栀子 4.5 g,京赤芍 6 g,小川连 2 g,连翘壳 9 g,白茯苓 9 g,鲜荷梗 15 g。

井水煎。

案 16 产后发热

汤右

产后十朝,恶露不绝,日来骤多,腹疼拒按,身热咽痛,汗出不解,脘闷泛恶。脉弦沉数,苔黄舌红。时值盛暑,湿热当令,产后瘀结与湿热相搏,郁遏不化。治宜清瘀解暑,宣肺泄热。

炒当归 9 g,赤芍 9 g,粉牡丹皮 9 g,焦怀膝 9 g,玉桔梗 3 g,荆芥穗 9 g,广郁金 9 g,益母草 9 g,鲜藿香梗 9 g,鲜荷梗 15 g,葱白 3 个。

服药二剂而热清体安,即去荆芥、葱白,续服二剂而愈。

第三节 蔡小荪医案

案 1 崩漏

严某,40 岁,女,已婚。

初诊(1977 年 9 月 8 日)

主诉:月经量多如注。

曾育二胎,妇科检查有慢性附件炎、宫颈糜烂Ⅱ度,屡经中西法治疗未效,致眩晕不能看书工作。据云自 1968 年产后贫血迄今,血红蛋白 8.5 g/L,过去曾接触 X 射线及磷与毒气多年,经期尚准,量多如注,次日下血块,第三日起淋漓约 1 周始止,临前烦躁,净后疲惫,兹引方歇,带多黄臭,口气较重,脉微弦,苔白略后边赤。血虚肝旺,湿热下注。姑先利湿泻火后再议补(最近经期 8 月 28 日)。处方:

云茯苓 12 g,姜半夏 4.5 g,炒白术 9 g,黄芩 9 g,泽泻 9 g,生薏苡仁 30 g,椿根皮 12 g,白槿花 12 g,白蒺藜 9 g,白芷 3 g,黑栀子 9 g。

4 剂。

二诊(1977 年 9 月 12 日)

药后口气显瘥,舌苔亦清,带多黄臭大减,症见好转,唯平素夜间溲频,受

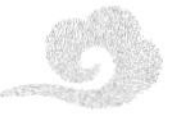

凉即易腹泻，脾肾不足由此可见，脉细微弦，舌苔白边红。宗前法参缩尿。处方：

云茯苓 12 g，炒白术 9 g，黄芩 9 g，生薏苡仁 12 g，泽泻 9 g，覆盆子 9 g，椿根皮 12 g，白蒺藜 9 g，熟女贞子 9 g，海螵蛸 9 g。

3 剂。

三诊(1977 年 9 月 15 日)

带下续减，色白极少无臭，夜间溲频亦瘥，原每宵 8 次，现如夜寐安则 1 次，满腹隐痛，由来已久，受寒即泻，日来又作，脉微弦，苔薄白微腻尖赤。再拟兼理肝肾佐温中。处方：

云茯苓 12 g，大生地 9 g，枸杞子 15 g，炒怀山药 9 g，熟女贞子 9 g，泽泻 9 g，覆盆子 9 g，益智仁 4.5 g，生薏苡仁 12 g，淡吴茱萸 2.4 g，木香 3 g。

5 剂。

四诊(1977 年 9 月 20 日)

精神显振，体力亦增，带下不多，近劳累少寐，昨夜半送客车站，不免受凉，腹又隐痛，脉细，苔腻边见赤。经水将临，当温中调经。处方：

炒当归 9 g，丹参 9 g，赤芍、白芍各 9 g，木香 4.5 g，小茴香 4.5 g，熟女贞子 9 g，云茯苓 12 g，生蒲黄 9 g，朱远志 4.5 g，首乌藤 12 g，姜半夏 4.5 g。

3 剂。

五诊(1977 年 9 月 23 日)

过去变换工作或环境，经即先期，兹引超前 1 周，今甫 3 日(最近经期 8 月 28 日，9 月 20 日)。原过多如注，此次大减，血块亦少且小，第一日色微黑，旋红，脉细，苔白边红。情况显见好转，仍宗前法进退。处方：

炒潞党参 9 g，炒白术 9 g，炒当归 9 g，丹参 9 g，熟女贞子 9 g，墨旱莲 9 g，制香附 9 g，云茯苓 12 g，姜半夏 4.5 g，远志 4.5 g，陈皮 4.5 g。

3 剂。

六诊(1977 年 9 月 26 日)

经今净，量及血块显著减少，原经净疲惫似大病后，目前已无此感觉，寐欠安，看书即作，脉尚少力，苔薄微黄边略红。诸症虽瘥，体虚未复，再予和养。处方：

孩儿参 9 g，炒潞党参 9 g，炒当归 9 g，熟女贞子 9 g，墨旱莲 9 g，白芍 9 g，制黄精 12 g,枸杞子 15 g,云茯苓 12 g,朱远志 4.5 g,首乌藤 15 g。

7 剂。

七诊(1977 年 10 月 5 日)

经净辄头晕,此次未作,夜寐已安,精神较振,并感有力,白带亦少,3 年前扭伤腰部,近劳累后又痛,脉略虚,苔白腻质红,原法加减。处方:

炒潞党参 12 g,炒白术 9 g,云茯苓 12 g,姜半夏 9 g,焦薏苡仁 15 g,远志 4.5 g,首乌藤 12 g,枸杞子 12 g,熟女贞子 9 g,陈皮 4.5 g,健腰丸 9 g。

5 剂。

八诊(1977 年 10 月 10 日)

以往俯身洗涤过久,腹部即不能直起,昨晨大量洗衣,但觉微酸,俯仰自如,唯接待宾朋,劳神逾常,致夜寐多梦,脉细苔薄,边尖赤。宿恙俱息,拟宁神益肾以资巩固。处方:

云茯苓 12 g,大熟地 9 g,川续断 12 g,金毛脊 12 g,桑寄生 9 g,远志 4.5 g,磁石 30 g,五味子 2.1 g,麦冬 9 g,熟女贞子 9 g,墨旱莲 9 g。

5 剂。

【按】目为肝之外候,肝藏血,气血不充,两目眩晕。缘患者产后调摄失宜,贫血将甫 10 年,屡治未效。且曾接触 X 射线及磷与毒气多年,益已亏损。血不养肝,脾肾交虚,由是脾统失司,经来始而过多如注,继则淋漓。肝阴不足,怒火内盛,经前烦躁,净后血海空虚,脾肾两亏,疲惫不堪,一如大病初愈,且素任教学职务,不免阅读过多,久视则致伤血。上述种种,交互影响,缠绵年久,竟不能看书工作。血虚之体养血为先,似无不当,唯初诊适经行方净,带多黄臭,口气较重,当时矛盾,湿热下注为主,急则治标,因先利湿泻火,投剂后显效。由于平素夜间溲频,受凉即易腹泻及满腹隐痛,是以复诊宗前法参健固脾肾,并佐温中理气,症续轻减,精神显振,体力亦增。唯经期将届,过多堪虞,当预为调固,防患未然。鉴于每行有块,似不宜专事固涩,故用当归、丹参养血调经,祛瘀生新;赤芍、白芍平肝敛阴、引血止血;女贞养阴补肝肾;生蒲黄活血止血。药后经量大减,血块少而且小,5 日即止,情况显著好转,净后亦无头晕疲惫等现象,处方遂即着手和养补肝,但腰部曾于 3 年前扭伤,劳累则痛,不能直起。原法曾健腰丸,5 剂而腰痛显瘥,且洗涤大量衣服,但觉微酸,俯仰自如。综观治疗过程,症势日见轻可,每方均效,然仍不能久阅书报,因在外地工作,急需离沪，治疗中辍，嘱仍须继续调理，以期痊愈。

案 2 闭经

徐某，女，15 岁，未婚。

初诊(1976 年 8 月 19 日)

主诉：月经常闭年余。

去春癸水初潮，先后不定，常闭。上月曾狂行，兹又逾期半月未至。面黄少华，色素沉着，目有虫斑，纳食差减，情绪沉闷，脉略迟少力，苔薄白中微腻边有齿印。脾虚不足，胃亦违和，生化之源匮乏，营卫有以交虚，冲任失调，虫积堪虞。姑先和养调经，再健脾驱虫。处方：

炒当归 9 g，炒白术 9 g，川芎 4.5 g，白芍 9 g，丹参 9 g，广郁金 9 g，制香附 9 g，合欢皮 9 g，怀牛膝 9 g，玫瑰花 0.9 g。

4 剂。

二诊(1976 年 8 月 25 日)

症如前述，虫积经闭堪虞，脉细，苔薄中略腻，边有齿印。拟健脾杀虫。处方：

炒当归 9 g，炒白术 9 g，云茯苓 12 g，花槟榔 9 g，炒枳实 4.5 g，使君肉 9 g，雷丸 4.5 g，贯众 9 g，胡黄连 4.5 g，木香 4.5 g，乌梅 3 g。

3 剂。

三诊(1976 年 9 月 1 日)

药后下虫约百条，长二寸许，细似线状。经水已通，脉细，苔白，边有齿印。效虽事半功倍，犹恐虫未尽，再拟健脾调理，以杜复发。处方：

炒当归 9 g，炒白术 9 g，云茯苓 12 g，炒怀山药 9 g，槟榔 9 g，使君肉 9 g，贯众 9 g，胡黄连 4.5 g，木香 3 g，乌梅 3 g。

2 剂。

四诊(1976 年 9 月 3 日)

经犹未净，纳呆乏力。脉细，苔白，边有齿印。气血不足，脾虚失统。再拟健脾和养。处方：

炒潞党参 9 g，炒白术 9 g，炒当归 9 g，姜半夏 4.5 g，云茯苓 12 g，川芎 4.5 g，白芍 9 g，炒怀山药 9 g，玫瑰花 0.9 g，香谷芽 15 g，大枣 15 g。

5剂。

五诊(1976年9月11日)

经行10日,药后始净,纳呆乏力,大便间日。气营交虚,脾胃不和,脉细,苔淡白边有齿印。再拟和养调中。处方:

炒潞党参9 g,炙黄芪9 g,炒白术9 g,炒当归9 g,云茯苓12 g,玫瑰花0.9 g,陈皮4.5 g,香谷芽15 g,大枣15 g。

5剂。

【按】患者正当发育之期,如经期偶有先后,原无大碍,但时常闭阻,形体瘦小,面黄少华,色素沉着,目有虫斑,纳食差减,情绪沉闷,胃纳呆滞。生化之源匮乏,加以虫迹显然,盖见消蚀,兼之前月经来狂行,气血更见亏耗,灌溉无权,脏腑失养,脾虚不司运化,冲任尤难充盈。是以经水逾期不至,若不及时调治,入损堪虞。初诊鉴于体质羸弱,不敢擅用攻伐,故先和养调经以冀略事补充而适应药性。复诊鉴于虫积之象较显,虫积不去,枉投补益,不但耗费药物,于事无补,更兼拖延时日对病躯不利。故拟健脾杀虫,期虫驱则经水自调,药后果然应手,下虫约百条,经事即通。症虽显著好转,但体质仍然虚乏,一时尚难恢复,且经上述周折,脾虚失统,冲任不固,因之经来绵延10日方净。虫患已除,当可议补,脾胃健运正常,吸收营养可无纰漏,今后还须继续调治,慎防复病成痨。

案3 痛经(原发性痛经)

虞某,女,26岁,未婚。

初诊(1977年7月5日)

主诉:经行腹痛8年。

18岁癸水初潮,第二次经转即每行腹痛,甚且昏厥,下瘀后较舒,临前2日腰酸乏力,1975年右侧卵巢囊肿蒂扭转手术切除,右少腹时感吊痛,昨又值期(周期29日),量少不畅,近日外感寒热急诊后方退,余邪未清,腹部剧痛,又致昏厥,纳呆泛恶,心悸便溏。脉细数,苔薄白质微红。中医诊断为痛经。西医诊断为原发性痛经。证属寒凝瘀滞,法当温通。处方:

炒当归9 g,丹参9 g,赤芍9 g,制香附9 g,淡吴茱萸2.4 g,木香4.5 g,小茴香3 g,延胡索9 g,五灵脂9 g,制没药4.5 g,炮姜2.4 g。

3剂。

二诊(1977年7月26日)

发热渐退，略有低热，经期将届，脉弦，苔薄白，预为温通。处方：

炒当归9 g，川芎9 g，赤芍9 g，制香附9 g，延胡索9 g，川牛膝9 g，红花4.5 g，制没药4.5 g，牡丹皮9 g，淡吴茱萸9 g，失笑散12 g。

6剂。

三诊(1977年8月1日)

今经行准期，量适中，腹痛较前减轻，略胀，腰酸，脉弦，苔薄。拟理气调经。处方：

炒当归9 g，白芍9 g，丹参9 g，川芎6 g，制香附9 g，川楝子9 g，延胡索9 g，川续断9 g，金毛脊9 g，川牛膝9 g，失笑散12 g。

3剂。

四诊(1977年8月23日)

上次经痛见减，量不多无块，又将届期，大便不畅。脉细，苔薄质红，边有齿印，再为通调。处方：

炒当归9 g，川芎9 g，赤芍9 g，丹参9 g，制香附9 g，川牛膝9 g，延胡索9 g，桃红泥9 g，失笑散15 g。

5剂。

五诊(1977年8月30日)

经水将临，略有腰酸，近有胃痛，大便色深，脉细，苔薄白，质红。仍宗前法出入，嘱验大便隐血，如阳性则暂停服。处方：

炒当归9 g，川芎9 g，赤芍9 g，川牛膝9 g，制香附9 g，乌药9 g，制没药3 g，丹参9 g，延胡索9 g，川续断12 g，失笑散12 g。

8剂。

六诊(1977年9月24日)

上月药后翌日经临，量较畅，下块色深且多，腹痛显减，兹感脘疼，通气较舒。脉细，苔薄白。又将临期，再当兼顾。处方：

炒当归9 g，川芎9 g，川牛膝9 g，赤芍9 g，制香附9 g，乌药9 g，木香3 g，延胡索9 g，制没药6 g，鸡血藤12 g，失笑散15 g。

8剂。

七诊(1977 年 9 月 29 日)

调治以来,痛经月见好转,昨又临期,腹痛完全消失,纳食如常,便溏次多,显见轻减,临前腰酸乏力,右腹吊痛均除,上月量畅下块色紫,今犹未下,略感腰酸。脉细弦,苔薄质红。方虽应手,未许根治,再从原论,以冀全效。处方:

炒当归 9 g,川芎 9 g,川牛膝 9 g,赤芍 9 g,制香附 9 g,木香 4.5 g,淡吴茱萸 2.4 g,延胡索 9 g,川续断 12 g,狗脊 12 g,失笑散 12 g。

2 剂。

另:八珍丸 9 g,口服 10 日。

【按】患原发性痛经已甫 8 年,初潮较迟,1975 年 2 月右侧卵巢囊肿蒂扭转手术切除并伴有肠粘连、肠炎、胃窦炎等症。体质虚羸,在所难免,经来瘀滞,排出困难,疼痛剧烈,体力不支,每致昏厥,加以脾阳不振,肠胃失健,平素易泻,经来辄溏,纳差泛恶,腰酸乏力,中气不足,诸症毕现,经期虽准,通运受阻,体虚证实,两者间杂,鉴于患者每次来诊,均在经期前后,主要矛盾属瘀滞痛经,脾虚有寒,当予温通经脉。初诊因隔宵寒热至 38.5℃,急诊后方退,余邪未清,故于祛瘀理气、温中止痛方中避川芎而用丹参,缘川芎下行血海,当时发热虽退未尽,恐引热入里,药后有所好转。复诊又值发热新退已甫 3 日,略有低热,是为体虚不足,营卫不和。经期将届,预为温通,拟四物法去地黄,增牛膝、红花下行通经,延胡索、没药、失笑散化瘀止痛,香附理气调经,吴茱萸温中止吐泻,牡丹皮助赤芍清热行血。因便溏见减,此次未用炮姜,痛经渐轻减,量不多无块。四诊又届经前,大便不通,宗前法增桃仁泥,以资通调,并润肠。五诊经尤未至,兼发胃痛,大便色深,恐有胃出血之变,故嘱注意大便,有隐血即暂停上药,诊后第二日即经转量畅,下块色深且多,腹痛显减,当从原法处理。调治后第三次经行,腹痛已完全消失,原每行纳差泛恶,及临前腰酸乏力,右腹吊痛均除,便溏次多亦显著改善,宗前方另处八珍丸常服以巩固之。8 年痛经基本治愈,唯体质尚未恢复,仍当继续调理,以杜反复。

案 4 痛经(子宫内膜异位症)

腾某,女,27 岁,未婚。

初诊(1976 年 12 月 30 日)

主诉:痛经 4 年。

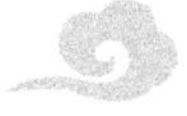

患者18岁初潮，月经周期32日，约5日净。自1972年参加工作后，开始有痛经，初起可用针刺缓解，以后逐渐加重，1973年起每次需用可待因及哌替啶，并必须休息2日，不能工作。月经来第一日极少，暗红。第二日开始有2 cm×1 cm大小之膜样物排出后疼痛才减轻，平时带较多，色黄不痒，以往无特殊疾患。妇科检查：腹软无压痛及包块，外阴发育正常，处女膜完整，肛查子宫前屈，正常大小，活动好，左附件(—)，右侧宫旁颈体交界处有结节状增厚，如黄豆大小结节突起2个，轻度压痛，右侧卵巢约1.5 cm大小，活动。经期尚准，每腹部剧痛，喜暖喜按，甚且呕吐，肢冷，里急感，大便不实，下血块及膜后痛较缓。脉细，苔白。中医诊断为痛经。西医诊断为子宫内膜异位症。证属寒凝瘀滞，拟予温通。处方：

炒当归9 g，川芎9 g，川牛膝9 g，赤芍9 g，桂心2.1 g，制香附9 g，延胡索9 g，苏木9 g，淡吴茱萸2.4 g，煨姜2片，熟附片9 g，制乳香、制没药各4.5 g，失笑散15 g。

7剂。

经前4日左右即开始连服7剂，经净后服四物益母丸1周，每日9 g，兹后由患者外院根据上法断续处方治疗。

二诊(1977年5月19日)

经期4月23日，药后腹痛有所好转，已停用哌替啶，由于过去腹痛剧烈，顾虑复发，仍自服可待因1片，腹冷显减，呕吐亦瘥。脉细，苔薄质红，从前法出入。处方：

炒当归9 g，川芎9 g，川牛膝9 g，赤芍9 g，桂心2.1 g，煨姜2片，延胡索9 g，苏木9 g，制香附9 g，桃仁泥9 g，艾叶2.4 g，失笑散15 g。

7剂。

三诊(1977年6月10日)

经期5月27日，此次经行第一日未痛，呕吐亦除，第二日势较前显减，下块及膜见少。脉细舌赤，再从前法进退。处方：

炒当归9 g，赤芍9 g，川牛膝9 g，川芎9 g，延胡索9 g，桂心2.1 g，苏木9 g，制香附9 g，淡吴茱萸2.4 g，制乳香、制没药4.5 g，红花4.5 g，失笑散15 g。

服7剂，经后仍服四物益母丸10日，每日9 g。

四诊(1977年7月12日)

经期7月2日,经行后期尚畅,块少有膜,腹微痛极轻,症势显减,近有腰酸,掌心热。脉微弦,苔薄质红,边有齿印。肝肾不足,再拟调理以资巩固。处方:

炒当归9g,怀牛膝9g,大生地9g,赤芍9g,熟女贞子9g,川芎4.5g,川续断9g,金毛脊9g,云茯苓9g,泽泻9g,牡丹皮9g。

服4剂,药后仍继服四物益母丸10日,每日9g。

五诊(1977年7月29日)

经期将届,纳差,余无所苦。脉微弦,苔薄。拟理气调经,化瘀止痛。处方:

炒当归9g,川芎9g,川牛膝9g,淡吴茱萸2.4g,赤芍9g,延胡索9g,制香附9g,制没药4.5g,川桂枝1.5g,血竭1.8g,失笑散15g。

5剂。

【按】痛经已甫5年,痛势逐月转剧,必须卧床休息,第二年起即每月需用哌替啶及可待因。本证属瘀滞夹寒,故腹痛喜按喜暖,肢冷苔白。据一般规律,喜按属虚,拒按属实,上述喜按是有寒之故,不作虚痛论。因下块及膜后腹痛即缓,是为瘀滞现象,不通则痛,应予温宫逐寒、活血化瘀,加重失笑散剂量,药后痛势逐减。四诊有肝肾阴虚现象,故暂拟养阴泻火并补肝肾,以后仍用四物益母丸巩固之。五诊根据妇科检查仍有结节,故方中增血竭以散瘀消结,桂枝以温经通络祛瘀。由于该患者住在郊区及工作关系,来院不便,故每次治疗均未值经期,只能预先处方备用,虽然症状显著好转,已停用哌替啶及可待因,并不需休息,可照常工作,患者主观上认为已经治愈,可以勿药,但据妇科检查结节犹未全消,且治疗过程中,不够密切配合,故效果尚欠满意。

案5　经行头痛

张某,女,31岁,已婚。

初诊(1977年5月26日)

主诉:经行头痛10年。

经每后期1周左右(3月28日,5月4日),临前乳胀,行则头痛,偏于两侧,由来10年,眩晕呕吐,烦躁不安。平素大便干结,脉细,苔薄边紫暗。又将届期,肝阳上扰,气滞不畅。拟平肝潜阳,理气行血。处方:

炒当归 9 g，柴胡 4.5 g，嫩钩藤 9 g，石决明 30 g，川楝子 9 g，全瓜蒌 12 g，淮小麦 30 g，泽泻 9 g，赤芍 9 g，丹参 15 g，白蒺藜 9 g，生甘草 2.4 g。

5 剂。

二诊(1977 年 6 月 7 日)

投剂后经行准期(6 月 3 日)，头痛欲吐显减，今大便不实。脉细，苔薄边有紫点。拟前法出入。处方：

炒当归 9 g，丹参 9 g，赤芍 9 g，熟女贞子 9 g，茯苓 12 g，炒白术 9 g，白蒺藜 9 g，谷精草 9 g，焦六曲 9 g。

6 剂。

另：逍遥丸 10 g，口服 6 日。

三诊(1977 年 6 月 28 日)

经期将届，乳胀显减，近有齿衄(去年齿衄，血小板减少)，口腔碎痛，夜寐欠安。脉细，苔薄边有紫点。再拟调理冲任参清泄。处方：

炒当归 9 g，丹参 12 g，赤芍 9 g，大生地 9 g，牡丹皮 9 g，制香附 9 g，白蒺藜 9 g，远志 4.5 g，泽泻 9 g，熟大黄 9 g。

5 剂。

【按】患者经行期间或经期前后头痛伴眩晕呕吐，已有 10 年，发作时面色苍白，目难启，不能食，必须休息，不能工作，屡经治疗未效，常自服麦角胺咖啡因。后转市级医院神经科检治，注葡萄糖、维生素 B_6 及维生素 C 等，当时略好，给苯噻啶后，发作次数稍减，继即失效。1977 年 5 月 26 日于经期前 1 周来院治疗，根据经前每有乳胀、烦躁等现象，可见系肝郁气滞之故。肝阳上扰则头痛眩晕，横逆犯胃而呕吐不能食，因予平肝潜阳、理气行血，宗逍遥散及甘麦大枣汤加减：取石决明、钩藤、白蒺藜平肝潜阳；柴胡、川楝子疏肝理气；淮小麦、甘草甘以缓急；当归、丹参养血调经；泽泻、全瓜蒌、赤芍泻火通出。药后第一次经期即准(周期 30 日)，乳胀见减，头痛欲吐显著好转，并不须休息，照常工作。复诊因大便不实，从原方加减，经净后服逍遥丸。第二次经期略后(周期 34 日)，临前乳胀极轻，头痛未作，微晕，症情痊愈。

案 6　经行吐衄(代偿性月经)

马某，女，30 岁，已婚。

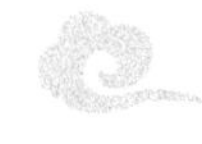

初诊(2006年4月14日)

主诉：经行鼻衄半年。

月经史，12，4～5/30日。LMP 3月27日。怀孕4次，每次均孕70日，有胚芽但无胎心，即清宫。半年来，经前鼻衄，经量减少。2年前流产后经量减，2日许净，啖巧克力亦鼻衄，夜间尿频，大便欠实，夜间耳鸣。脉细，苔薄黄，边嫩红。中医诊断为经行鼻衄、滑胎。西医诊断为代偿性月经、习惯性流产。证属肝胃郁热，脾虚失健。治拟清肝胃健脾。处方：

炒潞党参12 g，炒白术10 g，云茯苓12 g，炒黄芩10 g，焦薏苡仁12 g，泽泻10 g，山茶花10 g，炒怀膝10 g，大腹皮10 g，墨旱莲10 g，白茅根12 g。

7剂。

二诊(2006年4月21日)

鼻衄1周，经期将届，目前男避。脉略细，苔薄，质嫩红。拟顺经调理，经来时服。处方：

北沙参10 g，炒当归10 g，大生地10 g，云茯苓12 g，白茅根12 g，黄芩10 g，白芍10 g，炒怀牛膝10 g，茜草10 g，山茶花10 g，泽泻10 g，川石斛10 g，丹参6 g，炒杜仲10 g，川续断10 g。

7剂。

三诊(2006年4月28日)

4月25日月经来潮，经行准期，2日净量少，兹无所苦，口干。苔黄腻，边尖微红，再拟育肾通络。处方：

云茯苓12 g，大生地10 g，川石斛10 g，怀牛膝10 g，王不留行10 g，路路通10 g，麦冬12 g，降香片3 g，茜草10 g，淫羊藿12 g，肉苁蓉10 g，泽泻10 g。

7剂。

四诊(2006年5月5日)

腰酸时作，脉略细，苔薄质嫩红，口干，尿频显减。拟育肾通络。处方：

云茯苓12 g，大生地10 g，川石斛10 g，怀牛膝10 g，路路通10 g，王不留行10 g，麦冬12 g，降香片3 g，炒杜仲12 g，川续断12 g，肉苁蓉10 g，淫羊藿12 g。

5剂。

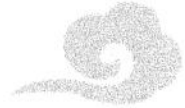

五诊(2006年5月19日)

药后鼻衄已除,精力较振,口干腰酸。脉略细,苔薄微黄,边嫩红。再拟顺经调理。处方:

炒当归10 g,大生地10 g,川石斛10 g,怀牛膝10 g,赤芍10 g,牡丹皮10 g,丹参10 g,茜草10 g,炒杜仲12 g,川续断12 g,泽兰叶10 g。

7剂。

【按】经行吐衄,其原因是木火升腾,血热伤络。该患者经前出现吐衄,为肝胃郁热,但2年前流产后经量减,2日许净,伴有夜间耳鸣,此乃肝肾阴虚之象。朱丹溪云:"凡血越上窍,皆阳盛阴虚,有升无降,但宜补阴抑阳,火清气降而血自归经。"治疗当以"热者清之""逆者平之"的原则,以清热降逆、引血下行为主,但不可过用苦寒克伐之剂,以免耗伤气血。

由于患者有反复流产史,加之夜间尿频,大便欠实,首诊时先健脾益气,用炒潞党参、炒白术、云茯苓、焦薏苡仁、大腹皮健脾益气,炒黄芩、墨旱莲、白茅根、泽泻、山茶花清肺胃泻火、凉血散瘀调整体质。经前则用止衄顺经方加减。取四物汤去川芎辛香上窜之弊,用以养血调经;牛膝引血下行,黄芩清肺胃泻火;茜草凉血止血;山茶花、白茅根凉血散瘀,亦止吐衄;北沙参、川石斛养阴生津,加丹参以滋养气血,增加经量。泽泻以泄火,炒杜仲、川续断补肾。本方主要平逆清肝,滋水安冲,引血下行。治疗本病,要注意不妄事止涩,否则经行不下而反致上逆。

案7 滑胎(习惯性流产)

于某,女,35岁。

初诊(2012年11月21日)

主诉:反复胎停流产4次。

月经史,13,4~5/37日。LMP 2012年11月15日,量中。生育史:0-0-4-0。患者2005年结婚,自婚后反复孕12周左右胎停4次,2次自然排出并清宫。第三、第四次妊娠时患者卧床休息,并曾服中药保胎治疗。末次流产2011年10月,孕14周时见红,B超示未见胎血管搏动,遂行清宫。末次流产后年余未孕。据云外院检查夫妇双方染色体、免疫功能无明显异常。平素经行后期,每37日左右一行,量中,色暗有血块,4~5日方净,无经行腹痛。面㿠频发，余无所苦。刻下经行始净，胃纳尚可，夜寐安，二便调。舌质殷红，苔略黄厚，脉略细。中医诊断为滑胎。西医诊断为习惯性流产。证属肾虚血瘀证。治拟育肾通络。处方：

云茯苓 12 g，大生地 10 g，怀牛膝 10 g，路路通 10 g，王不留行 10 g，皂角刺 20 g，公丁香 2.5 g，麦冬 10 g，淫羊藿 12 g，肉苁蓉 10 g，泽泻 10 g，知母 10 g。

7 剂。

嘱：每日测量基础体温。

二诊(2012 年 12 月 3 日)

基础体温上升 10 日，余无所苦。舌质红，脉平，再拟育肾通络，经净后服。处方：

云茯苓 12 g，大生地 10 g，怀牛膝 10 g，路路通 10 g，王不留行 10 g，皂角刺 20 g，公丁香 2.5 g，麦冬 10 g，淫羊藿 12 g，肉苁蓉 10 g，泽泻 10 g，知母 10 g。

7 剂。

三诊(2013 年 1 月 7 日)

LMP 2012 年 12 月 21 日。时届中期，基础体温略升。脉细，舌质偏红，苔薄。拟育肾培元。处方：

云茯苓 12 g，生地、熟地各 10 g，仙茅 10 g，淫羊藿 12 g，炙龟甲 10 g，鹿角霜 10 g，巴戟天 10 g，肉苁蓉 10 g，女贞子 10 g，泽泻 10 g，河车粉 6 g(吞)。

14 剂。

四诊(2013 年 3 月 6 日)

LMP 2013 年 1 月 25 日，月事逾期未行，尿 HCG(+)，余无所苦。脉略细数，舌中根苔黄腻，质边红，拟健肾安和。嘱患者卧床休息，忌食大热之品，忌房事。处方：

云茯苓 12 g，炒白术 10 g，炒杜仲 10 g，川续断 10 g，桑寄生 10 g，淡黄芩 10 g，白芍 10 g，紫苏梗 10 g，陈皮 4.5 g，光杏仁 10 g，苎麻根 6 g。

7 剂。

五诊(2013 年 3 月 13 日)

孕 47 日，略有泛恶，大便欠畅。脉略细滑，苔略黄厚，边红。再拟安和。

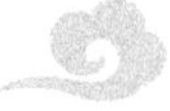

处方：

云茯苓 12 g，姜半夏 4.5 g，姜竹茹 6 g，川石斛 10 g，炒杜仲 10 g，川续断 10 g，淡黄芩 10 g，紫苏梗 10 g，陈皮 4.5 g，光杏仁 10 g，苎麻根 12 g。

7 剂。

随访：3 月 20 日 B 超示宫内早孕，测及胎血管搏动。继续保胎治疗，超过既往发生流产的孕月，后平产一子。

【按】习惯性流产属中医滑胎范畴。胎元的生长依赖于胞宫、胞脉的濡养。《素问·奇病论》云："胞络者系于肾。"母体肾气不足无力系胞，或母胎之间不能相容相纳易导致流产的发生。本案患者屡孕屡堕，肾气逐渐耗损，瘀血久滞耗伤津液，精血愈加亏虚，故末次流产后近 1 年未能受孕。"求子之道，莫如调经"，蔡小荪顺应月经周期阴阳消长，气血盈亏的变化进行调治，以补肾贯穿其中。经后期采用育肾通络方，经间期肾气渐充，阳气渐长，予育肾培元方，加以血肉有情之品河车粉等温肾助阳健黄体。如此调理两个周期，即成功受孕。对于滑胎患者，妊娠后保胎治疗尤为重要。蔡小荪以健脾益肾为安胎大法，方中云茯苓、白术健脾益气，以补气血生化之源；川续断、杜仲、桑寄生补益肝肾、强筋骨；淡黄芩、苎麻根清热凉血；白芍柔肝养血；紫苏梗、陈皮理气健脾，杏仁降气润肠。孕中泛恶，则加用姜半夏、姜竹茹降逆止呕。如此坚持调理，超过既往易发生流产的孕月，并加以注意孕期中情志调畅，起居得当，肝肾冲任平和，则胎元健固。

案 8　伪胎(恶性葡萄胎)

陈某，女，28 岁，已婚。

初诊(1977 年 6 月 9 日)

主诉：外院诊断为恶性葡萄胎，要求中医会诊。

葡萄胎于 5 月 14 日刮宫，越 3 日始下恶露，迄今未止，且唯服中药后吐止，瘀未净，色暗红，4 日前下血块，约 10 cm 大小，边微绿色，腹痛始减，仍时有小块，纳食尚可，心悸，左上腹不舒，面黄少华，脉虚略数，苔腻中根厚，略暗边有齿印。目前 HCG 5 000 mIU/ml。中医诊断为伪胎。西医诊断为恶性葡萄胎。证属瘀滞未清。拟祛瘀生新。处方：

炒当归 9 g，丹参 12 g，怀牛膝 9 g，赤芍、白芍 9 g，生薏苡仁 30 g，生蒲黄

30 g，黑芥穗 9 g，远志 4.5 g，香附炭 9 g，震灵丹 12 g。

4 剂。

二诊(1977 年 6 月 16 日)

药后下红显减，块亦逐少，心悸见瘥，左上腹隐痛，便坚似粒，溲较频。脉弦略数，苔薄微腻，边有齿印。气血较虚，瘀尚未清，再拟扶正和养，祛瘀生新。处方：

炒潞党参 12 g，炒黄芪 12 g，炒当归 9 g，生蒲黄 30 g，丹参 9 g，广郁金 9 g，赤芍、白芍 9 g，远志 4.5 g，熟大黄炭 9 g，败酱草 15 g，怀牛膝 9 g，仙鹤草 15 g，益母草 9 g。

4 剂。

三诊(1977 年 7 月 14 日)

上次住院时 HCG 400 mIU/ml，后随访 HCG 2500 mIU/ml，再度入院。恶性葡萄胎刮宫 2 个月，恶露断续未止，时下血块色黑，腹痛里急，腰酸不甚，膝软，左臀痛，脉细，苔薄中根腻、边有齿印，瘀滞未清。拟祛瘀生新。处方：

炒当归 12 g，丹参 15 g，川牛膝 9 g，赤芍 9 g，花蕊石 12 g，生蒲黄 30 g，五灵脂 9 g，苏木 9 g，制香附 9 g，延胡索 9 g，广郁金 9 g。

4 剂。

四诊(1977 年 7 月 21 日)

HCG 1 250 mIU/ml，淋漓极少，原鲜红，今起似淡咖啡色，腰酸，腹微痛，里急感，眩晕疲惫。脉细，苔中根腻，质红边有齿印。气营两亏，冲任不固。宜调固参祛瘀生新(在此期间院方用红孩儿等止血药未效)。处方：

炒潞党参 12 g，炒当归 9 g，丹参 15 g，川牛膝 9 g，赤芍 9 g，桑寄生 12 g，川续断 12 g，花蕊石 12 g，五灵脂 9 g，生蒲黄 30 g，制香附 9 g，延胡索 9 g。

4 剂。

五诊(1977 年 7 月 28 日)

腹胀坠痛，腰酸下瘀块似肉状，腹部较舒，头晕目暗，肢软无力。脉细，苔薄白，边尖红。气营两亏，瘀滞未清。拟益气养营，祛瘀生新。处方：

炒潞党参 15 g，炒当归 9 g，丹参 15 g，赤芍、白芍各 9 g，川牛膝 9 g，熟大黄炭 9 g，花蕊石 12 g，生蒲黄 30 g，五灵脂 12 g，震灵丹 9 g，三七末 2.1 g(吞)。

4 剂。

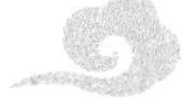

六诊(1977 年 8 月 4 日)

周前药后下块，腹部见舒，淋漓亦减，精神较振，疲惫少力，自觉情况好转。脉细，苔薄中略腻边有齿印。气营两亏，冲任不固，再予和养调固。处方：

炒潞党参 15 g，炒黄芪 15 g，炒当归 9 g，丹参 9 g，赤芍、白芍各 9 g，炒蒲黄 12 g，鸡冠花 12 g，熟大黄炭 9 g，黑芥穗 9 g，佛手片 4.5 g，三七末 3 g(吞)。

4 剂。

七诊(1977 年 8 月 11 日)

第一次刮出物病理切片示胎盘组织变性坏死，HCG 上次 100 mIU/ml，现 400 mIU/ml，3 日前下红，色淡，极少旋止。兼服新药，胃纳较差欠馨，乏力，小便难控。脉细，苔淡薄腻且胖，边有齿印。营卫交虚，再拟和养调理。处方：

炒潞党参 15 g，炒黄芪 15 g，炒白术 9 g，炒当归 9 g，云茯苓 12 g，姜半夏 4.5 g，炒怀山药 9 g，覆盆子 9 g，陈皮 4.5 g，玫瑰花 0.9 g，焦谷芽 15 g。

4 剂。

【按】患者末次经期为 1977 年 2 月 17 日，停经 3 个月，5 月 12 日由外院诊断为葡萄胎，于 5 月 14 日刮宫 1 周后尿 HCG 160 000 mIU/ml，入院治疗。曾用天花粉 3 次，6 月 15 日第四次皮试阳性，经脱敏过程中有反应，故停用。住院期间，仍断续出血，有时且伴有血块及腹痛，共住院 40 日，并服中药旋出血即止。于 7 月 6 日出院，胸片(—)，HCG 400 mIU/ml，妇科检查无特殊。嘱每周复验 HCG 1 次，若 7 月中旬 HCG(+)则再住院，按恶性葡萄胎处理。患者出院后于 7 月 8 日、7 月 13 日阴道又出血，再度入院，无咳嗽及咯血，HCG 2 500 mIU/ml，宫体如孕 40 日左右大小，前位。根据中医学文献记载，本症与“鬼胎”“血胎”等描述相似，有“鬼胎者伪胎也”之说。由于患者营卫素虚，气滞血瘀，因之失调，无以养胎，瘀久以致下流，反复不止，绵延日久。虽然初诊时淋漓已 20 余日，且曾刮宫，鉴于色呈暗红，仍有血块下坠，大约 10 cm，边微绿色，腹痛虽减未除，苔腻中根厚略暗，可见瘀尚未清，当祛瘀生新为主。方用当归、丹参祛瘀生新，牛膝下行能逐恶血、下死胎，赤芍、白芍散瘀止血、凉血清热，薏苡仁健脾渗湿，配合化瘀之剂，以防转致癌症，黑芥穗、香附炭入肝理气止血，远志、震灵丹宁心震慑，配合蒲黄以祛瘀止血定痛。药后下红显减，块亦逐少，心悸见瘥，但左上腹仍隐痛，便坚似粒，小便较频，气血较虚，故拟祛瘀生新同时扶正和养。前方增党参、黄芪以补气，熟大黄炭、败酱草、仙鹤草、益母草以止血祛瘀，下红遂止而出院。未几复又漏红，HCG 2 500 mIU/ml，再度入院。下血块色黑，腹痛里急感，当为衃血留止，非固涩所能奏效。故仍以祛瘀生新为主，原方增花蕊石以逐瘀止血、下死胎胞衣，寓失笑散法，重用生蒲黄，以止血祛瘀，苏木、延胡索理气化瘀止痛。药后淋漓见减，下血极少且色淡，唯仍似咖啡色可见尚有败瘀残留。经此周折，体虚益甚，致眩晕疲惫，故宗原法增党参略具扶正之意，而仍以祛瘀为主，院方在此期间用红孩儿等止血剂未效，服上药后下瘀块似肉状，腹胀坠痛即减。复诊宗前法加减，增震灵丹、三七末以祛瘀止血，投剂后腹部见舒，淋漓亦减，精神较振，自觉精神转佳。然仍疲惫少力，气营两亏，冲任失固，旋拟和养调固。原方增黄芪以补气固摄，诸症俱瘥，因久药胃呆，故予和养调理，症状虽暂时消失，此后一段时期未见阴道出血，病势有所好转，但尚难肯定根治，还待今后随访观察。

案9　产后恶露不绝

周某，女，28岁，已婚。

初诊(1975年3月20日)

主诉：产后恶露淋漓未净近3个月。

产将3个月，恶露淋漓未止，色时鲜时微黑，头晕乏力，腰酸乳少，大便坚结，二三日一解。脉细，苔白尖赤。中医诊断为产后恶露不绝。西医诊断为产后子宫复旧不全。证属气虚不足，冲任失固。拟和养固摄。处方：

炒潞党参15 g，炙黄芪9 g，炒白术15 g，当归炭9 g，生地炭30 g，炮姜炭4.5 g，焦白芍9 g，川续断12 g，金毛脊12 g，仙鹤草30 g，益母草9 g，黑芝麻15 g(炒)。

2剂。

二诊(1975年3月22日)

药后淋漓显减，昨起极少，腰酸见瘥，大便亦润，每日1次。脉细苔薄白尖赤，症见轻可，原法进退。处方：

炒潞党参15 g，炙黄芪9 g，炒白术15 g，当归炭9 g，生地炭30 g，炮姜炭4.5 g，仙鹤草30 g，益母草9 g，焦白芍9 g，川续断12 g，黑芥穗9 g，黑芝麻15 g(炒)。

3剂。

三诊(1975 年 3 月 25 日)

恶露淋漓已止,腰酸亦减,乳汁尚少,咳嗽痰白,咽痒时作时止,由来将月。脉细苔薄白尖赤,再予宁嗽通乳。处方:

炙黄芪 9 g,炒当归 9 g,漏芦 9 g,川贝母 4.5 g,山海螺 15 g,川续断 12 g,光杏仁 9 g,桔梗 4.5 g,炙紫菀 9 g,紫苏子 9 g,通草 3 g。

5 剂。

四诊(1975 年 3 月 31 日)

咳嗽显瘥,乳汁亦增,3 日前又下红极少旋止,曾经急奔,不为无因,致腰酸又作。脉细苔薄,尖微红。症势续见好转,拟宗前方加减。处方:

炒潞党参 9 g,炒当归 9 g,大生地 9 g,焦白芍 9 g,川续断 12 g,金毛脊 12 g,光杏仁 9 g,炙紫菀 9 g,紫苏子 9 g,熟女贞子 9 g,墨旱莲 9 g。

4 剂。

【按】妇女新产以后,由于分娩时出血及临产努气劳乏,元气受损,体力亏耗,百脉空虚。如恶露淋漓日久,体质愈亏,气虚不摄,冲任失固,则出血更不易止,交互影响,致缠绵不愈,气虚血少,不能上为乳汁。肠失滋润,所以大便艰燥。患者产后恶露淋漓 3 个月之久,乳少便坚,屡治未效。当时情况,以止血为主,补气为先,取参、芪、术益气固摄;归、地、芍、炮姜、仙鹤草、益母草养血止血,略寓化瘀;川续断、狗脊益肾健脾;黑芝麻润肠通幽,而不伤正。该方所以益气止血通幽而不顾乳汁,以大便艰燥必然努气迸力,容易迫血下行,故宜兼顾,待血止之后,营血复盛,自然上行而为乳汁,只需略事增益,即可收效。是以一诊而瘀减、便通,二诊即瘀止,三诊而乳增,余症亦瘥。方虽平淡,如能分清主次,按部就班,当不难应手。

案 10　不孕症

郑某,女,29 岁,已婚。

初诊(1975 年 5 月 16 日)

主诉:婚 2 年许未孕。

经期尚准,临前沉闷急躁,每行第二日起腹冷痛吐泻,畏寒肢冷自汗,由来 7 年,服止痛片及注阿托品均失效,婚 2 年许未孕。兹月事方净,脉细,苔薄白。中医诊断为不孕症、痛经。西医诊断为不孕症。证属肝郁气滞,寒湿凝阻。治先拟疏肝舒郁。处方：

炒当归 9 g，大熟地 9 g，川芎 4.5 g，白芍 9 g，柴胡 4.5 g，广郁金 9 g，陈皮 4.5 g，合欢皮 9 g，泽泻 9 g，炙甘草 2.4 g。

5 剂。

二诊(1975 年 7 月 26 日)

药后见舒，经期将届，神疲微畏寒，脉细，苔薄白。拟温冲调经。处方：

炒当归 9 g，姜半夏 4.5 g，煨木香 3 g，川桂枝 2.4 g，白芍 9 g，淡吴茱萸 2.4 g，川芎 4.5 g，延胡索 9 g，淡干姜 2.4 g，失笑散 12 g。

4 剂。

三诊(1975 年 8 月 28 日)

经行准期，量已减少，腹痛吐泻显见好转，唯头晕未除，动则心慌。脉细，苔薄白，质淡红。心血不足，再以和养。处方：

炒潞党参 12 g，炒白术 9 g，炒当归 9 g，大熟地 9 g，远志 4.5 g，枸杞子 12 g，白芍 9 g，熟女贞子 9 g，墨旱莲 9 g，红枣 15 g。

4 剂。

四诊(1975 年 9 月 2 日)

腰酸乏力，带下间赤。脉细，苔薄白，质红。拟健固脾肾。处方：

炒潞党参 9 g，炒白术 9 g，云茯苓 12 g，焦白芍 9 g，川续断 12 g，金毛脊 12 g，海螵蛸 9 g，鸡冠花 12 g，乌鸡丸 1 粒。

4 剂。

五诊(1975 年 9 月 10 日)

诸症显减，胃纳较差。脉细，苔薄，质红。拟从前法出入。处方：

炒潞党参 9 g，炒白术 9 g，云茯苓 12 g，焦白芍 9 g，川续断 9 g，金毛脊 9 g，陈皮 4.5 g，香谷芽 15 g，乌鸡丸 1 粒。

4 剂。

六诊(1975 年 9 月 20 日)

治疗后腹泻基本已愈，吐减痛轻，平素晨间腹痛亦止，经事值期。脉细，舌质红，苔薄，根微白，下焦寒象尚未根除，再拟温调。处方：

炒当归 9 g，淡吴茱萸 2.4 g，炒白术 9 g，炮姜 3 g，川芎 4.5 g，焦白芍 9 g，

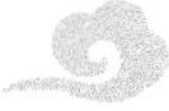

木香 3 g,延胡索 9 g,五灵脂 9 g,川续断 12 g,金毛脊 12 g。

3 剂。

七诊(1975 年 10 月 24 日)

近妇科检查似有附件炎,少腹酸胀,下坠感,会阴痛,甚达半夜方止。脉细,苔薄满白。拟疏肝理气,消炎止痛。处方:

炒当归 9 g,柴胡梢 6 g,赤芍 9 g,牡丹皮 9 g,川桂枝 2.4 g,败酱草 15 g,川楝子 9 g,延胡索 9 g,制香附 9 g,生甘草 2.4 g。

3 剂。

八诊(1975 年 11 月 4 日)

神志恍惚,烦躁易怒,悲伤欲哭,胸闷乳胀,下腹及会阴两侧掣住感,劳累则觉阴坠,肝郁气滞,上扰下迫。脉细微弦,苔白尖红。拟疏肝宽胸,甘以缓急。处方:

炒当归 9 g,柴胡 4.5 g,白芍 9 g,淮小麦 30 g,广郁金 9 g,青皮、陈皮各 4.5 g,云茯苓 12 g,姜半夏 4.5 g,川楝子 9 g,生甘草 3 g。

4 剂。

九诊(1975 年 11 月 8 日)

药后胸闷乳胀均减,烦躁欲哭显除,神志稍安,性情宽缓,经期将届。脉弦,苔薄边红,预为温调。处方:

炒当归 9 g,川芎 4.5 g,赤芍 9 g,桂心 2.1 g,制香附 9 g,延胡索 9 g,淡吴茱萸 2.4 g,熟附片 9 g,制没药 4.5 g,艾叶 2.4 g。

4 剂。

十诊(1975 年 11 月 18 日)

此次经行准期,腹痛显减,兹将净,左少腹酸胀似刺。脉细微弦,苔薄质红,宗前法参疏肝理气。处方:

炒当归 9 g,川芎 4.5 g,赤芍 9 g,柴胡梢 6 g,川楝子 9 g,川桂枝 3 g,牡丹皮 9 g,延胡索 9 g,桑寄生 9 g,川续断 9 g,炒白术 9 g。

3 剂。

十一诊(1976 年 12 月 6 日)

月事逾期周许未引,腰微酸,腹微胀,近纳呆畏寒。脉略弦,苔薄白。拟先和理,待查(最近经期 10 月 28 日)。处方:

炒当归 9 g，炒白术 9 g，云茯苓 12 g，姜半夏 4.5 g，川续断 9 g，桑寄生 9 g，木香 3 g，陈皮 4.5 g，远志 3 g，香谷芽 15 g。

3 剂。

十二诊(1977 年 1 月 15 日)

据云妊 2 个半月，上月腹剧痛，由妇产科急诊怀疑宫外孕，做后穹窿穿刺，并服破瘀药多剂及三七末六瓶，未获端倪。近验尿妊娠反应阳性，超声波检查有胎心，兹胸闷脘腹作痛，腰微酸，带下色兼粉红，溲频。脉细弦微滑，苔白略腻，前半微青，胎元受损，唯恐难免。姑拟和养安固，尚待观察。处方：

炒杜仲 9 g，川续断 9 g，金毛脊 9 g，炒白术 9 g，白芍 9 g，桑寄生 9 g，覆盆子 9 g，木香 3 g，砂仁 3 g，紫苏梗 9 g，南瓜蒂 3 个。

3 剂。

【按】痛经 7 年，服止痛片及注阿托品失效。证属寒湿凝滞，以致不孕，且有经前紧张症、附件炎、粘连包块、宫颈糜烂等症，势颇复杂，难许速痊。因分期随症处理，经前用疏肝舒郁，宽胸缓急，拟逍遥散并甘麦大枣法出入。经期以温宫逐寒，调经止痛为主，初用四物佐吴茱萸、姜、桂等加减，虽效不显，继从原法增附片、艾叶、没药等增损，效果方著。缘有慢性附件炎、吐泻现象，消除较速，腹痛缠绵较久，故经净后着重疏肝理气，消炎止痛，以败酱、柴胡梢、赤芍、牡丹皮及川楝子、延胡索为主，佐桂枝辛散温宣，温通经络，诸症逐步好转。然在治疗过程中，由于饮食起居，心情寒温等不同影响，症状有所反复，唯较前轻可，经过不断治疗，过 1 年又 3 个月之久，于 1976 年 10 月 28 日末次经行后即怀孕，计不孕约 3 年许，上述病案举典型十二诊为例，余从略。但于妊娠将 2 个月时，突感腹部剧痛，由妇产科急诊怀疑为宫外孕，做后穹窿穿刺，并服破瘀中药多剂，及三七末六瓶，未获端倪，仍来我院治疗，当时腰微酸，带下色兼粉红，小便频数，苔白略腻，前半微青，鉴于月前波折，胎元受损，唯恐难免，然脉象细弦，尚有滑意，妊娠反应仍为阳性，加以超声波测到胎心，因此未作死胎处理，仍拟和养安固为主，几经调治，于 1977 年 7 月中旬得一男，早产 18 日，完好无损。

案 11 不孕症(输卵管阻塞)

颜某，女，28 岁，已婚。

初诊(1974年11月29日)

主诉：婚4年未孕。

1971年患流行性乙型脑炎而抽脊髓，兹后每触及腰脊即休克，记忆力差，原有慢性盆腔炎，1973年急性肾炎，在工作单位住院治疗，2个月后转为慢性，且有肾盂肾炎、肾结核、输卵管结核并阻塞等症。虽经刮宫通液治疗2个月许未效，致经期紊乱，月三四至。曾做碘油造影，认为已失去生育能力，因来就医，由某区中心医院妇产科检查，结论同前，后经某妇产科医院复检造影示两侧输卵管阻塞，是否由结核引起尚未肯定，肾下垂12 cm，无结核家族史。目前经期尚可(最近经期11月13日)，每腹痛里急，临前乳胀烦躁，平时少腹两侧胀痛，形寒，大便间二三日一次，脉细弦，苔薄白边微红。西医诊断为不孕症、输卵管阻塞、慢性盆腔炎。中医诊断为不孕症。证属肾督不足，肝郁气滞，经隧受阻，络道不通，拟疏通为恰。处方：

炒当归9 g，赤芍9 g，川芎4.5 g，柴胡梢6 g，川楝子9 g，制香附9 g，乌药9 g，炙穿山甲片9 g，皂角刺9 g，川桂枝3 g，全瓜蒌12 g。

7剂。

二诊(1974年12月16日)

日前经行，期尚准，腹未痛，里急感见减，胃纳亦增，腰酸未除。尿常规：蛋白(++)。脉细苔薄白，边微红。拟调经参益肾。处方：

炒当归9 g，大熟地9 g，川芎4.5 g，赤芍9 g，云茯苓12 g，川续断12 g，金毛脊12 g，炒怀山药9 g，泽泻9 g，制香附9 g。

3剂。

另：理气通络方，经净后服。处方：

炒当归9 g，赤芍9 g，柴胡梢6 g，川桂枝4.5 g，路路通9 g，王不留行9 g，制香附9 g，乌药9 g，炙穿山甲片9 g，皂角刺9 g，生大黄4.5 g。

10剂。

三诊(1975年3月7日)

近自服阿胶，致经来量少，2日即止，乳胀瘥而复作，烦躁反甚，纳呆，腰背酸。原拟疏通，今反腻滞，有似诸症杂出，转方仍从前议(最近经期2月13日)。处方：

炒当归9 g，川芎4.5 g，大生地9 g，赤芍9 g，炒白术9 g，红花4.5 g，怀牛膝 9 g,川续断 12 g,制香附 9 g,乌药 9 g。

5 剂。

另：理气通络方 10 剂,同前经净后服。

四诊(1975 年 6 月 27 日)

起居不慎,情绪不快,平素少腹两侧吊痛,经前乳胀,烦躁,腰背酸楚,临则量少色淡,腹痛如绞。又将届期,拟理气祛瘀,调经止痛。处方：

炒当归 9 g,川芎 4.5 g,柴胡梢 6 g,败酱草 15 g,赤芍 9 g,牡丹皮 9 g,川楝子 9 g,延胡索 9 g,广郁金 9 g,淮小麦 30 g,路路通 9 g,生甘草 2.4 g。

10 剂。

另：逍遥丸 9 g,口服 10 日。

【按】肝旺气郁,经前乳部胀痛,烦躁欠安,输卵管不通,往往有此现象。唯经前乳胀,并非均系输卵管不通,要皆配合妇科检查,方可确切定论。患者在外地医院任护士,原有慢性盆腔炎,由单位妇产科检查,并做碘油造影,发现输卵管结核,阻塞不通,屡经刮宫通液等治疗,2 个月许未效,经反紊乱不准,月三四至。继来本市由某区中心医院妇产科检查拍片,结论同前,均认为失去生育能力。原婚后 4 年未育,抑郁不快,由是情绪更受影响,郁结尤甚。加以 1971 年流行性乙型脑炎曾抽脊髓;1973 年又得急性肾炎,后转为慢性;肾盂肾炎,泌尿科诊断为肾结核,肾下垂 12 cm。缘脑为髓海,肾主骨髓,脑肾俱伤,督脉受损,更兼肝郁气滞,络道不通,症势复杂,颇为棘手。后经某妇产科医院复查,重做碘油造影,输卵管阻塞是否系结核所引起未肯定。根据上述情况,输卵管阻塞确实无疑,故拟疏肝通络为主。药后情况有所好转,旋以工作关系,返回外地继续通络治疗。随症处方,经后上旬以理气通络为要,患者因求愈心切自服阿胶,致经来量少,2 日即止,纳呆、乳胀、烦躁反剧。原本气滞血郁,由此更甚,嘱速停服,仍本前法处理。中旬因情绪变化起居不慎,引起痛经及盆腔炎反复发作,予理气活血,化瘀消炎法渐趋平复。经过 9 个月调治,于 1976 年 6 月 14 日育一女。

案 12　不孕症(子宫内膜异位症)

张某,女,34 岁。

初诊(2013 年 2 月 27 日)

主诉：结婚 4 年未避孕未孕,IVF 失败 1 次。

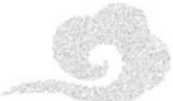

患者28岁结婚，未避孕4年未孕，经来常延甚闭，量中，夹小血块，色红，无痛经。2005年8月行腹腔镜卵巢囊肿剥离术、子宫内膜异位症电灼术。双侧输卵管通液显示通而欠畅。2012年8月“试管婴儿”未成功。之后常感疲惫少力，腰酸腿软，平素夜寐不安，大便间日。脉略数，苔薄，质红。拟今年5月再行“试管婴儿”。LMP 2月23日，未净。基础体温单相。月经史：4～5/1～6个月，素来周期延后，量中，有血块，无痛经。生育史：0-0-1-0。辅助检查：(2012年6月8日)FSH 5.23 mIU/ml，PRL 384.81 ng/ml，E_2 313 pg/ml，P 0.76 ng/ml，T 2.55 ng/ml，LH 10.8 mIU/ml。(2012年3月1日)B超：子宫33 mm×26 mm×37 mm，双卵巢内见多个无回声区。(2012年3月23日)男方精液检查正常范围。西医诊断为不孕症、子宫内膜异位症。中医诊断为不孕症。证属肾气不足，络道受阻。治拟育肾通络。处方：

云茯苓12 g，大生地10 g，炒怀牛膝10 g，路路通10 g，王不留行10 g，麦冬12 g，公丁香2.5 g，川续断10 g，淫羊藿12 g，肉苁蓉10 g，瓜蒌皮10 g。

5剂。

二诊(2013年3月13日)

时愈中期，基础体温未升，无所苦。脉略数，苔薄，边尖偏红，拟育肾培元。处方：

云苓10 g，生地、熟地各10 g，仙茅10 g，淫羊藿12 g，炙龟甲10 g，鹿角霜10 g，巴戟天10 g，肉苁蓉10 g，女贞子10 g，瓜蒌皮10 g。

14剂。

另：河车大造丸6 g，每日2次口服。

三诊(2013年3月27日)

月经逾期未行，基础体温单相，疲惫少力，腰酸。脉略数，苔略厚腻，边尖红，再拟育肾调理。处方：

炒当归10 g，生地、熟地各10 g，砂仁3 g(后下)，云茯苓12 g，川芎6 g，白芍10 g，淫羊藿12 g，巴戟天10 g，肉苁蓉10 g，女贞子10 g，鹿角霜10 g。

7剂。

四诊(2013年4月4日)

基础体温上升2日，欠高，余无所苦。脉略数，苔薄，边尖红。再拟育肾调理。处方：

炒当归 10 g，生地、熟地各 10 g，云茯苓 12 g，炙龟甲 10 g，鹿角霜 10 g，仙茅 10 g，淫羊藿 12 g，巴戟天 10 g，紫石英 12 g，女贞子 10 g。

7 剂。

另：河车大造丸 6 g，每日 2 次口服。

五诊(2013 年 5 月 8 日)

拟于本月 15 日再行“试管婴儿”移植。LMP 4 月 16 日。5 日净，时愈中期，基础体温未升，乳房胀痛，夜寐欠安。脉略细，苔薄微白，质偏红。拟健肾柔肝。处方：

炒潞党参 10 g，茯苓 10 g，炒白术 10 g，黄芩 6 g，苎麻根 10 g，白芍 10 g，川续断 10 g，杜仲 10 g，桑寄生 10 g，远志 4.5 g，磁石 30 g(先煎)。

7 剂。

无不适，可再服 2 周。

六诊(2013 年 5 月 19 日)

本月 15 日行“试管婴儿”移植，自觉内热，手足心热。脉细，苔薄，质嫩红，拟健肾安和。处方：

炒潞党参 10 g，茯苓 10 g，炒白术 10 g，黄芩 6 g，苎麻根 10 g，白芍 10 g，川续断 10 g，杜仲 10 g，桑寄生 10 g，川石斛 10 g，姜川连 2.5 g，紫苏梗 10 g，芦根 10 g，生甘草 3 g。

7 剂。

七诊(2013 年 6 月 21 日)

B 超示：“宫内妊娠，见卵黄囊、胚芽及心管搏动。”大便欠实。脉略弦滑，苔薄质红，拟固肾安胎。处方：

炒潞党参 10 g，炒白术 10 g，云茯苓 12 g，炒杜仲 10 g，川续断 10 g，桑寄生 12 g，炒黄芩 6 g，紫苏梗、藿香梗各 10 g，陈皮 4.5 g，煨木香 3 g，苎麻根 12 g。

7 剂。

【按】肾藏精而主生殖，故不孕之因虽繁而首当责之于肾，然肾多虚证，补肾便为治疗不孕的根本大法。本病例月事素来常延甚闭，当有先天肾气不足，久之精血亏损，而致络道欠畅，故经后期宜育肾通络，其中茯苓甘淡，健脾渗湿，入肾利水，为防治脾胃虚弱之要药，茯苓配公丁香为改善排卵功能之经验药对;生地、淫羊藿、肉苁蓉补肾益阳,填精补血;牛膝下行补肾益精;续断补肾壮腰;路路通能通十二经,利水通络,配王不留行通利络道;麦冬配生地以强阴益精;经前期宜育肾培元,温煦助孕,其中茯苓健脾,防药物损伤脾胃;生地、熟地滋阴养血育肾;淫羊藿、仙茅补肝肾,助阳益精;鹿角霜、紫河车血肉有情之品补肾填精;巴戟天、肉苁蓉温肾助阳。如此周期往复,肾之阴阳气血渐复,络道渐通,为成功移植打下基础。

移植前患者乳房胀痛,夜寐欠安,为肾虚肝旺之候,苔略厚腻为木旺乘土之相,故予炒潞党参、炒白术、茯苓健脾益气;黄芩、白芍清肝柔肝,抑木扶土;苎麻根凉血安胎;川续断、杜仲、桑寄生为寿胎丸组成健肾安胎。有研究表明,川续断、杜仲、桑寄生有促进黄体功能、增加子宫容受性的作用。患者移植后,烦热,手足心热,大便欠实,脉略弦滑,仍有肾虚、肝旺、脾虚迹象,胎元欠固,故拟固肾安胎。仍以炒潞党参、炒白术、茯苓健脾益气;黄芩清肝抑木扶土,配苎麻根凉血安胎;川续断、杜仲、桑寄生补肾安胎;芦根清热生津除烦;紫苏梗理气宽中安胎;陈皮、煨木香理气健脾。

综上可见,蔡小荪中药治疗辅助IVF,采用辨证与辨病相结合,治疗大法择机而变,环环紧扣,步步皆考虑患者自身体质的证型和西医学技术实施对人体体质的影响,通过中药调节体质的优势为IVF每一步的成功创造条件,从而提高IVF的成功率,并且减少患者痛苦。

案13 癥瘕(子宫肌瘤)

樊某,女,40岁。

初诊(2013年5月29日)

主诉:发现子宫肌瘤2年。

月经14岁初潮,月经周期28日,经行12日净,经期尚准,每经行4～5日,量中,后量少淋漓至12日止。LMP 5月18日。生育史:1-0-4-1(子8岁)。每经前1周偶下腹痛,反复细菌性阴道炎,余无所苦。12月7日液基薄层细胞检测(TCT):未见异常;B超:子宫前位,52 mm×46 mm×53 mm,子宫内膜9 mm,右卵巢39 mm×30 mm×27 mm,左卵巢20 mm×13 mm×15 mm,子宫肌层见多个低回声,其一位于后壁近峡部直径11 mm,另一位于右侧壁直径16 mm,多发性小肌瘤。脉略数,苔薄质红。中医诊断为癥瘕。西医诊断为子宫肌瘤。证属气滞血瘀，拟化瘀消坚。处方：

茯苓 12 g，桂枝 3 g，赤芍 10 g，牡丹皮 10 g，桃仁 10 g，穿山甲粉 6 g(吞)，皂角刺 30 g，海藻 12 g，鬼箭羽 20 g，泽泻 10 g，水蛭 6 g。

14 剂。

二诊(2013 年 6 月 13 日)

经期将近，余无所苦。脉略细，舌质红，拟调冲任。处方：

炒当归 10 g，生地 10 g，炒怀牛膝 10 g，炒杜仲 10 g，川续断 10 g，茯苓 10 g，川芎 10 g，白芍 10 g，制香附 10 g，生蒲黄 12 g(包)，茜草 10 g。

7 剂。

三诊(2013 年 6 月 20 日)

LMP 6 月 16 日。经行准期，经期将届，余无所苦。时有黄带，脉略细，舌质红苔薄。拟化瘀消坚，参清湿热。处方：

云茯苓 12 g，桂枝 3 g，赤芍 10 g，白芍 10 g，牡丹皮 10 g，桃仁 10 g，椿根皮 12 g，蛇床子 10 g，鱼腥草 10 g，泽泻 10 g，焦薏苡仁 12 g，炒白术 10 g，皂角刺 30 g，水蛭 6 g。

14 剂。

四诊(2013 年 7 月 4 日)

经前 10 日每腹痛 1 日即止，药后已除，时逾中期，余无所苦，脉平，苔薄，质红，再为兼顾。处方：

云茯苓 12 g，桂枝 3 g，赤芍 10 g，牡丹皮 10 g，桃仁 10 g，皂角刺 30 g，穿山甲粉 6 g(吞)，鬼箭羽 20 g，海藻 12 g，柴胡 4.5 g，淮小麦 30 g，水蛭 6 g。

14 剂。

五诊(2013 年 9 月 26 日)

LMP 9 月 12 日，时届中期，大便欠实。脉略细，苔薄质红，拟化瘀消坚。(9 月 17 日)白带常规：正常。超声：子宫前位，43 mm×38 mm×40 mm，子宫内膜 6 mm，右卵巢 29 mm×16 mm×23 mm，左卵巢 27 mm×15 mm×26 mm，子宫前壁峡部见无回声，大小 12 mm×8 mm×10 mm，子宫后壁见低回声，直径 10 mm，子宫底后壁见低回声，直径 8 mm。处方：

云茯苓 12 g，炒白术 10 g，桂枝 3 g，赤芍 10 g，牡丹皮 10 g，桃仁 10 g，皂角刺 30 g，穿山甲粉 6 g(吞)，海藻 10 g，鬼箭羽 20 g，大腹皮 10 g，水蛭 6 g。

14剂。

六诊(2013年10月16日)

LMP 10月10日,时感急躁,经行未净。脉细,苔薄边红,拟化瘀平肝。处方:

云茯苓12 g,桂枝3 g,赤芍10 g,牡丹皮10 g,白芍10 g,桃仁10 g,皂角刺30 g,穿山甲粉6 g(吞),海藻12 g,鬼箭羽20 g,柴胡4.5 g,淮小麦30 g,水蛭6 g,生甘草3 g。

14剂。

随访:继续中药治疗,随访B超子宫肌瘤有所缩小。

【按】患者情志不遂,肝失疏泄,气机不畅,致气血凝滞,瘀阻胞宫,日久成癥。治疗子宫肌瘤以活血化瘀,消坚散结为主,方选桂枝茯苓丸加减。茯苓健脾益气、利水渗湿,桂枝温通经脉,桃仁、皂角刺活血化瘀,穿山甲粉、海藻、水蛭消坚散结,佐以柴胡、牡丹皮、赤芍疏肝理气,随访B超,患者肌瘤有所缩小。

案14 阴疮(外阴湿疹)

谢某,女,37岁,已婚。

初诊(1977年11月19日)

主诉:经净后外阴遍发疖肿破溃。

曾育二胎,均剖腹产,经行准期(最近经期11月4日),每净后外阴辄遍发疖肿,颗粒状,破溃则流黄水,始则疼痛,继而作痒,此次较甚,约2周许始平息,反复发作,由来7月,屡服清利湿热中药并用制霉菌素阴道片未愈。目前溲少,脉细,苔薄满白。中医诊断为阴疮。西医诊断为外阴湿疹。证属湿热下焦。拟温通泻火,佐熏洗。处方:

肾气丸10 g,口服6日。

另:熏洗方,早晚各熏洗1次。

土茯苓12 g,野菊花12 g,紫花地丁12 g,川黄柏9 g,穿心莲12 g。

6剂。

二诊(1977年12月9日)

经行方净,阴痛又作,起瘰,便燥间日。脉细,苔白。拟泻肝清泄。处方:

当归龙荟丸10 g,口服6日。

另：熏洗方。

川黄柏 9 g，椿根皮 12 g，紫花地丁 12 g，土茯苓 12 g，野菊花 12 g，穿心莲 12 g。

6 剂。

三诊(1977 年 12 月 16 日)

阴痛已止，略痒，瘰疹平息，大便日解，带黄且多。脉细，苔薄白中微腻尖红。症见瘥减，原法不更。

原方及熏洗续处 6 剂。

四诊(1978 年 1 月 12 日)

经净一周(最近经期 12 月 2 日，12 月 28 日)，阴痛瘰疹又作，症颇纠缠。脉细，苔腻。仍拟清理湿热。处方：

云茯苓 12 g，泽泻 9 g，川黄柏 9 g，苍术 4.5 g，白芷 3 g，细辛 0.9 g，川牛膝 9 g，龙胆草 3 g，牡丹皮 9 g，生甘草 3 g。

5 剂。

另：熏洗方。

椿根皮 12 g，紫花地丁 12 g，土茯苓 12 g，野菊花 12 g，穿心莲 12 g，枯矾 12 g。

5 剂。

五诊(1978 年 1 月 19 日)

湿疹显减，口腔溃疡又作，舌痛。脉细，苔白，胃热熏蒸，心火上炎。再拟前法出入。处方：

云茯苓 12 g，川连 1.5 g，黄芩 9 g，泽泻 9 g，苍术 4.5 g，白芷 3 g，细辛 0.9 g，川黄柏 9 g，川牛膝 9 g，龙胆草 4.5 g，生甘草 4.5 g。

5 剂。

另：熏洗方。

椿根皮 12 g，穿心莲 12 g，土茯苓 12 g，紫花地丁 12 g，野菊花 12 g，枯矾 15 g。

5 剂。

六诊(1978 年 1 月 25 日)

原湿疹平息，期中瘰疹隐伏，投剂后阴部皮肤光润，症势显见好转。兹经

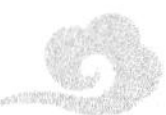

期将届，头微痛，得食脘胀。脉细，苔薄白腻中厚。当调经和中，利湿泻火。处方：

炒当归 9 g，姜半夏 6 g，云茯苓 12 g，生薏苡仁 30 g，丹参 9 g，赤芍 9 g，牡丹皮 9 g，泽泻 9 g，淡竹叶 9 g，白蒺藜 9 g，木香 3 g。

5 剂。

另：熏洗方。

椿根皮 12 g，蛇床子 12 g，枯矾 15 g，土茯苓 12 g，紫花地丁 12 g，野菊花 12 g。

5 剂。

七诊(1978 年 2 月 4 日)

屡经调治，此次经净以后瘰疹未作(最近经期 1 月 25 日)。昨外阴始发现一粒，微痛，大便干结。脉细，苔白腻质红。症虽轻减，犹未痊愈，当从原法以期根治。处方：

云茯苓 12 g，苍术 4.5 g，川黄柏 9 g，川牛膝 9 g，白芷 3 g，细辛 0.9 g，黄芩 9 g，牡丹皮 9 g，泽泻 9 g，苦参 9 g，龙胆草 4.5 g，生甘草 4.5 g。

5 剂。

另：熏洗方。

椿根皮 12 g，紫花地丁 12 g，土茯苓 12 g，野菊花 12 g，穿心莲 12 g，细辛 0.9 g，蛇床子 12 g，枯矾 12 g。

5 剂。

【按】妇女阴部痛痒疖瘰，大致均属“阴虱”“阴疮”范畴，不外肝经郁火，湿热下注所起，轻则为痒，重则为痛。患者染疾已甫 7 个月，每次经净必发，疖肿遍布，始痛后痒，破溃则流黄水，约半月许平息，反复发作，缠绵迄今。并有霉菌，屡经中西法治疗，服清利湿热方药，并用制霉菌素等未愈。鉴于上述情况，久服凉药不效，苔薄满白，法当改弦易辙，试从虚火论治。内服肾气丸，兼顾脾肾，通阳利水，并局部熏洗，诸症依然如故。根据其他伴有症状，如口干喜冷，心烦易怒，带黄便燥，溲少色黄等症，仍系心火内炽，肝经湿热。若单纯清热利湿，犹嫌力微。因予当归龙荟丸法，兼通后阴。投剂后大便日解，瘆瘰平息，阴痛即止，势见好转。但经净以后，仍然复发，较前略为轻可。再宗三妙法参龙胆泻肝意并增细辛、白芷为伍。按细辛气味雄烈，温散尤甚，能散风行水，治口舌生疮、大便燥结,去皮风湿痒;白芷祛风胜湿止痛蚀脓,治阴肿肤痒。药后显效,原湿症平息期间,疹瘰隐伏肤下可觉,现阴部皮肤光润,症势明显瘥减。此后经净疖肿未作,推迟将旬方发现一小疹瘰,旋即消退,口腔溃疡亦除,外阴疾患,疾病治愈。由于反复过久,势颇顽固,故还需继续用药,保持局部燥洁,以杜复发。

案 15 带下病

姜某,女,41 岁。

初诊(2001 年 2 月 19 日)

主诉:带下色黄气秽反复发作 3 年。

3 年来支原体反复阳性,服抗生素已无效,近又感阴痒,带下色黄气秽,腰酸。脉略细,苔薄白,质略红,边有齿印。中医诊断带下病。证属瘀热内蕴。治拟清瘀泻火。处方:

生黄芪 10 g,云茯苓 12 g,大生地 10 g,泽泻 10 g,牡丹皮 10 g,赤芍 10 g,细辛 1.5 g,败酱草 30 g,鸭跖草 20 g,贯众 10 g,椿根皮 12 g,生薏苡仁 12 g,龙胆草 4.5 g,生甘草梢 4.5 g。

7 剂。

二诊(2001 年 2 月 26 日)

药后阴痒见减,带下气秽已除,基础体温上升旬许,乳腹胀痛又起,腰酸。脉略细,苔薄,质略红,边有齿印。再从前法进退。处方:

炒当归 10 g,大生地 10 g,川芎 6 g,赤芍 10 g,云茯苓 12 g,泽泻 10 g,炒杜仲 12 g,川续断 12 g,狗脊 12 g,青皮、陈皮各 5 g,柴胡 5 g,全瓜蒌 12 g(打)。

7 剂。

三诊(2001 年 3 月 5 日)

LMP 2 月 28 日,经行较畅,有块,将净,时无所苦,脉平,苔薄,质略红,边有齿印。再拟清瘀泻火。处方:

云茯苓 12 g,大生地 10 g,赤芍、白芍各 10 g,牡丹皮 10 g,怀牛膝 10 g,细辛 1.5 g,败酱草 30 g,鸭跖草 20 g,黑大豆 10 g,椿根皮 12 g,泽泻 10 g,青皮、陈皮各 5 g。

14剂。

四诊(2001年4月2日)

LMP 3月24日，经行准期，色转艳，块显少，腰微酸，支原体复查阴性，苔薄，质略红，边有齿印。拟育肾调理。处方：

炒当归10 g，大生地10 g，云茯苓12 g，白芍10 g，女贞子10 g，炒杜仲12 g，川续断12 g，狗脊12 g，败酱草30 g，青皮、陈皮各5 g，柴胡5 g，泽泻10 g。

7剂。

【按】《傅青主女科》曰："脾气之虚，肝气之郁，湿气之侵，热气之逼，安得不成带下之病哉！"该患者系湿、热、瘀互结，故治当以化、清、消。方取生黄芪、茯苓益气扶正，健脾渗湿；生地、赤芍、牡丹皮、败酱草、鸭跖草、贯众凉血活血，杀菌解毒；女贞子、杜仲、川续断、狗脊、怀牛膝滋肾柔肝；细辛引经通窍，性温反佐；薏苡仁、泽泻、黑大豆利水渗湿，清泄里热，使郁火得解，湿热得消；柴胡、白芍、青皮、陈皮、龙胆草、生甘草梢疏肝泻火。全方共奏疏肝理气，凉血活血，健脾利湿，杀菌止痒之功。且随访3个月未发。

第四节　蔡氏妇科第八代部分传人医案

一、黄素英医案

案1　不孕症案

张某，女，28岁，已婚未育。

初诊(2013年12月24日)

主诉：未避孕未怀孕4年。

经素稀发，每2～3个月一行。量中，色暗，轻度痛经。LMP 2013年9月22日。辅助检查：(2012年4月) HSG示双侧输卵管通畅。(2012年6月18日)性激素六项检查：T 0.14 ng/ml，PRL 26.74↑ng/ml，LH 9.46 mIU/ml。(2012年7月10日)复查PRL 18.89 ng/ml。刻下：经阻3个月未行。舌赤苔薄，脉细弦。中医诊断：闭经，不孕症。西医诊断：闭经，原发性不孕。证属肾气不足，冲任不调。治拟育肾调冲方。处方：

炒当归 10 g，白芍 10 g，川芎 10 g，生地 10 g，怀牛膝 10 g，制香附 10 g，益母草 30 g，青皮 5 g，陈皮 5 g，川续断 12 g，杜仲 12 g，炒延胡索 12 g。

8 剂。

另：黄体酮胶囊(100 mg)，每日 2 次，每次 1 粒，连服 5 日。

二诊(2014 年 1 月 14 日)

LMP 2014 年 1 月 1 日，量少，色暗。平素易觉疲劳，易急躁，稍畏寒，口干，小便频数。余无不适。脉细数，舌红苔黄。治拟育肾通络。处方：

茯苓 12 g，生地 10 g，路路通 10 g，皂角刺 30 g，制黄精 12 g，麦冬 12 g，细辛 1 g，仙茅 10 g，淫羊藿 12 g，车前子 15 g，巴戟天 10 g，肉苁蓉 10 g，柴胡 6 g，白芍 10 g，当归 10 g，川石斛 15 g，瓜蒌仁 12 g，茜草 12 g，海螵蛸 12 g。

14 剂。

三诊(2014 年 1 月 28 日)

LMP 2014 年 1 月 1 日，基础体温呈上升趋势。带下量少，外阴瘙痒，小腹有胀痛感，乳房胀痛，易觉疲劳，偶有头晕，口干。大便偏稀。脉细舌红苔黄。治拟育肾培元。处方：

茯苓 12 g，生地 10 g，仙茅 10 g，淫羊藿 12 g，巴戟天 10 g，肉苁蓉 10 g，紫石英 30 g，鹿角霜 10 g，山茱萸 10 g，河车粉 6 g，龟甲 10 g，覆盆子 12 g，菟丝子 12 g，党参 12 g，紫苏梗 10 g，苎麻根 12 g。

14 剂。

四诊(2014 年 2 月 11 日)

月经逾期未至，基础体温持续高温相 15 日，嘱患者测尿妊娠试验，结果呈弱阳性。提示早孕。患者略有腰酸乳胀，易觉疲乏，呃逆较多，脾气急躁，口干。脉滑数，舌红苔薄。治拟育肾安固。处方：

炒党参 12 g，白术 10 g，砂仁 3 g，黄芩 10 g，桑寄生 12 g，菟丝子 12 g，续断 12 g，杜仲 12 g，苎麻根 12 g，柴胡 6 g，白芍 12 g，生甘草 3 g，川石斛 10 g，紫苏梗 10 g。

14 剂。

【按】患者经素稀发，结婚 4 年，从未生育，乃肾气不足，排卵障碍。月经失调，颇为明显，治当调经为主，理气为先，以冀气得疏通，冲任调和。初诊时已

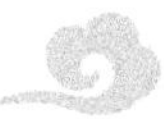

经阻3月余未行，故先用黄体酮催其经行，同时以四物汤加味帮助月经畅行。经后则以蔡氏周期疗法进行调治。月经后以育肾通络为主，茯苓、生地、仙茅、淫羊藿、巴戟天、肉苁蓉育肾；路路通、皂角刺锐利通络；制黄精、麦冬养阴填精，促进卵泡的生长发育；细辛辛温，帮助卵子运行以利于排出。由于患者脾气急躁，故用柴胡、白芍、当归疏肝理气。2周后基础体温上升1日，且有行房，正值春节前，拟育肾培元，温养肾阳。如仙茅、淫羊藿、巴戟天、肉苁蓉、紫石英、鹿角霜；河车粉、龟甲血肉有情之品，益肾助孕；覆盆子、菟丝子、党参、紫苏梗、苎麻根补肾，帮助受精卵着床。果然投剂即效，三诊时基础体温高温15日未降，脉滑数，即嘱患者测尿妊娠试验，结果呈弱阳性，提示早孕。由于患者一贯月经不调，卵巢功能不好，唯恐胎元不足，当予育肾安固调理。

案2 癥瘕案(子宫内膜息肉)

胡某，女，69岁。

初诊(2013年4月16日)

主诉：子宫内膜息肉复发1周。

绝经12年，2012年6月因子宫内膜息肉行息肉摘除术，2013年4月检查示复发，(2013年4月)外院B超示：宫腔内高回声(8 mm×7 mm)，考虑内膜息肉可能，单层内膜厚度15 mm。舌暗红苔黄厚腻，脉细弦。中医诊断：癥瘕(宿瘀内结)。西医诊断：子宫内膜息肉。治拟化瘀散结。处方：

茯苓12 g，桂枝3 g，赤芍10 g，牡丹皮10 g，桃仁10 g，皂角刺30 g，鳖甲10 g，石见穿15 g，鬼箭羽20 g，苍术、白术各10 g，生薏苡仁20 g，紫草30 g，寒水石10 g，半枝莲20 g，夏枯草20 g。

14剂。

二诊(2013年4月30日)

药后无不适，舌暗红苔中根略腻，脉细弦，拟从前法。

上方加白花蛇舌草20 g、䗪虫10 g。

14剂。

三诊(2013年5月11日)

偶有腰酸，口干欲饮，胃脘部偶有反酸，纳可，夜寐安，便调，脉细略弦，舌红苔薄腻。拟从前法。处方：

茯苓 12 g，桂枝 3 g，赤芍 10 g，牡丹皮 10 g，桃仁 10 g，皂角刺 30 g，鳖甲 10 g，石见穿 15 g，鬼箭羽 20 g，生薏苡仁 20 g，紫草 30 g，寒水石 10 g，夏枯草 20 g，海藻 12 g，昆布 12 g，川石斛 15 g。

14 剂。

四诊(2013 年 5 月 28 日)

小腹隐痛，余无不适，纳可，夜寐安，便调。脉细弦，舌暗红苔薄，拟从前法。

守 5 月 11 日方加炒延胡索 12 g、丹参 15 g。14 剂。

五诊(2013 年 6 月 11 日)

小腹隐痛好转，余无不适，脉细弦，舌暗红苔薄。拟化瘀消坚。处方：

茯苓 12 g，桂枝 3 g，赤芍 10 g，牡丹皮 10 g，桃仁 10 g，皂角刺 30 g，鳖甲 10 g，石见穿 15 g，鬼箭羽 20 g，败酱草 30 g，炒延胡索 12 g，紫草 30 g，寒水石 10 g，夏枯草 20 g。

14 剂。

上方加减续服 2 个月。2013 年 8 月 20 日来诉复查 B 超，内膜息肉已消失，内膜厚度 3 mm。

【按】本案患者绝经已 12 年，子宫内膜明显增厚，去年因子宫内膜息肉已行摘除术，今又复发，患者不愿再行手术，故而求治于中医。子宫内膜息肉中医属癥瘕范畴，以化瘀消坚为治疗大法，黄素英以桂枝茯苓丸加味自拟化瘀消坚方治疗。基本方组成如下：茯苓 12 g、桂枝 3 g、赤芍 10 g、牡丹皮 10 g、桃仁 10 g、皂角刺 30 g、鳖甲 10 g、石见穿 15 g、鬼箭羽 20 g。方中桂枝茯苓丸化瘀消癥；皂角刺辛温锐利、直达病所、溃肿散结；鳖甲味咸，长于软坚散结；石见穿清热解毒活血；鬼箭羽破血通经。诸药合功有化瘀消坚之效。因本案患者已绝经较久，子宫内膜仍明显增厚，酌加紫草、寒水石、夏枯草等以防变。经治后内膜厚度转为正常，息肉已消失，临床已愈。

案 3　皮炎案

王某，女，36 岁。

初诊(2007 年 7 月 26 日)

主诉：腹部皮肤瘙痒伴红色斑疹 1 个月。

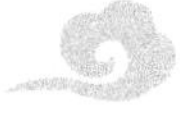

孕36^{+}周，近1个月来腹部皮肤瘙痒伴红色斑疹，呈条带状，无腹痛，无阴道流血，脉沉细滑数，舌赤苔薄。中医诊断：皮炎(肺胃蕴热型)。西医诊断：皮炎。治拟清肺泻火。处方：

生地30 g，玄参30 g，知母10 g，黄柏10 g，白鲜皮15 g，地肤子15 g，金银花15g，连翘15 g，夏枯草20 g，黄芩15 g，制龟甲10 g，车前子15 g，白术10 g，苍术10 g，苦参10 g，生石膏20 g(先煎)。

7剂。

二诊(2007年8月21日)

据云：产前腹部皮肤瘙痒服药7剂后症状消失。现产后半月，全身红疹瘙痒又作，自觉皮肤灼热，畏热心烦，大便先坚后溏，恶露未净，脉细，舌紫，苔薄腻。治拟益气养血，兼凉血清热利湿。处方：

当归10 g，赤芍10 g，白芍10 g，生地15 g，川芎6 g，南沙参15 g，北沙参15 g，麦冬15 g，五味子6 g，党参12 g，白鲜皮15 g，地肤子15 g，牡丹皮15 g，地骨皮15 g，水牛角30 g，车前子10 g，车前草10 g，生薏苡仁20 g，苍术10 g，白术10 g，猪苓12 g，茯苓12 g，泽泻10 g，火麻仁20 g。

7剂。

【按】该患者妊娠晚期，腹部皮肤瘙痒伴红色斑疹1个月。《经》曰：胎前宜凉，产后宜温。妊娠期内肺胃蕴热，又值夏天，热邪更甚，热极生风，腹部皮肤瘙痒伴红色斑疹，故重用生地、玄参、制龟甲养阴凉血，以生石膏、知母、黄柏、黄芩清泄肺胃之火，白鲜皮、地肤子、金银花、连翘、夏枯草、苦参清热利湿止痒，白术、苍术健脾燥湿以防苦寒败胃。服药7剂即症状消失。生产后全身红疹瘙痒又作，皮肤灼热，畏热心烦，但鉴于产后恶露未净，以四物汤养血理血，产后阴血耗损，阴虚生内热，故以南沙参、北沙参、麦冬、五味子益气养阴，地骨皮、水牛角凉血清热，白鲜皮、地肤子清热利湿止痒，大便先坚后溏，可见脾虚不足，用苍术、白术、猪苓、茯苓、泽泻健脾利湿。患者后因他病前来就诊，报告服药7剂皮肤瘙痒消失。

案4　经间期出血案

吴某，女，34岁，未婚。

初诊(2008年7月13日)

主诉：月经中期出血淋漓不尽8年。

14 岁初潮，月经周期 30 日，经期 7 日。平素月经周期尚准，但每次月经中期下红，淋漓旬余至下次经行，量不多。8 年来坚持中药调理，但症状无明显好转，外院检查子宫及附件 B 超无明显异常，排除器质性病变可能。LMP 2008 年 6 月 18 日，经量偏少，刻下阴道少量红色分泌物 1 周余，疲惫乏力，情绪焦虑，腰酸，脉细弦，大便偏干，舌苔黄腻，质淡红，边有瘀斑。证属瘀热下注，肝肾亏虚。治拟清理瘀热，补益肝肾。处方：

当归 10 g，川芎 10 g，赤芍 10 g，白芍 10 g，熟地 10 g，砂仁 3 g(后下)，乌药 10 g，生蒲黄 20 g，五灵脂 10 g，花蕊石 15 g，制香附 15 g，生黄芪 30 g，椿根皮 12 g，败酱草 30 g，红藤 15 g，川楝子 10 g，川续断 12 g，狗脊 12 g，艾叶 3 g，炒延胡索 15 g。

12 剂。

二诊(2008 年 7 月 17 日)

患者诉前方 3 日行经，量多如冲，夹有暗红色瘀块，并下一块如印泥盒大小的血块，块下后觉身体轻松，经量减少，脉滑数，舌胖有瘀斑，上方尚有。予拟清瘀调理，经净后服。处方：

炒潞党参 12 g，云茯苓 12 g，赤芍 10 g，牡丹皮 10 g，败酱草 30 g，红藤 15 g，鸭跖草 15 g，川楝子 10 g，椿根皮 12 g，鸡冠花 12 g，青皮 5 g，陈皮 5 g，乌药 10 g，磁石 30 g，茶树根 30 g，火麻仁 20 g，女贞子 10 g，墨旱莲 20 g，地榆炭 30 g。

7 剂。

三诊(2008 年 8 月 3 日)

时愈中期，基础体温未升，脉细，舌红有瘀斑，苔薄。拟育肾培元。处方：

云茯苓 12 g，生地、熟地各 10 g，仙茅 10 g，淫羊藿 12 g，巴戟天 10 g，肉苁蓉 10 g，鹿角霜 10 g，炙龟甲 10 g，紫石英 30 g，败酱草 30 g，红藤 15 g，枳壳 10 g，火麻仁 20 g，磁石 30 g，茶树根 30 g，女贞子 10 g，墨旱莲 20 g。

14 剂。

四诊(2008 年 8 月 17 日)

LMP 8 月 17 日。经行准期，中期未出血，余无所苦，脉细弦，舌淡红，苔黄腻，有瘀斑。拟调冲任。处方：

当归 10 g，白芍 10 g，熟地 10 g，制香附 10 g，生蒲黄 30 g，血竭 3 g，花蕊

石 15 g，艾叶 3 g，炒延胡索 15 g，败酱草 30 g，川楝子 10 g，红藤 15 g，川续断 12 g，杜仲 12 g，泽泻 10 g，大青叶 30 g，炙黄芪 15 g，生山楂 15 g，枳壳 10 g。

7 剂。

【按】该患者经间期出血已 8 年，就诊时正值经前期，阴道出血将旬，余以为病久必有瘀热，且患者舌苔黄腻，舌质淡红边有瘀斑，脉细弦。故治疗以活血化瘀，清利瘀热为主。患者伴有腰酸、情绪焦虑、疲惫乏力等肝肾不足表现，因此组方以四物汤为基础补气活血，加生蒲黄、五灵脂（失笑散）加花蕊石活血化瘀；香附为“气病之总司，女科之主帅也”，具有疏肝理气，调经止痛之效；配伍椿根皮、败酱草、红藤清热解毒，活血祛瘀；川续断、狗脊补益肝肾；佐以艾叶温经暖宫，监制败酱草、红藤之凉性。药证相符，故效若桴鼓。经行爽快，并下一块如印泥盒大小的血块，块下后反觉身体轻松，经量也随之减少。7 日经净，经净后以清解瘀热为主，佐以理气之品如乌药、陈皮、青皮等，以达到“气行则血行”的目的。服 7 剂后未出现经间期出血，再随月经周期调理，运用育肾培元法温补肾阳，少佐清解瘀热之药。服 14 剂月经准期，之后继续按照月经周期调理 2 个月，均未出现经间期出血，月经周期准，基础体温由单相变为双相，8 年顽疾就此告愈。

二、付金荣医案

案 5　不孕案（原发不孕）

王某，女，28 岁。

初诊（1996 年 7 月）

患者婚后 5 年未孕。15 岁初潮，月经经常错后 40～60 日不等，近 2 年来经常经闭，外院诊断“闭经，原发不孕”。B 超显示子宫无异常，左卵巢小囊肿。刻诊：LMP 1996 年 2 月，量少色暗，无血块，形体较胖，带下较少，纳可，二便正常，舌质淡胖有齿印，苔薄白，脉细。证属脾胃虚弱，痰湿阻于胞宫。治宜健脾和胃，化痰调经。处方：

党参 12 g，茯苓 15 g，白术 9 g，甘草 4.5 g，法半夏 9 g，广木香 9 g，当归 12 g，白芍 12 g，黄芩 6 g，淫羊藿 15 g。

7 剂。

药后未诉不适，守方 14 剂。

二诊

小腹微胀，带下量增。

即用上方去黄芩，加熟地 12 g、川芎 6 g、桃仁 9 g、川牛膝 12 g。

服药 10 剂即月经来潮，量少，色暗，无腹痛，腰微酸。经净改用前方，服至下次经行前再换用后方，如此服用 3 个月，月经正常来潮。1999 年 12 月电话告之已妊娠 4 个月，问其情况，停药后曾又复发，再服用上方，如此半年，经来而受孕。

【按】此患者虽无明显痰湿症表现，但素体肥胖，考虑肥人多气虚有痰，月经错后是因脾胃虚弱，水谷精微不能化为气血，而反为痰湿流注胞宫，致血海不能按时满盈，故用香砂六君子汤益气健脾化痰，加当归、白芍养血调经，引药入血分，黄芩清痰郁之热，淫羊藿温肾阳助脾阳，且顺应周期加药，故收显效。

案 6 不孕案(卵巢囊肿性不孕)

席某，女，32 岁。

初诊(2011 年 6 月 7 日)

未避孕 2 年未孕。患者 2005 年育有一女，2008、2009 年各自然流产一次，后未避孕 2 年未再孕。(2010 年 12 月)B 超：子宫 59 mm×60 mm×51 mm；子宫内膜厚 7 mm；左卵巢大小 37 mm×37 mm×28 mm，内见一无回声区，大小约 32 mm×35 mm，内见密集点状中回声；右卵巢大小 25 mm×24 mm×16 mm。提示：左侧卵巢内混浊液性占位(左侧巧克力囊肿可能)，目前子宫、右侧卵巢未见明显异常。(2011 年 3 月)性激素六项：FSH 10.6 mIU/ml，LH 3.1 mIU/ml，PRL 292 mIU/L，E_2 97.73 pmol/L，P 1.1 nmol/L，T 0.34 nmol/L，CA125 48 U/ml(正常值<35 U/ml)。妇检阴道后穹窿有触痛结节。平素月经周期 30 日，经期 3 日，量少，色暗淡，有血块，痛经(+)。LMP 5 月 8 日。腰酸乏力，头晕失眠，大便易溏。舌淡红，苔薄白，脉沉细。辨证属肾虚血瘀。治拟活血化瘀，调经止痛。处方：

当归 9 g，丹参 12 g，川牛膝 9 g，制香附 9 g，川芎 6 g，赤芍 9 g，制没药 6 g，制乳香 6 g，延胡索 12 g，生蒲黄 18 g，五灵脂 9 g，血竭 3 g，川续断 12 g，狗脊 12 g。

7 剂。

二诊(2011 年 6 月 14 日)

LMP 6 月 8 日。经行准期,痛经缓解,腰微酸,余无所苦。舌红,苔薄白,脉细。拟活血化瘀消癥,参育肾通络,经净后服,嘱测基础体温。处方:

茯苓 12 g,桂枝 3 g,赤芍 12 g,牡丹皮 9 g,桃仁 9 g,皂角刺 27 g,䗪虫 9 g,石见穿 30 g,莪术 9 g,生地 12 g,熟地 12 g,怀牛膝 9 g,路路通 9 g,麦冬 9 g,淫羊藿 12 g,制黄精 12 g,川续断 12 g。

7 剂。

三诊(2011 年 6 月 21 日)

时值中期,基础体温未升,腰微酸,余无所苦。舌淡红苔薄白,脉细。拟活血化瘀,参育肾培元。处方:

茯苓 12 g,桂枝 3 g,赤芍 12 g,牡丹皮 9 g,桃仁 9 g,皂角刺 27 g,䗪虫 9 g,石见穿 30 g,莪术 9 g,生地 9 g,熟地 9 g,巴戟天 12 g,麦冬 12 g,仙茅 9 g,淫羊藿 12 g,鹿角霜 12 g,女贞子 9 g,山茱萸 9 g,紫石英 15 g。

14 剂。

如此顺应月经周期调理,3 个月后月经量增,色鲜,腰酸头晕未作。复查 B 超:左侧卵巢内无回声区 28 mm×26 mm,囊肿缩小,半年后自测尿 HCG 阳性,成功受孕。考虑曾有两次自然流产史,立嘱入院保胎,随访至孕 5 个月产检无异常。

【按】子宫内膜异位症常因各种原因导致卵巢储备功能下降,卵泡发育不良,优势卵泡不能形成而不孕。本案患者已产一女,后又两次自然流产,月经量少色淡,腰酸头晕,考虑肾虚。初诊时,经水将至,患者伴有痛经,故用内异Ⅰ方调经止痛,方中当归、川芎、丹参活血调经,延胡索、没药活血散瘀、理气止痛,生蒲黄、五灵脂活血祛瘀、通利血脉、腰酸不适,故加川续断、狗脊补肝肾、强筋骨。二诊时即诉痛经缓解,对治疗产生信心,此时经水已净,FSH>10 mIU/ml,卵巢储备功能下降,卵泡发育不良,故用内异Ⅲ方合并孕Ⅰ方活血化瘀,育肾通络,助卵泡生成和排出。三诊时中期已至,则改用内异Ⅲ方合并孕Ⅱ方活血化瘀,育肾培元,维持黄体功能。治疗 3 个月后,患者月经量增、色鲜、腰酸乏力等肾虚不足表现减轻,囊肿亦缩小。半年后患者成功怀孕。

案7 崩漏案(青春期异常子宫出血)

李某,女,17岁。

初诊(2001年2月2日)

患者近半年来月经紊乱,无周期性,经量或多或少,或淋漓不净,外院诊断:青春期异常子宫出血。刻诊:上次月经2000年12月25日,10日净,末次月经2001年1月15日至今未净,色暗,无臭,无血块,无腰酸腹痛,夜寐欠安,口干不欲饮,纳可,大便干,舌质淡边有齿印,苔薄根腻,脉细缓。证属“崩漏”,因脾胃虚弱,运化失职,痰湿滞于冲任,气血运行不畅,血不归经。治宜健脾化湿,理气止血。处方:

黄芪9g,党参12g,炒白术9g,茯苓15g,陈皮9g,法半夏9g,广木香9g,黄芩9g,当归9g,泽泻9g,泽兰9g,大蓟12g,小蓟12g,炒地榆12g。

5剂后出血即止,诸症有所缓解。

二诊(2001年2月11日)

其母代诊:出血已止,刻下经前期。

上方去泽兰、泽泻、大蓟、小蓟、炒地榆;加赤芍、白芍各12g,熟地9g,川芎6g,服7剂。

三诊(2001年2月25日)

代诊述末次月经2月19日来潮,经量中,无腹痛,刻下经水将净,未述不适。

嘱再用2月11日方调治1个月,月经于3月18日正常来潮,病告痊愈,嘱用乌鸡白凤丸善后。

【按】青春期异常子宫出血大抵多责之肾虚血热,殊不知多数患者皆因饮食调摄不当所致,进食生冷或暴饮暴食,损伤脾胃,导致脾胃虚弱,运化失职,湿浊内生,流注胞宫与血相搏结,湿瘀交阻,使血海不得安宁;脾虚气血生化不足,脾虚统摄无权,故见周期紊乱,经量或多或少。因此采用香砂六君汤健脾化湿,加当归、泽兰、泽泻,养血活血利水,加大蓟、小蓟、炒地榆凉血止血而取效,之后采用健脾养血药以固本。

案8 外阴瘙痒案(外阴营养不良)

胡某,女,59岁。

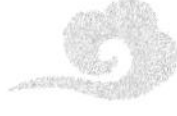

初诊(2013 年 5 月 7 日)

患者 3 年来反复外阴瘙痒，难以忍受，常搔抓至破损，夜间尤甚，难以入眠，痛苦欲死。经断 10 余年，平素乏力倦怠，胃纳不佳。用过多种中西药稍有好转，但易反复，外院活检病理诊断为外阴硬化性苔藓。面色萎黄，舌质红、苔薄，脉细。妇科检查：双侧小阴唇皮肤色素减退，双侧大阴唇内侧 1/2 皮肤色素减退，抓痕明显，多处皮肤破损溢液。辨证属气血亏虚，湿热下注。治拟益气养血，清热利湿，祛风止痒。

处方一：

黄芪 30 g，太子参 12 g，白术 9 g，茯苓 15 g，怀山药 20 g，赤芍、白芍各 12 g，丹参 20 g，当归 12 g，生地 12 g，柴胡 6 g，藿香、佩兰各 9 g，薏苡仁 15 g，川牛膝 9 g，牡丹皮 9 g，蛇床子 9 g。

上方水煎服用。

处方二：

野菊花 15 g，野蔷薇 15 g，苦参 12 g，冰片 9 g，细辛 3 g，白芷 9 g，蛇床子 9 g，白鲜皮 15 g。

上方水煎熏洗。

2 周后瘙痒明显减轻，效不更方。8 周后诸症缓解。巩固治疗半年瘙痒症状消除，外阴皮肤恢复正常。随访 4 个月无复发。

【按】本病为外阴白色病变，又名外阴营养不良，发病原因至今尚不明确，目前西医尚无理想治疗手段。根据临床表现当属中医“阴痒”范畴。中医认为其发病机制，常因肝肾阴血不足，或脾气亏虚，或肝经湿热。本案患者素有胃病，易疲乏，脾胃素虚，气血生化不足，加之年近六旬，天癸竭，肝肾精血虚衰，以致外阴失于荣濡，皮肤发白，血虚生风化燥而痒，脾虚运化失司，湿浊蕴结阴器而发瘙痒、溃破。付金荣抓住其脾虚气血不足之本，以四君、四物为主方补养气血，重用黄芪以补气生血，又能健脾以助运化水湿；辅以川牛膝、丹参行血活血，血行风自灭。配合清热利湿止痒之品局部熏洗，内服外洗综合治疗，整体调治，气血得养，湿热亦清，则诸症自除。

三、张婷婷医案

案 9　癥瘕案(巧克力囊肿复发)

丁某，女，27 岁，未婚。

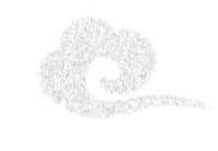

初诊(2014年7月14日)

主诉：右侧巧囊剥除术后1年余复发。

月经史：7/30日，量中，痛经(+)，夹血块。LMP 6月30日，量中，痛经(+)。苔薄质淡，脉细。(2014年7月7日)岳阳医院超声：子宫大小56 mm×54 mm×55 mm，内膜4 mm，宫壁回声分布欠均匀，后壁见回声不均区34 mm×33 mm×36 mm，边界欠清，内见点状血流信号。右侧卵巢：内见低弱回声，31 mm×24 mm，边界清；左侧卵巢大小21 mm×12 mm。提示：子宫腺肌病伴腺肌瘤或肌瘤，右卵巢内囊肿可能。治拟清瘀温通法。处方：

红藤30 g，川续断15 g，桃仁10 g，牡丹皮10 g，生蒲黄15 g(包)，延胡索15 g，香附15 g，五灵脂9 g，小茴香3 g，艾叶3 g，柴胡9 g，白芍12 g，乌药9 g，黄芩6 g。

12剂。

二诊(2014年8月4日)

值经净后，LMP 7月24日，量中，苔薄质淡暗，脉细弦。治拟益肾通络法。处方：

白茯苓12 g，生地10 g，怀牛膝10 g，路路通10 g，丁香3 g，制黄精12 g，麦冬10 g，淫羊藿12 g，石楠叶10 g，降香3 g，川续断12 g，菟丝子30 g，黄芩10 g，牡丹皮10 g。

10剂。

三诊(2014年8月8日)

值经中期，LMP 7月24日，持续6日净，量色同前，苔薄质淡暗，脉细弦。守7月14日方。

加制乳香、制没药各3 g，防风9 g，煅瓦楞子12 g，荆芥9 g。

7剂。

四诊(2014年8月25日)

值经期，LMP 8月21日。至今量色同前，血块(+)，痛经VAS 9分，口服复方对乙酰氨基酚片1粒，每日2次，服2日。刻下：腹胀，苔薄质淡红，脉细。治拟扶正清瘀法。处方：

炒党参12 g，生黄芪12 g，白术9 g，云茯苓12 g，石见穿12 g，半枝莲12 g，制黄精12 g，炒山药15 g，砂仁3 g，佛手6 g，川续断12 g，桑寄生12 g，白蒺藜 12 g，麦冬 10 g，川石斛 12 g，生甘草 3 g。

7 剂。

五诊(2014 年 9 月 1 日)

值经期中届，LMP 8 月 21 日，持续 6 日，量中，色红，血块(+)，痛经 VAS 9 分，口服复方对乙酰氨基酚片 1 粒，每日 2 次，服 2 日。苔薄黄，质暗红，脉细弦。

守 7 月 14 日方，减川续断 9 g、菟丝子 15 g、当归 9 g、牡丹皮 9 g、丹参 9 g。7 剂。

六诊(2014 年 9 月 15 日)

值中期后，LMP 8 月 21 日，持续 6 日，量色如前，VAS 9 分(复方对乙酰氨基酚片 1 粒，每日 2 次，服 2 日)，9 月 11 日在外院拔智齿，现牙龈红肿，腹部胀气，余无不适，苔薄白，质淡暗，脉细弦。治拟益肾培元法。处方：

生黄芪 15 g，炒白术 10 g，怀山药 12 g，锁阳 10 g，巴戟天 10 g，淫羊藿 10 g，乌药 10 g，女贞子 10 g，丹参 12 g，菟丝子 10 g，黄芩 6 g，川续断 9 g。

10 剂。

七诊(2014 年 9 月 19 日)

值经期，LMP 9 月 17 日至今，痛经(+)，VAS 10 分，服复方对乙酰氨基酚片 3 粒，量中，苔薄质淡，脉细弦。准备年底结婚。治拟益肾通络。处方：

白茯苓 12 g，生地 10 g，怀牛膝 10 g，路路通 10 g，丁香 3 g，制黄精 12 g，麦冬 10 g，淫羊藿 12 g，石楠叶 10 g，降香 3 g，乌药 9 g，五灵脂 9 g，白芍 12 g，徐长卿 12 g，制香附 9 g，黄芩 10 g，半枝莲 15 g，砂仁 3 g，焦六曲 10 g，煅瓦楞子 12 g，炒当归 9 g。

14 剂。经净后服。

八诊(2014 年 10 月 13 日)

值经期第二日，LMP 10 月 12 日，色红，量多，痛经(+)，VAS 9 分，自觉较前好转，经期腰酸严重，胃纳一般，二便调，夜寐安。苔薄腻，质暗红，脉细。治拟益肾通络法。处方：

白茯苓 12 g，生地 10 g，怀牛膝 10 g，路路通 10 g，丁香 3 g，制黄精 12 g，麦冬 10 g，淫羊藿 12 g，石楠叶 10 g，降香 3 g，黄芩 6 g，炒当归 10 g。

10 剂。经净后服。

九诊(2014年10月27日)

时届中期,LMP 10月12日,持续8日净,量多,痛经(+),VAS 8分,第二日服止痛片2粒。刻下:纳可,夜寐安,二便调。苔薄白,质淡红,脉细弦。治拟益肾培元。处方:

生地、熟地各10 g,仙茅10 g,淫羊藿12 g,麦冬10 g,紫石英10 g,女贞子10 g,巴戟天10 g,山茱萸10 g,炙龟甲9 g,白花蛇舌草30 g,半枝莲15 g,砂仁3 g,皂角刺9 g,黄芩6 g。

7剂。

十诊(2014年11月10日)

经期将至,无乳胀,苔薄黄,质暗,脉细弦。治拟清瘀温通法。处方:

红藤3 g,杏仁9 g,桃仁10 g,牡丹皮10 g,生蒲黄15 g(包),延胡索15 g,香附15 g,淡吴茱萸3 g,制乳香、制没药各3 g,乌药9 g,五灵脂9 g(包),艾叶3 g,黄芩6 g,砂仁3 g,广郁金5 g,合欢皮15 g,益母草12 g,徐长卿12 g。

7剂。

毓麟合剂×3瓶,每次20粒,每日2次,口服。

十一诊(2015年1月30日)

患者已婚,值经中届,0-0-0-0,LMP 1月17日,量中,血块(+),痛经(+),苔薄质淡红,脉细弦。治拟益肾清利。处方:

红藤30 g,牡蛎30 g,桃仁10 g,牡丹皮10 g,生蒲黄15 g(包),延胡索12 g,香附15 g,川续断9 g,菟丝子30 g,肉桂3 g(后下),黄芩10 g,焦六曲10 g,炒谷麦芽各10 g。

以此法续服3个月以益肾调经,清瘀通利。

十二诊(2015年4月13日)

值经前,LMP 3月18日,持续6日,量中,色红,少血块,VAS 3分(已停服止痛药2个月),服上药后肠鸣音增多,纳寐可,二便正常。舌苔薄,中裂,质淡,脉细弦。治拟益肾培元。处方:

黄芩12 g,生地、熟地各10 g,仙茅10 g,淫羊藿12 g,鹿角霜10 g,紫石英15 g,女贞子10 g,巴戟天10 g,麦冬10 g,山茱萸10 g,炙龟甲9 g,生蒲黄20 g,巴戟天9 g,当归12 g,砂仁3 g(后下),川芎6 g。

10剂。

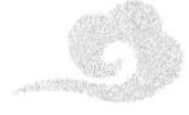

十三诊(2015年4月27日)

停经39日,恶心欲吐,服多潘立酮3粒,查尿HCG(+),舌质淡,苔薄,有裂纹,脉细滑。治拟益肾安和法。处方:

菟丝子10 g,姜竹茹9 g,姜半夏6 g,桑寄生15 g,杜仲10 g,制黄精10 g,苎麻根12 g,南瓜蒂12 g,生甘草3 g,当归9 g,砂仁3 g(后下),姜黄连3 g。

5剂。

查血HCG、P、超声。

十四诊(2015年5月15日)

停经57日,伴阴道少量出血。LMP 3月18日,有子宫肌瘤,近日见阴道少量出血,色鲜红,舌质暗,苔薄白,脉细滑。(5月14日)红房子医院腹超:宫内早孕,右侧囊块,卵巢来源可能。子宫后壁肌层实质结构(宫内见胚囊大小47 mm×36 mm×16 mm,内见卵黄囊,CRL14 mm),P 16.27 ng/ml,血HCG 60 724 mIU/ml。住院保胎。予地屈孕酮、黄体酮口服以保胎。处方:

炒当归10 g,炒白芍10 g,黄芩10 g,生黄芪12 g,炒白术12 g,炒党参12 g,苎麻根15 g,川续断12 g,桑寄生15 g,女贞子10 g,砂仁3 g(后下),焦栀子5 g,南瓜蒂12 g。

入院后服。

十五诊(2015年5月22日)

患者停经64日,小腹无胀痛,无腹痛,无阴道出血,胃纳可,二便调,夜寐安。舌淡红,舌尖偏红,苔薄白,脉细滑。

治同前法,予5月15日方,去焦栀子。

十六诊(2015年5月25日)

患者停经67日,略有恶心,小腹无胀痛,无腹痛,无阴道出血,胃纳可,二便调,夜寐安。舌淡红,舌淡红,苔薄白,脉细滑。

治同前法,予5月22日方加姜竹茹9 g。

十七诊(2015年6月1日)

患者停经73日,无特殊不适,无小腹胀痛,无腹痛,无阴道出血,胃纳可,二便调,夜寐安。舌尖偏红,苔薄,脉细滑。治拟益肾安和法。处方:

仙鹤草15 g,栀子5 g,盐补骨脂12 g,制黄精15 g,赤芍9 g,生丹参12 g,黄芩10 g,炒白芍10 g,南瓜蒂15 g,砂仁3 g(后下),女贞子10 g,桑寄生

15 g，续断 12 g，苎麻根 20 g，姜竹茹 9 g，炒党参 12 g，炒白术 9 g，黄芪 15 g，炒当归 15 g。

入院后监测：停经 60 日。P 13.89 ng/ml，血 HCG(稀释法)58 684.00 mIU/ml。停经 63 日，P 20.49 ng/ml；血 HCG(稀释法) 52 132.00 mIU/ml。停经 69 日，P 24.17 ng/ml；血 HCG(稀释法) 39 680.00 mIU/ml。(5 月 25 日)腹超：宫内早孕合并子宫肌瘤(估测孕龄 71 日)，右卵巢囊性结构。宫内见孕囊大小 47 mm×24 mm×52 mm，内见卵黄囊、胚芽回声及原始心管搏动，CRL 31 mm；后壁见回声不均区 44 mm×34 mm×43 mm(边界尚清)。停经 73 日，P 24.41 ng/ml；血 HCG(稀释法) 37 337.00 mIU/ml。患者情况稳定，予停用黄体酮，出院养胎，于 2016 年初顺利产下一婴。

【按】患者为卵巢巧克力囊肿术后复发，并伴子宫腺肌病。其病理实质是血瘀，而造成血瘀的原因及血瘀形成后的病机变化较复杂。蔡氏妇科根据子宫内膜异位症的病理转归和临床表现，认为血瘀多由气滞、肝郁、热结、寒凝、湿热、气虚、阴虚等因所致。

该患者病程较长，疗程分为两个阶段：孕前消癥散结，调经通络，益肾培元为主；而孕后以益肾安胎为主，佐以活血养血法。孕前先以治病为主，针对子宫腺肌病，右侧巧克力囊肿，予以清瘀温通法，以红藤方：红藤、牡蛎、桃仁、牡丹皮、生蒲黄、延胡索、香附为基础方加减。方中红藤清热利湿；桃仁、牡丹皮、蒲黄、延胡索活血止痛，痛甚时加五灵脂、乳香、没药等加强活血散瘀，通络止痛之力；香附疏肝理气；牡蛎消积散结；加乌药、小茴香、艾叶温通下元；川续断、杜仲、菟丝子、桑寄生、淫羊藿、巴戟天等补肾；肝气郁结明显时加柴胡、白芍、川楝子加强理气疏肝之效；兼有热象可加黄芩、焦栀子等加强清热之力；以白花蛇舌草、半枝莲清热凉血，辨病治疗子宫腺肌病。孕前调治主要分为经间期及经后两期：① 经间期以益肾培元为主，方用培元方(黄芩、生地、熟地、仙茅、淫羊藿、鹿角霜、紫石英、女贞子、巴戟天、麦冬、山茱萸、炙龟甲)为基础方加减；方中以生地、熟地、女贞子、麦冬、龟甲、山茱萸滋补肾精；仙茅、淫羊藿、鹿角霜、紫石英、巴戟天温补肾阳，以温肾助阳药，配滋阴养血之药，旨在“阴中求阳”，阴实而阳充。佐黄芩以防温热太过。如时届经间后期(即经前期)，此时正值黄体期，以黄体方(生黄芪、炒白术、怀山药、锁阳、巴戟天、淫羊藿、乌药、女贞子、丹参、菟丝子)为基础方加减。方中以黄芪、白术、山药益气健脾；

锁阳、巴戟天、淫羊藿、菟丝子、乌药温补肾阳；女贞子益肾阴，寓以“阴中求阳”之意；佐以丹参活血祛瘀生新。全方兼顾脾肾，补益先后天之本。② 月经干净后至排卵前正值卵泡期，则以益肾通络为主，方用通络方（白茯苓、生地、怀牛膝、路路通、丁香、制黄精、麦冬、淫羊藿、石楠叶、降香）为基础方加减，方中生地、麦冬、黄精滋补肾阴而不滞腻；淫羊藿、石楠叶补益肾气；茯苓健脾，通利水湿；路路通、丁香、降香理气通络，有疏通输卵管之功效，有助于排卵期受孕。由于患者素有癥瘕之病，故孕前调理时清热活血，消积散结之法贯穿始终，以抑制癥瘕增长。

孕后以补肾安胎为主，因患者素有瘀积，血络不畅，精血供养缺少，导致胎漏胎动，故用寿胎丸为基础方加减，用川续断、杜仲、补骨脂、苎麻根、桑寄生益肾安胎；黄精、女贞子滋补肾阴，肾旺自能荫胎；炒当归、炒白芍养血安胎，且白芍柔肝，有缓急止痛之效；生黄芪、炒白术、炒党参益气健脾安胎；砂仁理气安胎；另加固涩胎元之药，如南瓜蒂等，如偏于热可用荷蒂取而代之；兼有热象时可佐以焦栀子、黄芩清利胎热；治疗中用丹参以活血生新，通畅胞宫血络，以使母平胎安。

四、王隆卉医案

案10 不孕案

计某，女，28岁。

初诊(2007年3月2日)

主诉：流产后2年未避孕未孕。

月经史：14，5～7/28～30日。生育史：0-0-1-0。LMP 2月26日。结婚3年，曾人工流产1次，嗣后2年未孕，经期尚准，经前乳胀、烦躁、腰背酸楚，临则量少色淡，平素少腹两侧刺痛，形寒肢冷，脉细弦，舌红边紫暗，苔薄。子宫输卵管通液术示：双侧输卵管通而不畅。中医诊断：断绪。证属肾气不足，湿邪受阻，胞络欠畅。西医诊断：继发性不孕症。治拟育肾通络，理气清瘀。处方：

白茯苓12 g，怀牛膝10 g，路路通10 g，女贞子12 g，肉苁蓉10 g，川续断12 g，石楠叶18 g，淫羊藿15 g，皂角刺20 g，地龙10 g，败酱草18 g，公丁香2 g，王不留行10 g，巴戟天12 g。

7剂。

二诊(2007 年 3 月 10 日)

中期将届,基础体温未升,小腹见舒,神疲肢轻,脉细弦,舌暗红,苔薄白。治拟育肾培元。处方:

白茯苓 12 g,巴戟天 12 g,生地 10 g,桂枝 3 g,女贞子 12 g,肉苁蓉 10 g,川续断 12 g,仙茅 10 g,降香 3 g,麦冬 10 g,紫石英 15 g,石楠叶 18 g,鹿角霜 9 g,生贯众 10 g,泽泻 10 g,淫羊藿 15 g。

7 剂。

三诊(2007 年 3 月 17 日)

时值中期,腰酸乏力,带下间赤,基础体温爬行上升,脉细,舌红,苔薄白。再拟育肾培元,佐以清热化湿。处方:

白茯苓 12 g,巴戟天 12 g,熟地 9 g,桂枝 3 g,女贞子 12 g,肉苁蓉 10 g,川续断 12 g,仙茅 10 g,降香 3 g,麦冬 10 g,紫石英 15 g,赤芍 10 g,石菖蒲 12 g,牡丹皮 10 g,生贯众 10 g,淫羊藿 15 g。

7 剂。

四诊(2007 年 3 月 24 日)

经期将届,基础体温双相不典型,胃纳欠謦,舌红,苔薄白,脉细滑,预拟调理冲任。处方(经来时服):

白茯苓 12 g,王不留行 10 g,川芎 9 g,当归 10 g,生地 12 g,广郁金 10 g,桂枝 3 g,怀牛膝 12 g,鸡血藤 12 g,白芍 12 g,川断 12 g,制何首乌 12 g,泽兰 9 g,地龙 10 g,败酱草 18 g,泽泻 10 g。

5 剂。

如此顺应周期调理。

七诊(2007 年 4 月 20 日)

经期将届,基础体温双相,高温稳定,脉细滑数,舌红苔薄。治当育肾调理,兼以安和。处方:

白茯苓 12 g,巴戟天 12 g,生地 10 g,女贞子 12 g,肉苁蓉 10 g,川续断 12 g,麦冬 10 g,淫羊藿 15 g,党参 12 g,怀山药 12 g,白术 10 g,太子参 10 g,白芍 12 g,桑寄生 12 g,菟丝子 12 g,紫苏梗 9 g。

8 剂。

1 周后复诊,查尿妊娠试验阳性,受孕。

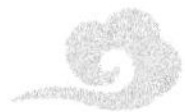

【按】肾藏精，主生殖。王隆卉认为：不孕之因虽繁而首当责之于肾。调经是孕育的先决条件，必须肾气旺盛，任脉通，冲脉充盈，月事才得以如期来潮，从而具备孕育的功能。育肾中药具有促排卵助孕的作用，故治疗不孕当从肾入手，补肾填精治其本，尚需结合妇人月经规律，强调周期用药。同时配合调治各相关因素。采用中药补肾调整月经为基础，在具体治疗上，辨证论治终不失为之主流。针对以肾虚为主，还有肝郁、脾虚、寒凝、湿热、血瘀等病机，分别采用补肾填精、疏肝理气、活血化瘀、化痰散结、清热利湿等法则，遣方用药。月经期和养调经；经后期育肾通络；经间期与经前期育肾培元。患者曾有流产史，系继发性不孕。流产不慎，损伤肾气，精血不足，湿邪受阻，经道欠畅，难以摄精受孕。属本虚标实，虚实夹杂。对输卵管不畅导致运卵络道失畅，不易受精而不孕，虽通液治疗往往通而复塞，故以湿者清之，塞者通之，经后期用药还须审因论治、守法不移。采用育肾通络，方用云茯苓、大生地、淫羊藿、巴戟天、肉苁蓉补益肾气、助养肝血，用路路通、公丁香通利络道，使肾气充足，肝血旺盛，络道通畅，配合峻猛之药皂角刺、地龙、王不留行以通利络脉，改善阻塞，络道通畅，两精方能相搏而受孕。月经中期带下间赤，当以育肾培元为主，佐以清热化湿调治。因求嗣迫切，嘱其"交接合时，将息适宜"。七诊见其基础体温持续双相高温，恐其怀孕，故化瘀调经之品须在经来后使用，慎防堕胎。选用育肾调理，兼以安和。治疗同时予关怀心理疏导，使患者心情舒畅、忧急缓解、气血调和、脏腑经脉功能恢复正常、络道畅通，为受孕创造了有利条件。顺应周期加药，如此调理而痊愈。

案11　妊娠恶阻案

周某，女，28岁。

初诊(2007年1月23日)

主诉：停经58日，伴恶心、呕吐。

14岁初潮，月经周期30日左右，经期5～7日，量中，色红，痛经(－)，白带量中，色白，无异味。结婚两年，0-0-0-0。LMP 2006年11月25日，停经58日，2007年1月20日至我院查尿HCG(＋)，近月来反复恶心呕吐，呕吐为清水，胃纳欠佳，甚则食入即吐，伴腰酸腰痛，腹胀，神疲乏力无腹痛，无阴道流血，二便如常。舌淡红，苔薄白，脉细滑。证属脾胃虚弱，胃失和降。治以健脾和胃,降逆止呕。实验室检查:(2006年1月23日)B超示:宫内早孕。查尿液分析:尿酮体(+)。中医诊断:妊娠恶阻(脾胃虚弱证)。西医诊断:妊娠剧吐。处方:

党参12 g,白术12 g,白茯苓12 g,川续断12 g,陈皮6 g,广木香6 g,竹茹6 g,桑寄生12 g,吴茱萸2 g,紫苏梗10 g,黄芩10 g,苎麻根15 g,生姜3 g,砂仁3 g。

7剂。

二诊(2007年1月30日)

呕吐显减,已无水,能少量进食,查尿酮体(-),苔薄白,质嫩红,脉细滑数。

再拟原法进退,以巩固疗效。

【按】《妇人大全良方》云:"妊娠恶阻,体倦嗜卧,此胃气虚而恶阻也。"《景岳全书》又云:"凡恶阻多由脾虚气滞。然亦有素本不虚,而忽受妊娠,则冲任上壅气不下行,故致呕逆等证。"由此可见,中医认为恶阻的发生主要由于血液聚于胞宫以养胎,导致冲气上逆,胃失和降。西医原因尚不明确,大多认为与绒毛膜促性腺激素水平较高有关。患者胃纳欠佳,食入即吐,且呕吐为清水,均为脾胃虚弱之症状。受孕后,血聚子宫以养胎,子宫内实,冲脉之气较盛,循经上逆犯胃,胃失和降,反随冲气上逆而发为恶阻。故治疗上以健脾和胃,以调气和中,降逆止呕为主,方用香砂六君子汤加减。党参、白术、茯苓补气健脾,助气血生化之源,脾气旺盛,肾精充足,冲任脉盛,则胎元之固。竹茹、生姜和胃止呕,酌加砂仁、紫苏梗以理气降逆,顺气和中安胎。王隆卉认为用药以清淡为先,以防因药致堕胎。安胎常用茯苓,因茯苓味甘淡,甘则能补,淡则能渗,甘淡属土,有健脾和中、利水渗湿之功,其药性缓和,补而不峻,利而不猛,既能扶正,又可驱邪,为防治脾胃之虚要药。其有利水作用,使补血药品可以渗入血管,不致泥滞于胃肠中作怪。本案属恶阻重症,治疗时尚需先安未病之地,常以寿胎丸为基础方,原有党参、炒白术补益中气为系胎最佳;桑寄生、杜仲、川续断补肾气固冲任为首选;黄芩苦寒清热止血安胎,配苎麻根系增固胎之力。众药相辅,止呕的同时具有安胎作用。

案12 痛经案

陈某,女,25岁。

初诊(2007年3月3日)

主诉：经行腹痛2年余。

15岁初潮，周期30日，经期7日，量中，色红，稍有痛经。LMP 2月14日。PMP 1月12日。未婚。患者于2年前，因工作劳累、经期着凉，出现经期小腹胀痛，痛时拒按喜温，经血量少，行而不畅，血色暗红有块，块下痛减，伴乳房胀痛，胸闷不舒，四肢不温，舌质淡紫，脉细弦。B超示：未见异常。中医诊断：痛经(寒凝血瘀)。西医诊断：痛经。证属寒凝胞宫，气滞血瘀。时值经期将届，姑先拟温经行滞，化瘀止痛。处方：

当归10 g，川芎6 g，生地10 g，炒白芍10 g，桂枝3 g，小茴香3 g，延胡索12 g，制香附10 g，艾叶3 g，泽泻10 g，桂枝3 g，炒怀牛膝10 g。

10剂。

二诊(2007年3月17日)

LMP 3月14日。疼痛减轻，经期尚可，量一般，有块减小，腹痛消失，略有腹胀，舌质暗红，苔薄白，脉略细，再拟前法出入。处方(经前1周服)：

当归10 g，川芎6 g，生地10 g，炒白芍10 g，桂枝3 g，小茴香3 g，延胡索12 g，制香附10 g，艾叶3 g，泽泻10 g，生蒲黄15 g(包)，乌药10 g。

7剂。

【按】痛经的主要症状是“痛”，探其病大多由气滞、寒凝、热结导致经行不畅、瘀血凝滞所致。患者因工作压力，情绪紧张，以致肝失条达，冲任气血瘀滞，经血不利，不通则痛，故经期小腹胀痛拒按，经血量少，行而不畅，血色紫暗有块，块下痛暂减。经期受寒，寒邪客于胞宫，冲任瘀滞，阻遏阳气，故见四肢不温。肝郁气滞，经脉不利，故乳房胀痛，胸闷不舒，舌质紫暗，脉细弦均属气滞血瘀证。痛经乃本虚标实之证，治疗离不开理气活血，温散疏通。但不能盲目止痛，单纯的止痛仅能暂缓症状，达不到治疗疼痛的作用。王隆卉认为痛剧时应以止痛为先，急则治其标；痛缓时应求本为主，缓则治其本，临证两者不能截然划分。不主张采用单一的止痛方药。治其不可独取活血化瘀，应宜养血和血，拟四物汤加味。方中制香附理气行滞，当归、川芎、生地、炒白芍活血化瘀，延胡索化瘀定痛。艾叶暖宫止痛。因妇人以血为本，以通为用。疗妇人之疾，先顾护精血。一味攻伐，取效一时，必伤精血，气机失畅，瘀血不去。所谓瘀血不去，新血不生，血不归经。对于痛经的止痛，强调应在行经前3日即开始服用，直至月经来潮。使血块不易形成而经血畅通，否则效果不显。尚需连服 3 个月以巩固疗效。

五、陈旦平医案

案 13　绝经前后诸证案

戴凤娣，女，55 岁。

初诊(2015 年 4 月 25 日)

主诉：反复潮热盗汗失眠 3 年。

已绝经 3 年。绝经后反复潮热盗汗，入睡难，多梦，情绪烦躁忧郁，时感头晕，腰酸，乳房胀痛，血压正常，胃纳可，二便调。舌淡苔薄脉细数。否认内科疾病史，否认手术外伤史，否认家族性遗传性疾病史，否认药食物过敏史。B 超：子宫附件未见异常。中医诊断：绝经前后诸证(肝郁肾亏)。西医诊断：围绝经期综合征。治拟疏肝补肾。处方：

柴胡 30 g，赤芍 9 g，白芍 15 g，炙甘草 9 g，郁金 30 g，川连 6 g，肉桂 3 g(后下)，玫瑰花 6 g，知母 6 g，黄柏 6 g，淮小麦 30 g，大枣 15 g，麦冬 15 g，枸杞子 15 g，菊花 15 g，制香附 9 g，牡丹皮 15 g，丹参 30 g。

14 剂。

二诊(2015 年 5 月 9 日)

潮热盗汗仍有，白天自汗好转，时感头痛，以巅顶及两侧为主。(4 月 25 日)性激素示：FSH 13.3 mIU/ml，LH 6.4 mIU/ml，E_2<18 pg/ml。舌脉同前。前法增进。处方：

柴胡 30 g，赤芍 9 g，白芍 15 g，炙甘草 9 g，郁金 30 g，川连 6 g，肉桂 3 g(后下)，玫瑰花 6 g，知母 6 g，黄柏 6 g，淮小麦 30 g，大枣 15 g，麦冬 15 g，枸杞子 15 g，菊花 15 g，制香附 9 g，牡丹皮 15 g，丹参 15 g，川芎 30 g，白芷 9 g，天麻 30 g。

14 剂。

三诊(2015 年 5 月 13 日)

潮热盗汗显减，今日带下增多，头痛少作，夜寐转安，胃纳可，二便调。舌脉同前。治宗前法。处方：

柴胡 30 g，赤芍 9 g，白芍 15 g，炙甘草 9 g，郁金 30 g，川连 6 g，肉桂 3 g(后

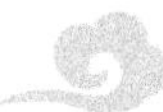

下)，玫瑰花 6 g，知母 6 g，黄柏 6 g，淮小麦 30 g，大枣 15 g，麦冬 15 g，枸杞子 15 g，菊花 15 g，制香附 9 g，牡丹皮 15 g，丹参 15 g，川芎 30 g，白芷 9 g，天麻 30 g，川续断 15 g。

14 剂。

【按】《经》曰："女子七七，任脉虚，太冲脉衰少，天癸竭，地道不通，故形坏而无子也。"天癸来源于先天肾气，靠后天水谷精气滋养，随着肾气的虚衰而竭止。患者年逾七七，肾中阴阳俱虚，但往往阴阳二气不相平衡，脏腑气血不相协调。而女性一生经、带、胎、产赖气血充沛而化生滋养，"苟不知慎，或六淫侵其外，七情伤其中，劳役损其形，嗜欲耗其精，一有触犯，经斯病矣"。所以女子"阴血常亏"，导致此期患者多为肝肾阴虚之证。治疗当调整阴阳平衡，协调气血脏腑功能。因为血属阴，阴虚火旺，日久及肾，则潮热盗汗，腰酸膝软；肝血亏虚，肝不藏血，肝阳上亢，热扰神明之府，则头痛头晕；肝火失于涵养则疏泄无权，故情绪烦躁忧郁，乳房胀痛；肾水不足，心火失济，阴血不能上奉，心血亏虚，致心神失养，心火扰神，则寝卧难安，夜寐梦扰，故治疗拟疏肝补肾。本案陈旦平宗蔡氏妇科名方"坎离既济方"(生地 12 g，黄连 2 g，柏子仁 9 g，朱茯苓 12 g，朱远志、九节菖蒲各 5 g，龙齿 12 g，天冬、麦冬各 9 g，淮小麦 30 g，生甘草、五味子各 3 g)滋肾清心、水火共济之旨，治疗予以滋肾疏肝、宁心安神。初诊急则治其标，以麦冬、枸杞子滋补肝肾；甘麦大枣汤养心安神；柴胡、郁金、白芍、玫瑰花、制香附疏肝理气、收敛肝阴；知母、黄柏、牡丹皮、菊花滋阴清火，赤芍、丹参活血通络，兼清心火除烦热；交泰丸黄连苦寒入少阴肾经，肉桂辛热，入少阴肾经，如此寒热并用，交通心肾，一则降心火，暖水脏，起到引经作用，一则又清心安神助眠。二诊诸症显减，头痛时作，且以巅顶和两侧为主，此乃厥阴少阳经循行，典型的肝阳上亢表现，故增加天麻、白芷平肝息风，川芎、续断活血通络止痛。如此标本兼顾，心、肝、肾同治，阴阳平调，气血通畅，三诊即全面好转，原法增进，以资巩固。

案 14　痛经案

刘某，女，22 岁。

初诊(2013 年 2 月 21 日)

主诉：经行腹痛 10 年。

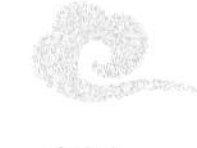

月经史：患者 12 岁初潮起出现行经第一、第二日小腹剧烈胀痛，5/30。LMP 1 月 25 日，5 日干净，色黯，量中，有血块。经前乳胀，行经第一、第二日小腹剧烈胀痛，面色苍白，手足冰冷，得温稍减，有时需服止痛药。白带色量正常。未婚。生育史：0－0－0－0。胃纳可，二便调，夜寐安。否认手术外伤史。平素性格较为内向。2012 年 7 月 3 日外院妇科 B 超：子宫附件无明显异常。舌淡苔薄白，脉细弦。西医诊断为原发性痛经。中医诊断为经行腹痛。证属寒凝气滞，冲任不调。治拟温经散寒，理气止痛。处方：

柴胡 10 g，延胡索 20 g，生蒲黄 10 g(包)，五灵脂 10 g，细辛 6 g，艾叶 15 g，没药 6 g，乌药 10 g，香附 10 g，枳壳 10 g。

7 剂。嘱经前及经期服。

二诊(2013 年 2 月 28 日)

LMP 2 月 22 日。5 日干净，色红，量少，有血块，腹痛较前好转，余无不适。舌淡苔薄白，脉细弦。拟育肾培元，温补冲任。处方：

仙茅 15 g，淫羊藿 15 g，石楠叶 15 g，枸杞子 15 g，当归 10 g，生地 10 g，熟地 10 g，丹参 10 g，牡丹皮 10 g，鳖甲 10 g，香附 10 g，女贞子 30 g，红花 6 g。

嘱经净服。

续以上方法调理，3 个疗程后，患者诉经行腹痛较前明显好转。

【按】《傅青主女科·调经》云："夫寒湿乃邪气也，妇人有冲任之脉居于下焦……经水由二经而出，而寒湿满二经而内乱，两相争而作疼痛。"陈旦平认为寒性收引凝滞，经血为寒邪所凝，运行不畅而作痛。临床可见经期小腹绞痛，痛得温则减，色暗红，或夹有血块，肢冷畏寒，苔薄白。患者由于性格内向，肝气不舒，气机不利，故见乳房胀痛，脉细弦。陈旦平宗蔡氏妇科学术思想，提出调经消痛法来治疗原发性痛经。蔡氏妇科强调"天人合一"，提倡周期疗法，结合西医基础体温的测量，治疗时遵循女性生理周期规律。陈旦平根据四期不同的生理特点，制定原发性痛经的周期调经消痛法，强调变动的"调肾"的观点。在经前及经期针对腹痛，注重"通"经，使经血通畅而下，通则不痛，主要运用"消痛"法。予柴胡、延胡索、香附、枳壳疏肝理气止痛；赤芍、白芍凉血散瘀止痛；蒲黄、五灵脂祛瘀止痛；乌药、艾叶、细辛温经散寒；没药活血祛瘀以定痛，治标为先。以减轻患者的痛苦。经后症状缓解时注重"调"经，主要运用"调经"法，以补肾益精、温补冲任治本为主，使肾气充盈，胞宫储蓄充足，经有所物。予仙茅、淫羊藿温肾阳，补肾精；石楠叶、枸杞子、鳖甲、女贞子补肾益精；生地、熟地合用增强补益真阴之功效；当归味甘而重，专能补血，其气轻而辛，故又能行血，补中有动，行中有补，为血中之要药。佐以红花活血通络，丹参、牡丹皮清热凉血，活血化瘀，香附疏肝解郁，理气宽中；诸药固本培元，动静搭配，消除病灶，疗效颇佳。

案15 继发性闭经案

周某，女，31岁。

初诊(2014年6月2日)

主诉：难免流产后停经4个月。

2013年10月8日孕2个半月难免流产后，血β-HCG 3个月后方正常，恶露3个月方净。2014年2月经行淋漓不止，于外院检查示：内膜1 mm，服戊酸雌二醇2个月经方净，后闭经。5月30日于外院复查B超：子宫内膜2 mm。流产后体重下降10 kg，形体憔悴，神疲，畏寒，无性欲，情绪低落，胸闷心悸时作，无带下，胃纳可，便秘，服药润肠通便，舌淡，苔薄，脉弦。否认内科疾病史，否认手术外伤史，否认家族遗传性疾病史，否认药物食物过敏史。中医诊断：闭经(肝郁肾亏)。西医诊断：闭经。治拟疏肝补肾。处方：

生地10 g，熟地10 g，鳖甲10 g，女贞子30 g，淫羊藿15 g，仙茅15 g，石楠叶15 g，香附6 g，党参15 g，当归15 g，丁香6 g，牡丹皮10 g，白茯苓15 g，桂枝6 g，炒白术15 g，丹参10 g，红花15 g，紫河车10 g。

14剂。

二诊(2014年6月30日)

形体较前匀称，精神稍振，面色转华，寐安，带下稍增，(6月2日)性激素：FSH 4.8 mIU/ml，LH 3 mIU/ml，E_2＜18 pg/ml。查B超示：子宫内膜4 mm，子宫偏小，双卵巢未见回声。基础体温无规律，夜寐不安，多梦，便稀。舌淡，脉弦滑。前法增进。处方：

生地10 g，熟地10 g，鳖甲10 g，女贞子30 g，淫羊藿15 g，仙茅15 g，石楠叶15 g，当归15 g，香附6 g，丁香6 g，牡丹皮10 g，白茯苓15 g，炒白术30 g，白芍12 g，生甘草6 g，柴胡20 g，木香10 g，丹参30 g，紫河车10 g，首乌藤30 g。

14剂。

如上治法调治2月余。

三诊(2014年8月30日)

测基础体温双相,爬坡上升,纳可,大便不畅,夜寐安,舌红,苔薄,脉细。证治同前。处方:

生地10 g,熟地10 g,女贞子30 g,仙茅30 g,淫羊藿15 g,鹿角霜10 g,紫石英30 g,菟丝子15 g,巴戟天15 g,石楠叶15 g,香附6 g,当归15 g,丹参15 g,泽兰15 g,益母草15 g。

14剂。

四诊(2014年9月12日)

LMP 6月12日,持续4日,量中,经行欠畅,血块少,无痛,兹中期,胃纳可,大便不畅。舌脉同前,证治同前。处方:

生地10 g,熟地10 g,女贞子30 g,鳖甲10 g,仙茅15 g,淫羊藿15 g,石楠叶15 g,香附6 g,丁香6 g,牡丹皮10 g,白茯苓15 g,路路通15 g,皂角刺15 g,苍术15 g,生麦芽60 g,丹参30 g,炒白术30 g,当归15 g,生薏苡仁30 g,柴胡10 g,玫瑰花10 g。

14剂。

如上法调治3月余,每月基础体温双相,如期行经,经量尚可,色鲜,无血块,无腹痛,无腰酸,纳可,二便调,夜寐安。

五诊(2014年12月20日)

LMP 12月12日,经至今尚未行,基础体温上升20日,今晨测尿HCG(+)。舌红,苔薄,脉滑右甚,左沉细,治拟滋肾安胎。2015年夏顺产报捷,送喜蛋合影留念。

【按】《仁斋直指方·妇人论》:"经脉不行,其候有三,一则血气盛实、经络遏闭……一则形体憔悴、经脉涸竭……"患者无性欲,无带下,为肾气亏虚之候;又神疲,形体憔悴,情绪低落,胸闷心悸时作,为气耗血枯之征。《妇人大全良方》曰:"夫人之生以气血为本……"又《傅青主女科》云:"经水出诸肾。"故患者经脉不行。在具体治疗中,促排卵,健黄体,倡导周期调治法,以补肾为基础,经后期以育肾通络之"育肾方"加减治疗,经间期及经前期以育肾培元之"温肾方"加减治疗。常以测量基础体温作为辨别肾气充盈的参考指标,患者基础体温单相者临床上大多为无排卵者，尤以偏肾阳虚者为多。肾阳虚衰者多半黄体功能不全，基础体温呈双相曲线都不典型，月经后期每呈阶梯形上升，升亦不稳。排卵期是肾中阴阳转化时期，即肾之阴精发展到一定程度而转化为阳的时期。因此，此时温煦肾阳，兴旺命火，可提高雌激素水平，温煦生化，从而促排卵、健黄体。故用温肾助阳的药物，温暖子宫，驱除寒邪，益肾可促排卵，健黄体。如此坚持服用一段时间后，基础体温可从单相转为双相，排卵功能正常，从而经调受孕。本案患者久未行经，治以育肾培元为先。方用生地、熟地、鳖甲、女贞子滋补肾阴，仙茅、淫羊藿、石楠叶、鹿角胶霜、菟丝子温补肾阳，当归补血和血。桂枝温通血脉、行气活血化瘀，茯苓健脾利水下行，与桂枝同用能入阴通阳，丹参、牡丹皮消瘀血，赤芍行血中之滞。酌加紫河车血肉有情之品补其亏，兼以郁金、柴胡、赤芍、白芍养肝补肾，兼证治疗。待患者恢复排卵，经后期以育肾通络为主，方中酌加路路通、皂角刺等行气通络。每遇复诊鼓励患者坚持服药，方见成效。

六、金毓莉医案

案 16　不孕案

蒋某，女，35 岁。

初诊(2015 年 9 月 8 日)

主诉：未避孕 5 年未孕，人工授精失败 1 次。

病史：8 年前人工流产 1 次，已求孕 3 年，断续服用中药 1 年余，行宫腔内人工授精(IUI)一次失败，平素经尚准期，月经初潮 14 岁，经期 6～7 日，周期 28 日，曾监测基础体温示黄体期欠佳。输卵管碘油造影：左侧通畅，右侧欠通畅。男方精子正常。LMP 9 月 6 日，经量尚可，余无所苦，拟再次 IUI，苔薄白，质淡红，脉细弦。中医诊断：不孕症。证属肾气不足，冲任亏虚，络道欠畅。治拟育肾调经。处方：

白茯苓 12 g，生地 10 g，熟地 10 g，怀牛膝 10 g，山茱萸 10 g，枸杞子 12 g，潼蒺藜 12 g，龟甲 9 g，白芍 9 g，广郁金 12 g，路路通 9 g，淫羊藿 12 g，青皮 6 g，巴戟天 10 g，泽泻 12 g。

7 剂。

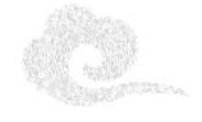

二诊(2015 年 9 月 29 日)

诉此次人工授精失败,目前在口服抗生素抗衣原体治疗,LMP 9 月 26 日,现经量已减少,苔薄腻,质略红,脉细。拟育肾通络,佐以疏肝。处方(经净后服用):

白茯苓 12 g,生地 10 g,熟地 10 g,淫羊藿 12 g,怀牛膝 12 g,路路通 10 g,公丁香 3 g,山茱萸 10 g,龟甲 9 g,黄精 12 g,巴戟天 10 g,青皮 5 g,陈皮 5 g,白芍 9 g。

7 剂。

三诊(2016 年 1 月 8 日)

患者人工授精两次失败,LMP 12 月 17 日,PMP11 月 26 日,1 月 4 日起出血,不规则,量不多,无血块,昨自行服用地屈孕酮,今日已无出血。无腹痛腰酸,苔薄白,质淡红,脉细。拟益气清热固冲。处方:

生黄芪 15 g,党参 12 g,白术 10 g,生地 12 g,地骨皮 10 g,女贞子 12 g,墨旱莲 15 g,茜草 12 g,牡丹皮 10 g,白芍 10 g,赤芍 9 g。

7 剂。

四诊(2016 年 3 月 16 日)

拟 IVF 促排,LMP 3 月 7 日,经量多,颈颌下淋巴结肿大,苔薄,质略红,脉细。拟育肾填精。处方:

白茯苓 12 g,生地 10 g,熟地 10 g,怀牛膝 10 g,山茱萸 9 g,党参 15 g,白术 10 g,龟甲 9 g,鹿角霜 10 g,川续断 12 g,炒杜仲 12 g,山药 12 g,白芍 10 g,淫羊藿 12 g,巴戟天 10 g,女贞子 10 g,当归 9 g。

7 剂。

五诊(2016 年 4 月 12 日)

IVF 已促排,明取卵,昨注射 HCG,目前无不适,苔薄白,质淡红,脉细。拟健肾助孕。处方:

云茯苓 12 g,党参 12 g,白术 10 g,川续断 12 g,炒杜仲 12 g,生甘草 6 g,白芍 10 g,黄芩 10 g,桑寄生 12 g,苎麻根 12 g。

7 剂。

六诊(2016 年 4 月 19 日)

4 月 13 日取卵,此次取卵 3 个,受精成功,但未能获胚胎,纳呆脘腹胀满,

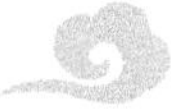

苔薄腻，质淡，脉细。先拟化湿和中，佐以疏肝。处方：

藿香 9 g，佩兰 9 g，生薏苡仁 30 g，制半夏 9 g，厚朴 9 g，陈皮 6 g，黄芩 10 g，赤芍 10 g，白芍 10 g，牡丹皮 10 g，苍术 10 g，泽泻 12 g，焦六曲 12 g，广郁金 12 g，香附 9 g。

7 剂。

七诊(2016 年 4 月 26 日)

LMP 4 月 21 日，此次经行腹痛明显，疼痛 2 日，量中等，稍有血块，拟再调养后促排取卵。苔薄略腻，脉细。治拟育肾滋阴。处方：

白茯苓 12 g，生地 10 g，熟地 10 g，山茱萸 10 g，公丁香 3 g，淫羊藿 12 g，巴戟天 10 g，肉苁蓉 10 g，龟甲 10 g，麦冬 12 g，山药 12 g，党参 15 g，青皮 6 g，路路通 10 g。

7 剂。

八诊(2016 年 5 月 10 日)

LMP 4 月 21 日，目前一般可，便略溏，余无所苦，苔薄白，质淡红，脉细。治拟育肾培元。处方：

云茯苓 12 g，生地 10 g，熟地 10 g，怀牛膝 12 g，仙茅 9 g，淫羊藿 12 g，鹿角霜 10 g，巴戟天 10 g，女贞子 12 g，川续断 12 g，炒杜仲 12 g，菟丝子 12 g。

7 剂。

九诊(2016 年 6 月 14 日)

LMP 5 月 23 日，拟下周生殖科就诊，目前无明显不适，苔薄白，质淡红，脉细。治拟育肾调理。

白茯苓 12 g，生地 10 g，熟地 10 g，怀牛膝 12 g，路路通 10 g，公丁香 3 g，麦冬 12 g，龟甲 10 g，山茱萸 10 g，桑寄生 10 g，丹参 10 g，白芍 10 g，淫羊藿 12 g，巴戟天 10 g，肉苁蓉 10 g。

7 剂。

十诊(2016 年 7 月 19 日)

LMP 6 月 19 日，经逾期 2 日，目前无不适，即刻测尿 HCG(+)。苔薄白，质淡红，脉细。予以健肾安胎。处方：

云茯苓 12 g，党参 12 g，白术 10 g，川续断 12 g，炒杜仲 12 g，生甘草 6 g，白芍 10 g，黄芩 10 g，桑寄生 12 g，苎麻根 12 g，紫苏梗 10 g。

7剂。

【按】该患者为继发性不孕，求诊后起初中药治疗1年余，未能妊娠，故建议求助辅助生殖技术，鉴于女方月经尚准期，男方精子质量尚可，先考虑宫内人工授精，但两次均失败，故转方案为体外受精—胚胎移植技术。第一次取卵但未能获得胚胎，建议休息2个月后继续促排取卵，此期间继续辅以中药治疗，并成功宫内妊娠。肾藏精而主生殖，《圣济总录》指出："妇人所以无子者，冲任不足，肾气虚寒也。"故言肾气充盛是受孕的关键。肾气盛，冲任足，方能种子受孕。患者既往有一次流产史，导致冲任受损，肾气欠盛，故见基础体温双相欠佳，怀孕受阻。且求孕心切，并多次期盼均未能成功，导致焦虑、失望、沮丧等不良情绪。对于该病例，采用蔡氏妇科治疗不孕症的经典治疗方案，以育肾调周法为基础，即经后期育肾通络方育肾填精、助阳通络，经间期和经前期育肾培元方育肾培元、温肾通阳，在拟进入促排采卵时，增加龟甲、黄精、枸杞子等补肾填精之品，以助采卵成功。同时酌加疏肝理气之药，并给予一定的情绪疏导和宽慰。情志对不孕症有一定影响，明代万全《广嗣纪要》云："女子贵平心定意。"肝气郁结，气机不畅，阴阳失去平衡，气血不调，脏腑经脉功能失常，从而影响受孕。最终该患者在第二次取卵前调养中意外妊娠，盖可能与该患者已求助试管婴儿，情绪完全放松有关，无烦躁紧张之不利因素，忧急缓解，气机调畅，气血调和，脏腑经脉功能恢复正常，故而为受孕创造了有利的条件。目前已妊娠2月余，继续随访中。

案17 不孕症案

陈某，女性，35岁。

初诊(2013年10月8日)

主诉：未避孕1年未孕。

月经初潮13岁，经期6～7日，周期30±2日。LMP 9月11日。生育史：0-0-0-0，HSG未检。男方精子a+b：26%，现服中药治疗(烟酒已戒)。FSH 8.3 mIU/ml，7、8两个月卵泡监测提示卵泡未破裂黄素化综合征(LUFS)，曾注射HCG促排卵治疗，基础体温双相尚可，现上升10日，经来时有腰酸不适，乳胀，TSH正常，苔薄白，脉细。拟活血调经(经来时服)。处方：

炒当归 9 g,川芎 6 g,生地 9 g,熟地 9 g,广郁金 12 g,白芍 9 g,延胡索 9 g,川续断 12 g,炒杜仲 12 g,首乌藤 30 g,制香附 12 g,陈皮 6 g,丹参 12 g,柴胡 6 g。

7 剂。

二诊(2013 年 10 月 17 日)

LMP 10 月 10 日。略有腹痛,余无所苦,苔薄白,略腻,脉细。拟育肾通络。处方:

云茯苓 12 g,生地 9 g,熟地 9 g,怀牛膝 12 g,路路通 12 g,公丁香 3 g,皂角刺 30 g,生黄芪 12 g,当归 6 g,王不留行 9 g,青皮、陈皮各 6 g,淫羊藿 12 g,麦冬 12 g。

7 剂。

三诊(2013 年 10 月 29 日)

LMP 10 月 10 日,既往有 LUFS 病史。阴超示:内膜 19 mm,两侧卵巢旁囊肿,目前无殊,苔薄白,质淡红,脉细。拟育肾培元。处方:

云茯苓 12 g,生地 10 g,熟地 10 g,怀牛膝 12 g,仙茅 9 g,淫羊藿 12 g,鹿角霜 10 g,巴戟天 10 g,女贞子 12 g,紫石英 15 g,肉苁蓉 10 g,丹参 12 g。

7 剂。

四诊(2013 年 11 月 5 日)

基础体温升 10 日许,原内膜增厚,余无所苦,苔薄白,质淡,脉细。拟育肾通络,经净后服。处方:

云茯苓 12 g,生地 10 g,熟地 10 g,怀牛膝 12 g,淫羊藿 12 g,路路通 10 g,公丁香 3 g,麦冬 12 g,山茱萸 10 g,川续断 12 g,炒杜仲 12 g,皂角刺 15 g。

7 剂。

五诊(2013 年 11 月 19 日)

LMP 11 月 12 日。11 月 15 日阴超提示:内膜 6 mm,余未见异常,基础体温双相,男方精检上周已复查,尚未返回,现经已净,苔薄白,脉细。拟育肾通络。处方:

云茯苓 12 g,生地 10 g,熟地 10 g,怀牛膝 12 g,淫羊藿 12 g,路路通 10 g,公丁香 3 g,麦冬 12 g,山茱萸 10 g,地龙 9 g,当归 6 g。

7 剂。

六诊(2013年11月26日)

LMP 11月12日，基础体温未升，经届中期，带下增多拉丝，夫精检a+b：12%，苔薄白，质淡红，脉细。拟育肾培元。处方：

云茯苓12 g，生地12 g，熟地12 g，桑寄生12 g，仙茅9 g，淫羊藿12 g，鹿角霜12 g，巴戟天10 g，肉苁蓉9 g，怀牛膝12 g，路路通9 g，广地龙9 g，当归9 g，青皮6 g，女贞子12 g。

7剂。

十二诊(2014年4月22日)

LMP 4月11日，4月11日起予以促排降调，4月18日起注射重组FSH，目前无不适，拟行卵泡浆内单精子显微注射技术(ICSI-ET)，苔薄白，质淡红，脉细。拟健肾柔肝。处方：

炒党参12 g，炒白术9 g，川续断12 g，炒杜仲12 g，桑寄生12 g，苎麻根12 g，紫苏梗9 g，白芍12 g，炙甘草3 g，菟丝子12 g，白茯苓12 g。

7剂。

十三诊(2014年5月6日)

5月4日取卵16个，11个受精，拟明日移植，目前无不适，苔薄白，质淡脉细。拟健肾助孕。处方：

炒党参12 g，炒白术9 g，黄芩9 g，川续断12 g，炒杜仲12 g，桑寄生12 g，紫苏梗9 g，白芍12 g，炙甘草6 g，菟丝子12 g，南瓜蒂12 g。

7剂。

十四诊(2014年5月13日)

5月7日胚胎植入(2个1级)，未诉不适，转方，拟健肾助孕。处方：

炒党参12 g，炒白术9 g，黄芩9 g，川续断12 g，炒杜仲12 g，桑寄生12 g，白芍12 g，生甘草6 g，菟丝子12 g，苎麻根12 g，狗脊12 g，黄精12 g，陈皮6 g。

7剂。

十五诊(2014年10月28日)

IVF2次，失败1次(移2着0)，成功1次(移2着1)，孕8周时无胎心。病理示：绒毛膜细胞11号染色体三体，现激素周期疗法中。用戊酸雌二醇加黄体酮。LMP 7月30日，10月9日清宫术，现容易疲惫，胃纳欠佳。苔薄腻，质淡，脉细。拟益气健脾。处方：

炒党参 15 g，白术 9 g，白芍 9 g，黄精 12 g，川续断 12 g，炒杜仲 12 g，焦薏苡仁 15 g，焦六曲 12 g，山药 12 g，云茯苓 12 g，怀牛膝 10 g，枳壳 9 g，巴戟天 10 g。

7 剂。

二十一诊(2015 年 1 月 13 日)

LMP 12 月 27 日，经行量畅，伴腰酸，现反酸不适，苔薄白，质淡红，脉细。拟育肾培元。处方：

云茯苓 12 g，生地 12 g，熟地 12 g，怀牛膝 10 g，仙茅 9 g，淫羊藿 12 g，巴戟天 10 g，鹿角霜 10 g，肉苁蓉 10 g，川续断 12 g，炒杜仲 12 g，菟丝子 10 g，女贞子 10 g，柴胡 9 g，白术 9 g，广郁金 12 g。

10 剂。

二十二诊(2015 年 1 月 27 日)

LMP 1 月 25 日，量少，略有腰酸，无腹痛等症，仍有反酸，苔薄白，质淡红，脉细。拟育肾通络。处方：

云茯苓 12 g，生地 12 g，熟地 12 g，淫羊藿 12 g，怀牛膝 12 g 路路通 10 g，公丁香 3 g，麦冬 12 g，山茱萸 10 g，川续断 12 g，炒杜仲 12 g，狗脊 12 g，浙贝母 9 g，坎炁 1 条，广郁金 12 g。

7 剂。

二十四诊(2015 年 3 月 3 日)

LMP 1 月 25 日，经逾期未行，2 月 26 日曾有感冒症状，测尿 HCG：弱阳性，苔薄白，质淡红，脉细。拟健肾固胎。处方：

党参 15 g，炒白术 9 g，川续断 12 g，杜仲 12 g，桑寄生 12 g，苎麻根 12 g，南瓜蒂 12 g，砂仁 3 g，黄芩 12 g，菟丝子 12 g。

7 剂。

二十八诊(2015 年 3 月 31 日)

(3 月 27 日)P 77.43 nmol/L，β－HCG 14 395 mIU/ml。(3 月 20 日)B 超：宫内早孕，见孕囊(15 mm×9 mm)、卵黄囊、心管搏动，口角疱疹，无腰酸，出血，现余症尚可，苔薄白，质淡红，脉细。再拟健肾固胎。处方：

上方去砂仁，加紫苏梗 9 g。7 剂。

三十诊(2015 年 9 月 1 日)

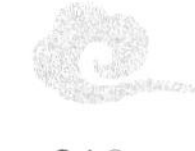

不良妊娠 2 次，第一次为 IVF 8 周，第二次为自然妊娠 11 周，4 月 10 日清

宫术，周期规则，经量略少，既往夫有弱精症。LMP 8 月 29 日，经时小腹略有坠胀，苔薄白，质淡红，脉细。拟育肾通络。处方：

生黄芪 15 g，白茯苓 12 g，生地 12 g，熟地 12 g，怀牛膝 10 g，路路通 10 g，公丁香 3 g，麦冬 12 g，广郁金 12 g，白芍 9 g，淫羊藿 12 g，巴戟天 10 g，肉苁蓉 10 g，川续断 12 g。

7 剂。

三十一诊(2015 年 9 月 15 日)

复查性激素六项尚可(8 月 31 日，月经第三日)，抗核抗体(—)，抗 ACL - Ab(—)。LMP 8 月 29 日，夜眠梦多，苔薄白，质淡红，脉细。拟育肾培元。处方：

云茯苓 12 g，生地 12 g，熟地 12 g，怀牛膝 10 g，仙茅 9 g，淫羊藿 12 g，巴戟天 10 g，鹿角霜 10 g，肉苁蓉 10 g，川续断 12 g，炒杜仲 12 g，女贞子 10 g，枸杞子 12 g。

14 剂。

三十五诊(2015 年 11 月 10 日)

LMP 10 月 28 日，经行 7 日，量畅，拟 IVF 植入，有反流性食管炎，反酸不适，苔薄白，质淡红，脉细。拟健肾助孕。处方：

党参 15 g，炒白术 9 g，川续断 12 g，炒杜仲 12 g，桑寄生 12 g，苎麻根 12 g，黄芩 10 g，白芍 10 g，生甘草 10 g，白茯苓 10 g，菟丝子 12 g，砂仁 3 g，紫苏梗 10 g。

7 剂。

三十八诊(2015 年 12 月 15 日)

今日 B 超示双胎存活，前日曾出血少量，今日已减少，12 月 7 日，P 117.43 nmol/L，β - HCG 103 208 mIU/ml，现卧床休息，转方。拟益气健肾安胎。处方：

白茯苓 12 g，党参 15 g，生黄芪 18 g，炒白术 9 g，仙鹤草 20 g，黄芩炭 9 g，墨旱莲 15 g，炒杜仲 12 g，川续断 12 g，桑寄生 12 g，苎麻根 12 g，南瓜蒂 15 g，紫苏梗 10 g，白芍 12 g，生甘草 5 g，砂仁 3 g。

14 剂。

三十九诊(2015 年 12 月 30 日)

11 月 14 日移植，昨 B 超提示宫内三胎存活，现胃纳差，反胃，便溏，苔薄

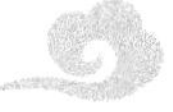

白,质淡红。拟健肾安胎。处方:

党参 15 g,炒白术 9 g,川续断 12 g,炒杜仲 12 g,桑寄生 12 g,苎麻根 12 g,黄芩 10 g,白芍 10 g,生甘草 10 g,白茯苓 10 g,木香 5 g,砂仁 3 g,紫苏梗 10 g,山药 12 g。

14 剂。

四十诊(2016 年 1 月 8 日)

12 月 30 日,行减胎术,目前双胎存活,睡眠欠佳,便溏,苔薄腻,质淡红,脉细,拟健肾安胎。处方:

白茯苓 12 g,炒黄芩 12 g,炒白术 10 g,山药 12 g,菟丝子 12 g,南瓜蒂 15 g,苎麻根 12 g,桑寄生 12 g,川续断 12 g,炒杜仲 12 g,白芍 10 g,生甘草 6 g,黄精 15 g,党参 15 g,首乌藤 30 g。

14 剂。

随访:33 周因羊水破裂,剖宫产下一女。

【按】该病例原发性不孕,男方弱精,求助于 IVF 技术,第一次取卵后第一次移植失败,第二次成功,但孕 8 周时胎停育,胚胎染色体检查异常。在第二次取卵前调理过程中自然妊娠,但孕 11 周时再次发生胎停育。第三次移植成功,且双胎存活,因一卵发育成双胎,故变成三胎。经考虑,进行减胎术后,成双胎,之后自行变成单胎,因 32 周羊水破裂,33 周时剖宫产。该病例原发性不孕,求助 IVF,责之肾气不足,且年近五七,脾肾始衰,腰酸反酸,久病则冲任胞宫不能满溢。多年未孕,IVF 两次未能抱婴,难免焦急烦躁,肝气郁结不疏,肝脾不和,见反酸腹胀、夜寐不安等症。求诊后,以蔡氏妇科辅助 IVF 成功之"三步助孕法"治疗,根据不同阶段,按照育肾调经、健肾助孕、健肾安胎三步法则,佐以柔肝和养之品,助该患者第三次 IVF 成功受孕并保胎至孕后 3 月余。

第五节　蔡氏妇科第九代部分传人医案

一、张利医案

案 1　经断前后诸证

王某,女,62 岁。

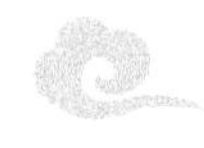

初诊(2014年8月21日)

主诉：绝经10年，潮热汗出、紧张烦躁时作。

既往月经规则，已婚育，今年60岁，绝经10年。自觉潮热汗出，紧张烦躁明显，乏力头晕，腰酸，胃部嘈杂感，口干便干，夜寐欠佳，纳可。舌红，苔白厚腻，脉滑数。

既往史：否认其他重大疾病史。体格检查：未见异常。中医诊断：经断前后诸证。证属肝郁不疏，脾肾不足。西医诊断：围绝经期综合征。治拟疏肝调理，健脾益肾。处方：

炒当归10 g，白芍10 g，柴胡6 g，云茯苓12 g，炒白术10 g，甘草3 g，苍术10 g，郁李仁10 g，党参12 g，姜半夏6 g，北秫米30 g，坎炁1条，白薇10 g，川续断12 g，杜仲12 g，淮小麦30 g，薏苡仁20 g，碧桃干15 g，煅牡蛎30 g。

14剂。

二诊(2014年9月4日)

潮热仍有，汗出显减，仍觉烦躁，咽中有异物感，胃部嘈杂感，入睡较难，大便已调。舌红苔厚腻，脉细数，拟从前法进退。处方：

守上方，加糯稻根15 g、郁金6 g、玉米须15 g、川厚朴15 g。14剂。

三诊(2014年9月18日)

潮热较前减轻，紧张烦躁好转，咽干，已无异物感，偶有头胀痛。夜寐已安，纳可，大便偏干，每日一行。舌红，苔白腻，脉细滑数，拟从前法。

守8月21日方，去白薇，加川厚朴6 g、砂仁3 g、灯心草3 g、柏子仁10 g、磁石30 g、石菖蒲10 g。14剂。

四诊(2014年10月28日)

诉药后诸症均瘥，余无不适。舌偏红，苔稍腻，脉细，拟疏肝调理以巩固，处方：

炒当归10 g，白芍10 g，柴胡6 g，云茯苓12 g，炒白术10 g，甘草3 g，牡丹皮10 g，焦栀子10 g，郁李仁10 g，淮小麦30 g，糯稻根15 g，黄芪30 g，防风10 g，坎炁1条，碧桃干10 g，煅牡蛎30 g，姜半夏6 g，北秫米30 g，北沙参30 g，灯心草3 g，潼蒺藜15 g，白蒺藜15 g。

14剂。

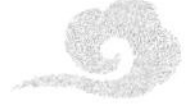

【按】本案患者虽已绝经10年，绝经期症状仍比较明显，尤其是精神上紧张烦躁，潮热汗出时作让其不堪忍受，故而就诊。临床上也发现围绝经期综合征的表现因人而异，但以潮热汗出、情绪烦躁、夜寐困难居多，且症状的持续时间也有较大差异，有的患者较短，而有的患者可以持续10余年。本案患者情绪紧张烦躁比较明显，故治疗以疏肝为主，兼顾脾肾，方拟逍遥散加减。方中柴胡疏肝解郁，当归、白芍养血柔肝，白术、甘草、茯苓健脾养心，诸药合用，起到疏肝养血、健脾和中的作用。对情绪相关疾病，临证时常用逍遥散，该方疏肝解郁作用良好，服后心情逍遥，不快一扫而光。初诊方中姜半夏配北秫米，即半夏秫米汤，该方出自《灵枢·邪客》，治疗胃不和则卧不安之失眠症，本案患者胃部不适又睡眠欠佳，故而用之。本案患者数诊治疗一直以逍遥散加减为主，兼顾他症，四诊即诸症均瘥，疗效比较满意。

二、毕丽娟医案

案2 经期延长案

吴某，女，43岁，已婚。

初诊(2016年4月7日)

经行淋漓数月。以往月经周期24～26日，经行6～7日干净。近3个月经淋漓半月甫净。此次月经3月20日，淋漓至4月4日始净。2016年3月18日检查内分泌六项示PRL偏高(30.2 ng/ml)。经前子宫内膜厚度11 mm。纳可寐安，心慌偶作，子夜烦热汗多，口干欲饮，苔薄质暗，脉细滑。证属肝肾阴虚，虚热内扰，冲任失固，兼宿瘀内结。治拟养阴清热，兼化瘀散结。处方：

茯苓12 g，生地10 g，怀山药10 g，山茱萸10 g，牡丹皮10 g，泽泻10 g，女贞子12 g，玄参10 g，地骨皮10 g，麦冬12 g，南北沙参各12 g，白薇9 g，花蕊石15 g，牡蛎30 g，夏枯草9 g，鸡内金9 g。

14剂。

二诊(2016年4月21日)

LMP 4月16日，量中偏多，色暗红，口干好转，夜汗仍有，余无所苦，苔薄质暗，脉细尺滑。时值经期，防淋漓，以调摄冲任为主。嘱月经量的第四日(月经量减少时)开始服用。处方：

茯苓、茯神各 12 g，生地 10 g，怀山药 10 g，山茱萸 10 g，牡丹皮 10 g，泽泻 10 g，女贞子 12 g，墨旱莲 20 g，侧柏叶 10 g，藕节炭 12 g，地榆炭 12 g，地骨皮 12 g，牡蛎 30 g，海螵蛸 12 g，制龟甲 10 g，川石斛 10 g。

7 剂。

三诊(2016 年 4 月 27 日)

经行 9 日干净，口干，子夜汗多，余无所苦。苔薄腻，脉细滑。治拟育肾养阴为主。方以傅青主两地汤加味。处方：

大生地 30 g，玄参 12 g，白芍 15 g，麦冬 15 g，地骨皮 9 g，阿胶 9 g，牡蛎 30 g，天花粉 12 g，牡丹皮 10 g，川石斛 10 g，女贞子 12 g，生谷芽 30 g，怀牛膝 12 g，生山楂 9 g。

14 剂。

四诊(2016 年 5 月 12 日)

时届经期，略有乳胀，脉细滑，苔薄质暗。防经行淋漓，治拟调摄冲任。处方：

鸡血藤 15 g，赤芍 12 g，生地 10 g，制香附 10 g，玄参 10 g，麦冬 9 g，女贞子 10 g，桑椹 12 g，牡蛎 30 g，生蒲黄 20 g，藕节炭 12 g，花蕊石 20 g，生龟甲 15 g，大腹皮 10 g。

10 剂。

五诊(2016 年 5 月 26 日)

LMP 5 月 12 日，6 日干净，量中，夜汗已少，余无所苦，脉细软，苔薄尖红。治拟调养为主，方以两地汤加味。处方：

大生地 30 g，玄参 12 g，白芍 15 g，麦冬 15 g，地骨皮 9 g，阿胶 9 g，天花粉 12 g，牡蛎 30 g，茯苓 12 g，川石斛 10 g，白薇 9 g，炒白术 10 g。

14 剂。

六诊(2016 年 6 月 9 日)

时届经期，无不适。脉细，苔薄质红。治拟调摄冲任。处方：

鸡血藤 15 g，生地 10 g，赤芍 10 g，怀牛膝 12 g，制香附 10 g，女贞子 12 g，桑椹 12 g，生龟甲 10 g，生蒲黄 20 g，牡蛎 30 g，花蕊石 20 g，藕节炭 12 g，麦冬 10 g，菟丝子 12 g，玄参 10 g。

7 剂。

七诊(2016 年 6 月 16 日)

LMP 6 月 8 日,量中偏少,6 日干净。平素偶有耳鸣,晨起口干,余无所苦。苔薄质淡,脉细。治拟宗前法,方以两地汤加味。处方:

大生地 30 g,玄参 12 g,白芍 15 g,麦冬 15 g,地骨皮 9 g,阿胶 9 g,川石斛 10 g,天花粉 12 g,怀牛膝 12 g,补骨脂 12 g,杜仲 12 g,川续断 12 g,桑寄生 12 g,女贞子 12 g。

14 剂。

随访:后经随访,患者未出现经行淋漓现象。

【按】经行淋漓不净,可由素体虚弱,或饮食不节、劳倦、思虑过度伤脾等,中气不足,冲任不固,气不能摄血导致经期延长,淋漓不净;素体阴虚或多产房劳导致阴虚内热,热扰冲任或瘀阻胞宫,旧血不去,新血不生而致血不循经而经行淋漓。本案患者根据其临床症状,如经行淋漓,子夜烦热汗多,口干欲饮等可辨证为肝肾阴虚、虚热内扰、冲任失固,故以养阴清热为主要治则,方用六味地黄丸加二至丸为主,另考虑患者子宫内膜偏厚,加入花蕊石、牡蛎、夏枯草、鸡内金等活血化瘀,软坚散结。经行时,除养阴调冲之外,加用生蒲黄、藕节炭、花蕊石祛瘀止血,使瘀血化,血循常道而行。经过 3 个月经周期的调治,患者经行淋漓症状消失,随访亦无再发,本病告愈。

案 3　痛经案

赖某,女,46 岁。

初诊(2015 年 10 月 20 日)

子宫内膜异位症痛经 10 余年。月经周期 30 日,经行 7 日干净。生育史:2-0-3-2,2015 年 7 月取环。LMP 9 月 27 日,经行量多腹痛,经前 10 日小腹胀,夹有血块,双下肢麻,经净后四五日右侧少腹隐痛,带下量多色白,纳可,寐安,易腹泻。苔薄腻,脉细。证属气滞血瘀,不通则痛。时届经期,暂予理气活血调经,化瘀止痛为主。处方:内异Ⅱ方加减。

炒当归 12 g,鸡血藤 15 g,白芍 10 g,熟地 10 g,制香附 10 g,怀牛膝 10 g,生蒲黄 30 g(包),五灵脂 10 g,延胡索 15 g,花蕊石 20 g,血竭 3 g,桂枝 3 g,柴胡 9 g,枳实 9 g,木瓜 6 g,吴茱萸 3 g。

7 剂。

二诊(2015年11月3日)

LMP 10月26日,痛经较前好转,防经净后腹痛,带多腹痛甚。苔薄腻有齿印,脉细。处方:

全当归12 g,柴胡9 g,肉桂3 g,茯苓30 g,牡蛎30 g,生白芍12 g,延胡索12 g,枳实9 g,夏枯草9 g,制香附12 g,川楝子6 g,鸡血藤15 g,络石藤15 g,紫石英30 g,丹参10 g,白芍12 g。

14剂。

三诊(2015年11月17日)

经净后小腹隐痛显减,带下量中,余无所苦。苔薄腻,脉细。上药尚有3剂未服,嘱其将上方服完后,服用下方。治拟理气化瘀止痛为主。处方:

炒当归12 g,鸡血藤15 g,白芍10 g,熟地10 g,制香附10 g,怀牛膝10 g,生蒲黄20 g(包),五灵脂10 g,延胡索15 g,花蕊石20 g,桂枝3 g,小茴香3 g,柴胡9 g,吴茱萸3 g,丹参10 g。

10剂。

如上治疗4个月,腹痛基本消失。

【按】本案痛经主要由子宫内膜异位症引发。蔡氏妇科认为子宫内膜异位症之痛经,多由"离经之血"瘀阻胞宫、冲任而不能排出体外,即所谓"不通则痛"。而瘀血治疗当遵"通则不痛",以化瘀为主,分期论治。初诊时届经期,予内异Ⅰ方加减治疗。其中,四物汤养血活血调经,因患者月经量较多,故去川芎而用鸡血藤,养血通络。失笑散、血竭破散宿瘀,溶化内消离经之血。患者得温痛减,故用艾叶、延胡索、制香附温经理气止痛。二诊时月经甫净,防经净后腹痛,治疗以理气活血化瘀、温经软坚散结为主。其中,柴胡、延胡索、川楝子、枳实、制香附等理气止痛,当归、白芍、丹参等活血化瘀,夏枯草、牡蛎等软坚散结。三诊时,时届经期,仍以理气活血调经,化瘀止痛为主。如此反复治疗4个月,腹痛基本消失。一般临床痛经患者,嘱经前3～5日服用上方,过晚则瘀血既成,疗效不佳。

三、许华云医案

案4 月经量少案

葛某,女,38岁,职员,已婚。

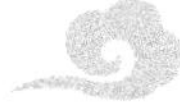

初诊(2015年12月30日)

主诉：月经量少1年余。

患者14岁初潮，1年多前无明显诱因下出现月经量较前明显减少，周期尚规则，每月一行，3～4日净。LMP 12月24日，量多1日，色红，后为褐色点滴出血，3日净，有少量血块，无痛经，伴有腰酸。生育史：1－0－1－1，2012年人工流产，人工流产后月经量正常。(2015年12月26日)我院性激素常规：E_2 25.71pg/ml，P 0.82 ng/ml，T 0.23 ng/ml，PRL 13.06 ng/ml，FSH 6.70 mIU/mL，LH 5.87 mIU/mL，TSH 2.83 μIU/ml。平素患者心烦易怒，经前双乳作痛，口干，夜寐不安，痤疮时发，舌淡红苔薄少，脉细。西医诊断为异常子宫出血。中医诊断为月经过少。证属肝肾亏虚，治拟育肾通络，养阴柔肝。处方：

当归12 g，白芍10 g，柴胡9 g，知母9 g，生地、熟地各12 g，淫羊藿12 g，路路通9 g，胡芦巴9 g，菟丝子15 g，肉苁蓉12 g，葛根15 g，麦冬9 g，牡丹皮10 g，赤芍10 g，桑白皮12 g。

7剂。

二诊(2016年1月12日)

药后口干、心烦有所改善，无新发痤疮，带下清，量增多，舌淡红苔薄，脉细滑。治拟育肾培元，疏肝理气，养血活血。处方：

当归15 g，川芎9 g，丹参15 g，白芍12 g，赤芍9 g，淫羊藿12 g，仙茅9 g，鹿角霜9 g，菟丝子18 g，肉苁蓉12 g，葛根15 g，广郁金9 g，川楝子9 g，怀牛膝9 g，生地15 g，熟地12 g，杜仲12 g。

14剂。

三诊(2016年1月27日)

(2016年1月23日)我院阴超：内膜9 mm，子宫前位47 mm×35 mm×44 mm。今晨月经来潮，色红，量较前稍多，舌淡红苔薄白，脉细。治拟理气养血，活血调冲。处方：

当归12 g，川芎9 g，白芍9 g，女贞子12 g，生地、熟地各12 g，怀牛膝9 g，川楝子9 g，制香附9 g，桃仁9 g，红花9 g，益母草15 g，路路通10 g，丹参15 g。

3剂。

服药后，此次月经6日净，量多3日，经行畅，无腰酸。经净后宗上法出入，调治3个月，月经量明显增多，且诸症均显著缓解。

【按】月经过少是临床上常见的月经异常，可出现在多种妇科疾病中。早在晋王叔和《脉经》中就有“经水少”的记载，认为其病机为“亡津液”，但后世也有医家提出了不同的见解，认为因寒因热或因血虚痰湿均可致月经过少。本案患者年近四十，肾气始衰，精血不充，冲任血海亏虚，经血化源不足以致经行量少，经期腰酸。此外，女子以肝为先天，该患者情志不畅，以致肝失疏泄，气血失调，使经量更为减少；肝郁日久，化火化热，故见心烦易怒，双乳作痛，口干，痤疮等。因此，补肾益精，养阴疏肝是治疗本案的基本法则。除了辨证施治外，治疗上还结合采用了蔡氏周期法进行调治。初诊时，患者经净5日，经后期以育肾通络为主，方中生地、熟地、淫羊藿、胡芦巴、菟丝子、肉苁蓉育肾填精，当归、路路通活血通络，白芍、柴胡疏肝柔肝，配上葛根、麦冬、牡丹皮、赤芍以养阴清热。至二诊时，患者口干、心烦等症减轻，且正遇经间期，故予育肾培元、温养肾阳。同时，兼以疏肝理气，养血活血，引血下行。三诊时月经来潮，恰是调节经量的关键时期，再予四物调冲汤加减理气活血，调理冲任。如此调治3个月以巩固疗效。

案5　月经后期案

金某，女，31岁，财务，已婚。

初诊(2016年6月10日)

主诉：月经延后而行3个月。

患者14岁初潮，既往月经规则，30～33日一行，6～7日净。近3个月来，工作压力增大，每日加班，月经延后10余日方行。LMP 4月20日，量中，7日净，PMP 3月2日。生育史：1-0-1-1。平素患者腰酸明显，时有口干，乏力，心烦，偶有痤疮，近日自觉有行经感，舌红苔薄白，脉细。今晨自测尿HCG阴性。西医诊断为异常子宫出血。中医诊断为月经后期，证属肾虚肝郁。治拟补肾疏肝，理气活血。处方：

当归15 g，川芎9 g，赤芍9 g，生地10 g，熟地9 g，丹参15 g，川牛膝9 g，制香附9 g，乌药9 g，路路通9 g，益母草15 g，杜仲12 g，桃仁9 g，红花9 g，泽兰9 g，陈皮9 g。

7剂。

二诊(2016年6月18日)

LMP 6月12日,持续6日,量多3日,经行畅,伴有腰酸、口干。(2016年6月15日)我院性激素常规:E_2 16.62 pg/ml,P 0.49 ng/ml,T 0.27 ng/ml,PRL 20.37 ng/ml,FSH 6.25 mIU/ml,LH 6.93 mIU/ml,TSH 2.41 μIU/ml,舌红苔薄,脉细。治拟育肾通络,疏肝清热,并嘱每日测量基础体温。处方:

生地、熟地各12 g,淫羊藿12 g,柴胡9 g,党参15 g,女贞子12 g,路路通9 g,麦冬10 g,石楠叶9 g,怀牛膝9 g,胡芦巴12 g,杜仲12 g,肉苁蓉12 g,葛根15 g,菟丝子18 g,黄芩9 g。

7剂。

三诊(2016年6月25日)

药后腰酸减轻,口干偶有,心情尚可,舌淡红苔薄腻,脉细。拟育肾培元,养血活血。处方:

当归12 g,丹参15 g,白芍12 g,生地15 g,熟地12 g,玫瑰花12 g,淫羊藿12 g,仙茅9 g,鹿角霜12 g,党参18 g,黄芩6 g,杜仲12 g,山茱萸9 g,女贞子12 g,菟丝子18 g,葛根15 g。

7剂。

7月1日复诊,患者基础体温升高3日,腰酸明显缓解,无口干及乏力,无新发痤疮,舌淡红苔薄白,脉细,继予上方出入。后月经分别于7月12日、8月13日规律来潮。

【按】近年来随着女性学习和工作压力的增大,月经病的发生也有了逐年上升的趋势。月经后期是一种常见的月经病,首见于汉代《金匮要略·妇人杂病脉证并治》之"至期不来"。禀赋不足、内伤情志、饮食不节、病后失养、环境改变等均可导致"肾—天癸—冲任—胞宫"轴失调,冲任气血亏虚,引起月经延期不至。本案患者年届三十,先天肾气不足,突遇工作压力增加,每每加班,情志不畅,肝郁化热,导致"肾—天癸—冲任—胞宫"轴功能紊乱,冲任气血失调,而见月经后期、腰酸、心烦及口干等症。因此,补肾益精、疏肝清热是基本的治疗原则,同时结合基础体温,采用蔡氏调周法进行治疗。初诊时,患者月经过期多日,自觉行经感,故予理气活血、调理冲任之四物调冲汤加减,使经血顺利排出,内膜完全剥脱。二诊时,患者月经已净,经净后采用育肾通络方加减,以促进卵泡生长和卵子排出，再兼柴胡、麦冬、黄芩等以疏肝理气，养阴清热。待时届中期，予育肾培元方加养血活血之品以使基础体温呈稳定高相，月经按时来潮。现代研究表明，补肾中药具有调节纠正下丘脑—垂体—卵巢轴功能失调的作用，活血化瘀药则能增加卵巢等内分泌腺体的供血，促进成熟卵泡的排出。治疗上辨病辨证相结合，终令患者月经恢复规律。

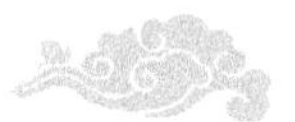

第七章 用药与验方

第一节 药对与单味药

一、常用药对

药对是中医学精粹之一，是中医临床遣药组方常用的配伍形式，是历代医药学家长期医疗实践的经验总结，经过临床应用并被证明行之有效、有一定理论依据和一定组合法度的二味或者三味相对固定药物的配对。药对是单味中药与若干方剂之间的桥梁，是许多方剂隐含的规律性特征与辨证施治内涵体现。药对具有内在的组合规律，遵循《神农本草经》“药……有单行者，有相须者，有相使者，有相畏者，有相恶者，有相反者，有相杀者。凡此七情，合而视之，当有相须、相使者良，勿用相恶、相反者”而形成、积累的，其形式独特，配伍相对固定，发挥协同增效或配伍减毒等作用。蔡氏妇科七代传人蔡小荪临证喜用药对，方简味寡，精而不杂，疗效显著。兹将蔡小荪经典常用的药对，按照配伍、功效、主治等介绍如下。

（一）巴戟天—肉苁蓉

［功效］ 温肾补肾，益精润肠。

［主治］ 肾阳不足，精液亏虚之月经后期、闭经、不孕伴便秘。

［解析］ 巴戟天甘辛微温，归肝经。能温肾壮阳益精，用于肾阳虚衰的不孕、月经不调、小腹冷痛等。肉苁蓉甘咸性温，能补肾阳、益精血、暖腰膝、滑肠通便，用于肾阳不足，精血亏虚的不孕、腰膝酸软、筋骨无力、便秘。《本草汇言》言其“养命门，滋肾气，补精血之药也……妇人冲任失调而阴气不治，此乃平补之

剂，温而不热，补而不峻，滑而不泄，故有从容之名”。蔡氏妇科认为两药合用，增强了温肾助阳之力，并且苁蓉可以润肠，润燥相宜，有温补而不燥之妙。

［用量］ 巴戟天 10 g，肉苁蓉 10 g。

［禁忌］ 阴虚火旺者不宜用。

（二）仙茅—淫羊藿

［功效］ 补肾温阳。

［主治］ 肾阳虚不孕。

［解析］ 仙茅味辛性热，有毒，入肾经，本品辛热温散，药力峻猛，能壮肾阳，补命火，祛寒湿，蠲痹强筋，为壮阳祛寒之峻品。用于治疗肾阳不足、命门火衰所引起的经行量多，崩中暴下，带下清稀，腰膝酸冷，大便溏薄等症。《本草纲目》："仙茅性热，补三焦命门之药也。"淫羊藿即仙灵脾，味辛甘性温，入肝、肾二经。甘温能补命火，壮肾阳，辛温可祛风湿，强筋骨，既能内壮肾阳，外散风寒，常用治肾虚阳痿、阳衰不孕、风寒湿痹等。蔡氏妇科将两药相伍，相须为用，增强温肾助阳之功效。

［用量］ 仙茅 10 g，淫羊藿 12 g。

［禁忌］ 阴虚火旺者不宜用。

（三）炒党参—炒白术

［功效］ 健脾益气燥湿。

［主治］ 脾胃气虚诸症。

［解析］ 参《太平惠民和剂局方》四君子汤，为补气健脾基础用药。《医方考》："人参甘温质润，能补五脏元气，白术甘温健脾，能补五脏之母气。"党参补中益气，健脾益肺；党参功效与人参相似，唯药力薄弱，治一般虚证，可代替人参使用。白术偏于健脾以生气，且能燥湿、安胎。两药相辅相成，健脾益气而燥湿，该药对蔡氏妇科用于益气健脾，故凡脾胃气虚、血失统摄以及脾虚湿浊内停之症，均可选用。

［用量］ 炒党参 12～15 g，炒白术 10 g。

（四）炒党参—生黄芪

［功效］ 健脾益气，升阳举陷。

［主治］ 脾不统血之月经先期、月经过多、经期延长、崩漏，以及中气下陷所致之子宫脱垂、脾虚带下等脾肺气虚之证。

［解析］ 党参味甘，性平。有补中益气、止渴、健脾益肺、养血生津之功。用于脾肺气虚、气津两虚、气血双亏以及血虚萎黄等症。黄芪味甘性温，健脾补肺，补气之中兼能守阳，走而不守，阴阳兼顾，通补无泻。蔡氏妇科运用该药对以益气固卫。

［用量］ 炒党参 12～15 g，生黄芪 15～30 g。

［禁忌］ 表证未解而中满邪实的不能用。

（五）白术—黄芩

［功效］ 安胎。

［主治］ 胎动不安、伴腰酸腹痛及习惯性流产诸症。

［解析］ 参《医学正印》芩术散。白术苦甘温，功能补脾益气，安定中焦。黄芩苦寒，有清肝、除热安胎之效，用治怀胎蕴热、胎动不安之症。《妇科要旨》谓白术为"补土气主药，土为万物之母而载万物"，朱丹溪谓"胎前当清热养血为主，以白术、黄芩为安胎之圣药"。两者相合，一补一泻，一温一寒，相互制约，调和气血，使血气平和，胎热除则胎动自安。蔡氏妇科认为黄芩清肝，白术健脾，芩术合用见于肝脾二脏诸症。

［用量］ 白术 10 g，黄芩 6～10 g。

（六）柴胡—白芍

［功效］ 平肝敛阴。

［主治］ 肝旺月经失调。

［解析］ 柴胡味苦辛，性微寒，其气味俱薄，轻清升散，入肝经善于条达肝气而解郁，为疏肝解郁之要药，常用于治肝气郁结所引起的胸胁胀痛、月经不调。肝为藏血之脏，体阴而用阳，涵养肝体，实乃解郁之本。若纯用柴胡辛散之品，必伤阴血，使肝愈躁急，郁终不除，故配伍白芍，白芍酸苦微寒，功擅养血敛阴柔肝，补肝体和肝用，与柴胡配合，一散一收，动静结合，体用兼顾，疏散条达不伤正，养血敛阴而不滞，从而使肝气条达，气血调和，月经正常。蔡氏妇科认为两药合用主要起疏肝柔肝之功效。

［用量］ 柴胡 4.5～9 g，白芍 9 g。

［禁忌］ 白芍反藜芦。

（七）茺蔚子—泽兰叶

［功效］ 活血调经。

［主治］ 月经失调，量少或经闭。

［解析］ 参《医学心悟》泽兰汤。茺蔚子为益母草的果实，味甘，性微寒，其活血调经之力与益母草相似，适用于妇女月经不调、经前腹痛作胀、产后瘀阻腹痛及崩漏下血而有瘀滞诸症。泽兰辛散温通，味苦降泄，性较温和，行而不峻，善疏肝脾之郁，以活血祛瘀行水，具有散结通经而不伤正气之特点。蔡氏妇科认为两药合用，活血化瘀调经之功增强。

［用量］ 茺蔚子 9 g，泽兰叶 12 g。

（八）当归—川芎

［功效］ 养血调经。

［主治］ 月经失调，经行头痛、头晕。

［解析］ 参《普济本事方》佛手散。当归味甘辛，性温，入心、肝、脾经，甘补辛散，质润温通，既补血活血，又调经止痛，补中有动，行中有补，为血中之气药，亦血中之圣药。用于治疗血虚或血虚兼有瘀滞的月经不调、经闭、痛经、产后腹痛等症。川芎味辛性温，入肝、胆、心包经。辛散温通，既能活血，又能行气，为血中气药，上行巅顶，下达血海，旁通四肢，治妇女月经不调、经闭、痛经、产后瘀滞腹痛等症。川芎也为治疗头痛的要药。张元素称川芎“上行头目，下行血海，能散肝经之风，治少阳厥阴经头痛，及血虚头痛之圣药也”。二药配伍，互补为用，活血、养血、行气三者并举，且润燥相济：当归之润可制川芎之燥；川芎之燥又可制当归之腻，使祛瘀而不伤气血，补血而不致气滞血瘀，从而起到活血祛瘀、养血和血功效。蔡氏妇科合用当归、川芎用于理血、养营调经。

［用量］ 当归 9 g，川芎 6～9 g。

（九）当归—熟地

［功效］ 养血滋肾。

［主治］ 血虚精亏之月经不调、崩漏、胎漏等症。

［解析］ 参《太平惠民和剂局方》四物汤。当归、熟地均为补血要药。当归辛甘而温，质体润，长于补肝血而活血调经；熟地甘温味厚，质柔润，善滋肾阴而养血调经。熟地补血其性静，当归补血其性动，两者相伍，补而不滞，温而不燥，滋而不腻之特点，为妇人经病血虚不足之良药。蔡氏妇科认为两药合用为调经益肾良品。

［用量］ 当归 9 g，熟地 10～12 g。

（十）当归身—白芍

［功效］ 养血安胎。

［主治］ 心肝血虚、血脉不和之月经不调、痛经、妊娠腹痛等。

［解析］ 参《金匮要略》当归芍药散。当归、白芍配伍，是蔡氏妇科临床常用的养血止血药对之一。当归性温，补血养血，辛香走散；白芍性寒，补血和营，味酸收敛。两药合用，一温一寒，一开一合，动静相宜，使其补血而不滞血，行血而不耗血。此外，当归能和肝而活血止痛，白芍能柔肝而和营止痛，两者合用还具有养肝和血止痛功效，用于痛经、妊娠腹痛。其中全当归长于补血活血，当归身专于补血，当归尾善于活血祛瘀止痛；用于妊娠，应选当归身，补血安胎而无碍胎之虑。

［用量］ 当归身 9 g，白芍 9～12 g。

（十一）赤芍—牡丹皮

［功效］ 凉血散瘀。

［主治］ 经闭癥瘕，瘀热吐衄。

［解析］ 牡丹皮味苦辛，性微寒，入心、肝、肾经，苦寒清泻，辛香行散，归心肝走血分，故有清心肝之热，凉血散瘀止血之效，为治热入营血、迫血妄行、发斑发疹、吐血衄血的常用药。赤芍味苦辛散微寒，专入肝经血分，能清肝凉血，活血散瘀，为凉血祛瘀之要药，可用于热入营血，血瘀经闭、痛经、经行吐衄以及产后瘀滞腹痛等症。两药相须，牡丹皮清肝凉血作用较强，赤芍活血祛瘀之力为胜，故而热清血凉又无留瘀之弊，是蔡氏妇科临床常用的凉血祛瘀药对。

［用量］ 牡丹皮 10 g，赤芍 10 g。

（十二）丹参—郁金

［功效］ 祛瘀行气。

［主治］ 气滞血瘀之月经失调、心腹瘀痛。

［解析］ 丹参味苦，性微寒质润，入心、肝二经血分，具有活血祛瘀、通经止痛、清心除烦之功效。用于胸痹心痛、脘腹胁痛、心烦不眠、月经不调、痛经经闭等症，有活血化瘀而不伤气血之特点，善调妇女经水，为妇科要药。郁金味辛苦性寒，入肝、心、肺经，辛能行散，苦能疏泄，入心、肝经而能活血通脉，疏肝解郁，治气滞血瘀诸症，如胸胁胀痛、痛经、乳房胀痛等症。两药合用，气血

同调，相辅相成，使气行血畅，瘀去痛止。蔡氏妇科将该药对用于祛瘀生新、宽胸。

［用量］ 丹参 9～12 g，郁金 12 g。

［禁忌］ 不宜与藜芦、丁香同用。

（十三）杜仲—川续断

［功效］ 补肾健腰。

［主治］ 肝肾不足、冲任不固之腰酸腰痛，胎漏，胎动不安。

［解析］ 参《本草纲目》千金保孕丸。杜仲甘温，专入肝、肾二经，功能补益肝肾、调养冲任、固经安胎，为治疗肝肾不足、下元虚冷、胎漏下血之要药。川续断味苦甘辛，性微温，入肝、肾经，有补肝肾、调冲任、止血安胎之效。用于治疗肝肾不足、冲任失调所引起的胎动欲坠或崩漏经多等，《本草经疏》谓之"为治胎产、续绝伤、补不足、疗金疮、理腰肾之要药"。两药相伍，增强补肝肾、调冲任的功效，对肾虚胎动不安及崩漏下血，伴腰酸、腰膝无力者甚为适宜，是蔡氏妇科临床常用的补肾止腰酸药对。

［用量］ 杜仲 12 g，川续断 12 g。

（十四）浮小麦—糯稻根

［功效］ 养心止汗。

［主治］ 自汗盗汗，骨蒸虚热。

［解析］ 浮小麦味甘性凉，甘能益气，凉可除热，入心经，益气养心，除热止汗是其所长。《本草纲目》："浮小麦益气除热，止自汗盗汗，骨蒸虚热，妇人劳热。"糯稻根味甘，性平，归心、肝经。有益胃生津、止汗退热的功效，用于阴虚发热，自汗盗汗，口渴咽干，单用力薄，常配伍使用。配合浮小麦，可增强敛汗的作用，临床常用于自汗盗汗。

［用量］ 浮小麦 30 g，糯稻根 15 g。

（十五）知母—黄柏

［功效］ 滋阴降火。

［主治］ 烦热骨蒸，便燥。

［解析］ 参《兰室秘藏》滋肾丸。黄柏苦寒，沉降，长于泻肾家之火，清下焦湿热。知母苦寒，能上清肺热，下泻肾火，并有滋阴润燥作用。两药相伍，增强滋阴降火之力。蔡氏妇科临床运用于清热泻火。

［用量］ 知母 10 g，黄柏 6～9 g。

［禁忌］ 脾胃虚寒者忌用。

（十六）广地龙—月季花

［功效］ 下行通络。

［主治］ 月经失调，络道受阻。

［解析］ 地龙咸寒降泄，性走窜，长于通行经络，清热利尿，用于多种原因引起的经络阻滞、血脉不畅、肢节不利之证。《本草纲目》谓其："性寒而下行，性寒故能解诸热疾，下行故能利小便治足疾而通经络也。"月季味甘、性温，入肝经，有活血调经、消肿解毒之功效。因祛瘀、行气、止痛作用明显，常被用于治疗月经不调、痛经等病症。两药合用，地龙咸寒偏入血分，月季花行气，气血同治，以通为用，可增强通经活络之功效。蔡氏妇科临床喜用该药对以行血祛瘀、通络。

［用量］ 广地龙 9 g，月季花 3 g。

（十七）龟甲—鹿角霜

［功效］ 阴阳兼顾。

［主治］ 肾亏不足，阴阳两虚。

［解析］ 参《医便》龟鹿二仙膏。龟甲味甘咸性寒，入肝、肾、心经。味咸入肾，味甘补益，质重潜降，故有滋阴益肾、调补经血之效。鹿角霜为制鹿角胶后剩余的骨渣。味咸、涩，性温。归肝、肾经。温肾助阳，收敛止血。龟甲为阴中之阴，鹿角霜为阳中之阳。李时珍《本草纲目》曰："龟鹿皆灵而有寿，龟首常藏于腹，能通任脉故取其甲，以补心、补肾、补血，借以养阴也。鹿鼻常返向尾，能通督脉故取其角，以补命、补精、补气，皆以养阳也。"一阴一阳，阴阳互济，皆为血肉有情之品，增强补益精血。为蔡氏妇科常用药对，达到阴阳并补功效。

［用量］ 龟甲 10 g，鹿角霜 10 g。

（十八）路路通—公丁香

［功效］ 辛温通络。

［主治］ 络道欠畅，月经失调。

［解析］ 路路通味苦，性平。入肝、肾经。有祛风活络、利水、通经的作用。《本草纲目拾遗》谓其："其性大能通十二经穴。"公丁香性辛，味温。入肺、脾、胃、肾四经，具有温中、暖肾、降逆的功效。可用于脾胃虚寒，呃逆呕吐，食

少吐泻，心腹冷痛，肾虚阳痿。为蔡氏妇科特色药对，两药合用，通络理气，促进络道通畅，卵泡排出。

［用量］ 路路通 10 g，公丁香 3 g。

［禁忌］ 月经量多忌用，丁香反郁金。

（十九）生地炭—炮姜炭

［功效］ 养血止崩。

［主治］ 寒热兼顾，崩漏不止。

［解析］ 崩漏往往其寒热虚实之证不会单纯出现。如素体阴虚的妇女发生暴崩或久漏，以致气阴大亏，内有虚热，外又形寒畏冷，舌质微红，而苔却薄白，出现一派寒热夹杂的证候，治疗当以温中又需兼顾阴虚，养阴又当防其抑阳，可取交加散法，用生地炭合炮姜炭。炭剂一般均有止血作用。生地制炭后其苦寒之性已减，而止血之力反增；干姜炮炭后辛散之力逐减，又增温中止血之功，两药合用，相辅相成，既能养阴凉血清虚热，又能温中暖宫祛寒而止血作用尤强。蔡氏妇科认为两药合用止血，并且阴阳兼顾。

［用量］ 生地炭 12 g，炮姜炭 3 g。

（二十）生蒲黄—花蕊石

［功效］ 化瘀下膜。

［主治］ 子宫内膜异位症经多，膜样痛经。

［解析］ 蒲黄，味甘，性平，入肝、心包经。具有活血化瘀，收敛止血之功。血瘀经痛，活血为治。蒲黄一药，专入血分，以清香之气兼行气血，气血顺行则冲任调达，瘀去痛解。花蕊石酸、涩，平，归肝经，具有化瘀止血的功效。《胎产心法》中用花蕊石散治胎衣不下，胎死腹中。因而花蕊石可化瘀下膜。两药合用，临床上可用于经行不畅，腹痛拒按，下块后较舒为特征的内膜异位、膜样痛经等。两药合用，化瘀止血，为蔡氏妇科特色药对。

［用量］ 生蒲黄 15～20 g，花蕊石 12 g。

（二十一）石见穿—鬼箭羽

［功效］ 行瘀化癥。

［主治］ 癥瘕、肌瘤等。

［解析］ 石见穿味苦，性平；归肝、脾经。具有活血化瘀、清热利湿、散结消肿功效；应用于因血热、湿热所致崩漏、月经先期，因湿热、瘀血所致盆腔炎、

子宫内膜异位症、子宫肌瘤、卵巢囊肿、痛经等病。鬼箭羽味苦性寒，其活血化瘀，通经活络。蔡氏妇科认为两药伍用，化坚祛癥之效显增。

［用量］ 石见穿 15～20 g，鬼箭羽 15～20 g。

（二十二）制胆星—白芥子

［功效］ 化痰散结。

［主治］ 痰脂壅滞，月经失调。

［解析］ 胆南星苦凉，归肝胆经。本品功擅清热化痰，息风定惊，主治中风、癫痫、惊风、头晕目眩、痰火喘咳等症。白芥子味辛，性温，入肺、胃经，其辛以行散，温可祛寒，长于利气豁痰。蔡氏妇科认为两药合用，相反制约，寒清温通，相辅相成，可化痰消坚。

［用量］ 胆南星 5 g，白芥子 3～5 g。

（二十三）鸡冠花—椿根皮

［功效］ 清热止血。

［主治］ 崩漏赤带，黄带气秽。

［解析］ 鸡冠花味甘性凉，入肝、肾经。有凉血、止血功效，用于吐血、崩漏、便血、痔血、赤白带下、久痢不止。椿根皮味苦涩性寒，入肝、胆经。既有良好的清热燥湿之功，又有收涩止带止泻之效，故凡妇女赤白带下、血热崩漏及湿热泻痢等症，均为适宜，尤其适用于湿热带下。其与鸡冠花相伍，直入于肝，增强清热燥湿、固涩止带的作用。故而蔡氏妇科认为两药伍用，清热治带。

［用量］ 鸡冠花 12 g，椿根皮 12 g。

（二十四）黄芪—漏芦

［功效］ 益气，增乳。

［主治］ 中气不足，乳汁不下。

［解析］ 黄芪味甘性温，归肺、脾经，具有益气固表、敛汗固脱、托疮生肌、利水消肿之功效。用于治疗气虚乏力，中气下陷，久泻脱肛，便血崩漏，表虚自汗等症。漏芦味苦性寒，归胃、大肠、肝经。其苦能降泄，寒以清热，功善泄热解毒，消痈散结，通经下乳，为治疗乳痈肿痛之要药。配合黄芪，治疗中气不足之乳汁不下。两药合用，是蔡氏妇科临床上益气生乳常用药对。

［用量］ 黄芪 15～30 g，漏芦 10 g。

(二十五) 金樱子—芡实

[功效] 健脾固肾,收涩止带。

[主治] 脾肾两虚之遗尿,带下。

[解析] 参《洪氏集验方》水陆二仙丹。金樱子味酸涩性平,归肾、膀胱、大肠经,具有补肾秘气、收涩固精作用。芡实味甘涩性平,归脾、肾二经。既能补益脾肾,又可收涩止带。两者相伍,名曰水陆二仙丹。因金樱子为陆地上植物之果实,酸涩收敛,芡实为水生植物之种仁,益肾而收涩,一生于陆,一生于水,一偏涩精,一偏健脾而得名。金樱子重于收涩固肾,芡实固涩之中寓健脾,因此健脾固肾,收涩止带之功倍增。蔡氏妇科认为是脾肾兼顾的止带药对。

[用量] 金樱子 10 g,芡实 12 g。

(二十六) 桑枝—桑寄生

[功效] 益肾壮骨,通络蠲痹。

[主治] 经行身痛或产后身痛。

[解析] 桑枝味苦性平,入肝经,功善祛风湿,通经络,达四肢,利关节,并有显著的镇痛作用。可治疗风湿痹痛,四肢麻木拘挛以及外感风邪引起的肢体酸痛等症。桑寄生味苦甘性平,入肝、肾经,既能祛风湿,调血脉,舒筋通络,又能补肝肾,强筋骨,故尤宜于肝肾不足、腰膝酸痛者。蔡氏妇科认为两药合用,桑枝长于通,桑寄生偏于补,一通一补,标本兼顾,益肾壮骨,祛风除湿,通络蠲痹之功增强,适用于肾虚夹风湿引起的月经期及产后身痛。

[用量] 桑枝 12 g,桑寄生 12 g。

二、其他药对简述

表 1 蔡氏妇科其他常用药对功效简述

药对	功效	主治
白芥子—丝瓜络	豁痰通络	痰滞阻络,月经失调
白芍—甘草	养血敛阴	妊娠腹痛,带下
白术—白芍	健脾养血	崩漏带下,胎漏不安
白术—苍术	健脾燥湿	食欲不振,泄泻肿满
白术—茯苓	健脾和中	泄泻痰饮,胎气不安

续 表

药　　对	功　　效	主　　治
白术—海螵蛸	健脾止血	带下崩漏
白术—山药	健脾补肾	带下泄泻
白术—枳壳	健脾理气	脾虚气滞，大便不实
百部—功劳叶	润肺杀虫	痨瘵经闭
败酱草—红藤	清热化瘀	瘀热腹痛，妇女炎症
炒党参—丹参	益气健脾	心血不足，月经失调
炒蒲黄—阿胶	养血止崩	血虚，崩漏不止
陈浦壳—地枯萝	利水消肿	水湿水肿
赤芍、白芍—墓头回	清热燥湿	赤白带下
赤芍—白芍	清瘀敛阴	赤白带下
赤石脂—禹余粮	重涩固下	崩漏无瘀，赤白带下
赤小豆—麦麸	行水消肿	水肿脚气
川芎—白芷	搜风止痛	经行头痛恶风
丹参—远志	活血定志	惊悸健忘，夜寐不安
牡丹皮炭—川柏炭	清热止血	血热崩漏，带下赤白
当归尾—桃仁	破血行瘀	瘀滞经闭，癥瘕
冬葵子—茯苓	利水消肿	妊娠水肿
独活—防己	祛风行水	腰膝酸重，关节疼痛
附子—肉桂	补阳逐寒	肾阳不足，沉寒癥积
覆盆子—益智仁	补肾固精	溲后余沥，尿频遗尿
狗脊—补骨脂	补肾健腰	腰背酸楚
枸杞子—池菊	兼补肝肾	目眩昏暗，多泪
瓜蒌—薤白	温中散寒	胸痹喘息，胸背痛
龟甲—阿胶	养阴止血	阴虚崩漏
龟甲—鳖甲	滋阴潜阳	骨蒸劳热，带下崩漏
桂枝—片姜黄	温通经络	臂痛，瘟疫，风痹
海螵蛸—白芷	胜湿止带	赤白带下

续表

药　对	功　效	主　治
海桐皮—地肤子	祛风湿热	皮肤风块
海藻—昆布	消痰软坚	瘿瘤癥瘕，乳核肌瘤等
诃子—肉果	理中涩肠	久痢久泻
淮小麦—生甘草	养心除烦	经前及绝经期烦躁
黄芪—当归	补气养血	月经失调，崩漏
黄芪—防风	固卫祛风	表虚恶风，自汗
吉林参—附子	补元回阳	阳虚崩漏
姜半夏—川厚朴	燥湿和中	湿阻胸腹胀满，呕吐
姜半夏—姜竹茹	化痰止呕	妊娠恶阻，泛恶呕吐
姜川连—淡吴茱萸	和中止呕	妊娠恶阻，泛恶呕吐
姜川连—伏龙肝	和中止呕	妊娠吞酸呕吐
川楝子—青皮、陈皮	疏肝理气	胸胁胀痛，乳房胀痛
川楝子—延胡索	理气化瘀	胸腹胀痛，经行腹胀痛
荆芥—防风	发表祛风	外感发热头痛
苦参—寒水石	清热降火	伏热，腹中积聚
苦楝皮—枳实	杀虫消积	虫积不下
雷丸—鹤虱	苦寒杀虫	虫积腹痛，虫积经阻
荔枝核—橘叶、橘核	散核消肿	瘰疬，乳核痈肿
连翘—金银花	清热解毒	血结痈肿，瘀热
莲房炭—血余炭	化瘀止血	崩漏止血
羚羊角—嫩钩藤	平肝息风	神昏惊搐，先兆子痫
王不留行—通草	通经下乳	乳汁不通
龙齿—石菖蒲	镇惊逐痰	围绝经期痰滞，惊悸不安
龙齿—磁石	镇惊宁神	围绝经期惊悸，耳鸣耳聋
龙齿—琥珀	镇惊安神	围绝经期失眠，惊悸
龙胆草—生甘草	清热泻火	下焦湿热，阴痒
龙骨—牡蛎	固涩收敛	无瘀之崩带，自汗盗汗

续 表

药对	功效	主治
鹿角霜—阿胶	温阳止血	阳虚崩漏
鹿角霜—牛角鳃	温肾止血	阳虚崩漏
绿豆衣—西瓜翠	清热解毒	暑热烦渴，痈肿热毒
落得打—自然铜	散瘀止痛	跌打损伤，产后血邪
蔓荆子—细辛	散风止痛	经行头痛，寒热兼顾
玫瑰花—香谷芽	和中开胃	纳谷不馨，食欲不振
木香—砂仁	行气止痛	脘腹胀痛，妊娠胎动
木香—小茴香	行气止痛	脘腹胀满冷痛
嫩钩藤—天麻	平肝息风	头晕目眩，先兆子痫
牛角鳃—陈艾炭	温经止血	虚寒崩漏
牛膝—车前子	下行利尿	小便不畅，产后癃闭
牛膝—茜草	顺经止衄	经行吐衄
牛膝—泽兰叶	下行通经	经量不畅或闭经
女贞子—墨旱莲	兼益肝肾	眩晕出血
藕节炭—陈棕炭	固涩止血	吐衄崩带
蒲公英—夏枯草	清热散结	乳癖，乳房小叶增生
前胡—桔梗	宣肺散风	外感风邪，咳嗽
茜草—墨旱莲	凉血止血	吐血，崩漏，倒经
羌活—独活	祛风胜湿	关节疼痛，风痹湿痹
羌活—防风	解表祛风	外感恶风，头痛骨楚
全瓜蒌—玄明粉	润燥软坚	大便燥结不通
肉苁蓉—枸杞子	补肾益精	肝肾不足，目眩腰酸
肉苁蓉—黑芝麻	滋肾润肠	产后便秘
乳香—没药	行气散血	心腹诸痛，经闭癥瘕
三棱—莪术	行气破血	瘀滞经闭，癥瘕，子宫内膜异位症
桑螵蛸—蚕茧壳	益肾固精	小便频数，遗尿
桑叶—菊花	散风清热	头痛眩晕，目赤泪出

续 表

药　对	功　效	主　治
砂仁—白豆蔻	行气调中	脘腹胀痛，嗳气泛吐
山茶花—白茅根	清热止衄	吐血，鼻衄，倒经
山药—扁豆	健脾补肾	大便不实，脾虚带下
蛇床子—枯矾	燥湿杀虫	外阴瘙痒，疮癣(外用)
升麻—柴胡	升阳举陷	气陷崩带，子宫下垂
升麻—荷蒂	升举安胎	胎元不固，子宫下垂
生地—熟地	滋阴养血	月经失调，血虚崩漏
生地榆—侧柏叶	凉血止血	血热吐衄，崩漏赤带
生大黄—玄明粉	泻热攻积	血闭癥瘕，实热积滞
生蒲黄—三七	化瘀止血	肌瘤及子宫内膜异位症下血过多
生蒲黄—熟大黄炭	化瘀止血	血热有瘀，经多崩漏
生蒲黄—五灵脂	行瘀止痛	瘀滞经闭，子宫内膜异位症腹痛
生蒲黄—血竭	散瘀止血	子宫内膜异位症下血过多，腹痛
生石决—白蒺藜	平肝散风	头痛或晕胀，目赤
生石决—珍珠母	平肝潜阳	头目眩晕，头胀
使君肉—香榧肉	杀虫消积	虫积腹痛
苏木—延胡索	祛瘀通络	产后瘀阻，经闭，经痛
太子参—北沙参	益气养阴	肺阴不足，气虚热咳
桃仁—红花	破血行瘀	经闭癥瘕，产后血病
天仙藤—乌药	疏气利水	妊娠气滞湿阻水肿
黄芩—川连	清热泻火	胃热口疮，胎动不安
潼蒺藜—巴戟天	补肾助阳	肾阳不足，不孕
菟丝子—覆盆子	补肾止遗	遗精，溲频遗尿
威灵仙—豨莶草	祛风湿痹	腰膝，四肢风湿痹痛
煨姜—艾叶	温宫逐寒	宫冷腹痛，不孕
乌梅—鲜芦根	清胃生津	恶阻呕吐，口干烦渴
五加皮—木瓜	祛风湿痹	脚气痿弱，足肿

续 表

药　　对	功　　效	主　　治
五味子—麻黄根	生津敛汗	自汗盗汗，津少口渴
仙鹤草—墨旱莲	益肾止血	崩漏带下
鲜石斛—鲜芦根	清胃生津	恶阻吐甚，胃热津少
香附—乳香、没药	理气化瘀	经来腹痛偏剧
香附—苏木	理气祛瘀	经行瘀滞，腹痛且胀
香附—乌药	理气调经	经行腹胀且痛
香附—延胡索	理气散瘀	血瘀气滞，经行腹痛
玄参—麦冬	滋阴生津	口干津少，产乳余疾
玄参—生地	滋阴养血	血虚发热，吐衄崩漏
旋覆花—煅代赭石	降逆止呕	妊娠恶阻，气逆呕吐
血竭—三七	化瘀止血	血瘀崩漏
野菊花—野蔷薇	散火清瘀	外阴瘙痒，肿痛（外用）
益母草—当归	养血行瘀	月经失调，产后诸病
益母草—仙鹤草	养血止血	产后恶露不绝
郁李仁—麻仁	润燥滑肠	大便燥结，产后便秘
皂角刺—穿山甲片	化瘀通络	络阻不通，癥瘕积聚
苎麻根—南瓜蒂	益肾安胎	胎动不安
紫花地丁—云茯苓	清热解毒	外阴瘙痒，肿痛（外用）
紫石英—胡芦巴	温肾助阳	肾虚宫冷不孕

三、常用单味药

一些中药临床上如熟练掌握其性味归经、功效特点等药物特性，再精确对疾病加以辨证，另辟思路，将中药运用于妇科疾病的某一病症治疗，往往能取得奇效。蔡氏妇科临床有不少单味药的特色运用，介绍如下。

（一）附子

［性味］ 辛、大热、有毒。入十二经。

［功效］ 回阳救逆，补火助阳，散寒除湿。

［主治］ 用于崩漏之阳崩久漏。

［应用］ 崩漏为妇科常见之病，“妇女崩漏，最为大病”，阳崩者，多由实热或虚热所致；阴虚者，多由阳虚所致，除素体阳虚外，大致缘于久崩，故一般病势颇急颇重，多见于青春期及围绝经期，适值肾气应盛未盛或将衰未衰之际。久崩久漏之体，血红蛋白低下，见面黄如蜡，神疲体倦至极，肢冷汗出，眩晕腰酸，语微气促。经水色清质稀，苔薄质淡，脉细。辨证为营血亏耗，气虚阳衰，血脱益气，并参助阳调固，可用附子 10 g。附子乃辛温大热之品，其性善走，为通十二经纯阳之要药，外达皮毛，内行三焦。及此血脱阳衰之际，大胆而正确使用附子，非常重要。非此附子不能挽暴崩虚脱之势。或效后即当减量或除去，所谓毒药治病去其五也。

［禁忌］ 附子辛温大热有毒，不可用于体虚崩漏患者，恐其劫阴动血。

（二）生姜

［性味］ 辛温；入肺、脾、胃经。

［功效］ 发汗解表，温中止呕，温肺止咳。

［应用］ 生姜在传统医学上是典型的药食同源代表，其种类有生姜、煨姜、干姜、炮姜、姜皮、姜汁、姜制等多种制剂。医学大家孙思邈称生姜为呕家圣药，常用于感受风寒、经行呕吐等；若妊娠呕吐较甚，可用生姜捣汁，舌下滴服。胃中虚寒、大便溏泻，用煨姜。煨姜辛散之力不如生姜，但温中止呕之力则较生姜为强。干姜为姜科植物干燥的根茎，具有回阳通脉的作用，如虚寒痛经每配伍其他药以温宫散寒。炮姜是老姜炒炭至外表色黑，具有温阳止血、温中止痛之功，虚寒型崩漏每用炮姜配生地，可取显效。虚寒型腹痛腹泻、产后腹痛等都可配用。根茎的栓皮为姜皮，具有温阳利水的作用，经行前后水肿或妊娠水肿时可用。此外生姜还可解除药物的毒性作用，使药物的功效发生改变，如姜半夏解毒又止呕，竹茹太寒，姜炙增强化痰止呕的作用，川连姜炙后可清胃止呕等。

［禁忌］ 生姜不可一次食入过多，痈肿疮疖、目赤内热、便秘或患痔疮者不宜食用。

（三）凌霄花

［性味］ 味辛性微寒，入肝、心包经。

［功效］ 凉血祛风，活血祛瘀。

［应用］ 凌霄花即紫葳，为落叶藤木，借气生根攀缘他物向上生长，故借用其缠绕攀缘向上爬的生长特点，本身质轻，易上行，作为引经药，将其他药物作用向上牵引至头部，应用于脑部的疾病，如垂体催乳素瘤等，再加上其具有活血祛风的功效，可改善脑部血流，或可有消瘤作用。伍用祛风化痰、活血散结之药以加强该方面的作用。

（四）蒲黄

［性味］ 味甘，性平；入肝、心包经。

［功效］ 活血化瘀，收敛止血。

［应用］ 临床用于血瘀经痛，常见于子宫内膜异位症、膜样痛经等。辨治要点：以经行不畅，腹痛拒按，下块后较舒为特征。蒲黄既有止血作用，又有活血化瘀之效。一般认为蒲黄生用性滑，行血消肿；炒黑形涩，功专止血。但从临床实践来看，生蒲黄的止血作用盛于蒲黄炭。用量宜灵活多变，处方时少则 10 g，多则可达 60 g。随症斟酌，可据病情轻重缓急，使其恰到好处，一般化瘀止痛，经量少而不畅者用 10～12 g；经量中而带血块者用 12～15 g；量多如注，块下且大者 30～60 g。注意事项：一般在经前 3 日预先服用，使瘀块不易形成而排出通畅，效果方显。过晚服用，则瘀血既成，难收预期功效。

（五）皂角刺

［性味］ 辛温，归肝、胃经。

［功效］ 消肿排脓，祛风杀虫，温经通络，活血祛瘀。

［应用］ 始载于《本草纲目》。皂角刺，又名皂角针，其活血、排脓、通络，具有穿透的特性。正是利用其穿特的作用，可促进成熟卵子的排除，促使卵泡壁穿破，而使成熟卵子排出。类似于多囊卵巢综合征西医采用的腹腔镜下卵巢打孔术，通过打孔来恢复自发排卵。用于输卵管阻塞、排卵障碍性疾病。此时用量一般较大，20～30 g。

（六）肉苁蓉

［性味］ 味甘、咸，性温，入肾、大肠经。

［功效］ 补肾阳，益精血，润肠通便。

［应用］ 肉苁蓉即可补肾阳，又可通便，尤其适用于腑气不通的不孕症。临床观察许多输卵管阻塞患者多伴有便秘之症，或伴有盆腔粘连，致使肠道蠕动减缓，影响输卵管的拾卵功能，甚至加重管腔阻塞，肉苁蓉益肠通便，可促进

肠道蠕动，改善盆腔粘连症状，从而起到促进输卵管蠕动功能的作用，再兼补肾壮阳的作用，喜用于肾气不足之不孕症，配伍巴戟天使用。

［禁忌］ 相火偏旺、胃弱便溏、实热便结者禁服。

（七）瞿麦

［性味］ 味苦、寒，入心、小肠经。

［功效］ 利尿通淋，破血通经。

［应用］ 用于输卵管不通或积水等输卵管因素不孕。瞿麦具有利尿的功效，即促进尿道平滑肌蠕动的作用，同理，可以通络，起到疏通输卵管的作用，如果输卵管炎症或积水，瞿麦其利水的功效可以促进积液的排出，一举两得。

（八）云茯苓

［性味］ 味甘、淡，入心、肺、脾、肾经。

［功效］ 利水渗湿，健脾宁心。

［应用］ 脾胃为后天之本。凡病者，必有气血不足，也必有不同程度的脾胃功能失调，且妇人易气郁伤肝，影响肝之疏泄，也会使脾胃化源失司，故当注重调治脾胃的运化功能。茯苓甘则能补，淡则能渗，甘淡属土，宁心益脾补肾，更有和中、利水、渗湿之功，其药性缓和，补而不峻，利而不猛，即能扶正，又可祛邪。更有取补肾方剂“六味地黄丸”之意，配合生地、熟地使用，先后天同补。

（九）大黄

［性味］ 苦寒，入胃、大肠、肝经。

［功效］ 泻热毒，破积滞，行瘀血。

［应用］ 大黄苦寒攻下，以祛下焦积滞，却能祛瘀生新，寓功于补。元代罗天益血极膏，一味大黄治妇人干血经闭，称是妇人之仙药。用于月经稀来，甚则闭经。闭经一症，属疑难顽疾，不能简单分型，虽无实象，但也不能作纯虚而论。闭经患者通常是禀赋不足，而又虚实兼症。历代医家常以血枯、血滞区分：血滞有余，血枯不足。血枯不行，气亦为之虚，气虚妨碍行血，更易成为瘀滞，故用大黄攻下调经。

（十）鹿角霜

［性味］ 味咸涩，性温，入肝、肾经。

［功效］ 补肾助阳。

［应用］ 为血肉有情之品，为鹿角熬胶后所剩的残渣。其性味功用近于

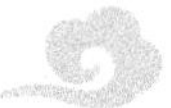

鹿角，只是药力较差。但在炮制时，往往为了保留一点功能，会重新加入少量的鹿角胶，使其略具有温补肾阳的功效。鹿角霜补力虽弱，但不滋腻，且有收敛作用。适用于肾气亏虚、血虚精寒者。另外，它的独特优点是脾胃虚弱、不耐滋腻峻补的人适宜服用，夏天亦可使用，不至于过热，故可治肾阳不足、脾胃虚寒、呕吐、食少、便溏、妇女子宫虚冷、崩漏带下等。临床上一般使用10～12 g。

第二节　流派验方

一、温阳止血方

［组成］　党参 12 g，生黄芪 20 g，炒当归 10 g，熟附片 10 g，牛角䚡 10 g，生地炭 20 g，炮姜炭 3 g，白芍 12 g，煅牡蛎 30 g，仙鹤草 30 g，蒲黄炒阿胶 10 g。

［功效］　益气养营，温阳止血。

［主治］　崩漏、青春期或围绝经期异常子宫出血。凡阳虚暴崩，或久崩久漏，气血两亏，导致阳虚者。多见血色淡红质稀薄、面色㿠白、头晕气短、肢清畏冷、疲惫乏力、大便不实、舌苔淡薄、舌质淡或嫩脉细软或虚。

［解析］　本方由四物汤、当归补血汤化裁组成。原方去川芎，缘该药走而不守，有动血之弊。阳虚崩漏大都为久崩久漏导致，始则血虚，气亦随亏，久而阳虚，多数用养阴凉血剂无效。有形之血不能速生，无形之气所当急固，故以参、芪益气，主要用熟附片、炮姜温阳，以助益气摄血之力；配当归以养血，为血中气药，可免留瘀之弊；牛角䚡苦温，能止血化瘀，仙鹤草止血补虚，两药佐当归则相得益彰；生地与炮姜同用，可互制偏胜，而炒炭存性，又能增强止血之功；崩漏色淡质稀，为气血两亏、阳虚无瘀之征，用牡蛎、白芍以敛阴固涩，与温阳之剂互为制约；蒲黄化瘀止血，配阿胶养血止崩，其效益显。

［加减运用］　本方对失血过甚者可酌加参、芪等用量，约每味 30 g，生地炭亦可增至 30 g；背寒者增鹿角霜；腰酸加杜仲、川续断；眩晕者加升麻、枸杞子；大便溏薄者加菟丝子。

二、养阴止崩方

［组成］ 龟甲 10 g，生地 12 g，煅牡蛎 30 g，墨旱莲 20 g，生地榆 12 g，白芍 12 g，牡丹皮炭 10 g，丹参 6 g，地骨皮 20 g，生藕节 30 g，阿胶 10 g。

［功效］ 养阴补血，调固止崩。

［主治］ 青春期或围绝经期异常子宫出血之属于阴虚血热者。多见出血不止，或量多如注，色鲜红或紫，面赤升火，口干或苦，心烦低热，便干溲赤。舌质偏红，甚或光绛，脉细略数。

［解析］ 本方以养阴止血为首要。以龟甲、生地为主，滋阴养血；白芍敛阴止血；牡蛎滋阴潜阳，固涩止血；地骨皮凉血泻火；墨旱莲、地榆补肾阴，凉血止血；牡丹皮凉血散瘀，炒炭能止血；藕节祛瘀止血；阿胶养血止崩；丹参祛瘀生新，配合前药以杜留瘀之弊。阴虚常致血热，血得热则行，故以滋阴养营为主，佐清热凉血，调固兼备。

［加减运用］ 如出血过多，生地可炒炭并加量至 30 g；疲惫少力者加党参或太子参；烦渴加石斛、麦冬、玄参；便秘加火麻仁；腰酸加杜仲、川续断。

三、加味两地方

［组成］ 玄参 10 g，大生地 10 g，麦冬 10 g，地骨皮 10 g，白芍 10 g，女贞子 10 g，墨旱莲 20 g，仙鹤草 20 g，陈阿胶 10 g。

［功效］ 滋阴清热，养血止崩。

［主治］ 少女经漏，长期不止。一般淋漓 10 余日，甚至 2～3 个月不等。血色鲜红或偏紫，或淡红。有时面赤升火，口干唇燥，或伴有低热，便坚间日，或感头晕，俯仰目黯，疲惫少力。舌质偏红，脉细或细数。

［解析］ 本方由傅青主两地汤加味。傅方原用于经行先期而量少者，有增液、清热、养血作用。本方为两地汤加二至丸法，再增仙鹤草。缘久漏阴血津液均致亏损，取玄参补肾滋阴降火；配麦冬养胃生津，强阴益精；大生地补肾滋阴，养血止漏；地骨皮入肾，凉血泻火；白芍柔肝，养血敛阴，止崩漏；女贞子补肝肾，养阴清热；墨旱莲补肾养阴止血；阿胶入肾，滋阴养血，止崩漏。少女肾气始盛，久漏必致耗血伤肾，故以补肾为先。

［加减运用］ 气虚明显者增党参、黄芪；腰酸者加杜仲、川续断，狗脊择

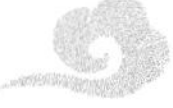

用;眩晕者加枸杞子;口干唇燥者加川石斛;大便干结者加火麻仁、全瓜蒌。

四、止衄顺经方

［组成］ 当归 10 g,大生地 10 g,白芍 10 g,怀牛膝 10 g,茜草 10 g,南、北沙参各 10 g,黄芩 10 g,牡丹皮 10 g,黑芥穗 10 g,山茶花 10 g,泽泻 10 g。

［功效］ 引血下行,止衄顺经。

［主治］ 每届经期,鼻衄吐血(为代偿性出血,亦名倒经),而经量减少,并伴有面赤咽干、心烦易怒、便结溲红等症。本证大都有心阴不足、肝火上逆、肺胃郁热等所致。舌质红或光绛,或苔黄而干,脉弦数或细数。

［解析］ 本方以顺经汤加味组成。取四物汤去川芎辛香上窜之弊,用以养血调经;牛膝引血下行;泽泻以泻火;南、北沙参清肺胃之火兼养阴;茜草凉血止吐衄,并祛瘀生新,下血调经;黄芩清肺胃泻火;牡丹皮凉血活血散瘀,止吐衄;山茶花凉血散瘀,亦止吐衄;黑芥穗清热散瘀,炒黑止吐衄。本方主要清热泻火,止衄行瘀,引血下行,不妄事止涩,否则经行不下而反致上逆。

［加减运用］ 经量过少可加丹参,吐血较甚者加墨旱莲,鼻衄较甚者加白茅根,热甚者可加黄连;口渴者加川石斛;溲赤不畅者加车前子;大便不畅者加全瓜蒌;便秘腹胀者加生大黄。

五、益气升提方

［组成］ 党参 15 g,生黄芪 20 g,炒白术 10 g,炒当归 10 g,大熟地 10 g,砂仁 3 g,白芍 12 g,升麻 5 g,柴胡 5 g,仙鹤草 20 g,墨旱莲 20 g。

［功效］ 益气提升,调摄冲任。

［主治］ 崩漏不止,色红或淡,气短少力,腰腿沉软,气随血亏,虚而下陷。苔薄或淡,质淡或嫩红,脉虚或缓,或细。

［解析］ 本方由补中益气汤加减组成。方中以参、芪、术为主,益气补中;佐当归以养血理血;熟地滋肾养阴补血,以制当归之辛温,但本性腻滞,故配砂仁之辛香行气调中,以解熟地之稠黏;白芍配当归以养血敛阴,调经止血;仙鹤草、墨旱莲补虚止血;升麻、柴胡为升提要药,佐参、芪、术以益气升提、摄血止崩。

［加减运用］ 如出血过多,气虚更亏者,可增加参、芪用量,每味至 30 g;

腰酸者加杜仲、川续断；大便溏薄者加炮姜炭；脘腹作胀者加木香；血仍不止者加阿胶。

六、化脂调经方

［组成］ 全当归 10 g，川芎 6 g，苍术 5 g，制香附 10 g，云茯苓 12 g，制南星 6 g，焦枳壳 5 g，白芥子 3 g，青皮、陈皮各 5 g，生山楂 15 g。

［功效］ 理气化痰，化脂调经。

［主治］ 因痰湿阻滞而引起的月经失调，或经量减少，甚至闭经；体形逐渐肥胖；喉间多痰，肢体倦怠，带下黏稠，胸闷脘胀，或不孕者。苔白多腻，或薄腻，脉弦滑，或濡，或缓。

［解析］ 本方为佛手散加苍附导痰汤加减而成。当归、川芎为血中之气药，辛香行血调经；苍术健脾燥湿；香附为气中之血药，助归、芎以利气调经；茯苓和中健脾渗湿，治腹中痰湿；胆南星燥湿化痰，散结攻积；枳壳理气化痰消积；白芥子温中利气豁痰；青皮、陈皮疏肝破气，燥湿化痰；生山楂破气消积，化痰行瘀。

［加减运用］ 痰涎多而欲呕者可加姜半夏；经前头晕如蒙，或语无伦次，或情绪异常者加石菖蒲、郁金；大便不通者枳壳易枳实，或加全瓜蒌；经闭不行者可加牛膝、泽兰叶；痰湿壅滞、络道阻塞者可加皂角刺、路路通、穿山甲片、王不留行等随症酌用。

七、温经止痛方

［组成］ 当归 10 g，大生地 10 g，川芎 6 g，白芍 10 g，制香附 10 g，小茴香 3 g，淡吴茱萸 2.5 g，桂枝 3 g，延胡索 12 g，煨姜 2 片，艾叶 3 g。

［功效］ 温宫逐寒，调经止痛。

［主治］ 经来偏少、小腹冷痛、畏寒肢清、大便欠实、腹部喜按喜暖者大多在经期受寒引起，如淋雨涉水或过饮生冷。苔薄白，脉细弦或紧。

［解析］ 本方以四物汤为主，加温宫调经、理气止痛剂。桂枝、煨姜辛温通散；吴茱萸温中散寒；艾叶温中逐寒，调经止痛；香附理气调经止痛；小茴香祛寒理气止痛；延胡索活血散瘀，理气止痛；四物养血调经，生地虽然滋阴养血，但全方大多温燥理气，配白芍敛阴以为约制。

［加减运用］ 腹胀者加乌药；畏寒肢清者桂枝易玉桂；背冷者加鹿角霜；腹泻者煨姜易炮姜；脘宇胀满者香附易木香；经量偏少者加牛膝、红花，或桃仁、丹参等择用。

八、清瘀止痛方

［组成］ 炒当归 10 g，大生地 10 g，川芎 6 g，赤芍 10 g，牡丹皮 10 g，怀牛膝 10 g，败酱草 30 g，红藤 20 g，桂枝 3 g，川楝子 10 g，延胡索 12 g。

［功效］ 清热化瘀，调经止痛。

［主治］ 经行色紫暗，少腹胀痛或刺痛，甚则拒按，或兼有腰酸。平素带下色黄、气秽，少腹隐痛或刺痛或掣痛。本症大都因瘀热内蕴，并有湿热。经行期间，腹痛较甚，多见于盆腔炎等症。苔黄腻，质偏红紫，脉弦略数，或细弦。

［解析］ 本方由四物汤加味。白芍易赤芍，配牡丹皮以凉血化瘀热；怀牛膝引血下行，引诸药下达病所；败酱草、红藤清热解毒，破瘀活血，排脓止痛；川楝子、延胡索除湿热，活血散瘀，理气止痛；桂枝辛温宣散，通络祛瘀，配合当归、川芎辛香走窜，以制约凉性药物，以杜寒凝瘀滞之弊，而更增清瘀调经止痛之效。

［加减运用］ 如经量不畅可加丹参、红花；发热者加柴胡、连翘；大便不畅者加全瓜蒌；便秘腹胀者加大黄；胸闷者加广郁金；湿热甚且舌苔厚腻者加生薏苡仁，可增量至 30 g。

九、逐瘀化膜方

［组成］ 当归尾 10 g，川芎 6 g，土牛膝 10 g，桂枝 3 g，赤芍 10 g，延胡索 12 g，花蕊石 15 g，制香附 10 g，制没药 6 g，桃仁 10 g，失笑散 12 g。

［功效］ 活血祛瘀，化膜定痛。

［主治］ 主要用于膜样痛经。在经行期间，子宫内膜成管形或三角形，在未排出之前小腹剧痛，不亚于子宫内膜异位症，一般膜块排出后痛势即减。苔薄微腻，或边偏紫，脉弦或紧或涩。

［解析］ 本方为四物汤加减。用归尾、赤芍以化瘀调经，存川芎以辛散通调；去地黄，增土牛膝以下行逐瘀；花蕊石化瘀下膜；桂枝辛温通散以助行血作用；桃仁活血化瘀；失笑散活血化瘀定痛；制香附为气中血药，理气调经止痛，

以助血行；延胡索、制没药化瘀止痛。务使瘀化膜碎，经血畅行，腹痛自然轻减或消失。

［加减运用］ 如兼气虚少力者可加党参、白术；有气滞腹胀者加乌药，胀痛较甚者增乳香；腹冷者可加艾叶；经量尚畅者当归尾可易全当归，以养血调经；经血极不畅者可增三棱；如下膜仍如块状而不碎者，可增益母草。以上诸药可酌情增减。

十、化瘀定痛方(内异Ⅰ方)

［组成］ 炒当归 10 g，丹参 12 g，川牛膝 10 g，制香附 10 g，川芎 6 g，赤芍 10 g，制没药 6 g，延胡索 12 g，生蒲黄 12 g，五灵脂 10 g，血竭 3 g。

［功效］ 活血化瘀，调经止痛。

［主治］ 由瘀滞引起经行腹痛，翻滚不安，甚至痛剧拒按，不能忍受，以致晕厥；或经量不畅或过多，有下瘀块后腹痛稍减者，也有经量愈多愈痛者。本症多见于子宫内膜异位症，因宿瘀内结，积久不化。苔薄微腻，边有紫斑，脉沉弦或紧。

［解析］ 本方以四物汤加减。当归、川芎辛香走散，养血调经止痛；赤芍清瘀活血止痛；丹参祛瘀生新；川牛膝引血下行，逐瘀破结；香附理气调经止痛；延胡索、没药活血散瘀，理气止痛；生蒲黄、五灵脂通利血脉，行瘀止痛；血竭散瘀生新，活血止痛。

［加减运用］ 经量过少、排出困难者可加红花、三棱；腹痛胀甚者加乳香、苏木；痛甚呕吐者加淡吴茱萸；痛甚畏冷肢清者加桂枝；每次经行伴有发热者，可加牡丹皮，与赤芍配合同用；口干者加天花粉；便秘者加生大黄。

十一、化瘀定崩方(内异Ⅱ方)

［组成］ 当归 10 g，生地 10 g，丹参 10 g，白芍 10 g，香附 10 g，生蒲黄 30 g，花蕊石 20 g，熟大黄炭 10 g，三七末 2 g(吞)，震灵丹 12 g(包煎)。

［功效］ 活血调经，化瘀止崩。

［主治］ 崩漏由瘀血导致，或由子宫肌瘤、子宫内膜异位症等引起经量过多。血色暗紫质稠，下瘀块较大。有小腹疼痛，甚或便秘，或出血淋漓不绝，舌暗红或紫，边有瘀斑，脉沉弦。

［解析］ 本方以四物汤加减，养血调经。去川芎易丹参，取其祛瘀生新而无辛香走散止弊；香附理气调经，以助化瘀；生蒲黄、花蕊石化瘀止血；熟大黄炭凉血泻火，祛瘀止血；三七化瘀定痛止血；震灵丹化瘀定痛，震摄止血。血崩而因瘀导致者，非单纯固涩止血所能奏效，甚至适得其反，愈止愈多，腹痛更甚。瘀血不去，新血不生，血不归经，则出血不止，非寓攻于止不为效。

［加减运用］ 如出血过多而兼气虚者，可酌加党参、黄芪；腹痛甚者，加醋炒延胡索；大便溏薄者，去熟大黄炭加炮姜炭；胸闷不畅者加广郁金。

十二、化瘀散结方(内异Ⅲ方)

［组成］ 云茯苓 12 g，桂枝 3 g，赤芍 10 g，牡丹皮 10 g，桃仁 10 g，皂角刺 30 g，炙穿山甲片 9 g，石见穿 20 g，莪术 10 g，水蛭 6 g。

［功效］ 化瘀散结，搜剔通络。

［主治］ 本方主要用于子宫内膜异位症。子宫内膜组织因各种原因生长于子宫腔以外之异常位置，引起月经不畅或过多，或出现痛经、性交痛、不孕等症。经行期间可另行对症处方。经净以后，用上方以化瘀散结。苔薄或质暗红，边有紫斑，脉弦。

［解析］ 本方为桂枝茯苓丸加味。桂枝茯苓丸治瘀阻，下癥块；皂角刺辛温锐利，直达病所，溃肿散结；石见穿活血消肿；穿山甲片散血通络，消肿排脓；莪术行气破血，消积散结；水蛭逐恶血，破瘀散结。子宫内膜异位症之治则：在经行期间须控制症状，经净以后拟消除病灶。

［加减运用］ 如需增强活血化瘀，可加三棱；平素兼有小腹疼痛者加没药；如痛而兼胀者增乳香；便秘者加生大黄，便秘严重者增玄明粉；平素脾虚者可配用白术，以为制约；如有后重感并肛门胀坠者，可加川牛膝、鸡血藤。

十三、育肾通络方(孕Ⅰ方)

［组成］ 云茯苓 12 g，大生地 10 g，怀牛膝 10 g，路路通 10 g，公丁香 2.5 g，制黄精 12 g，麦冬 10 g，淫羊藿 12 g，石楠叶 10 g，降香片 3 g。

［功效］ 育肾填精，助阳通络。

［主治］ 不孕症之肾气不足，络道欠畅，或用于月经失调甚至闭经等症之周期调治。一般参考基础体温，如单相或双相不典型者在月经净后开始服用；

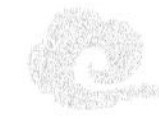

输卵管阻塞者，可根据各种致病原因加减使用。苔薄，质微红，脉细。

［解析］ 方中用茯苓以入肾利水，补脾和中；大生地养血滋阴，益肾填精；黄精补中益气填精；牛膝下行补肾益精；路路通能通十二经，利水通络；麦冬配生地以强阴益精；丁香辛香入肾壮阳，配路路通以通络；淫羊藿、石楠叶补肾助阳益精；降香片辛温行血破滞。

［加减运用］ 如络道阻塞者加当归、川芎辛香活血，下通血海；增皂角刺、穿山甲片，前者辛温锐利，后者气腥走窜，贯通经络，透达关窍；寒滞者加桂枝，辛温香窜，通阳祛瘀，温经通络；痰湿阻滞者加制南星，下气散血，除痰攻积；白芥子辛温，利气豁痰；月季花佐上药以活血调经通络。

十四、育肾培元方(孕Ⅱ方)

［组成］ 云茯苓 12 g，生地、熟地各 10 g，仙茅 10 g，淫羊藿 12 g，鹿角霜 10 g，女贞子 10 g，紫石英 12 g，巴戟天 10 g，麦冬 12 g，山茱萸 10 g。

［功效］ 育肾培元，温煦助孕。

［主治］ 不孕症之肾气不足、基础体温单相或双相不典型。亦可用于月经失调、甚至闭经等症之周期调治。一般用于月经中期，可根据各种伴有症状加减施治。苔薄或边有齿印、脉细或平。

［解析］ 本方从六味丸化裁，仅用其半，云茯苓、生地、熟地、山茱萸和中益脾肾，滋阴养血兴阳；淫羊藿、仙茅补肝肾，助阳益精；鹿角霜补肾益气，生精助阳，性较温和；巴戟天温肾助阳；紫石英温宫助孕；女贞子治肝肾阴亏，益肝肾，强腰膝；麦冬强阴益精，与女贞子相配以抑制诸阳药之偏温，以使阴阳平衡而相得益彰。

［加减运用］ 如兼气虚者加党参、黄芪；血虚者加黄芪、当归，兼阴虚者加炙龟甲；腰酸者加杜仲、川续断，狗脊择用；目眩者加枸杞子；大便不爽者可加肉苁蓉、火麻仁；大便不实者加菟丝子；白带较多者加蛇床子、海螵蛸；肝肾虚损、下元衰惫者加紫河车。

十五、健肾助孕方

［组成］ 党参 12 g，云茯苓 12 g，炒白术 10 g，炒黄芩 10 g，川续断 10 g，炒杜仲 10 g，桑寄生 12 g，苎麻根 12 g，白芍 10 g，甘草 3 g。

［功效］ 益气健肾，柔肝缓急。

［主治］ 助孕、安胎。用于体外受精—胚胎移植技术围移植期。

［解析］ 中医学认为：肾藏精，主生殖。肾藏精的功能决定了子宫的生理功能，肾虚则导致胞脉、胞络空虚，无力摄精成孕，以致宫寒血凝，着床失败，甚至屡次失败。故改善子宫内膜容受性必须补肾。方中健肾药选用补肾药川续断、杜仲、桑寄生，取其强健之意，苎麻根清热止血安胎，IVF 植入前子宫内环境应该适应胚胎的种植生长，此时胃气当降，脾气当升，脾胃之气和则胎气亦安；若气盛则孕卵着床发育有力，阴阳气血达到平和状态则胎儿易健固。以党参、茯苓、白术等益气健脾，气为先决条件，养血需益气，补肾需益气，健脾也需益气，脾肾相连，健脾还能抑肝。黄芩配白术为芩术散柔肝泻火，还可减轻胚胎植入后出现的发热不适。上述药物合用，起到益气健肾、助孕安胎的作用，也为常规安胎方剂。

［加减运用］ 移植前后，患者易焦虑致肝郁气滞，影响阴阳平衡，气血不调，给着床带来不利因素，可重用白芍 12～15 g，并给予精神疏导，使心情舒畅、忧急缓解、气血调和、脏腑经脉功能恢复正常，为胚胎着床创造有利环境。

十六、和中保孕方

［组成］ 云茯苓 12 g，姜半夏 5 g，姜竹茹 6 g，桑寄生 10 g，炒白术 10 g，淡黄芩 10 g，紫苏梗 10 g，陈皮 5 g，苎麻根 10 g。

［功效］ 健脾和中，止恶安胎。

［主治］ 妊娠恶阻。妊娠初期泛恶纳呆，或食入即吐，阻碍饮食，甚则口吐黄水，严重者间有血液。择食厌食，恶闻异味，或形寒口淡，头晕目眩，倦怠嗜卧，小便稍频，或食欲反常，或伴有胸闷。一般仅有较微泛恶和纳少者属正常妊娠生理反应，可不必治疗。苔薄或略腻，脉弦滑或较数。

［解析］ 本方自小半夏汤与二陈汤化裁而成。方中半夏和胃健脾，降逆止呕，姜制则能解半夏毒，且更增止呕作用；姜竹茹清热止呕安胎；云茯苓配以上两药以和中止呕；白术、黄芩即芩术散，为传统安胎组方，健脾和中，清热安胎；桑寄生补肝肾安胎；苎麻根清热安胎；陈皮健脾理气，化痰止呕，兼能开胃；紫苏梗能理气宽胸，化痰安胎。

［加减运用］ 如呕吐较甚，并吐酸水者，加姜川连、淡吴茱萸，或加伏龙肝

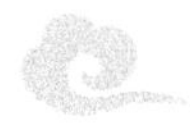

煎汤代水；腰酸者加杜仲、川续断；胸闷脘胀者加砂仁；腹胀大便欠实者加煨木香。

十七、保胎止痛方

［组成］ 炒归身 10 g，白芍 15 g，川芎 4.5 g，云茯苓 12 g，炒白术 10 g，泽泻 10 g，紫苏梗 10 g，桑寄生 12 g，生甘草 5 g。

［功效］ 养营安胎，理气止痛。

［主治］ 妊娠后大腹或小腹部时有疼痛，甚或有胎动不安者；血虚、血热、寒滞、气郁所致之胎痛。苔薄白或质偏红，脉弦滑或略数。

［解析］ 本方宗当归芍药散合芍药甘草汤加味。用归身养血止痛，辛温香散，兼有调气作用；川芎配当归以养血理气止痛；白芍养血敛阴，柔肝止痛，胎前适用；茯苓和中渗湿，益气安胎；白术健脾和中，除湿安胎；泽泻渗湿泻火；紫苏梗散寒理气，安胎，止腹胀痛；桑寄生补肾，治胎动，安胎；生甘草清热降火，甘缓止痛。

［加减运用］ 如兼腰酸者加杜仲、川续断，狗脊择用；气滞较甚、腹胀明显者加广木香、青皮、陈皮；热甚者加黄芩、川连；脘胀或痛者加砂仁；大便不通者加全瓜蒌、火麻仁；大便欠爽者加光杏仁、瓜蒌皮；脘腹冷而大便不实者加淡吴茱萸、大腹皮。

十八、养血通幽方

［组成］ 炒当归 10 g，生黄芪 10 g，川芎 5 g，赤芍 10 g，益母草 10 g，桃仁 10 g，肉苁蓉 10 g，黑芝麻 15 g(炒)。

［功效］ 养血祛瘀，润肠通幽。

［主治］ 产后恶露未净兼有大便不畅，或数日不解，或便时干燥疼痛，排出困难，或秘结不通，即所谓产后三病之大便难；或同时伴有面色萎黄、头晕口干，或大便燥结、口气秽臭、唇干热疮、心烦易怒、脘腹胀闷。苔淡或腻，或质红；苔黄腻或黄燥，脉虚或弦数。

［解析］ 本方由当归补血汤合生化汤加减化裁而成。缘产后失血，加以努气劳乏、气血亏虚、阴津不足、肠失滋润，同时恶露尚未净，故用当归、川芎养血理血，辛温行瘀；生黄芪益气固卫，以助当归更增养血之力；赤芍凉血活血，

以制归、芎之辛散；益母草养血祛瘀，逐恶露；桃仁活血祛瘀，兼能润肠；肉苁蓉益精血、滋肾、滑肠通便；黑芝麻须炒用，补益肝肾，养血润燥，滑肠通幽，并治产后羸困。

［加减运用］ 如肺气不开、大便不下可加浙贝母、桔梗；阴津不足可增生地、麦冬；夜寐不安增柏子仁；增润肠之力可增火麻仁、紫苏子；燥结者可酌用大黄。

十九、疏肝开郁方

［组成］ 炒当归 10 g，炒白术 10 g，云茯苓 12 g，柴胡 5 g，白芍 10 g，广郁金 10 g，淮小麦 30 g，青皮、陈皮各 5 g，川楝子 10 g，生甘草 3 g。

［功效］ 疏肝理气，缓急开郁。

［主治］ 每逢经前约 1 周，甚至半月，乳房作胀或胀痛，或乳头触痛，或烦躁欠安，易怒易郁，有时乳胀结块，经来即胀痛渐消，结块变软。有周期性发作者称经前紧张证。苔薄，质边红，脉弦。

［解析］ 本方由逍遥散与甘麦大枣汤化裁而成。方中当归养血调经；白术健脾以抑肝；茯苓和中，补脾宁心；柴胡平肝解郁，佐白芍以柔肝敛阴；广郁金利气散结；川楝子疏肝理气止胀痛；青皮疏肝止痛，破气散结，消乳肿，陈皮理气治痰；淮小麦补心、除热、止烦，配生甘草以甘能缓急，并和缓泻火。

［加减运用］ 如兼头痛或胀者加生石决明、白蒺藜；有低热者加黑栀子、牡丹皮；乳胀痛结块明显者加蒲公英、夏枯草、穿山甲片，橘叶、橘核选用；大便秘结者加全瓜蒌、玄明粉；兼痰滞者加制胆南星、白芥子、海藻、枳壳等择用。

二十、坎离既济方

［组成］ 生地 12 g，川连 2 g，柏子仁 9 g，朱茯苓 12 g，天冬 9 g，麦冬 9 g，炙远志 4.5 g，九节菖蒲 4.5 g，龙齿 12 g，五味子 3 g，淮小麦 30 g。

［功效］ 滋水益肾，清心降火。

［主治］ 用于围绝经期心烦意乱、时悲时怒、夜不安寐，烘热潮汗者，证属心肾不交、心火上炎者。

［解析］ 方中生地、天冬、麦冬养阴益精以滋肾水；小麦养心气，除烦热；川连清心泻火，配龙齿、朱砂则能使离火下降于坎水，五味子能上敛心气，下滋

肾水；茯苓能养心宁神，上交心气，下及于肾，尚可健脾利湿，拌炒朱砂后，可震摄离火，下交坎水；远志上达于心，下通肾水，强志益智；石菖蒲舒心气而畅心神，祛痰开窍；龙齿镇惊安神，固精养心。全方合用，坎离既济，神志安宁。

［加减运用］ 如兼头痛或胀者加生石决明、白蒺藜；头晕乏力加枸杞子、桑椹；夜间口干甚则加沙参。

二十一、健脾化湿方

［组成］ 云茯苓 12 g，炒白术 10 g，怀山药 10 g，生薏苡仁 12 g，海螵蛸 10 g，杭白芍 10 g，香白芷 3 g。

［功效］ 健脾扶土，化湿止带。

［主治］ 带下色白，无臭秽，或略有腥气，绵绵不绝；或偏多，甚或劳累即下，久则伴有头晕、疲惫少力，或伴有腰酸。如月经中期，带下略多无秽气者为生理性，当属例外。苔薄白，脉濡或缓。

［解析］ 本方以健脾化湿为主。白术健脾和中，燥湿利水，兼有益气之功；云茯苓兼补脾胃，和中益气，利水渗湿；怀山药益肾气，健脾胃，治带下，助白术、茯苓更增益气补中之力；生薏苡仁健脾益胃，清热渗湿；海螵蛸入肝肾，具止血及止赤白带下之功；白芍入肝脾，养血敛阴，止崩带；香白芷祛风胜湿，辛温略燥，治赤白带下，主要治脾虚有湿之白带。

［加减运用］ 如兼气虚疲惫者加党参、黄芪；有腰酸者可加杜仲、川续断，狗脊择用；兼头晕者加枸杞子；有溲频遗尿者加覆盆子、金樱子；兼大便不实者加菟丝子、陈芡实；伴溲热不畅、白带微黄者加黑栀子、车前子；带黄而气秽者加椿根、鸡冠花、黄柏。

二十二、化瘀消坚方

［组成］ 云茯苓 12 g，桂枝 3 g，赤芍 10 g，牡丹皮 10 g，桃仁 10 g，海藻 12 g，昆布 12 g，炙穿山甲片 10 g，皂角刺 30 g，鬼箭羽 20 g，䗪虫 10 g。

［功效］ 活血化瘀，软坚消癥。

［主治］ 妇女癥瘕，主要治子宫肌瘤。患者一般无明显症状，黏膜下肌瘤可出现月经过多；肌瘤过大，可出现压迫症状，如小便增多、大便秘结等。肌瘤不大者可使用本方，行保守治疗，定期复查，观察疗效；如肌瘤增大，或原本过

大者,应考虑手术治疗。苔薄,微腻,或有紫斑,或质暗,脉弦或涩。

［解析］ 本方宗桂枝茯苓丸加味。桂枝茯苓丸主治瘀阻、下癥块;海藻、昆布相配,咸以软坚、消癥破积;皂角刺辛温锐利,直达病所,溃肿散结;穿山甲片散血通络,消肿排脓,助诸药以破积消癥;鬼箭羽破瘀行血,消癥结;䗪虫活血化瘀,消坚化癥。

［加减运用］ 瘀滞较甚者可择用三棱、莪术;大便秘结者可增生大黄或玄明粉;有脾虚者可加用白术,兼气虚者加党参以为兼顾。

二十三、加味玉烛散

［组成］ 当归 9 g,大生地 9 g,白芍 9 g,大川芎 6 g,生大黄 9 g(后下),玄明粉 4.5 g(冲服),怀牛膝 9 g,鸡血藤 12 g,车前子 15 g,广郁金 9 g,生甘草 3 g,生麦芽 30 g。

［功效］ 养血泻火,清胞络结热。

［主治］ 用于高催乳素血症之经后期,甚或闭阻不行。

［解析］ 李东垣称玉烛散为“调血脉,除胞络中火邪,而经自行矣”。方中四物汤补血养血、活血祛瘀,动静相伍,补调结合,补血而不滞血,行血而不伤血。调胃承气泻胃肠实热,其中大黄苦寒攻下,不仅祛下焦积滞,又能祛瘀生新,寓攻于补。元代罗谦甫血极膏,治疗热而经闭,仅一味大黄治干血气,大便利而经血自行,被称为妇人仙药。玄明粉即芒硝风化后白色粉末,功用相同,力稍缓,质较纯。川芎香燥有上窜之弊,加怀牛膝补肝肾,引血下行,使血聚于下焦;鸡血藤气清而香,补血和血,宣通经络;车前子清热利水,活血解毒;广郁金顺气开郁,活血调经;生麦芽健脾下气,回乳消胀;生甘草调和诸药,全方养血活血、利湿泻火。方中白芍、甘草组成芍药甘草汤,历来医家认为其对肝脾不调诸病均有良效,其能行能守,可敛可散,有疏肝解郁、安脾缓解之功,益气养血、散瘀通经之效,酸甘合用补阴血且具益肝肾之妙。

［加减运用］ 如有乳房胀痛,下腹胀甚拒按,带下黏腻,头痛目糊伴有垂体腺瘤,为痰瘀阻络,可加石菖蒲 4.5 g、凌霄花 9 g。如伴有精神抑郁、胸闷胁痛、乳胀、经前为甚、下腹作胀,为肝郁气滞,可加柴胡 4.5 g、白茯苓 12 g。合并有甲状腺功能不全或甲状腺结节,可加夏枯草 9 g,蒲公英 15 g,橘叶、橘核各 9 g 清热散结;如溢乳症较重,生麦芽可重用至 60 g。

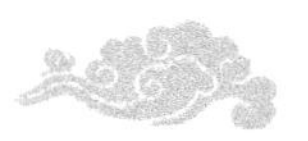

第八章 优势病种

第一节 原发性痛经

蔡氏解痛贴是蔡小荪多年临床经验心血之荟萃,为更好地继承和发扬名老中医学术思想与临床经验,将传统医学之结晶推广服务于更多的患者。

【研究对象】

病例来源于年龄在16～35岁,诊断明确并符合原发性痛经的患者。西医诊断:经妇科检查,生殖器官无明显器质性病变者,多发生于月经初潮后2～3年的青春期少女或未生育的年轻妇女。中医诊断:妇女凡在经期或经前经后(1周以内)出现周期性下腹疼痛为主症,伴有其他不适,以致影响工作及生活者。

【中医治疗】

于行经第一日开始使用,将蔡氏解痛贴贴于脐下小腹处,每日1贴,每贴使用12小时,停12小时,直至行经第三日止。蔡氏解痛贴大小为8 cm×12 cm,使用时将蔡氏解痛贴贴于脐与耻骨联合连线中点小腹处。

所有受试者在接受入组前和治疗后的第一、第二、第三个月经周期各随访1次,每次均评价疗效和安全性。在治疗前和治疗结束后,均需检查血常规、肝功能、肾功能以及心电图。

【疗效判定标准】

1. *总疗效判定标准* 参照2002年版《中药新药临床研究指导原则》制定。

(1) 痊愈:服药后痛经症状积分恢复至0分,腹痛及其他症状消失,停药3个月经周期未复发者。

(2) 显效:治疗后痛经症状积分降至治疗前积分的1/2以下,腹痛明显减

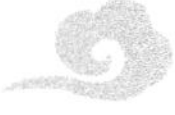

轻，其余症状好转，不服止痛药能坚持工作。

(3) 有效：治疗后痛经症状积分降至治疗前积分的 1/2～3/4，腹痛减轻，其余症状好转，服止痛药能坚持工作。

(4) 无效：腹痛及其他症状无改变或加重者。

2. *中医证候疗效* 根据积分判定中医证候疗效。参照 2002 年版《中药新药临床研究指导原则》制定计算公式：疗效指数＝(疗前积分—疗后积分)/疗前积分×100％。

(1) 治愈：服药后痛经、中医症状基本消失，中医证候积分减少≥90％。

(2) 显效：服药后痛经、中医症状明显改善，中医证候积分减少≥70％，＜90％。

(3) 有效：服药后痛经、中医症状有所改善，中医证候积分减少≥30％，＜70％。

(4) 无效：痛经、中医症状无改变或加重者，中医证候积分减少＜30％。

【疗效评价】

蔡氏解痛贴能改善原发性痛经患者的中医证候症状，临床效果显著，且蔡氏解痛贴在改善气滞血瘀型和寒湿凝滞型痛经患者的中医证候方面无差异，说明蔡氏解痛贴同时适用于气滞血瘀型和寒湿凝滞型的原发性痛经患者。

蔡氏解痛贴治疗原发性痛经，无论气滞血瘀型、寒湿凝滞型均能不同程度改善患者生理职能、生理功能、躯体疼痛、总体健康、活力、情感职能、精神健康、社会功能这 8 个方面的情况，由此说明，蔡氏解痛贴除了能提高患者心理方面的健康水平外，还能更好地改善患者的生理功能，从而提高患者的生存质量，值得临床推广应用。

第二节　多囊卵巢性不孕症

一、第一阶段：蔡氏调周法治疗多囊卵巢综合征不孕患者

【研究对象】

本研究所选病例，年龄在 20～40 岁，诊断明确为多囊卵巢综合征且为不孕症者。符合多囊卵巢综合征诊断标准，即稀发排卵和(或)无排卵；临床和

(或)生化指标提示存在高雄激素血症;并排除其他可能导致高雄激素的因素。超声检查有多囊性卵巢[一侧或双侧卵巢有≥12 个直径在 2～9 mm 的卵泡和(或)卵巢体积≥10 ml]。具备以上任意两者即可诊断为多囊卵巢综合征(PCOS)。近半年内未用过激素类药物者。

【中医治疗】

1. *多囊方* 黄芪、熟地、皂角刺、川芎、生地、香附、白芥子、肉苁蓉等。功效:补肾养血,化痰通络。用法:适用于月经后期甚至闭经等症,经净后或基础体温单相时服用。

2. *育肾培元方* 茯苓、生地、熟地、淫羊藿、鹿角霜、巴戟天、山茱萸等。功效:育肾培元,助阳益精。用法:适用于排卵后,基础体温双相不典型时。

3. *四物调冲汤* 当归、生地、熟地、白芍、川芎、香附、牛膝等。功效:理气养血,调理冲任。用法:适用于经期服用。

4. *服用疗程* 连续口服用药 3～6 个月,病程结束后进行总结,对符合纳入标准患者,门诊病例严格控制可变因素。

【观察指标】

(1) 一般情况:包括年龄、体重、月经史、婚育史、用药史等,首诊时详细记录。

(2) 观察治疗前后身体质量指数(BMI),BMI=体重(kg)/身高^2(m^2)。

(3) 观察治疗前后月经的改变情况。

(4) 基础体温测定:早晨初醒,尚未起床或参加任何活动之前,或休息 6～8 小时后测定,连成曲线,观察治疗前后基础体温的变化。

(5) 免疫指标:治疗前后性激素的测定,在治疗前、后于月经周期第三～第七日分别抽取空腹静脉血(闭经者不限时间),采用化学发光法检测。

(6) 血液流变学:治疗前后采用 LBY-N6C 全自动自清洗血流变仪,以锥板法测定。

(7) B超:月经周期第十～第十四日观察子宫动脉及卵巢动脉的血流及阻力(闭经者不限时间)。

(8) B超:月经周期第十～第十六日观察卵泡发育情况。

【疗效判定标准】

参考《中医病证诊断疗效标准》及相关文献拟定。

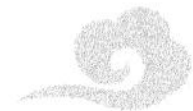

(1) 痊愈：妊娠或有排卵。

(2) 有效：月经规律；偶有排卵；临床症状基本消失；B超显示卵巢缩小；放免测定睾酮(T)、LH/FSH值恢复正常。

(3) 无效：治疗前后没有任何变化。

【疗效评价】

蔡小荪采用蔡氏调周法治疗PCOS不孕病患者取得了很好的临床疗效。本疗法对不同证型的患者均适合，其中肾虚肝旺型较肾虚痰湿型疗效更好。此外，本疗法还能较好地促进卵泡的生长发育和排卵及改善月经紊乱的症状，并能明显降低T、LH和LH/FSH值及体重指数。

二、第二阶段：蔡氏多囊方治疗多囊卵巢综合征患者

【研究对象】

所有病例年龄在18～40岁。纳入标准为：符合多囊卵巢综合征诊断标准，即稀发排卵和(或)无排卵；临床和(或)生化指标提示存在高雄激素血症；并排除其他可能导致高雄激素的因素。超声检查有多囊性卵巢[一侧或双侧卵巢有≥12个直径在2～9 mm的卵泡和(或)卵巢体积≥10 ml]。具备以上任意两者即可诊断为多囊卵巢综合征。近半年内未用过激素类药物者。

【中医治疗】

非经期予多囊方(黄芪、当归、熟地、皂角刺、川芎、生地、白芥子、牛膝、青皮、陈皮、肉苁蓉、淫羊藿、龟甲等药物组成)，经期予四物调冲汤(当归、生地、熟地、白芍、川芎、香附、牛膝等加减)，每日1剂水煎服，连续口服用药3～6个月。

【观察指标】

于治疗前及一个疗程结束后，末次月经后3～7日记录观察治疗前后月经积分、次症积分、BMI、多毛、痤疮改变情况，治疗组用药及药后妊娠情况，对照组随访停药后妊娠情况；放免测定血睾酮(T)、FSH、LH、E_2水平，B超监测卵巢体积。

【疗效判定标准】

1. *总疗效判定标准*　参照国家卫计委颁发的《中药新药临床研究指导原则》中治疗月经不调及中医妇科学拟定：① 痊愈：月经及排卵(基础体温双

相)恢复,生理激素 T 值正常及相关症状消失,B 超查正常;或妊娠。② 显效:经治疗月经接近正常周期(40 日以内),90%≥中医证候疗效≥70%,恢复排卵。③ 有效:月经来潮但不规则,排卵未恢复,生理激素 T 值及相应症状明显改善,伴或不伴 LH/FSH 有明显改善,B 超检查有改善。④ 无效:月经周期、生理激素 T 值水平及症状无明显改善,B 超检查无明显改善。

2. 中医证候疗效判定标准　参照国家卫计委颁发的《中药新药临床研究指导原则》中治疗月经不调拟定:证候疗效率=(治疗前总积分—治疗后总积分)/治疗前总积分×100%。① 痊愈:治疗后证候疗效率≥95%。② 显效:95%>治疗后证候疗效率≥70%。③ 有效:70%>治疗后证候疗效率≥30%。④ 无效:治疗后证候疗效率<30%。

3. 症状和体征标准

(1) 肥胖:根据 2000 年国际肥胖特别工作组提出的亚洲成人 BMI 判断标准:BMI=体重(kg)/身高^2(m^2)。消瘦,BMI<18.5 kg/m^2;正常,BMI 18.5～22.9 kg/m^2;超重,BMI 23～24.9 kg/m^2;肥胖,BMI>25 kg/m^2。

(2) 多毛:沿用 Ferriman - Gallwey 的毛发评分标准。

(3) 痤疮:采用 Rosenfield 提出的痤疮临床评分标准,以皮损的性质和数目作为评分标准,面部和躯干部位分别做评分。

【疗效评价】

蔡氏多囊方治疗多囊卵巢综合征对改善患者月经周期、体重指数、LH 等方面有较好的疗效。

第三节　无排卵性不孕症

【研究对象】

本研究所选病例,来源于妇科门诊,诊断明确并符合纳入西医诊断标准(参照卫生部"十一五"规划教材第七版《妇产科学》不孕病诊断标准):有正常性生活,未经避孕 1 年未妊娠者。中医诊断标准参考《中药新药治疗女性不孕病的临床研究指导原则》:① 基础体温连续记录单相 3 个月以上。② 放免 LH/FSH 值增高。③ 宫颈黏液结晶检查无椭圆体出现。④ 月经前 6 日子宫内膜检查无典型分泌期变化。⑤ 系列 B 超监测无排卵征象。⑥ 血、尿孕酮水平低于黄体期水平。符合以上 6 项中的 2 项即可以诊断。

【中医治疗】

1. 孕Ⅰ方　云茯苓、生地、路路通、怀牛膝、制黄精、麦冬、淫羊藿、石楠叶、公丁香、降香片。功效：益肾填精，助阳通络。用法：经净后 1 周服用。一般在基础体温测量为单相时加用本方。

全方具有益肾填精、通利胞络之效。方中云茯苓淡渗利水，健脾和中；生地、麦冬滋阴填精；制黄精养阴益肾填精；怀牛膝补肝肾，引血下行；淫羊藿、石楠叶、公丁香温补肾阳；路路通通利胞络；降香片辛温走散，活血化瘀，助路路通通络促排。

加减：伴输卵管阻塞者，加王不留行、广地龙；伴便秘者，加全瓜蒌、火麻仁。

2. 孕Ⅱ方　云茯苓、生地、熟地、女贞子、山茱萸、麦冬、鹿角霜、仙茅、淫羊藿、巴戟天、紫石英。功效：育肾培元，温煦助孕。用法：排卵后服用至月经前 3 日。在使用孕Ⅰ方的基础上，若见基础体温上升，则使用本方。

全方具有温肾助阳、升发机体阳气、健黄体助孕之效。方中云茯苓、生地、熟地健脾益气填精，仙茅、淫羊藿、巴戟天、鹿角霜壮肾阳、益精血、调冲任，紫石英温肾暖宫助阳，女贞子、山茱萸滋阴补肾，麦冬强阴益精，助女贞子抑制诸阳过燥，阴阳并补，阴中求阳。

加减：伴大便不实者，加炒白术、怀山药；伴神疲乏力者，加炒潞党参、生黄芪。

3. 四物调冲汤　当归、生地、熟地、白芍、川芎、香附、牛膝等。功效：理气养血，调理冲任。用法：适用于经期服用。本方在四物汤基础上加香附、牛膝，补血活血的同时，促使经行顺畅。

4. 辨证加减　① 兼气虚：症见月经量少，色淡，周期延长，舌质淡，苔薄白，脉沉细。用药加党参、黄芪。② 兼痰湿：症见患者形体肥胖，面色无华虚浮，胸闷痰多，舌淡胖，苔白腻，脉滑。用药去黄精、熟地等滋腻之品，加石菖蒲、制胆南星、白芥子。③ 兼瘀血阻滞：症见月经常后期，痛经，经色暗，或下腹疼痛，舌质紫黯，有瘀斑，苔薄白，脉沉涩。用药加牡丹皮、赤芍、桃仁、红花。④ 兼肝郁气滞：症见精神抑郁，月经先后不定期，量少色紫黯，易怒，经前或经期乳房胀痛。舌质暗，苔薄白，脉弦滑。用药加香附、佛手。

5. 服用疗程　3个月为1个疗程，连续用药1～2个疗程，病程结束后进行总结。

【疗效判定标准】

(1) 痊愈：妊娠或有排卵。

(2) 有效：月经规律；偶有排卵；临床症状基本消失；放免LH/FSH值恢复正常。

(3) 无效：治疗前后没有任何变化。

【疗效评价】

1. 临床疗效分析　蔡氏周期疗法能有效治疗无排卵性不孕病，在恢复排卵月经方面有明显疗效。

2. 对月经的改善情况　无排卵性不孕病主要由下丘脑—垂体—卵巢轴功能失调引起，导致卵泡发育障碍，临床表现多为月经失调、异常子宫出血等，也有患者无明显的月经失调症状。蔡氏周期疗法通过促进卵泡的生长发育和排卵能较好地改善卵泡发育障碍所导致的月经紊乱，使经调有子。

3. 对基础体温的改善情况　基础体温测定是观察卵泡发育情况、排卵情况以及黄体功能情况等的一种妇科临床常用方法，简便，无创，价廉且准确率较高，尤其适合月经不调或不孕症患者。蔡氏周期疗法在促排卵方面疗效显著，且有助于维持基础体温的高相水平，故当体温上升后，蔡小荪主张采用育肾培元方，升发机体阳气，维持黄体功能，若适时交接则易成功受孕。

4. 对卵泡发育的改善情况　无排卵性不孕病患者多伴有不同程度的排卵障碍，多由卵泡闭锁或促性腺激素分泌失调所致。中医认为本病在肾，现代药理研究发现补肾中药具有类激素样作用，可能通过调理下丘脑—垂体—卵巢轴的功能，使卵巢功能恢复，促进卵泡发育成熟并推动其突破增厚的卵巢白膜，从而发生排卵。蔡氏周期疗法具有促进卵泡发育与促排卵作用。

5. 对血内分泌的影响　从卵泡的生长发育和成熟到卵子的排出是一个复杂过程，由于下丘脑—垂体—卵巢轴的任何一个环节出现异常，都有可能导致卵泡发育异常及排卵失败。无排卵的病理特征常表现为促性腺激素分泌失调，表现为LH水平升高，其原因是促性腺激素释放激素(GnRH)分泌的脉冲频率增加，导致垂体对LH分泌的敏感性增加，同时下丘脑中多巴胺的抑制作用减弱，进一步导致LH升高。GnRH的高频率脉冲导致LH分泌增加，但

FSH的分泌不增加，从而出现两者比例失调。蔡小荪认为排卵功能障碍的核心病因病机为肾虚，肉苁蓉、巴戟天等补肾中药可能通过提高垂体对促黄体素释放激素（LRH）的反应性及卵巢对LH的反应性来增强下丘脑—垂体—卵巢促黄体功能。蔡小荪以此为基础，加通络促排之皂角刺、路路通，可以明显改善患者促性腺激素水平。

第四节　子宫内膜异位性不孕症

【研究对象】

年龄在22～45岁，符合子宫内膜异位症诊断标准，且合并不孕症的患者。原发、继发不孕病均须1年以上（含1年）未避孕者。夫妇应同居，分居者每年应有半年以上时间同居，且性生活正常。男方生殖功能正常。

【中医治疗】

1. 非经期　基础方——内异Ⅲ方：云茯苓、桂枝、皂角刺、石见穿、莪术、水蛭等。功效：化瘀散结，搜剔通络。用法：经净后开始服药至经前3日停服。

基础方周期用药：

（1）孕Ⅰ方：云茯苓、生地、路路通、怀牛膝、制黄精、麦冬、淫羊藿、石楠叶、公丁香、降香片。功效：益肾填精，助阳通络。用法：经净后至排卵前，一般在治疗后患者症状体征显著减轻，或生化指标正常，基础体温测量为单相时加本方。

（2）孕Ⅱ方：云茯苓、生地、路路通、怀牛膝、制黄精、麦冬、淫羊藿、石楠叶、公丁香、降香片。功效：育肾培元，温煦助孕。用法：排卵后至经前3日，在使用孕Ⅰ方基础上，根据基础体温情况，黄体期改用本方。

（3）辨证加减：依据临床症状加减用药。

2. 经期

（1）内异Ⅰ方：当归、川芎、丹参、川牛膝、制香附、赤芍、五灵脂等。功效：活血化瘀，调经止痛。用法：适用于子宫内膜异位症伴痛经的患者，经前3日口服至经净。

（2）内异Ⅱ方：当归、生地、丹参、白芍、香附、生蒲黄、花蕊石、熟大黄炭等。功效：活血调经，化瘀止崩。用法：适用于子宫内膜异位症伴月经过多的患者，经前3日口服至经净。

【疗效判定标准】

参考《中药新药临床研究指导原则》(1993年版)拟定。

(1) 显效：症状基本消失，虽局部体征存在，但治疗期间或停止治疗后12个月内妊娠，排卵月经恢复达3个月。

(2) 有效：症状减轻，停止治疗后3个月内症状不加重；排卵月经恢复，但未达3个月经周期者。

(3) 无效：主要症状无变化或恶化，局部病变有加重趋势。

【疗效评价】

1. *临床疗效分析*　蔡氏周期疗法能有效治疗子宫内膜异位症引起的不孕症，在恢复排卵月经方面有明显疗效。

2. *对痛经的改善情况*　子宫内膜异位症患者常常以痛经进行性加重为临床表现，有些还伴有肛门坠痛或性交痛。蔡小荪认为，子宫内膜异位症之痛是瘀血内结、气血不通所致，又因子宫内膜异位症是体内出血，瘀血无所出路，故经下愈多愈痛。因此，治疗子宫内膜异位症痛经当以活血化瘀为基本法则，亦应分清阶段，急则治其标，缓则治其本，不可截然划分。蔡小荪通过周期用药的方法来改善患者的痛经症状，使患者生活质量和身体免疫功能提高，从而提高受孕率。内异Ⅰ方中失笑散(蒲黄、五灵脂)活血化瘀止痛、延胡索行气止痛，没药、血竭散血祛瘀止痛，经前3日起服用可帮助患者缓解痛经。经净后则用内异Ⅲ方消癥散结，癥瘕缩小，气血通畅，下次经行腹痛亦能缓解。现代研究发现，盆腔内异位的子宫内膜可产生大量的前列腺素(PG)致腹腔液PG含量增加，引起大量的巨噬细胞M侵入腹腔并高度活化，从而干扰受孕，当PG含量降低时，子宫内膜异位症患者痛经症状明显改善，同时部分患者迅速受孕。因此，我们进一步推测蔡氏内异系列方可以降低体内PG含量，从而减少巨噬细胞的侵入和活化，提高受孕率。

3. *对基础体温的改善情况*　基础体温测定是观察卵泡发育情况、排卵情况以及黄体功能情况等的一种妇科临床常用方法，这种方法简便、无创、价廉且准确率较高，尤其适合月经不调或不孕病患者。松本基础体温分类将基础体温曲线分为7型：Ⅰ型为典型双相型，Ⅶ型为单相无排卵型，Ⅲ～Ⅵ型为可疑黄体功能不全。子宫内膜异位症患者排卵功能和黄体功能可能受到不同程度损伤，这可能与瘀血积聚体内，扰乱肾—天癸—冲任—胞宫生殖轴，引发卵巢功能失调，影响其正常排卵及黄体功能有关，蔡小荪通过活血化瘀至一定阶段后，再加上补肾周期疗法，促使受孕。孕Ⅰ方育肾通络，方中淫羊藿、石楠叶、公丁香等补肾助阳，促使基础体温升高，路路通活血通络，使卵子能够正常排出，排卵后使用孕Ⅱ方育肾培元，方中鹿角霜、巴戟天、淫羊藿、紫石英等温补肾阳，维持正常的黄体功能，为受孕做好准备。

4. *对卵泡发育的改善情况* 卵泡正常发育是卵子排出的前提，而卵泡发育的正常与否与卵巢储备功能有着直接的关系。有报道称，子宫内膜异位症患者卵巢储备功能下降，这可能与患者体内存在的一些细胞因子如白细胞介素-8(IL-8)有关。卵巢储备功能下降可能导致卵母细胞质量下降、卵泡形成时间延长、卵泡发育受阻，最终不能形成优势卵泡而影响受孕。蔡氏周期疗法在改善卵泡发育、促进优势卵泡形成方面也有良好的作用，这可能与活血化瘀之后运用补肾调周法使患者体内肾气充盛，肾阴肾阳平和，从而有利于卵泡的发育有关。

5. *对抗子宫内膜抗体的改善情况* 抗子宫内膜抗体(EMAb)是以子宫内膜为靶抗原，并引起一系列免疫病理效应的自身抗体。EMAb 与子宫内膜结合后造成内膜层淋巴和单核细胞浸润及抗体介导的细胞毒损伤，使内膜腺体分泌不足，不利于胚胎着床。有学者通过实验研究发现，血清 EMAb 在子宫内膜异位症患者体内的水平要明显高于正常人和非子宫内膜异位症妇科疾病患者，可作为辅助诊断指标之一。蔡氏周期疗法可以显著降低血清 EMAb 水平，改善宫腔内环境，促进内膜腺体正常分泌，为胚胎顺利着床做好准备。进一步推测其机制，可能与内异Ⅲ方中活血化瘀类药物(桂枝茯苓丸、石见穿等)可以改善子宫微循环，降低血黏度，抑制免疫细胞毒黏附与浸润，促进包块血肿的吸收，清除氧自由基和阻断钙离子内流，从而使抗体转阴，提高种植成功率有关。

6. *对血内分泌的影响* 下丘脑—垂体—卵巢生殖轴是影响妇女生理和病理的重要因素。当生殖轴的功能遭到破坏时，妇女体内的内分泌水平发生紊乱，从而产生一系列的临床症状。在以往的临床和实验研究中发现，子宫内膜异位症合并不孕病患者易发生高催乳素血症，且催乳素(PRL)的高低与子宫内膜异位病变的轻重呈相关性。还有研究发现，子宫内膜异位患者卵泡早期卵巢静脉血中雌二醇降低，而孕激素增高，将影响下个周期卵泡的发育和干扰卵巢颗粒细胞 LH 受体的形成，从而影响排卵及胚胎着床。蔡氏周期疗法可以提高体内雌激素水平，抑制 PRL 过高而产生的排卵障碍，改善进一步出现的月经失调以及不孕病，其机制可能由于内异Ⅲ方中活血化瘀类药物改善了卵巢的血液循环，提高卵巢的内分泌功能，而补肾药物能调节下丘脑—垂体—卵巢功能轴，增加雌激素水平，使催乳素水平下降，恢复正常月经周期及排卵，从而增加怀孕概率。

7. 对血清 CA125 的改善情况　CA125 是一种存在于胚胎体腔上皮、副中肾管衍生物及赘生物组织中的一种膜抗原，能与单克隆抗体 OC125 发生特异性结合，在腹膜、胸膜、心包膜、输卵管内膜、子宫内膜及子宫颈管内膜组织中均可检测到 CA125。子宫内膜异位症患者血清 CA125 水平升高这一现象早已被人所知。有研究显示，子宫内膜异位症患者异位内膜上皮细胞分泌的 CA125 水平随疾病程度加重而升高。另有研究发现，子宫内膜异位症不孕症患者 IVF－ET 结局与 CA125 有关，子宫内膜异位症组血清 CA125 水平与 IVF－ET 不良结局呈显著正相关，$r=0.427$。这说明，血清 CA125 水平升高是导致妊娠失败的原因之一。相关临床研究显示，蔡氏周期疗法通过降低血清 CA125 水平，减少其对妊娠产生的不良影响，提高受孕率。

第五节　输卵管炎性不孕

一、第一阶段：蔡氏通络方结合周期治疗输卵管炎性不孕

【研究对象】

参照卫生部“十一五”规划教材第七版《妇产科学》不孕症诊断标准：有正常性生活，未经避孕 1 年未妊娠者。同时按照《中药新药治疗女性不孕病的临床研究指导原则》中有关输卵管不通的诊断标准：① 子宫输卵管造影证实输卵管不通畅、阻塞或积水等。② 腹腔镜检查下做输卵管通液，证实输卵管不通畅或不通，并且盆腔内粘连。③ 通液或通气 2 次均不通。符合以上 3 项中的 1 项即可以诊断。

【中医治疗】

1. 通络方　云茯苓、生地、川牛膝、路路通、炙穿山甲片、王不留行、皂角刺、川芎、瞿麦、月季花、桂枝、败酱草、肉苁蓉。功效：活血清热，理气通络。用法：经净后1周服用。

2. 育肾培元方　云茯苓、生地、熟地、淫羊藿、仙茅、鹿角霜、女贞子、紫石英、麦冬、炙龟甲、巴戟天、山茱萸。功效：育肾培元，助阳益精。用法：排卵后至经前适时服用。

3. 四物调冲汤　当归、生地、熟地、白芍、川芎、香附、牛膝、败酱草等。功效：活血化瘀，理气清热。用法：经期服用。

4. 辨证加减　① 兼气虚：症见月经量少，色淡，周期延长，舌质淡，苔薄白，脉沉细。用药加党参、黄芪。② 兼痰湿：症见患者形体肥胖，面色无华虚浮，胸闷痰多，舌淡胖，苔白腻，脉滑。用药去黄精、熟地等滋腻之品，加石菖蒲、制胆南星、白芥子。③ 兼瘀血阻滞：症见月经常后期，痛经，经色暗，或下腹疼痛，舌质紫黯，有瘀斑，苔薄白，脉沉涩。用药加牡丹皮、赤芍、桃仁、红花。④ 兼肝郁气滞：症见精神抑郁，月经先后不定期，量少色紫黯，易怒，经前或经期乳房胀痛。舌质暗，苔薄白，脉弦滑。用药加香附、佛手。

5. 服用疗程　3个月为1个疗程，连续用药1～2个疗程，病程结束后进行总结。

【观察指标】

(1) 一般情况，包括年龄、月经史、婚育史、用药史、证型分布等，首诊时详细记录。

(2) 治疗前后详细记录患者的临床症状，包括月经情况、下腹痛情况、伴随症状及舌脉等。

(3) 治疗前后做妇科检查，详细记录患者体征，包括子宫、附件、骶韧带情况。

(4) 治疗前后子宫输卵管造影或通液结果。

(5) 基础体温测定：早晨初醒，尚未起床或参加任何活动之前，或休息6～8小时后测定，连成曲线，观察治疗前后基础体温的变化。

【疗效判定标准】

参考《中药新药临床研究指导原则》(1993年版)拟定。

(1) 痊愈：双侧输卵管通畅或患者已获妊娠；或证候积分减少≥90%。

(2) 有效：一侧输卵管通畅，或粘连、积水程度或明显改善；或证候积分减少≥30%。

(3) 无效：3 个月治疗后造影显示无明显变化或通液显示完全不通；或证候积分减少不足 30%。

【疗效评价】

1. 临床疗效　通过活血清热、理气通络之蔡氏通络方治疗，可有利于改善输卵管的阻塞与粘连，促使输卵管管腔变通，适时与育肾培元方相配合，为精卵结合创造良好条件，提高妊娠率，降低异位妊娠发生率，疗效显著。

2. 对症状的改善　由于感染是输卵管阻塞不孕病最常见的原因，盆腔的各种化脓菌、厌氧菌群及支原体、衣原体常引起输卵管进行性损害、粘连、阻塞和积水，阻碍精卵的结合。故很多患者在不孕病的同时，都伴有不同程度的盆腔炎症状，常见一侧或双侧下腹疼痛，腰骶胀痛，劳累或经期加重及带下量多等，符合中医湿热瘀阻之病机。治疗后患者的症状体征积分均得到了不同程度的减少，经统计学处理差异显著，从而证明蔡氏通络方通过活血清热、理气通络中药可促进输卵管局部的血液循环，使炎性渗出尽快吸收，不仅使闭阻的输卵管腔得以松解，又可疏通盆腔粘连，从而缓解盆腔炎性疼痛等症状。

3. 对基础体温的改变　蔡小荪认为治疗输卵管阻塞不孕症绝非单纯通卵管即可，需要结合观测基础体温以了解排卵情况，从而适时用药指导受孕，故本课题将基础体温列为观察对象之一。通过临床观察发现，蔡氏周期疗法在促排卵、健黄体方面具有显著疗效。通络方通过活血清热、理气通络，可消积散结，促使络道通畅，促排卵；育肾培元方益肾温煦，升发机体阳气，肾阳温煦有利黄体的生长，维持基础体温的高相水平，起到健黄体以促孕的功效。

二、第二阶段：蔡氏通络法联合宫腔镜下通液法治疗输卵管炎性不孕症

【研究对象】

参照卫生部“十一五”规划教材第七版《妇产科学》不孕症诊断标准：有正常性生活，未经避孕 1 年未妊娠者。同时按照《中药新药治疗女性不孕病的临床研究指导原则》中有关输卵管不通的诊断标准：① 子宫输卵管造影证实输

卵管不通畅、阻塞或积水等。② 腹腔镜检查下做输卵管通液，证实输卵管不通畅或不通，并且盆腔内粘连。③ 通液或通气 2 次均不通。符合以上 3 项中的 1 项即可以诊断。

【中医治疗】

通络方药物组成：云茯苓、生地、川牛膝、路路通、广地龙、王不留行等。

1. 单纯组

(1) 通络方：云茯苓、生地、川牛膝、路路通、广地龙、王不留行等。功效：活血清热，育肾通络。用法：经净后 1 周服用。

(2) 育肾培元方：云茯苓、生地、熟地、淫羊藿、仙茅、鹿角霜、巴戟天等。功效：育肾培元，助阳益精。用法：适用于排卵后基础体温上升时适时服用。

(3) 四物调冲汤：当归、大生地、熟地、白芍、川芎、香附、牛膝、败酱草等。功效：活血化瘀，理气清热。用法：经期服用。

(4) 辨证加减：① 兼气虚：症见月经量少，色淡，周期延长，舌质淡，苔薄白，脉沉细。用药加党参、黄芪。② 兼痰湿：症见患者形体肥胖，面色无华虚浮，胸闷痰多，舌淡胖，苔白腻，脉滑。用药去黄精、熟地等滋腻之品，加石菖蒲、制胆南星、白芥子。③ 兼瘀血阻滞：症见月经常后期，痛经，经色暗。药用牡丹皮、赤芍、桃仁、红花。④ 肝郁气滞：症见精神抑郁，月经先后不定期，量少色紫暗，易怒，经前或经期乳房胀痛。舌质暗，苔薄白，脉弦滑。用药加香附、佛手。

(5) 服药方法：统一由医院机器煎煮，制成 200 ml 每袋，早晚各服一袋。

(6) 服用疗程：3 个月为 1 个疗程，连续用药 2 个疗程，病程结束后进行总结并随访停药后半年妊娠情况。

2. 联合组　服药方法同单纯组，在单纯组的基础上第一个月经净后行宫腔镜下输卵管插管通液术。

【观察指标】

(1) 一般情况，包括年龄、月经史、婚育史、用药史、中医辨证等，首诊时详细记录。

(2) 治疗前后详细记录患者的临床症状，包括月经情况、下腹痛情况、伴随症状及舌脉等，并做妇科检查，详细记录患者体征，包括子宫、附件、骶韧带情况。

(3) 治疗前后妊娠情况。

(4) 治疗前后子宫输卵管造影或通液结果。

【疗效判定标准】

1. *临床疗效判定标准* 参考《中药新药临床研究指导原则》及《中医病证诊断疗效标准》拟定。

痊愈:妊娠,或经子宫输卵管造影或通液示双侧输卵管通畅。

有效:未妊娠,但经子宫输卵管造影或通液示输卵管阻塞程度改善(如完全阻塞改善至部分阻塞;通而极不畅改善至通而不畅或通而欠畅;通而不畅改善至通而欠畅;治疗前双侧不通改善至单侧不通)。

无效:未妊娠,且经子宫输卵管造影或通液示输卵管阻塞程度无改善。

2. *症状体征疗效判定标准* 参照《中药新药治疗慢性盆腔炎临床研究指导原则》制定症状体征评分标准。

痊愈:症状体征积分减少≥90%。

有效:症状体征积分减少≥30%。

无效:症状体征积分减少小于30%。

【疗效评价】

1. *总疗效及妊娠情况分析* 单纯蔡氏通络法治疗输卵管炎性不孕症的总疗效及妊娠率与联合法相近。输卵管在妊娠中不单纯是一个通道作用,其伞端纤毛摆动及肌层蠕动产生的负压吸取卵子,管腔内纤毛摆动及输卵管蠕动运送卵子,黏膜上皮的分泌细胞分泌的输卵管液对精子的运动和呼吸均有直接作用,且能为卵子受精及胚胎发育提供适宜环境。临床中输卵管阻塞多由慢性炎症导致,患者大多病程较长,输卵管壁纤维化、增厚,缺乏弹性,管腔内黏膜受损,纤毛及分泌细胞减少,输卵管肌层蠕动功能减弱,影响受孕。再通术虽然解决输卵管的局部梗阻,但输卵管生理功能并未修复。蔡小荪认为本病绝非单一攻法能胜任,治疗中对机体的整体调节、生殖功能的改善、恢复和增强输卵管自身蠕动功能等对改善局部阻塞、提高妊娠率均有至关重要作用。蔡小荪采用活血清热、育肾通络法治疗,改善病灶组织微循环,修复纤维瘢痕组织,增强输卵管纤毛摆动及肌层蠕动功能,并适时选用滋肾填精、育肾培元药物,卵泡期阴阳并补以促卵泡发育,改善子宫内膜容受性,并在排卵后生发机体阳气,健黄体以促孕,因此单纯蔡氏通络法在妊娠率上与联合法无差异。

2. 输卵管通畅程度改善情况分析　输卵管阻塞，究其原因大多数为各种炎症引起的输卵管腔粘连，即继发性输卵管阻塞，发育异常导致的原发性输卵管阻塞仅占极少数，输卵管再通术能将粘连或阻塞的输卵管通过机械的方法直接分离，通液中的药物还能发挥抗菌消炎的作用，并可利用流体静压直接作用于输卵管而起到分解粘连作用，同时再配合蔡氏通络法周期治疗，消除炎症，防止再粘连，标本兼治。蔡氏通络法结合通液术能明显提高输卵管复通率，改善输卵管阻塞程度。

3. 妊娠时间分析　输卵管再通术联合蔡氏通络法能缩短妊娠时间。而单纯采用中药治疗，输卵管通畅度及功能恢复需要较长的时间，妊娠时间主要分布在2个疗程内。再通术使输卵管通畅度直接得到明显改善甚至完全通畅，在此基础上采用蔡氏通络法恢复输卵管生理功能，适时促孕，使患者短期内能够获得妊娠。

4. 临床症状体征改善分析　蔡氏通络法及其优化方案均能改善患者的症状体征。

第六节　辅助生殖助孕

【研究对象】

患者按不孕因素分层，给予常规IVF治疗同时进行中药助孕治疗，并于同期单纯IVF治疗患者进行对照。治疗组除了常规IVF治疗，同时运用蔡氏健肾三步法对IVF患者助孕。

【中医治疗】

1. 第一阶段　IVF-ET术前调理，一般2～3个月经周期及以上。基本方如下。

经后期（卵泡期），孕Ⅰ方（育肾通络方）：云茯苓12 g，大生地10 g，怀牛膝10 g，路路通10 g，公丁香2.5 g，制黄精12 g，麦冬10 g，淫羊藿12 g，肉苁蓉10 g。

经间期（排卵期）和经前期（黄体期），孕Ⅱ方（育肾培元方）：云茯苓12 g，生地10 g，熟地10 g，仙茅10 g，淫羊藿12 g，鹿角霜10 g，女贞子10 g，紫石英

12 g，巴戟天 10 g，麦冬 12 g，肉苁蓉 10 g。

月经期，四物调冲汤：炒当归 10 g，生地 10 g，川芎 6 g，白芍 10 g，制香附 10 g，怀牛膝 12 g，柴胡 6 g，丹参 10 g。此期如患者无特殊不适，可不服药。

2. 第二阶段　进入 IVF－ET 周期。基本方如下。

降调节期及促卵泡生长期，以育肾调理为主，基本方参考第一阶段，但以育肾填精，适当加用滋阴药，如川石斛 12 g、麦冬 10 g、炙龟甲 10 g 等。

围移植期：移植前 7 日至移植后 14 日，服用健肾助孕方。党参 12 g，云茯苓 12 g，白术 10 g，黄芩 10 g，川续断 10 g，杜仲 10 g，桑寄生 12 g，苎麻根 12 g，白芍 10～15 g，生甘草 3 g。

3. 第三阶段　孕后调理，一般至孕 3 个月。

健肾固胎方：云茯苓 12 g，桑寄生 12 g，川续断 10 g，杜仲 10 g，苎麻根 12 g，白术 10 g，淡黄芩 10 g，紫苏梗 10 g，砂仁 3 g，白芍 10 g，生甘草 3 g。

【观察指标】

两组患者在取卵阶段纪录 CRF 表，阴超观察子宫内膜厚度，记录取卵数、可用胚胎数、受精率、优质胚胎率、促排后自觉症状。在移植结局阶段记录 CRF 表，统计持续妊娠率、着床率、流产率、临床妊娠率，随访妊娠结局。

【结果评价指标】

（1）主要指标：继续妊娠率。

（2）次要指标：子宫内膜厚度，获卵数，可用胚胎数，受精率，优质胚胎率，着床率，临床妊娠率，流产率，Gn 用量，促排卵日数，OHSS 发生率，促排卵后患者自觉症状（如发热、腰酸）。

【疗效评价】

观察 166 例 IVF 患者予蔡氏助孕三步法治疗发现：妊娠 89 例（53.6％），活产 70 例（42.1％）。

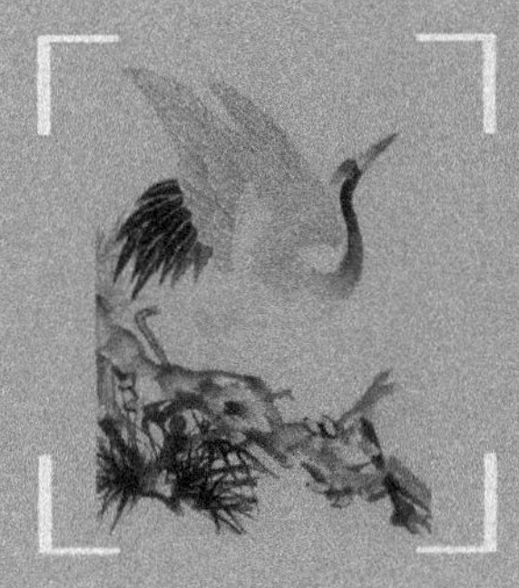

下篇

现状与创新

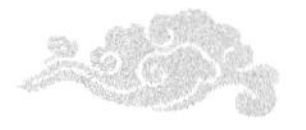

第九章 流派发展现状与创新

第一节　蔡氏妇科当代传承概论

中医流派作为贯穿于中医药学历史发展过程中的一个突出现象，一直有力推动着中医药学的延续与发展。上海近代曾流派云集，内、外、妇、儿、针推伤各科流派都曾名家辈出、影响深远，共同奠定了近代上海中医在全国中医界的先锋地位。今日海派中医面临的一个紧要问题，就是以流派传承为抓手，厘清流派脉络；探索传承模式，揭示传承规律；挖掘流派学术内涵，提炼诊疗规律；培养流派传人，宣扬流派文化；为流派传承创新营造良好的社会和舆论环境，共同推动海派中医学术繁荣。

海派中医流派的重要一支蔡氏妇科历经近300年岁月洗礼，长盛不衰，历久弥新。至蔡小荪历经七代传承而益加兴盛。随着近十几年来名老中医学术传承工作得到日益重视而更加枝繁叶茂，后继有人，学术广播，影响深远。蔡氏妇科审证求因，主张动态变化，脏腑辨证首重肝脾肾，调理冲任以理气为先，闭则不尚攻伐，崩则不专止涩，这些治学思想代代相传。至蔡小荪更是发古通今，衷中参西，创立妇科病审时论治学说与周期论治疗法。蔡氏妇科的学术思想在蔡小荪身上进一步充实丰富，发展完善，体现了蔡氏妇科与时俱进、止于至善的治学态度和高超医术。蔡氏妇科世代醉心中医、热心公益、关心民众、诚心待人、真心爱国，既有琴心剑胆的侠骨柔情，又有厚德载物的大医风范，以医德昭天下，其家风彰显了海派中医海纳百川、兼容并蓄、忧国忧民、精益求精的卓越品质。

以史为鉴，可知兴替。当前蔡氏妇科扩展至今日，已历九代。由一代代家族传承向第八代开始的师徒授受，团队传承，构筑了强大的梯队型传承人队伍，体现了蔡氏妇科博大开放的胸襟和精深厚重的根砥。高山仰止，景行行止，世医恩泽，山高水长。后起之秀当共同努力，让蔡氏妇科之精华代有传承，不辱使命。

上海市中医文献馆一直以深入挖掘整理中医药古今文献，研究传承名老中医学术经验为宗旨。2005 年文献馆黄素英领衔主持“十五”国家科技攻关计划——“名老中医学术思想及经验传承研究”子课题“蔡小荪学术思想及临证经验研究”，该课题收获了累累硕果，培养了一批新的传承人才。以此为契机成立了馆级蔡小荪名中医工作室。工作室的建设和完善为今日蔡氏妇科之发展奠定了坚实基础。2009 年上海市中医文献馆又主持承担国家级“蔡小荪名中医经验传承工作室”建设，2012 年初承担上海市中医药事业发展三年行动计划“海派中医流派传承工程建设项目”之一“海派中医蔡氏妇科流派传承研究基地”，2012 年底承担“全国中医学术流派海派蔡氏妇科流派传承工作室”建设项目，这些项目对蔡氏妇科的传承发展起到了推波助澜的作用。

面向中医药繁荣振兴的未来，蔡氏妇科传人如何一如既往，承前启后，以流派传承模式的创新思路带动学术创新与发展，为蔡氏妇科流派传承积极搭建一个更加广阔、开放，更具内涵的窗口和平台，以其强大旺盛的生命力、风格独具的学术思想、鲜明突出的个性特征、卓越优质的临床疗效、底蕴深厚的人文精神凸显流派魅力，扩展流派服务阵地，造福广大女性患者，是蔡氏妇科传承团队在蔡小荪带领下始终在思考和实践的问题。唯愿蔡氏妇科流派传承在历史的长河中奔流不息，换发新的生命力，惠泽大众。

第二节　蔡氏妇科传承团队建设

一、早期蔡氏妇科传承

20 世纪 90 年代前，蔡小荪就已根据家学与个人临证体会，发表学术论文 20 余篇，主编《经病手册》《中国中医秘方大全・妇产科》《中华名中医治病囊秘・蔡小荪》《蔡小荪谈妇科病》《中医妇科验方选》等著作，编审《蔡氏妇科经验选集》《中国百年百名中医临床家丛书・蔡小荪》。1994 年作为主要负责人起草完成《中华人民共和国中医药行业标准·中医病证诊断疗效标准(妇产科部)》并任编审委员;编审《上海市中医病证诊疗常规》,任《中医妇科学》编委会顾问。1991 年指导门人共同完成"五行模型的研究",获国家中医药管理局中医药科学技术进步二等奖。1991 年开始作为全国老中医药专家学术经验继承工作指导老师,连续带教了 1～4 批全国继承班学员。这些学员都已成为蔡氏妇科第八代传承团队中的骨干力量。

二、"十一五"团队传承

2005 年国家中医药管理局启动"十五"国家科技攻关计划"名老中医学术思想及经验传承研究"课题的子课题"蔡小荪学术思想及临证经验研究"由上海市中医文献馆主持承担。为确保课题实施,2005 年 9 月,蔡小荪名医工作室在上海市中医文献馆正式成立,由此开启蔡氏妇科学术传承的系列研究。主要建设成果如下。

(一) 科研项目

完成两项"十五"攻关课题,于 2007 年验收结题;完成国家"十五"攻关课题"蔡小荪学术思想及临证经验研究";参加完成国家"十五"攻关课题"全国中医妇科名医(蔡小荪)临证诊治不孕症经验专题和传承模式研究(横向)",此课题由上海中医药大学附属岳阳中西医结合医院负责,将蔡小荪诊治不孕症的经验与传承模式与其他中医妇科名家进行横向比较研究,充实和丰富了蔡氏妇科的传承研究内容;完成上海市局级课题"蔡小荪治疗子宫内膜异位症疗效观察",由上海中医药大学附属龙华医院付金荣牵头完成,2011 年通过验收;完成市科委重大课题"蔡氏周期理论治疗不孕症疗效观察",由上海中医药大学附属龙华医院牵头,通过验收。

(二) 专著出版

蔡小荪名中医工作室由黄素英牵头主编了《蔡氏妇科临证精粹》《中华中医昆仑·蔡小荪卷》《跟名医做临床·妇科难病》,撰稿《中医妇科名家经验心悟·蔡小荪》。

(三) 学术研究

蔡氏妇科传承团队完成蔡小荪成才之路研究报告、蔡小荪学术思想研究报告、蔡小荪临证思辨研究报告的撰写。整理总结蔡小荪回顾性病案 100 份、

蔡小荪前瞻性病案100份、蔡小荪典型医案30份。制作蔡小荪门诊带教与授课光盘资料10盘，采集内容包括蔡小荪临床诊疗、专题讲座、成才之路访谈、讲学、日常生活等资料；设计蔡小荪方剂智能分析系统，通过数据挖掘系统，对其临诊辨证、理法方药、药物配伍、药物剂量等信息进行初步比较统计；传承团队自2005—2011年发表学术论文近30篇。

（四）人才培养

自全国老中医药专家学术经验继承班启动以来，蔡小荪作为蔡氏妇科的代表性传承人连续带教四届全国和一届上海市的继承人，先后有蔡庄、周翠珍、瞿晓竹、黄素英、莫惠玉、付金荣、王隆卉、张婷婷、翁雪松等九位继承人跟随蔡小荪，并成为蔡氏妇科的研究者、追随者和传承人，这一批传承人作为蔡氏妇科第八代传人，已成长为各大医疗机构中医妇科的中流砥柱。蔡小荪名中医工作室成立以来，工作室也带动蔡氏妇科后备梯队人才的培养，先后培养再传弟子6名，其中副主任医师4名，主治医师2名，硕士研究生8名，博士研究生1名。他们作为年轻一代传承人，以科研促传承，以跟师促临床，以研读妇科经典和蔡氏妇科流派传承史促进对蔡氏妇科的情感共鸣，极大增强了对中医妇科临床疗效的信心。

（五）交流推广

蔡氏妇科传承团队积极组织和参与流派学术推广交流工作，积极组织召开蔡小荪学术思想研讨会、为研究生做专题讲座，并在全国及上海市妇科专业委员会中推广和介绍蔡氏妇科学术思想与经验。2005年，上海市中医妇科学会与南通共同举办江浙沪妇科流派学术研讨会，黄素英作“七代传承，杏林瑰宝——蔡氏妇科七代传人蔡小荪”的专题报告；2006年，在上海中医药大学附属岳阳中西医结合医院举办的国家级继续教育项目“名老中医治疗妇科疑难杂症特色”中，黄素英作“蔡小荪学术思想及临床经验简介”专题讲座；2007年，在“世界中医妇科高级论坛”上，黄素英作“从蔡小荪成才之路谈中医人才培养”学术报告；2008年，付金荣等在“全国第八次中医妇科学术研讨会”上作“蔡小荪学术思想及临床经验简介”学术报告；2009年，黄素英在全国第二届中医妇科著名流派学术研讨会上作“蔡氏妇科流派学术传承与发展”专题报告。2010年、2011年、2013年、2014年、2015年，黄素英连续多年为上海中医药大学研究生作“蔡小荪学术思想及临床经验”专题讲座；2010年，在国家级中医继续教育项目“名老中医治疗不孕症”中，黄素英作“蔡小荪治疗不孕症经验”的专题讲座；同年，应国医大师朱良春邀请，黄素英赴南通市中医院作“蔡小荪治疗不孕症的经验”学术交流讲座；同年，应山东中医药学会邀请，黄素英为“中西医结合不孕不育症诊治新技术国家级继续教育学习班”作“蔡氏周期疗法治疗不孕症的经验”讲座；同年，上海中医药大学附属龙华医院和上海市中医文献馆、上海中医妇科学会联合举办“蔡小荪教授学术思想研讨会”，会上蔡小荪以及学术继承人黄素英、付金荣、张婷婷、翁雪松等均作了专题报告。

（六）临床应用

流派传承的生命在于临床疗效，如今的蔡氏妇科已遍地开花，家喻户晓。目前上海市第一人民医院、上海市中医文献馆、上海中医药大学附属市中医医院、上海中医药大学附属龙华医院、上海中医药大学附属岳阳中西医结合医院、上海市黄浦区中心医院、上海市静安区中医医院、名医堂等众多医疗机构中均有蔡氏妇科传人的门诊，而且均是最受患者欢迎、就诊人数名列前茅的专家门诊。蔡氏妇科在中医临床中的广泛应用证明蔡氏妇科学术思想是完全来源于临床，立足于临床，扎根于临床，是深得人心、完全值得信赖的。

三、“十二五”流派团队传承

蔡氏妇科传承团队在工作室建设过程中深刻感受到，蔡氏妇科传承研究要内涵“精深”，手段“广泛”，机构“联合”，人员“复合”，成果“实用”。我们既要向上传承蔡氏妇科学术的精髓与灵魂，又要向下创新学术发展的模式。在蔡氏妇科传承的高度、深度、广度、力度上下足功夫。为此借着“十二五”期间的“海派中医蔡氏妇科流派传承研究基地”建设和国家级“全国中医学术流派蔡氏妇科流派传承工作室”建设项目，开展以下工作。

（一）明确建设目标

通过项目建设全面建设蔡氏妇科学说体系；立体搭建蔡氏妇科梯队型、复合型学术传承团队；深入扩展蔡氏妇科优势病种临床诊疗阵地；大幅提升蔡氏妇科传承团队科学研究水平；积极推广蔡氏妇科学术体系与特色诊疗技术；逐步建立一个开放互动、合作共享、不断创新、向外辐射的蔡氏妇科研究宣传、推广应用平台。促进蔡氏妇科的有效传承，力争将蔡氏妇科发展成为学术底蕴深厚、文化源远流长、特色优势明显、临床疗效卓著、人才梯队完备、传承机制完善、群众影响深远的全国知名流派。

（二）确立建设原则

研究内容要“深”：以立体化构建蔡氏妇科的学术体系为目标，将多年来积累的学术成果梳理、整合、提炼，对流派各历史阶段古籍文献、期刊、书籍、地方志、报纸中与蔡氏妇科相关资料进行挖掘与分类提炼汇总，力争展现蔡氏妇科学术与文化的根基与流变，为蔡氏妇科的传承打下坚实根基；研究手段要“广”：将文献研究、临床跟师、病例总结、临床优化研究、信息挖掘、独立门诊、诊疗技术培训、规范化方案设计、学术研讨会、团队学术沙龙等手段结合，争取研究成果最大化；研究机构要“合”：秉持开放、兼容、资源整合的宗旨，将蔡氏妇科传承人紧紧凝聚在一起，机构之间联合攻关，整体提升蔡氏妇科辐射效应和影响力；研究人员要“复”：除临床一线医师外，纳入主治与研究生队伍，涵盖中医药文献研究、计算机信息、统计分析、信息检索、文化研究等多领域、多专业的中青年人才，学科的交叉与融合为蔡氏妇科的创新提供思路和方法；研究成果要“用”：积极开展工作室网站建设、特色诊疗技术示范点建设、流派门诊建设，组织继续医学教育项目、学术研讨会、学术沙龙；设计开辟“蔡氏妇科流派”文化宣传专栏；组织蔡氏妇科特色制剂开发。

（三）流派基础建设

随着蔡氏妇科基地建设不断深入，目前在上海市中医文献馆建立了蔡氏妇科流派基地工作室、资料阅览室、展示室、档案室；在上海中医药大学附属龙华医院、上海市第一人民医院、上海市静安区中心医院、上海中医药大学附属市中医医院、上海中医药大学附属岳阳中西医结合医院等单位纷纷开设了蔡氏妇科特色专病门诊以及示范门诊，为蔡氏妇科流派学术经验在临床上的应用提供了较好的平台。

（四）流派学术传承

自2012年启动流派基地和工作室建设以来，我们根据任务书计划，以构建特色鲜明、优势明显的蔡氏妇科学术思想为目标，通过文献研究和跟师临床，全面梳理流派传承脉络、收集各类宝贵文献资料、系统提炼流派学说思想。

1. 流派脉络梳理　上海江湾蔡氏妇科始于清代乾隆年间，由蔡杏农始创。历经二世蔡半耕、三世蔡炳、四世蔡兆芝、五世蔡小香、六世蔡香荪、七世蔡小荪，目前第八代传承人为蔡小荪通过师承方式培养的学术继承人，包括史佩芳、丁仁甫、蔡庄、周翠珍、瞿晓竹、黄素英、莫惠玉、付金荣、王隆卉、张婷婷、翁雪松、赵宪先、陈旦平、闵肖岚、金毓莉等。

2. 流派资料收集　收集整理蔡氏妇科流派代表性传承人社会活动、社会公益、方志记载等文献资料；收集蔡氏妇科五世蔡小香、六世蔡香荪、七世蔡小荪传记；收集历代代表性传人著作，完成《种橘山房医论——蔡炳枕泉氏辑》《江湾蔡氏妇科述要》《临证秘传——砚香识要》《临证随录——蔡氏识》《通治验方》等5部历代代表性传人著作校勘；收集蔡小荪年轻时期学习笔记11册，涉及医案386则，医论8篇；收集蔡小荪1978年亲自整理临床验案30则，每则验案详细记录了诊疗过程，撰写按语，详细分析思辨过程，是很好的教学医案范本；收集蔡小荪《中医食疗学》函授班讲义第三十四讲妇产科疾病一册5讲；收集蔡小荪1982年在上海市第一届中医研究班讲授《金匮要略》的讲稿3篇；建设期间收集拍摄蔡小荪为633位患者诊疗全过程，并将部分典型医案刻录光盘，可供总结带教用。

3. 流派思想提炼　蔡氏妇科在学术上宗古而不泥古，博采众长，融会贯通。临证主张因时、因地、因人制宜，权衡轻重而不偏；经病注重肝脾肾，治当调理气血为主，总则为以通为用，通补结合。处方用药精而简，重视归经配伍，顺阴阳之序，适四气之和，制寒热水火之偏胜，配动静升降之合度。忌用损气耗血峻厉之药，慎用碍脾妨胃滞湿之品。蔡氏近代又主张辨病与辨证结合，分期与分型结合，中医病因病机与西医病理变化结合，药物传统效用与现代实验研究结合。验方今用，务求实效。其学术思想历经各代发展演变，至蔡小荪渐臻完备。深入剖析历代学术思想和特点，可以清晰地看到其中的发展脉络、演变过程、传承发展。基地建设期间总结提炼了蔡氏妇科学术思想、蔡炳学术特点、蔡兆芝学术思想、蔡小香学术特点、蔡小荪学术思想等5份学术思想研究报告。

4. 论文及专著成果　自2012年6月至2015年底，已经发表蔡氏妇科流派相关学术论文近30篇，其中核心期刊20篇。团队成员主编及副主编出版著作8部：《蔡小荪论治不孕症》(上海科学技术出版社)、《海派中医蔡氏妇科流派医案集》(人民卫生出版社)；《海派中医妇科流派研究》(中国中医药出版社)；《江南中医妇科膏方精选》(中国中医药出版社)；《全国中医妇科流派研究》(人民卫生出版社)；《海上名医用药经验集》(上海交通大学出版社)；《莲开无声香自飘——海派中医蔡氏妇科流派》(世界图书出版公司);《全国中医妇科流派名方精粹》(中国中医药出版社)。参编《中西医结合妇科临床手册》(科学出版社)。

5. *流派相关课题* 建设期间申请立项与蔡氏妇科流派相关课题3项。2012年上海市卫生局课题“消膜止血调整周期法治疗子宫内膜简单型增生过长崩漏的规范化研究”;2012年“补肾化痰方对肥胖型多囊卵巢综合征患者的血清脂联素水平及胰岛素抵抗的影响临床疗效观察”;2014年上海市科委“育肾填精周期调治法治疗卵巢功能低下的临床疗效评价”。

(五)流派科学研究

1. *优势病种临床优化* 团队通过临床总结和临床优化研究,积极探索蔡氏妇科优势病种的内治与特色外治法相结合诊疗的创新之路;探索了蔡氏妇科3个新优势病种的临床研究应用。以上海中医药大学附属龙华医院为主体,上海中医药大学附属岳阳中西医结合医院、上海市第一人民医院、上海市第一妇婴保健院等机构传承团队相配合,重点选择痛经、输卵管炎性不孕、IVF辅助治疗3个优势病种进行了为期3年多的临床优化方案设计、临床观察研究。为蔡氏妇科3个优势病种的规范化诊疗提供了有力的临床支撑。

2. *形成优势病种诊疗方案* 形成“运用蔡氏妇科健肾三步法对IVF患者助孕的诊疗方案”“蔡氏妇科治疗输卵管炎性不孕症中医诊疗方案”“蔡氏解痛贴治疗原发性痛经的诊疗方案”“蔡氏解痛贴治疗子宫内膜异位症的优化方案”“蔡小荪教授治疗无排卵性不孕症诊疗方案”“蔡氏妇科治疗多囊卵巢综合征诊疗方案”等6个临床诊疗方案,积极推广应用于临床。

3. *开发特色诊疗技术* 随着IVF-ET这一技术在临床上使用率越来越高,反复种植失败一直是IVF-ET助孕中研究的难点。蔡小荪运用周期调治法辅助提高IVF成功率方面效果颇显,因此基地建设期间对蔡小荪运用周期调治法辅助提高IVF成功率的学术经验进行全面总结,撰写相关学术论文4篇,开展了相关优势病种研究,重点评价蔡氏中医药周期调治对反复辅助生殖技术(ART)失败患者助孕作用的临床疗效,将再次IVF治疗患者在下一鲜胚移植周期的子宫内膜厚度、获卵数、可用胚胎数、受精率、优质胚胎率、着床率、临床妊娠率、流产率、持续妊娠率、促排卵后患者自觉症状(如发热、腰酸)作为疗效评价的内容,撰写形成“运用蔡氏健肾三步法对IVF患者助孕的诊疗方案”。

（六）流派推广应用

1. 开设流派特色专科专病门诊　建设期内，开设流派特色专病门诊8个（上海中医药大学附属龙华医院、上海市第一人民医院、上海中医药大学附属市中医医院、上海市中医文献馆、上海中医药大学附属岳阳中西医结合医院、上海市黄浦区中心医院、上海市静安区中医医院、上海市第一妇婴保健院），门诊量呈逐年上升趋势。

2. 流派特色技术推广示范点建设　建设期内，上海市中医文献馆、上海市第一人民医院、市府门诊、上海中医药大学附属市中医医院门诊为流派特色技术推广示范点，蔡小荪亲自带教示范使用蔡氏妇科特色技术，带教蔡氏妇科第九代传人、研究生、进修生等。上海市中医文献馆更是开设从周一到周日不间断地由蔡小荪领衔的蔡氏妇科传承团队组成的示范门诊，并带教学生。

3. 国家级继续教育项目和培训项目　完成国家级中医药继续教育项目6项。2012年成功举办国家级继续教育项目“蔡氏妇科学术思想及临床经验”培训班；2013年成功举办国家级继续教育项目“蔡氏妇科治疗不孕症经验”研修班，受到学员一致好评，区域外学员占30%以上；2014年成功举办国家级继续教育项目蔡氏妇科治疗妇科杂病研修班；2015年成功举办“蔡氏妇科痛证学术思想研讨暨优势病种临床经验总结”继续教育项目；2016年10月份成功举办“蔡氏妇科治疗月经病专题研讨会暨蔡氏妇科周期疗法治疗妇科病研修班”国家级继续教育项目，60余人来自10余个省市的学员参加了培训；2016年11月成功举办“蔡氏妇科流派特色暨优势病种痛证治疗进展”国家级继续教育项目。

4. 流派中医网站建设　目前已完成蔡氏妇科网站建设（http：//www.shcsnk.cn/），并正式上线运营，并有专人进行系统维护，以提高流派学术影响力、加强流派间学习交流、共享流派学术资源。目前已经有一定的患者咨询访问。

（七）流派文化建设

1. 流派影视资料拍摄　拍摄完成蔡小荪行医七十周年专题片，介绍蔡小荪的从医经历、医学成就等。在此基础上，拍摄完成蔡氏妇科流派宣传片。

2. 蔡小荪行医七十周年学术会　为生动展现蔡小荪行医历程、高尚医德之风采，基地编写制作《蔡小荪教授行医七十周年纪念册》，收集图片100余张。蔡小荪行医七十周年学术会议，通过学术论坛的筹备，初步梳理了蔡氏妇科家学渊源、人文内涵、学术思想、临证专长，推进了蔡氏妇科流派的学术传承；学术论坛的成功举行，弘扬了蔡氏妇科诚仁信念，推广了蔡氏妇科临证经验。该论坛不仅是蔡氏妇科流派的盛会，也是全国妇科流派的盛会，加强了流派间的学术交流，促进了流派传承研究工作的开展。蔡氏妇科全体成员将以此为契机，团结协作、开拓进取、孜孜以求，为蔡氏妇科的传承创新、再创辉煌而不懈奋斗。

3. 平面媒体宣传　蔡氏妇科传承人多次参加《扁鹊会》《健康大不同》《第一诊室》等电视节目的录制，介绍海派中医蔡氏妇科治疗妇科病的经验；在电台"活到一百岁"、《家庭用药》《人与健康》等多家报纸杂志宣传蔡氏妇科；总基地、分基地、分项目制作蔡氏妇科宣传栏，宣传蔡氏妇科；印制蔡氏妇科宣传册5 000册，发放给就诊患者，扩大流派影响。

4. 流派人物传记　蔡氏妇科前后相传200多年，历代传人尤其是五世蔡小香、六世蔡香荪忧国忧民，或投身革命，或创办医院，为国家、为患者竭尽所能，堪为医界楷模。相关事迹可见于《宝山县续志》卷五、卷七、卷十、卷十一、卷十四、卷十七。基地搜集整理相关材料，撰写《同赴国难，共承时艰——纪念爱国志士妇科名医蔡香荪先生》《爱国爱民，医界楷模——记海派蔡氏妇科第六代传承蔡香荪》《观蔡氏妇科流派之海派文化特征》等论文。并已出版《蔡氏妇科风云录》《蔡氏妇科流派图录》。各传承人在临床医疗实践中均践行蔡氏"诚仁"医风，做一名好医生。

第三节　蔡氏妇科当代传承人

一、传承团队概况

蔡氏妇科流派目前由代表性传承人1人（蔡小荪）、主要传承人（重点培养）3人（黄素英、付金荣、张婷婷）、传承人10人（蔡庄、瞿晓竹、周翠珍、莫惠玉、王隆卉、翁雪松、陈旦平、赵宪先、闵肖岚、金毓莉）、后备传承人10人（张利、毕丽娟、王春艳、王海丽、苏丽娜、许华云、刘邓浩、谭丽、许江虹、崔虹等）、新增后辈传承人 15 人(巴东娇、谷莹、景燕、朱姝、董丽君、金贞恩、陈晖、刘蕴智、夏琴琴、焦亚丽、谭蕾、沈丽、王铮、崔月璐、陈颖娟)以及继承人所带研究生组成,梯队结构合理。人才培养主要以导师传承带教、区域内合作交流、参加统一的培训学习和多种继续教育学习、交流考察,形成学术传承、人才培养的创新模式。

团队制定流派内外人员培养计划。培养模式主要以导师临诊带教为主。2013 年 12 月前,本流派代表性传承人蔡小荪每周出诊 2 次,已组织本流派主要传承人、后备传承人侍诊,通过跟师抄方、拍摄录像等方式全面收集诊疗资料,同时培养继承人掌握蔡氏妇科主要临床经验、特色技术。目前蔡小荪因身体原因停诊,以主要传承人为主进行带教学习。另外,团队经常开展流派间学术交流。2012 年 6 月蔡氏妇科团队成员赴贵阳丁氏妇科流派开展流派间学术交流;2014 年 3 月到天津参加哈氏妇科"中医治疗原发性痛经经验"继续教育交流;2014 年到杭州参加陈木扇女科"中医妇科疑难病(崩漏)治疗经验"继续教育学习交流;2014 年参加上海中医药大学附属龙华医院主办的"中西医结合诊治生殖内分泌疾病的临床对策和基础研究进展——不孕症相关问题学术讨论会";2014 年参加山西"三晋王氏妇科、龙江韩氏妇科诊治月经病经验学习班";2014 年参加"纪念罗元恺教授百年诞辰学术研讨会暨岭南罗氏妇科流派传承继续教育"学习,并均进行了学术交流;2015 年先后到哈尔滨、山西、广州等地进一步交流学习;2016 年先后到苏州、重庆、杭州、广州等多地进行学术交流。

建设期间,主要传承人上海中医药大学附属龙华医院付金荣、上海中医药大学附属岳阳中西医结合医院张婷婷入选上海市领军人才培养项目,后备传承人上海市中医文献馆王春艳入选全国第五批全国继承班,后备传承人上海市中医文献馆张利、毕丽娟入选第六批全国继承班,上海市中医文献馆张利、上海市静安区中医医院许江虹入选上海市杏林新星人才培养项目。

二、主要传承人简介

黄素英,女,海派蔡氏妇科第八代传人。上海市中医文献馆主任医师。现任上海市中医药学会妇科分会副主任委员,中国中医药研究促进会妇科流派分会副主任委员,世界中医药学会联合会妇科专业委员会常务理事,世界中医药学会联合学会生殖医学专业委员会常务理事，全国第二批老中医药专家学术经验继承班继承人，师从蔡小荪。发表学术论文60余篇，主编“跟名医做临床”系列丛书，《全国百年百名中医临床家·蔡小荪》《蔡氏妇科临证精粹》《女科调经要旨》《上海名老中医医案精选》《海上名医医案心悟》《名医之树常青》《蔡氏妇科流派医案集》等专著。主持完成上海市科委“名老中医学术思想与临床经验传承研究”创新行动项目，获2010年度上海市中医药科技奖一等奖。主持完成国家科技部“十五”科技攻关课题“蔡小荪学术思想及临床经验研究”。目前是上海市中医药发展三年行动计划——海派中医蔡氏妇科流派传承基地建设的总负责人、全国中医学术流派海派蔡氏妇科流派传承工作室总负责人。

莫惠玉，女，海派蔡氏妇科第八代传人。上海市黄浦区中心医院副主任医师。全国第二批老中医药专家学术经验继承班继承人，师从蔡小荪。参编《全国百年百名中医临床家·蔡小荪》《蔡氏妇科临证精粹》等专著，是海派中医蔡氏妇科流派传承基地建设分项目、全国中医学术流派海派蔡氏妇科流派传承工作室分项目负责人。临床擅长各类妇科疑难杂病。

付金荣，女，医学博士，主任医师，教授，硕士生导师。蔡氏妇科基地建设分基地负责人，李祥云工作室成员，上海市中医药领军人才培养对象，世界中医药学会联合学会妇科分会理事，中国中医药研究促进会妇科流派分会常委。临床擅长治疗月经病、不孕症、痛经、子宫内膜异位症、多囊卵巢综合征等妇科疑难杂病。主持国家级、市部级及校级科研与教学课题11项，发明专利1项，主编《蔡小荪论治不孕症》，参编《实用妇科中西医诊断治疗学》等8部，发表论文40余篇，指导硕士生8名。

王隆卉，女，主任医师，妇科主任，上海中医药大学附属市中医医院特诊部专家。2005年起参加蔡小荪老中医工作室工作。2006年毕业于第三届全国名老中医学术经验继承班，师从全国名中医蔡小荪。对于妇科疑难疾病有独特的见解和治疗方法。发表论文几十余篇，参与编写《实用男女病性病临床手册》《蔡氏妇科临证精粹》《名医薪传》。参加完成局级课题3项，“十五”攻关课题1项，国家中医药管理局课题1项，科委课题1项。擅长盆腔炎、不孕症、月经失调、卵巢早衰、子宫内膜异位症、围绝经期综合征。

张婷婷，女，蔡氏妇科第八代传人之一。上海中医药大学附属岳阳中西医结合医院主任医师，妇科主任，医学博士，国家中医药管理局中医妇科重点专科负责人，上海市医学重点学科负责人，中华中医药学会名医学术思想研究分会常委，上海市医学会中医妇科分会主任委员，日本东京中医临床医学研究会会员，擅长中医药治疗子宫内膜异位症、月经失调、不孕症、围绝经期综合征、产后病等。先后从师名中医吴敦序、戴德英，在全国第四批名老中医药专家学术经验继承班中师从蔡小荪。

周翠珍，女，上海市第一人民医院中医科副主任医师，1993 年在上海市名老中医继承人研究班学习，跟师蔡小荪。长期从事中医妇科临床，对妇科常见病、多发病及疑难杂症经验丰富。对蔡氏妇科独特医术潜心研究，取得良好疗效。采用蔡氏消化坚汤治疗子宫肌瘤，对崩漏患者运用阴阳辨治、化瘀止崩法，对围绝经期综合征治疗均颇有经验。曾参与“百合避孕囊”临床研究工作。发表过论文 6 篇，参与编写《蔡氏妇科经验荟萃》。

陈旦平，男，上海市静安区中医医院院长、副主任医师。早年随父学业，后拜蔡氏妇科蔡小荪门下，侍师随诊 10 余年，在月经失调及不孕不育等妇科病症的治疗领域颇有建树，宗蔡小荪治妇科病之调经种子之旨，创立“育肾方”“温肾方”。临床效果佳，学术特色鲜明，是海派中医蔡氏妇科流派传承建设分基地、全国中医学术流派海派蔡氏妇科流派传承工作室分中心负责人。

三、整体团队情况一览表

表 2　蔡氏妇科传承人一览

类　别	姓　名	单　位	专　业	技术职务	属于第几代传承人	师从关系
代表性传人	蔡小荪	上海市第一人民医院	中医妇科	主任医师	七代	师从蔡香荪
主要传承人（重点培养）	黄素英	上海市中医文献馆	中医妇科	主任医师	八代	师从蔡小荪
	付金荣	上海中医药大学附属龙华医院	中医妇科	主任医师	八代	师从蔡小荪
	张婷婷	上海中医药大学附属岳阳中西医结合医院	中医妇科	主任医师	八代	师从蔡小荪

续 表

类 别	姓 名	单 位	专 业	技术职务	属于第几代传承人	师从关系
传承人	蔡庄	上海市虹口区妇幼保健院	中医妇科	主任医师	八代	师从蔡小荪
	瞿晓竹	南汇光明中医院	中医妇科	副主任医师	八代	师从蔡小荪
	周翠珍	上海市第一人民医院	中医妇科	副主任医师	八代	师从蔡小荪
	莫惠玉	上海市黄浦区中心医院	中医妇科	副主任医师	八代	师从蔡小荪
	王隆卉	上海中医药大学附属市中医医院	中医妇科	主任医师	八代	师从蔡小荪
	翁雪松	上海市第一人民医院	中医妇科	主治医师	八代	师从蔡小荪
	陈旦平	上海市静安区中医医院	中医妇科	副主任医师	八代	师从蔡小荪
	赵宪先	上海中医药大学附属市中医医院	中医妇科	副主任医师	八代	师从蔡小荪
	闵肖岚	上海市黄浦区中西医结合医院	中医妇科	主任医师	八代	师从蔡小荪
	金毓莉	上海市第一人民医院	中医妇科	副主任医师	八代	师从蔡小荪
后备传承人	张 利	上海市中医文献馆	中医妇科	副主任医师	九代	师从黄素英
	毕丽娟	上海市中医文献馆	中医妇科	副主任医师	九代	师从黄素英
	王春艳	上海市中医文献馆	中医妇科	副主任医师	九代	师从黄素英
	王海丽	上海市中医文献馆	中医妇科	副主任医师	九代	师从黄素英
	苏丽娜	上海市中医文献馆	中医妇科	主治医师	九代	师从黄素英
	刘邓浩	上海市第一妇婴保健院	中医妇科	副主任医师	九代	师从黄素英

续 表

类别	姓名	单位	专业	技术职务	属于第几代传承人	师从关系
后备传承人	许华云	上海市第一人民医院	中医妇科	主治医师	九代	师从付金荣
	谭丽	上海中医药大学附属岳阳中西医结合医院	中医妇科	主治医师	九代	师从张婷婷
	许江虹	上海市静安区中医医院	中医妇科	主治医师	九代	师从陈旦平
新增后备传承人	崔虹	新西兰奥克兰	中医妇科	副主任医师	九代	师从黄素英
	巴东娇	上海市闵行区新虹社区卫生服务中心	中医妇科	主治医师	九代	师从付金荣
	谷莹	上海市徐汇区田林街道社区卫生服务中心	中医妇科	主治医师	九代	师从付金荣
	景燕	上海市普陀区中医医院	中医妇科	主治医师	九代	师从黄素英
	朱姝	常州市妇幼保健院	中医妇科	主治医师	九代	师从黄素英
	董丽君	上海市香山中医医院	中医妇科	主治医师	九代	师从黄素英
	金贞恩	上海瑞东医院	中医妇科	中医师	九代	师从黄素英
	陈晖	上海市中医文献馆	中医妇科	住院医师	九代	师从黄素英
	刘蕴智	江西省九江市第一人民医院	中医妇科	副主任医师	九代	师从黄素英
	焦亚丽	上海市闵行区莘庄社区卫生服务中心	中医妇科	主治医生	九代	师从付金荣
	谭蕾	上海中医药大学附属岳阳中西医结合医院	中医妇科	主治医生	九代	师从张婷婷

续 表

类别	姓名	单位	专业	技术职务	属于第几代传承人	师从关系
新增后备传承人	沈丽	上海市浦东新区北蔡社区卫生服务中心	中医妇科	主治医生	九代	师从张婷婷
	王铮	上海市第一妇婴保健院	中医妇科	主治医师	九代	师从张婷婷
	崔月璐	上海市静安区中医医院	中医妇科	主治医师	九代	师从陈旦平
	陈颖娟	上海市静安区中医医院	中医妇科	主治医师	九代	师从陈旦平

路漫漫其修远兮，吾将上下而求索。海派中医蔡氏妇科流派传承发展，应该立意高远。做好顶层设计，以思路决定出路，以传承引领发展。万变不离其宗，围绕中医药临床诊疗水平的不断提升和中医药学术水平的不断发展，我们变化创新的只是研究的方法和手段，不变的是研究的内涵和精髓。我们将在国家政策指引下，在蔡小荪引领下，以“博学之，审问之，慎思之，明辨之，笃行之”的治学态度，以“博学而不穷，笃行而不倦”的治学精神，以海纳百川、开放创新、和合共进的精神，为蔡氏妇科的传承发展尽心尽力。

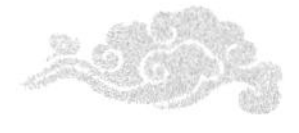

第十章
传承团队心得体会集萃

第一节 蔡氏妇科第八代传人传承心悟

一、黄素英——从蔡小荪成材特点谈中医人才培养

蔡小荪，出生于中医妇科世医之家。为蔡氏妇科七世传人。他秉承祖训，勤习深研，学以致用，既继承了蔡氏妇科的传统，又发展形成了自己的特色。行医70余年，积累了丰富的临床诊疗经验，成为全国著名妇科专家。通过学习、研究了解蔡小荪的成材之路，总结其成材特点，我们从中得到一些关于中医人才培养的启示。

（一）蔡小荪成材特点

1. 出生世医之家，早临床，多实践，早成名　蔡小荪出生于儒医世家，12岁开始在家中学医，14岁进入中国医学院学习，16岁毕业后即随父襄诊，上午帮父亲抄方，下午应诊。20岁时父亲蔡香荪不幸谢世，即独立应诊，独当一面，仍盛况不衰，求诊者接踵，每日应诊百余号。当时有人称他为“小辈英雄”“将门虎子”。由于出生于世医之家，通过跟父亲的朝夕临诊，耳濡目染，口授心传，很快学到老一辈中医学家独特的临床经验，掌握了诊疗技巧，少走了弯路，缩短成才周期，很年轻就继承了家学，成为名医。

2. 深厚的文化底蕴，造就了良好的综合素质　蔡小荪幼时即聘请清代秀才、举人来家教学国文、诗书。稍长，又聘峡石吴善庆（《药学大辞典》编者之一）讲习医学。还请著名武术家教练拳术，请京剧老师教戏。并延师学习英语。平时喜游泳、旱冰，尤嗜马术，喜狩猎、旅行，更爱好摄影，是全国摄影家协会会员。由于兴趣广泛，人文基础扎实，古汉语基础好，熟读中医经典，对中医理论理解深刻，所以他写的脉案语言精练，用词精辟，理法方药准确，疗效显著。由于文化积淀深厚，所以思维活跃，创新意识强。在20世纪70年代初，就提出了月经周期的四期生理特点和调治思路，认为经以肾气为主导，受天癸调节，并随着阴阳消长、气血盈亏而出现月经期、经后期、经间期、经前期的变化。在具体治疗中，将四期生理和妇科诸疾的病理特点有机结合，借助西医的基础体温的测量，制定出不同的周期调治法，创立了一整套妇科病审时论治的学说和中医周期疗法。如不孕症周期疗法、子宫肌瘤周期调治法、子宫内膜异位症周期调治法、月经不调周期疗法等。这一调治法广泛用于临床，取得明显的疗效。

3. 学校与家传相结合，衷中参西　蔡小荪不仅出生世医之家，而且还就读于中国医学院。他综合了两种教育方式的优势，既有扎实的理论基础，又有丰富的临床经验，在学术上宗古而不泥古，博采众长，融会贯通。

在临床诊疗时，蔡小荪主张中医辨证与西医辨病相结合，分期与分型结合，中医病因病机与西医病理变化结合，药物传统效用与现代实验研究结合。在四诊合参的基础上，借鉴西医学各种检验，融汇中西学说，各取所长，互为应用。蔡小荪强调“天人合一”，创立了一整套妇科病审时论治的学说和中医周期疗法。他认为妇科当以调经为首重，治疗时必须顺应和建立女性的月经周期。而调经之道，在于详审月经周期节律，根据不同时期阴阳相交生理特点，进行适时适当治疗，方能获事半功倍之效。

蔡小荪认为要学好中医妇科，除了要具有扎实的中医功底外，还要有广博的现代解剖、生理、病理知识。强调在当今科学日新月异的时代，中医诊病若单停留在原有一套“望、闻、问、切”的基础上是不够的，应结合现代科学仪器方法、手段，使“四法”从宏观到微观，更具体确切、深入地认识疾病。从西医学角度来审视中医妇科所常见的一些疾病，并非全部都有证可辨，因而对妇科患者都要求做一定的妇科检查，包括物理检查、超声检查、性激素检查，以求详细了解患者生理病理，并且通过这些检查的结果来指导处方用药。

4. 严谨的治学态度与诊治态度

(1) 对待经典的态度——尽信书不如无书，择优而取：蔡小荪认为对于书本上的知识，要批判性地吸收，不可不信，但也不可全信。经典要熟读，要去芜存菁，要结合临床做判断。如《金匮要略・妇人妊娠病脉证并治》文中记载：“妇人宿有癥病，经断未及三月，而得漏下不止，胎动在脐上者，为癥痼害。妊娠六月动者，前三月经水利时，胎也。下血者，后断三月，衃也。所以血不止者，其癥不去故也，当下其癥，桂枝茯苓圆主之。”这段有关桂枝茯苓丸的记载，指出因癥而引起妊娠胎动不安，漏下不止者，应当治疗癥，癥去则胎安。但结合临床若妊娠有癥，用桂枝茯苓丸可能会导致下血不止而流产。当然这其中可能有缺文，但我们一定要结合临床实践做出正确的判断，这样才不会有失误。

(2) 对待学术的态度——博采众长，继承创新：对待各家学说，蔡小荪主张宗古而不泥古，博采众长，融会贯通。补土取法李东垣；滋阴崇尚朱丹溪；调气首推汪石山；理血尤崇叶天士。还赞同张景岳的补肾主命门学说和“阴中求阳，阳中求阴”之见。对待西医也是如此，蔡小荪认为要学好中医妇科，除了要具有扎实的中医功底外，还要有广博的现代解剖、生理、病理知识；更要借鉴西医学各种检验，以助诊断。继承祖辈的知识，然后要有创新，没有创新就没有发扬光大。

(3) 对待临床的态度——审证明辨，务求实效：蔡小荪认为《金匮要略・妇人篇》是妇科辨证施治的典范，在临床中要审证明辨，才能治好病。审证求因，贵乎精详；遣方用药，须知权变。主张因时、因地、因人而制宜，权衡轻重而不偏，适度寒温而不怫。危症急需单刀直入，务期脱险奏功；久病则宜标本兼顾，不求速愈立效。经病注重肝、脾、肾，治当调理气血为主，总则为以通为用，通补结合。闭经不尚攻伐，崩漏不专止涩。处方用药精而简，重视归经配伍，顺阴阳之序，适四气之和，制寒热水火之偏胜，配动静升降之合度。忌用损气耗血峻厉之药，慎用碍脾妨胃滞湿之品。辨病与辨证结合，分期与分型结合，中医病因病机与西医病理变化结合，药物传统效用与现代实验研究结合。

另外，蔡小荪还强调医生在临床中要学会自我保护，病历一定要考虑清楚，写仔细。问诊很重要，但不能轻信少数患者的阐述，要自己判断，才能防止差错。如妊娠反应要用汉字大写写清楚“阴性”“阳性”；患者所说的对诊断有意义的话要用“据云……”记下来。

5. *爱国爱民世家，济世救人家训* 蔡小荪出生于爱国爱民世家，尤其是父亲蔡香荪参加孙中山同盟会，一生做好事。抗战时期，蔡香荪自出资金成立救护队救护伤员，保存抗战有生力量。战争结束则组织掩埋队掩埋伤员。他还创办时疫医院、暑天医院免费为老百姓看病。并冒险营救地下党，在蔡家花园策划广州起义，因临时病足而勉遭黄花岗之难。

蔡小荪常说，蔡氏传业有两个准则：一是医生治病救人，应不计酬劳；二是应终生做好事，以弥补工作中难免的差错。他说他印象最深的就是父亲诊所挂号的号票，分好几种颜色，有常规号票，有半票，有免费的等。对更困难的患者，父亲常送药，甚至还会掏钱给他们作路费。蔡小荪亦是这样行医做人。记得有一次，一位崩漏患者，贫病交加，蔡小荪不要她挂号，并拿钱请她到西医医院做一些必要的检查。患者和她的母亲感动得流泪。蔡小荪医术精湛，秉承祖训，乐于为善，以“来之于民，还之于民”为人生宗旨，为解除患者的病痛为己任。

蔡小荪医德高尚，临床治病不问贫富贵贱，皆一视同仁，尽心治疗，造福病家不计其数。蔡小荪常言“医道虽繁，能精心钻研，审证明辨，对症施治，也不难奏功”。并自谓“悬壶身心迄今，诊病人次何止百数十万，纵有独到经验，卓效成方，首先得之先人传授，更赖病者协助”。

（二）几点启示

从蔡小荪的成长历程和成材特点，结合不少专家的成材的特点，在如何培养中医临床型人才方面我们得一些启示。

1. 早临床，多实践　由于中医学是一门实践性很强的学科，它成材的周期较长，所以早临床、多实践显得十分重要，特别在今天，面对西医学的竞争，中医必须在继承前人经验的基础上，不断总结经验，才能成为一代名医。在校学生应尽早接触临床，在学理论期间，应实行读书与临床交叉进行的制度，增加临床见习和实习的时间，尽早培养学生的中医思维模式。

2. 学校教育与师承教育相结合是培养名医的最佳形式　学校教育是当今培养中医药人才的主要途径，师承教育也是培养中医药人才的重要形式。而学校教育与师承教育的结合则综合了两种教育模式的优势和长处，既体现了学校教育的规范、系统、规模的优势，又体现了师承教育的实践性、针对性、独特性等优势，所以学校教育与师承教育相结合是培养中医名家的最佳形式。建议学校毕业生在通过一定的临床实践后必须跟名医，进行师承教育，这有利于中医临床人才早成材，早成名。

3. 熟读中医经典，注重文化积淀　熟读中医经典，从一开始学中医就应有计划背诵经典著作，尤其是药学、方剂、《内经》以及《伤寒论》《金匮要略》《温病条辨》等基础知识。在学校要加强中医经典著作的学习和研究，注意与临床应用密切结合。同时加强中国传统文化，如中国古代哲学、中国古代文学、中国古代思想史等相关人文课程。

4. 一切从患者出发，加强医德医风建设　医生只有具备仁心仁术，急患者所急、想患者所想的思想，才能构建和谐的医患关系。患者不仅是医生的服务对象，更是医生的老师，医生的经验是患者以性命相托共同创造的结果，医生的成就中有一半是患者给的。因此以人为本、以德为本、高尚的医德医风是不可缺少的。

二、付金荣传承心得

2002 年 12 月我作为第三批全国名老中医学术继承人，师从蔡小荪，就此成为蔡氏妇科门人。10 年后的 2012 年 12 月我被入选上海中医药领军人才培养，再次跟师学习。十几年来先后参与"十一五"攻关整理老师的学术思想，承担局级、市科委等蔡氏妇科相关课题，目前又承担蔡氏妇科流派分基地建设项目，在不断的学习和整理资料的过程中，深深理解了蔡氏妇科历经 200 多年，而代代精英无出其右。其渊源于儒家根底即非一般，文化底蕴深厚，妇科特色明显，传承中不断创新，每每多有建树！

七代传人蔡小荪秉承祖传，精研经典，广撷历代名医前贤之精华，旁参西医学之长，治学严谨，医德高尚。

他倡导妇科病"审时论治"，提出按月经周期的四期生理特点调治妇科疾病的思路，在具体治病中将四期生理和妇科诸疾的病理特点有机结合，制定不同的周期调治法，创立了一系列自拟方剂，并提出痛经辨证四异新见解，这些理论体现了蔡氏妇科学术思想发展的突破阶段，对促进中医妇科学术发展具有重要意义。我将老师的按月经周期生理周期调治妇科疾病的学术思想应用于临床，看病的速度明显增快，看病的效果比以前有较大提高。

蔡小荪临证时用药强调宜醇正，即以简、轻、验为准则，临床辨证准确，善抓重点，处方随症取药 10～12 味，每剂总量大都在 70～100 g，看似平常，恰到好处，在简练中取效果。他颇具风格的用药特色也使我真正理解了"所谓轻可去实"的含义，在老师的指导下，临证时我也改变了过去担心疗效欠佳，用大方甚至药物堆砌的习惯，避免用损气耗血峻厉之药，慎用碍脾妨胃滞湿之品。现在处方药物虽少，而疗效却在提高，患者复诊率比过去有提高。这些都是得益于老师“抓住主要矛盾的辨证手段和灵活选方用药的技巧”。

蔡小荪不仅医术精湛，且为人彬彬有礼，虚怀若谷，颇有儒医风范。他曾言道：“医道虽繁，但能精心钻研、审证明辨、对症施治，也不难奏功。悬壶迄今诊病人次何止百数十万？纵有独到经验、卓效成方，首要得之先人传授，更赖病者协助。”一言蔽之，“亦来之于民，应还之于民”。我在跟师期间深深体会到他这种高尚的医德医风，遇到贫穷的患者他有时经常免费给她们看，众多国内外慕名求诊者络绎不绝。每每都是多处求医效果不显的疑难病症患者，蔡小荪总是能药到病除，病家每每连连称谢。蔡小荪总是谦虚地说：“是你们配合得好。”“只要患者喊痛，我比患者还心急。”这是蔡小荪的心情写实，从医半个世纪，他高尚的医德被广为传颂。他常告诫我们后辈：“为患者治病，医生的态度一定要好。病家患疾，心情又焦急又郁闷，当医生的一定要理解他们、安慰他们，善意地进行心理疏导，让他们觉得医生是可信赖的，疾病是可以治愈的，这时医生开出的处方和治疗才会达到预期的效果。如果医生态度生硬、诊治草率，患者对医生就会产生一种信任危机，治疗效果就会大打折扣。”平日里患者再多、时间再长，他总是一丝不苟，为了让患者能早一点就医服药，他经常顾不上吃午饭，连续门诊到下午。他总是说：“只要患者需要我，就要为患者着想。”记得有一次他发高热，第二日早晨体温没退，仍然38.5℃，医院劝他当日门诊停掉，他说患者来一趟不容易，坚持看完了50号患者才回去补液，当时先生已82岁。蔡小荪这些崇高的敬业精神深深地感动了我，当自己面对繁忙的门诊工作，面对等待的患者，也应毫无怨言，并认真耐心地给予诊治。

几年的跟师经历是我终生难忘的，蔡小荪治学严谨，待人随和谦逊，对患者很体贴，对学生很关爱，我们对老师也很尊敬，在这“尊师爱徒”的氛围里，学习是很愉快的、幸福的。他常告诫我们说：“行医做人绝对不能有任何的江湖习气，不要贬低别人，也不要抬高自己，诊治疾病不可马马虎虎，似是而非，把救死扶伤作为自己的职责。”我谨守师训，行医做人。但做得还远远不够。在今后的工作还要不断地学习才是。“师父领进门，修行在个人”，作为一名医生学习是无止境的，只有孜孜不倦、锲而不舍地追求，才能达到“上工治未病”的境界，才算是一个好医生。蔡氏妇科博大精深，我了解得还很肤浅，今后还要不断领悟，体会实践，将蔡氏妇科学术思想进一步发扬光大，继承创新，为更多的患者解除痛苦，为中医妇科事业做一点有益的贡献。

三、张婷婷——学生眼中的蔡氏妇科

蔡氏世业女科，传至吾师蔡小荪，已历七世，其本居大场，后迁至江湾。成为名誉至今的上海江湾蔡氏妇科。跟随蔡小荪老师多年，从文化到学术思想，都深深影响着我们这一代。蔡氏妇科不仅是中医学术界中的瑰宝，其流传至今的历史文化，以及蔡氏传人行医为人之精神，亦是值得吾辈传扬和学习。在我们眼中的蔡氏妇科是这样的。

（一）儒医世家，心系国民

蔡氏妇科素有儒医之称。肇始于清乾隆年间，始祖蔡杏农素有济事利民之愿，亦儒亦医，岐黄之术，独树一帜。其中尤以妇科见长，求诊者络绎不绝。曾祖蔡兆芝为同治癸亥科贡生。19世纪后叶五世蔡小香，为光绪甲申黄科廪，才华出众，据传为当时四大名医之一，创立我国最早的学术团体之一“中国医学会”，并自任会长。同时创办了最早的中医定期半月刊《医学报》，并在其发刊辞中提出“纳西方之鸿宝，保东国之粹言……沟而通之，合而铸之”等言辞，较早提出中西医结合的主张。六世蔡香荪即蔡小荪的父亲曾肄业于同济大学医科，继承祖业，蜚声沪上，一贯急公好义，早年参加孙中山同盟会，热心社会公益，尤对抗日救国做出不少贡献，毕生致力于卫生工作，曾获当时内政部颁发“热心捐资办卫生事业”一等金质奖章，还曾担任中国医学院副院长等职。蔡小荪就生活在这样一个爱国爱民的儒医世家中。父亲香荪公望子成器，自幼即聘昆山顾荫轩子(清秀才)来家教学国文。稍长，又聘峡石吴善庆师(《药学大辞典》编者之一)讲习医学。继而聘海宁吴克潜师(《吴氏儿科》《病源辞典》等编者)进一步深造。旋毕业于中国医学院十三届。毕业后即随父襄诊。并先后延聘李又辛夫子(清举人)、沈瘦石夫子(文史馆员)教习诗书。1943年香荪公谢世，年甫弱冠，即独立应诊，求诊者接踵，日诊百人左右，效多应手。前辈同道，咸誉为“将门虎子”“小辈英雄”。蔡小荪自幼受家庭熏陶，耳濡目染，对中医情有独钟。他说为患者服务，为患者解除疾苦，是他最高兴的事，也是一件最有意义的事。

（二）德艺双馨，名传四方

蔡氏几世传人，医名显著，最可贵的是其济贫扶困，活人无数，妇孺皆知，誉满大江南北。蔡小荪常说，蔡氏传业有两个准则：一是医生治病救人，应不计酬劳；二是应终生做好事，以弥补工作中难免的差错。蔡小荪亦是这样行医做人，以“来之于民，还之于民”为人生宗旨。全国政协副主席苏步青的儿媳，经过蔡小荪诊治得一女孩。为此，他要儿子和媳妇把小孙女的照片送给蔡医生，还亲笔写了一封感谢信。1976 年，浙江普陀县人民医院的一位护士，婚后多年不育，经几个医院妇科临床检查诊断为生殖道结核和肾结核，医生劝她不要再治，没有生育的希望了。但她求子之心不泯，后来经人介绍，在上海找到了蔡小荪。在他的诊治下，这位护士坚持熬汤吃药，1 年不辍，终于治愈顽疾，怀孕生得一女。这一消息传开后，求诊者络绎不绝，于是，在浙江普陀，人们把蔡小荪称为“送子观音”。1991 年台湾华视通过北京中国新闻社专程采访蔡小荪，制作“送子观音”专题录像片，在我国台湾“海棠风情”节目以及美国洛杉矶和芝加哥“大陆神奇”等节目中播出，于是海外求诊者益众，多数获得预期结果，声誉远播海外。蔡小荪一生投入到繁忙的医学工作中，年过九旬，依然对治病助人津津乐道。一次拜访蔡小荪过程中，他说：“长寿的秘诀不过只有简单的十六字而已，知足常乐，助人为乐，自得其乐，为善最乐。”正是这样的人生观，使得年寿近百的他，至今仍保持着饱满的精神状态。

（三）海派文化，博采众长

蔡小荪在生活中多才多艺，通晓中西文化，懂得鉴赏东西方艺术。蔡小荪喜欢京剧，江南丝竹音乐，也懂得欣赏西方古典音乐；钟情于马术、摄影，同时又精于书法、诗词……蔡小荪对这些兴趣并不是泛泛而谈，他说：“喜欢做的事，就要认真、深入地去了解……”在学术上，蔡氏妇科也是较早主张衷中参西。在多种文化的熏陶下，延续至七世蔡小荪，更是主张中医病因病机与西医病理变化相结合，药物传统效用与现代实验研究相结合。蔡小荪认为任何一门学科的发展，都必须打破封闭模式，取他长补己短，故治病遣药，常以辨证为基础，辅以现代诊疗技术，衷中参西，辨证与辨病相结合，四诊八纲与检验互参，从而提高疗效。某些病有时没有临床症状，通过检查，结合病史及疾病发展演变规律，使辨证更为全面准确，为提高临床疗效打下基础。以不孕症为例，蔡小荪并不排斥西医生殖医学方法，反而对中医药在辅助治疗 IVF－ET

方面进行了积极探索，临证运用蔡氏妇科周期疗法，强调“以肾为本”，在此基础上创立“二期四步助孕法”辅治，在提高成功率、降低并发症方面取得了一定成果。

（四）尊师重道，桃李天下

蔡氏妇科传承百年至今，独树一帜，学术思想仍兴盛不衰，是因为做好了继承与传教。蔡氏传人精通中医经典，中医各科理论，非偏于妇科。吾师蔡小荪自小师从吴善庆、吴克潜等各中医大师。对中医学界的前辈，虚心求教；对于医道同辈，亦是谦卑，从不相互诋毁。

在教学方面，蔡氏妇科更是作出了很大的成绩，吾师蔡小荪更是在传教方面作了一番成就。1950年后即兼任上海中医学会妇科委员会委员、副主任委员。1984年当选全国中医学会妇科委员会副主任委员，历任上海中医药大学专家委员会名誉委员、兼职教授。1992年被国家中医管理局批准为全国老中医药专家学术经验继承工作指导老师。1992年起享受国务院颁发特殊贡献津贴。同时编写了多部妇科专著，把蔡小荪妇科的学术思想不断传扬至下一代。

对待学生，蔡小荪常常孜孜不倦地教导，提倡学生的自主思考和批判性学习思维。蔡小荪从来不把自己当作权威，经常对学生讲：“你们不能完全迷信于我的经验，因为那些也有可能是错误的。”他还经常对我们讲，学习中医，到最后一个字很重要——“悟”，这需要先积累各家经验，打下敦厚的基础，所以要不断学习经典和各家学术思想和经验，在这之后就是“悟”了，这就好比“众里寻他千百度，蓦然回首，那人却在灯火阑珊处”的感觉。所以要学会自己思考，自己在实践中领悟。

四、王隆卉——谈蔡氏妇科的医事春秋

（一）要做学问，先学做人

蔡小荪是一位内敛的人，不喜言辞。他酷爱读书，尽可能地学多点知识，将他所学的知识运用到平凡的工作中去，尽量帮助有需要的人，救治无数患者，做到真正地默默奉献。“要做学问，先学做人”，这是他对学生传授的第一课。他常言，蔡氏传业有两个准则：一是医生治病救人，应不计酬劳；二是应终生做好事，以弥补工作中难免的差错。他印象最深的就是父亲诊所挂号的号票，分好几种颜色，有常规号票，有半票，有免费的等。对更困难的患者，父

亲常送药，甚至还会掏钱给他们作路费。他尝谓，如果想成为一个好的医生，首先要有高尚的医德，不但要有高超的技术，更要有为人民服务的奉献精神，德高技才高。蔡小荪在诊察疾病时严肃谨慎，细致入微，总是言简意赅，专注医事。门诊的时候患者比较多，患者都希望询问有关病情和注意事项，偶有跟师的学生表露出不耐烦的情绪时，他总是马上给予严厉批评，从患者的切身痛苦考虑，应把患者的痛苦当成自己的痛苦，医生就是要不厌其烦地详尽地向患者及家属讲解病情和注意事项，让患者满意而归。他的行医准则是："关心患者疾苦，方药与心理诸疗并重，医德至上，实事求是，绝不危言耸听，哗众取宠，尤应尊重同道，切忌江湖习气、同行嫉妒、诋毁他人。"每当临床上患者就诊先看过其他医生，然后找到蔡小荪看病，问及前医处方技术如何的情况是常有的事。他遵守儒医家训，与人为善，从不贬低他人抬高自己，而且向患者解释，由于每个人思路方法不同，因而处置方法也不尽相同。事实上临床医家各有专长各有不足，不能以自己的长处去衡量他人的短处。这对我们后学教益匪浅。

（二）学思并重，医贵于悟

中医带徒，从内容到形式都具备地道的中医特色，带徒出身而且学有成就者，从理法方药各个方面都师承了老中医的医德医风和流派特长。学习上有个性、有深度、有细节、有诀窍，既有一定的理论性，又有独到的实践性。不少"只能意会，难以言传"的手法技巧，无不出自名师的点化和学生的领悟。蔡小荪督促我们，业精于勤，行成于思。中医学是在中国传统文化土壤里成长起来的，有着数千年学术渊源，其博大的医学内容，完整的理论体系，丰富的哲学内涵，显著的临床疗效，为中华民族繁衍昌盛做出突出贡献。想要在浩如烟海的医书里翱翔，必须有良好的古典文学基础。因此，要求我们必须熟读古典著作。通过对古典著作的学习，也学到了古人的治学精神和治学方法。学习要讲究方法，否则会不得其门，不入其门就很难登堂入室。同时业精于勤，要搞好自己的专业，要勤奋刻苦。尝言：学习要灵活，要学会思考，不但要思考，还要学会思变，真正在临床上主要是看思变能力，以不变应万变，才能达到最高的境界，才能有好的疗效。要勤请教，要有学问，就要不耻下问。"道之所存，师之所存。"平时除向书本和师长学习外，要随时随地向周围的人请教。无论中医西医，辈分大小，凡优于己者，皆不耻下问。蔡小荪谦虚的学风，豁达的胸怀，严谨的治学态度以及对我们的严格要求，为自己在今后的临床工作打下坚实的基础。

西医是微观分析医学，中医是宏观整体医学，整体观贯穿于中医学整个学术中。要学好中医理论一定要有“悟”的精神和勇气。“悟”到中医是一门博大精深的整体学问，要读懂古医书，必须有深厚的文学、历史和哲学基础。并把唯物主义辩证法用于指导自己的理论和实践，蔡小荪认为中医中的“阴”“阳”之说含有对立统一的概念，但也是相对的；在中医理论和临床实践孰轻孰重的问题上，认为它们的地位同等重要。中医的理论都是从实践中总结出来的，并返回来指导实践，在实践中理论本身又会得到不断的深化和提高，理论和实践是一个互动的过程，偏重哪一方都是错误的。中医的许多概念，诸如中医学中的“气”“阴阳”及中药的“四气”“五味”等都是中医学的基础理论，若不认真掌握它就很难达到学习的目的。

（三）从事一行，精专一行

蔡小荪从多年行医经历中，体会到中医的源远流长，博学强志在中医学习中的重要作用。尝谓：博大精深的中医理论和良好的临床疗效，是我们中医这棵常青树永不衰败的历史见证。每当有人诋毁中医时，总是告诫我们，不是中医不治病，而是某些中医未很好地掌握中医理论或是被盲从西化，因而没有疗效。提高疗效是中医生存之本，但提高疗效不是一朝一夕的事，而是平时学习总结和大量临床实践的积累。医生面对的是患者，是生命，既然患者把生命交给了你，你就要负责。他认为，自然界的一切事物，都有自己的规律，都是按照自己固有的规律向前发展的，医学也不例外。作为医生，就必须探索规律，掌握规律。然后才能临阵不乱，应手取效。急性病的特点，起病急、病程短、病情重、变化快，古有“走马看伤寒，回头看痘疹”的说法。治必有胆有识，大剂顿服，才能挽救于危殆之顷。慢性病的特点，病程较久，病情复杂，正气已虚，量变已久，难收速效。同是虚证，有的虚则受补，有的虚极反不受补，则应缓缓调理。只有掌握了疾病的规律，临诊才能得心入手而收良效。他的处方特点是主攻目标清楚，因而药味少，剂量小，且疗效显著。所以，他劝导我们，学医的目的，就是要解除患者的痛苦，把患者的痛苦就当成是自己的痛苦，这样才会有紧迫感和责任感，才能不断地探索和发展。精诚求良效，只有精湛的医术，良好的疗效，方为大医。蔡小荪十分注重中医理论的创新，提高临床疗效。强调继承的重要性，主张继承是创新之源，没有继承和临床实际的创新是无源之水，无本之木。中医精华在古籍，字字是真言，句句蕴创见，而当今医者，要么西化，要么纯理论空谈中医现代化，重视继承者太少。中医的生命是疗效。要求我们：一要沉下心来多读书、多临床才能见多识广，开阔眼界。二要虚怀若谷，尤其是学习名老中医的经验和医案分析，自然会受益良多。三中医研究必须扎根于临床，切实解决临床实际工作中的问题。跟师 3 年，目睹老师治病的临床疗效，使自己对中医树立了坚定的信心。

（四）淡泊名利，随遇而安

蔡小苏有一个和睦幸福的家，一个健康、平和的内心世界。世事干扰对于他来说，如风过疏竹，雁过寒潭。“事来心始视，事去心随空”，这种心境是需要经过多年的修炼才能得来的。最重要的是要有一个积极乐观的心态。烦恼可以自己寻，快乐也可以自己找。人生没有什么过不去的坎，即使遇到了挫折也是塞翁失马焉知非福，要有像陶行知说的那样“带着一颗心来，不带一棵草去”的淡泊心境。“万物静观皆自得”是一直追求的境界，也是他已经达到了的境界，认为“静可生悟。”他不仅能够坦然面对现实，而且感悟出一条人生真谛：富贵荣辱乃身外之物，可以属于我也可不属于我，问题在于如何面对。生活条件只要能够维持生存足矣，不必有过高的奢望，失去的也不必懊恼，耿耿于怀。知足者常乐，不知足则常不乐。所谓：“君子坦荡荡，小人长戚戚。”他襟怀坦荡心无芥蒂，一直以来备受同行推崇，病家爱戴，这也是他良好的心理因素和境界素养的写照。虽然声望日隆，但他从不以“名医”自居，却时刻奉献着光与热，孜孜以求去探究中医学理论，不愧为人师表，德高术精，身先垂范。他经历了不少坎坷，但他一直坚守不移，中医对于他来说，已不仅仅是“热爱”或者“执着”的字眼能形容，这个工作似乎是生命中的一部分，很自然地就会为之奋斗。年轻人需要充电，他也经常看其他医药报纸，学习和了解一下别人的研究成果，不断给自己充电。医生是一生的事业，只有不断地学习，才可能找到更好的治疗方法，以做到用药快、准、好、省。他的心愿也是希望学生能够和他一起坚持不断学习，更好地为有需要的人服务。

（五）兴趣广泛，合理饮食

蔡小苏业余爱好广泛，但他又没有多少业余时间，他的大半生时光都是在为患者看病。但他非常推崇爱好广泛、喜欢运动的做法。年轻时射猎、骑马、唱京戏，样样精通，现在年事已高，又爱上旅游和摄影。不过他强调，凡事都有个度，如果老人过于沉湎于某一兴趣爱好中，尤其是认为“小赌怡情”，容易因情绪激动而损害健康。虽然出生于中医世家，却从未把吃补药当作养生方式。他对饮食很是讲究，不偏食、不暴食，注重饮食有节，再好的食物，也从不多吃，而是始终保持一定的节制。主张“起居有时，饮食有节，合理饮食，适当食素，不要作劳”。如果要吃补药，常建议：“男性当以补肾为主，女性要以补血为主。男性可适当吃些补肾的六味地黄丸，女性可适当补充四物汤或四物合剂。”

五、陈旦平——大医诚仁，杏林长青

恩师蔡小荪是蔡氏妇科第七代传人，今年94周岁，行医七十二载，书一路岐黄传奇，悬壶济世，泽被无数。我有幸跟随恩师侍诊抄方，点点滴滴，耳濡目染，受益匪浅，心存感激、感恩、感动，无以言表！

（一）拜师学艺

记得那是1995年，农工民主党上海市委与上海市北站医院联合开设专家门诊，在时任农工民主党中央副主席、上海市政协副主席、中国工程院院士、著名心内科专家陈灏珠教授带领下，著名骨科专家戴克戎院士、五官科医院第一任院长黄鹤年、蔡氏妇科第七代传人蔡小荪、魏氏伤科传人李国衡、享有“上海第一听诊器”美誉的心脏病专家陈道声、皮肤病学终身教授施守义等一批全国一流中西医专家汇集上海市北站医院，为闸北区的居民看病，解决了现在所谓的“看病难”问题，当时受到了上海市政府、农工民主党中央和社会广泛重视和好评。专家在看病的同时，以带教学生的方式传授自己的学术经验。

在农工市委、区政协、人事局、卫生局和团区委联合主持的拜师仪式上，我有幸拜蔡小荪为师，成为蔡氏妇科的正式弟子。从此，我坚持每周一次侍诊抄方，跟随蔡老师学习中医妇科至今。

记得第一次和蔡老师见面，认为蔡老师乃全国著名妇科大家，高不可攀，内心惶恐不安。诊间空隙，蔡老师主动亲切、客气地说：“令尊（陈沛嘉，原上海市北站医院中医科主任）在中医妇科不孕不育上也非常好。中医就是要多方拜师学习、多传承、多积累、多总结……”自始至终，蔡老师儒雅和蔼，平易近人，毫无架子，让我倍感亲切，也愿意大胆询问诊治过程中的疑难，而蔡老师每次都是传业解惑，毫无保留。那日，我第一次听老师说适当的性生活对人体阴阳平衡的重要……

有一次，我接诊一位月经不调患者，按学校学的方法：四诊八纲辨证、选方定药如是这般……但效果很一般，带着疑惑，请教老师。蔡老师先是鼓励、肯定我基本功后，详细了解病情，分析我处方用药，提出一些建议，最后说：你按照这样试试。果然，药到病退……后来我感悟，书本上所列举的病症、分型都是非常典型的，真正临床上的病例又都是错综复杂的。学习中医妇科绝不是背熟几个"四物汤""生化汤"这么简单。在以后的每次跟师学习中老师总是循循善诱，耐心细致，将蔡氏妇科独门绝技毫无保留地告诉我，即：参照西医对月经生理周期变化机制，通过经后期育肾通络促排卵，经前期温肾补阳健黄体的中医周期疗法来治疗。后来，我边侍诊、边学习、边感悟。由于老师誉满国内外，每次坐诊门庭若市，老师也不可能多讲，我也无法多问，当时也没有数码照相机、手机等先进的工具，我就用复写纸把处方印下，回家后分门别类整理、回忆、体会。

几年后，时任农工民主党上海市委副主委的朱冰玲老师得知我在蔡老师的培养下有所进步时，语重心长地对我说："旦平啊，你爸爸是我们农工党的元老，蔡小荪也是农工党的元老，你可以说是半个农工党了，(将来)可不能忘记组织上的培养、忘记你的恩师啊！"

逢年过节，我都会到蔡老师家拜年问候，平时电话或者上门看望，每每带些小礼品去，但老师每次都会回赠礼物，特别是有一年，他赴美探亲返沪，赠送我一件美国的非常有特色的衣服，古稀之年，不远万里，还记挂我这个学生，着实让我感动万分！老师的举止，老师的教诲，一直影响着我！

（二）严谨治学

5年前，因为组织安排，我调离北站医院，由于行政事务的忙乱，没能再侍诊老师于左右。但是，每当在业务上碰到疑难杂症，我会向蔡老师请教，老师必是知无不言，言无不尽；遇到要撰写中医相关的学术论文，有关中医妇科讲课的课件我都事先请老师审定、修改，每一次登门求教，他都不顾体弱多病、92的高龄，认真批改，尽心尽力，尽善尽美，给予指导和帮助。

记得一次，我写了一篇论文，其中运用到"当归"，当时请蔡老师审定修改。他提出，要将"当归"改成"当归身"。我脱口而出："现在饮片中，'当归'和'当归身'早已经不分了，写了也没有'当归身'的。"但是蔡老师强调说："当归身补血为主，当归尾活血为主，一字之差，却功效大不同。饮片中当归和当归身不分，是厂家的问题。我们作为传统的中医，研究学问、临床总结一定要突出传统中医的用药规范和讲究，不然今天马虎一点明天马虎一点，若干年后中医就变样了。”

听后我内心感触颇深，也为自己的不以为然感到羞愧！不禁回忆起有一次老师跟我介绍蔡氏祖传的治疗阴道炎的“爽阴粉”时说：“这个药粉的效果，与加工时研磨细度非常有关系，一定要达到200目才能有效……”许多中医流派之所以传承之今，就是这么一点一滴的积累，就是这么一味药、一克药的计较，他一直怀着一种严谨、认真、执着的科学的态度。

老师这种治学、从医精神将永远鞭策我认真、严谨地对待中医学！

（三）大医诚仁

蔡老师出身名门，家境殷实，按现在流行说法可谓“富七代”，但是，老师为人谦和，节俭于己，施人于恩，一生崇尚“诚仁”二字，对待患者态度和蔼可亲，几十年来从未有对患者粗声相加，有求必应。门诊时，他挂号的患者很多，经常要看到下午1点，但是，蔡老师却从不提出中间休息或者吃饭。有时候，遇到没有预约挂不上号的外地患者，贸然前来时，他总是不顾年迈、疲惫，给予加号，等看完所有患者才休息、用餐。有时候，遇到外地患者带的钱不够支付医药费的，蔡老师还会帮忙垫付。老师经常对我说，蔡氏先人一直是以行医做善事闻名于上海(社会)的。“德”是为人、为医的基础。

记得有一次，老师因胆囊疾病住院手术，出院那日，正巧他有门诊。我劝老师不要来了，可他老人家竟出了医院家门未进，不顾大病初愈，直奔上海市北站医院的门诊室，他的心里，最放不下的是为患者看病！平时，只要他有门诊，再大的风再大的雨，除非病重不能起床，他都会准时赶到诊间，为患者诊治。每一次看望老师总劝他说：您毕竟年高体弱了，患者是看不完的……老师总报以微笑以作回答。

蔡老师在“文革”期间受尽侮辱，关进“牛棚”，历经多次抄家，祖传名人字画、文物荡然无存，生活无以为继，红木家具劈开烧火取暖……今年春节后一次我们师生俩交谈中他老人家回忆起那段不堪回首的往事时用了“惊恐，绝望”来表达。也就在“文革”后期形势稍有许可，老师走出“牛棚”，利用一切机会为患者诊治，依然将大爱奉献给了他一生热爱的中医事业、奉献给了患者。

此外，作为一名男性中医妇科医生，蔡老师还非常注重自己的言行举止，着装得体大方，我是老师近 20 年来收的唯一一个男弟子，他一直告诫我："看妇科不能开玩笑，不能嘻嘻哈哈。患者把自己最隐私的情况告诉医生，我们与患者之间的问答要有分寸，有礼貌！"

老师的一生，充分体现了他"诚、仁"的宗旨。他这种对中医的热爱，对患者的热爱，是我永远要崇拜的、学习的！

（四）与时俱进

老师出身名门，自幼生活方式比较西化，师祖蔡香荪在早年培养蔡老师从医之初就安排了西医药的内容，因此，为蔡老师日后中西医贯通的学术思想形成奠定了基础。他一直说："中医的传统经典理法方药，要与西医的解剖、细胞、生理、病理相结合；要与社会发展、疾病谱的演变相结合，要与人们的生活方式相结合。"这样，中医才更能焕发出生命力。记得 10 年前，媒体上有报道在试管婴儿、人工授精中运用较大剂量激素治疗产生了一系列副作用、成功率低下的情况，当时已年逾古稀的他勇于创新，勇于挑战，毅然投入到这一全新的领域进行研究，运用中医中药辨证施治，提高了试管婴儿和人工授精的成功率，并减少西药的副作用，获得了很好的效果。蔡老师与时俱进，不断进取，善于吸纳现代的理念和方法，这一点也是让我们晚辈敬佩不已！

（五）辨证施"学"

承蒙组织信任，我于 2009 年底奉命走上上海市闸北区中医医院行政管理领导岗位，工作更加繁忙。蔡老师和师母常关心我的工作和健康。嘱咐我管理中医医院一定要牢牢把握中医必须姓"中"，一定要有中医特色，一定要重视青年中医人才的培养！

在闸北区中医联合体师承结对仪式上我新接收了 2 名青年中医医生跟随我学习中医妇科。征得蔡老师同意，我带徒弟们登门拜访，去看望我的恩师、他们心中的"大医"。蔡老师询问了她们的基本情况并记下了他们的姓名之后，就怎样学习中医、当好医生作了如下教导。

(1) 师承模式培养中医是千百年来证明了的行之有效的好方式。

(2) 中医历史上许多大家的成才道路上，不仅有一位主要的老师，还善于利用各种机会兼学(拜师)其他的老师，所谓"三人行，必有我师"。

(3) 学习中医要遵守中医的规矩，讲科学，切忌江湖习气、哗众取宠、蒙骗不患者。

(4) 古人有“宁看十个男子,不看一个妇人”之说,我们要正确对待这一说法,主要掌握女性的生理特点即:经、带、胎、产的客观规律。

(5) 要扎实学习中医经典著作和《傅青主女科》等相关的中医妇科著作。

(6) 跟师学习也要讲究辨证施治,即辨证施“学”。辨证的吸收,因为每一个老师的教育背景、社会经历、从医道路、辨证的习惯思维都有一定的局限性。老师不一定也不可能都是正确的,要善于去伪存真、去粗取精。要善于学习老师的成功经验,学习老师的辨证思路,而不要热衷于照抄照背老师的几个处方。

(7) 学习中医传承很重要,但勇于创新更重要,要青出于蓝而胜于蓝!

老师情真意切、语重心长的教诲我们将永记心间。这是我们年轻中医工作者从医道路上的出发点和落脚点,原动力!是鼓舞更是鞭策。老师为医是我一生的导师,老师的为人是我终生的楷模。愿我的恩师健康长寿,青春常在,续写杏林传奇,留下千古佳话!

六、金毓莉——我眼中的蔡氏妇科

“江湾蔡氏妇科”经过 200 多年的传承,依然昌盛不衰,光彩夺目。如今,已是八代、九代传人遍布各医院,根深叶茂,繁枝硕果,是具有一定影响力和生命力的中医妇科学术流派。而这些成就,是和蔡氏妇科的七代传人蔡小荪的发扬与创新精神是分不开的。

我于 1999 年来到上海市第一人民医院工作,因而有幸能跟随蔡小荪老师抄方学习。之后有数年从事中医内科工作,于 2011 年攻读中医妇科学博士学位后,在导师张婷婷的安排下,从事蔡氏妇科治疗不孕症方面的课题研究,得而能继续跟随蔡老师,正式进入蔡小荪门下,聆听教诲,深入学习。

记得当时蔡老师对我继续从事中医妇科工作甚是高兴,上海市第一人民医院后继又多了一名学生,对我语重心长教诲一番。中医妇科临床上具有一定的疗效,能够解决不少妇女的疾苦。我有多年从事内科的基础,对于将来从事妇科工作将会大有裨益。他再叮咛我,对于妇科医生来说,临诊时要审慎有否怀孕,千万不能漏诊,尤其是异位妊娠与“一月堕胎”,如是月经失调,要用活血调经药,如是“一月堕胎”,则要用保胎药,用药功效完全相反,不可不明辨。

有时是异位妊娠，例如蔡老师举例曾有一邻居，在农历新年前发生大出血，该名妇女曾有双侧输卵管结扎史，一般都不会考虑到是怀孕，但蔡小荪师根据经验，马上判断有可能是怀孕，当即送医就诊，果然，最终证实是异位妊娠，挽救了一条生命。一个鲜活的典型例子警醒着我们。而我在临诊中，时刻不忘老师的叮嘱，充满责任感去对待每一例患者。遇到问题向老师请教，老师总是悉心相授，跟师的过程让我快速掌握蔡氏妇科临证经验，自己临诊也是每见疗效，也是愈生欢喜，就这样，蔡老师把我的心安在了中医妇科，一个令人喜欢又充满成就感的专业。老师培养着一个个学生，每一位学生都充满对老师的感激之情，为蔡氏妇科的传承和发扬做着贡献。八代传人现遍布沪上多家医院，都是科室骨干，九代传人也越来越多，这是一个团结和谐的团队，有着共同的目标。这是与老师不停地培养传人有关，才能成就今天这样的团队。而任何中医学术流派要发展，人才是最为关键的，有强大的团队，才有蔡氏妇科不停地前行与发展。

流派的发展除了传承，还要有创新，创新包括学术创新。老师身体力行，创立了试管婴儿“三步助孕法”学术理论。他说自觉临床上效果不错，但是否如此，需要科学地验证。他嘱咐我们学生进行这项工作，他严谨科学的作风影响着我们每一个学生。在老师的经验传授和科学研究的思路指引下，我们认为发展蔡氏妇科要与时代结合，目前可以走一条用规范的临床试验来验证疗效，用实验研究来探索验方机制的道路，因此我们申请了多项课题，包括国家自然科学基金、上海市科委、上海市卫计委等级别，都获得了立项。这些成绩的取得，蔡老师甚是高兴，我们沿着老师的指引，一步步走在发展蔡氏妇科的道路上。老师自 2013 年 12 月因腿疾停诊，甚少出门，但他一直关心流派的每一个动向，每一处进展，每一项研究，每一位学生的成长。老师作为绝对的灵魂人物，凝聚着蔡氏妇科，引导着团队前行。

老师不仅在学术上指导我们，对我们有更高的要求，他还关心我的学业，我的生活，我的职称晋升，方方面面，慈爱中有威严，儒医世家的大医风范，也影响了我们的许多方面，待人接物、处事态度、人生观念、养生观念等。这中间健康养生观我感受深刻，蔡老师兴趣广泛，爱好健康，精力充沛，作为名中医，就诊的工作量是非常大的，这时候就要有好的体力支撑。而保持一个好的体魄，就要有良好的体育和文娱爱好，老师的养生“健康”观，爱好广泛，通过兴趣和爱好来帮助自己得到更多乐趣，塑造好体魄，保持好心情。我认为，蔡老师养生观的一个至高境界，是良好的爱好，但不执迷。对于医生来说，必须要保持好体魄好心境，才能应对繁忙的诊治工作，也让患者更信服。

进入蔡氏师门，感受前辈们的努力拼搏，师门的团结奋斗，老师的殷切慈爱，无不让人热血沸腾，满怀感恩。而蔡氏妇科济世爱民的精神，深厚的人文医学功底，代代相传的精湛医技，定能薪火相传，生生不息，造福百姓。

第二节　蔡氏妇科第九代传人传承心悟

一、张利——育肾周期调经病，详问精辨疗妇疾

2011 年我因参加全国名老中医药专家蔡小荪传承工作室建设工作，在黄素英导师的引领下，有幸跟随蔡小荪教授抄方学习，得蔡老师耐心教诲，自感获益良多。

蔡老师衷中参西，在 20 世纪 70 年代创立蔡氏妇科周期疗法。他认为月经以肾气为主导，受天癸调节，在肝藏血调血、脾统血化血的共同作用下，冲任气血相资，随着阴阳消长，胞宫气血盈亏转变，分别出现月经期、经后期、经间期及经前期的变化。所以调经之道，要详审月经周期规律，顺应不同时期阴阳气血变化的特点，进行调治。

月经期胞宫气血由满而泻，治以调理冲任，基本方组成有炒当归、生地、白芍、川芎、制香附、牛膝等。经后期胞宫气血由虚渐盈，乃阴长之时，经间期是阴阳转化之时，治以育肾填精，促进阴阳转化，基本方组成有茯苓、生地、熟地、路路通、降香、淫羊藿、制黄精等。经前期胞宫气血渐趋满盈，是阴长阳盛之时，治以育肾培元，基本方组成有茯苓、生地、熟地、仙茅、淫羊藿、巴戟天、肉苁蓉、鹿角霜、女贞子等。月经失调各类病证均以此育肾周期疗法为基础，结合辨证，临证加减，疗效显著。此法规律明显，可重复性强，便于初学者实践于临床，且疗效满意。

蔡小荪临证之时详于问诊，精于辨证。有些病患虽经我等预先问诊，但是蔡小荪诊治之时，追问病史，常能问出一些与辨证关系密切的病史。初时我曾不以为意，认为患者更信任老专家而对我们有所保留。后来才明白，因妇科病

证多涉隐私，倘若问诊不够详细，问不到具体点上，有些病史患者虽不会故意隐瞒，但也不会主动告知。又或者医生的问诊技巧有待提高，患者认为某些病史与此病无关，若医生未具体问，便不会提及。学习日久，我渐渐体会到问诊不仅是收集辨别病史的过程，也是建立医患信任的桥梁，更是临证思辨过程的具体体现。

临证之时，疾病表现往往纷繁复杂，蔡小荪强调辨证要抓重点。如诊治崩漏，当首辨阴阳，才能执简驭繁，再结合辨证立法处方。如崩漏日久，血色暗淡质稀，面色苍白少华，畏冷肢清多属阴崩，治宜温阳止血，常用熟附子、牛角鰓等温阳之品，常常效如桴鼓。

我虽资质愚钝、体悟不深，仍因感佩蔡老师德艺之双馨，景仰诚仁之风范，谨以粗浅笔墨记之。

二、毕丽娟——周期调治，中西结合，效显易学

2006 年参加工作之初，我有幸跟随蔡氏妇科第八代传人黄素英主任抄方学习，对蔡氏妇科的学术思想、临床特色有了初步的了解，后作为全国蔡小荪传承工作室成员，在黄老师的引荐下跟随蔡老师临诊学习，亲身感受蔡老师精湛的艺术，高尚的医德。蔡老师被誉为“送子观音”，我在跟师中对于蔡老师运用周期疗法治疗不孕症颇有体会。蔡老师认为治疗妇科病，尤其是不孕症当以调经为首重，而调经之道，在于详审月经周期节律，根据不同时期阴阳相交生理特点，进行适时适当治疗。早在 20 世纪 70 年代初，蔡老师在长期临证实践的基础上，根据各期的生理特点提出了各期治疗基本思路，并创立一系列自拟方，如四物调冲汤、孕Ⅰ方、孕Ⅱ方等。另外，蔡老师临床上主张衷中参西，西为我用。蔡老师很早在临床中汇入了盆腔内诊、基础体温测定、子宫输卵管碘油造影、内分泌激素测定、B 超检查等西医诊察手段，以弥补中医四诊之缺漏。例如蔡老师常以测量基础体温作为辨别肾气充盈的参考指标，指出基础体温单相者临床上大多为无排卵者，尤以偏肾阳虚者为多，故用温肾助阳的药物，温暖子宫，驱除寒邪，益肾可促排卵，健黄体。如此服用一段时间后，基础体温可从单相转为双相，排卵功能正常，从而经调受孕。如因抗体阳性不孕者则在补肾调周辨证基础上加用“贯众”一味；因支原体或衣原体感染者则在补肾调周基础上，加用清热解毒药，如败酱草、鸭跖草、石见穿等，临床效果明显

提高。如输卵管不通引起不孕,临床往往无症可辨,若单纯采用补肾调冲周期调治法,不能取效。必须结合西医学检查,如输卵管碘油造影,了解是炎症病变导致阻塞还是结核所致,针对用药,提高临床疗效。

蔡老师在继承蔡氏妇科先辈临床经验基础创立的蔡氏妇科周期疗法,对于我们年轻一辈来说非常好学、好用,并且临床疗效肯定。目前周期调治法已经成为蔡氏妇科特色诊疗技术,并在很多学术会议上进行宣传推广,让更多医生掌握,提高临床疗效,最终使广大患者受益。

蔡氏妇科源远流长,文化底蕴深厚,临床疗效显著,作为蔡氏妇科的一分子,愿蔡氏妇科在蔡老师的带领下,薪火相传,不断发展。

三、王春艳——流芳济世,厚德载物

我 2003 年从上海中医药大学医史文献专业研究生毕业后,来到上海市中医文献馆工作,因第一个进入的科室就是老中医经验研究室,所以对于名医传承非常感兴趣。很快我就熟识了蔡氏妇科第八代传人黄素英。黄老师对待我们这些晚辈亲切和蔼、倾囊相授,很快我就开始跟随黄老师在门诊抄方学习,慢慢地有了一些自己的心得体会。随着时间推移,对于蔡氏妇科运用周期疗法治疗妇科不孕症、闭经、崩漏等的疗效感到很是神奇。2006 年,黄老师带领着王海丽、毕丽娟、张利、苏丽娜等同道和我,一起开始研究蔡小荪的学术经验,团队开始渐渐成长。随后我们一起参与建设馆级蔡小荪名中医工作室、国家级和市级蔡小荪名中医工作室,从 2012 年开始又一起参与建设海派中医蔡氏妇科流派传承研究基地和国家级蔡氏妇科流派传承工作室。在这一路走来的过程中,通过跟师蔡小荪教授并聆听蔡老师授课和谈心,时时感受到蔡老师家传的深厚文化底蕴,对大医精诚的孜孜以求,还有蔡老师温文尔雅的气质和宽广大度的胸怀。蔡老师一生秉持着"诚仁"的座右铭,永远以待人真诚、仁爱济世为自己的神圣使命,他也一直身体力行,成为我们后辈仰望和效仿追随的榜样。

2012 年,全国第五批老中医药专家学术经验继承工作启动。当时全国 64 家流派传承工作室里上海的蔡氏、朱氏两家妇科流派双双入选。黄老师为了让妇科流派之间的借鉴交流更加紧密,也为了开拓我们这些学生的流派视野,她破除门户之见,欣然向朱氏妇科的第四代传承人胡国华老师推荐了我,胡老师也欣然应允。随着考试成绩的公布，我顺利成为胡国华老师的继承人，并通过 3 年的学习，同时有幸跟随朱南孙教授抄方学习，收获很多。2015 年我通过了传承型博士论文的答辩，顺利毕业。回首这几年充实的学习生活，我被黄老师和胡老师之间彼此的充分信任支持、宽厚包容的友情和人格深深打动，暗自希望今后在海派中医流派研究领域能流下自己辛勤的汗水，在全国中医妇科流派研究方面也能加倍珍惜胡老师、黄老师为我们搭建的广阔平台，奉献自己的微薄力量。

通过流派的传承研究，我感到一个年轻中医师的成长离不开对中医坚定的信仰，而这种信仰从何而来？我们是幸运的，加入到流派传承的队伍，遇到了这么多的好老师，他们用自己的潜移默化教育着我们，真正的中医生不仅要有高超的医术，还要有传承中医药事业的神圣使命感，更要有济世活人的崇高医德。我对我的老师们，充满感恩之情。

四、王海丽——浅议蔡氏女科的审时论治和周期疗法

自 1997 年进入上海市中医文献馆工作，我就有幸跟随黄素英老师抄方，了解、熟悉并掌握了蔡小荪的审时论治学说和周期疗法，并在自己临床中，凡在治疗女性各种疾病的同时，注重调整女性生理周期，收到很好的疗效，体会颇深。

(一) 审时论治是女性特有的诊疗方法

我们中医常说辨证论治是通过辨别疾病症状，全面深入地分析病证形成的原因，求得疾病的本质和症结所在，然后确定最佳疗法，这其实是一种审因论治的方法。审因论治可以让我们临证时避免机械地对症治疗，这也是提高中医诊治准确率及临床效果的重要途径。

蔡老师在 20 世纪 70 年代创新性地提出妇科临证要审时论治的观点，这与大多数中医常用的审因论治是截然不同的。通过学习西医学知识，我们知道正常育龄妇女的基础体温与月经周期一样，呈周期性变化，这种体温变化与排卵有关。蔡小荪能够抓住这一规律，在不同的阶段用不同的方法来调治女性的各种疾病，并总结出一套审时论治学术思想和系列方剂。这充分体现了蔡小荪善于观察总结的治学方法和勇于创新的探索精神，值得我们后辈学习。

（二）审时论治是“天人合一”哲学思想的体现

月经是育龄女性的生理现象，女性的基础体温在月经的不同时期会有规律性的变化，这是女性的正常生理变化。月经，外会受到自然界变化（如季节气候、昼夜晨昏、地区方域等）和社会环境（如工作压力、家庭纠纷、意外事故等）的影响，内会受到情绪、饮食、疲劳、疾病等内环境的影响，而身体则相应地产生反应，如内分泌发生异常，月经的规律被打破，产生各种妇科疾病，同时还会出现痤疮、黄褐斑、精神抑郁、失眠等各种症状，而这些症状有时与基础体温有着一定的关系。

《内经》《伤寒论》在反复阐明人体生理、病理变化与年、月、昼夜阴阳气交规律密切相关的基础上，强调不论采取针灸或方药治病，均应顺乎时序更替的变化和人体自身的生理变化。我在临床上，凡育龄女性来诊，除在用药上会使用蔡氏妇科的周期疗法，在针灸治疗时也必加调经的穴位，一者有未病先防之意，二者可已病防变，可以让女性的生理周期更顺畅，内环境更圆满，也就能更好地适应天地自然这个大的外环境的变化。

（三）周期疗法利于标准化诊疗

在育龄女性疾病的诊疗中，历来医家都把月经的时间、量、伴随症状等的变化，作为发现和诊断许多疾病的重要线索。而蔡氏妇科的周期疗法在此基础上，根据基础体温的变化规律，运用中医的思维方法，另辟蹊径，拓展了诊断的依据，也确定了一套标准化的诊疗方案。我运用在临床上的治疗思路是：无论碰到什么妇科疾病，先根据患者所处的生理周期，便可确认一张该期的基础中药处方或针灸处方；然后再对该患者进行辨病辨证，审因论治，在该基础方上进行加减，从而确定一张针对患者病情的处方。

这种临床的思辨过程以及处方用药的方法，简单易学，尤其对于初上门诊的医生来说，尤其容易上手，遇到患者马上就能开出处方，而且疗效也不差，可谓是执简驭繁。同时，这种标准化的诊疗还便于传播推广，能让更多的患者受惠。

我认为每个女性一生约有420个月经周期，与女性的身心健康、生活质量密切相关。从中医治未病的角度来说，顾护女子的月经周期有固本之意，可未病先防和已病防变。因而，在临床上我们一定要重视蔡氏女科的审时论治思想和周期疗法，也必须要用各种治疗方法和手段保护好女性这种固有的生理规律，以维护女性的身心健康，让女人花开得更加娇艳。

五、苏丽娜——"好医生"是生命的阳光

进入蔡氏妇科之前，我认为医术高超的就是好医生，认识蔡老师以后，我才知道"好医生"的内涵丰富隽永，既包含了医术高超、医德高尚的基本要素，还蕴涵了个人品格魅力、文化素养、上善之心……

记得跟随蔡老师抄方时有一位患者给我的印象特别深刻。

那是位很有毅力也很执着的女性，40岁出头了，不孕症求治。当我第一次看见她病史的时候我惊呆了。她在蔡小荪这里就诊应该有两年了，我看到的时候她已经是试管婴儿失败的第八次了！但是她在给我陈述病史的时候说："我之前的都不能着床的，最近这两次都是能够着床了，就是后来不行了。我要坚持，一定要来看蔡小荪。"我想蔡老师就是她能不断坚持的希望、信心与勇气。蔡小荪给她看诊的时候是平和的、认真的，看不出什么情绪，不会像我一样会明确表达出自己的吃惊与同情，但我却能明确感觉到，此时此刻蔡小荪是全心全意地和这位求治者一起在与疾病战斗！

常常会听到患者对蔡老师说："蔡老师，您一定要身体好呀，不然我们怎么办呀！"蔡老师的回答永远都是："只要我身体吃得消，我肯定就会门诊的。"看着蔡小荪诊病是一种享受，因为我真的觉得患者求治于蔡小荪，就像接受活佛的摸顶仪式一样，似乎不等吃药病就会好一样。他认真、仔细地翻阅病史，详细询问现状，不疾不徐；切脉、观舌、叮嘱，温文儒雅。那是一种严谨认真，对生命的无比敬畏；那是一缕阳光，温暖且照亮一切阴寒！患者很多，大家都静静地等待，说话轻声细语，生怕惊扰了蔡老师诊病。正就诊者则专注地看着蔡小荪，生怕漏听一个字。那是一种期许，对健康的无限渴望；那是一种虔诚，对医生的无限信任。

我相信蔡老师是患者心目中真正的"好医生"！蔡老师蕴涵了经历岁月无数次磨砺的坚韧，有无数次经验积淀的沉稳，看过了无数次人生悲喜的包容与豁达，以及从小家庭熏陶教导并已深入骨髓的仁爱儒雅。

跟随蔡老师我深深领悟到，真正的好医生是静水流深的，是波澜不惊的。大医的真正魅力是带给患者无限的安心与温暖，带给患者生命的阳光。真挚地感谢有幸进入蔡氏妇科之门，真心地感恩蔡老师的言传身教。我将用心传

承蔡氏妇科之术，造福病患，亦将在有生岁月砥砺前行，为最终成为像蔡老师一样的“好医生”而努力。

六、许华云——观察蔡小荪教授在胚胎移植后应用芍药甘草汤的临床心得

随着西医学的进步，体外受精-胚胎移植术（IVF－ET）已广泛应用于不孕症的治疗中。尽管IVF－ET技术水平逐渐提高，其分娩率目前仍只为22.8％～47.8％，IVF－ET术后高流产率是导致其分娩率较低的一个重要原因。研究发现，促排卵治疗可直接或间接影响体内的激素平衡，改变子宫内膜环境，干扰子宫内膜容受性，从而影响胚胎着床或导致流产。

蔡老师行医70余载，根据中医学生殖理论及其丰富的临证经验认为，IVF－ET患者多有肾气不足，不易受孕，因此，孕后仍当采用健肾固胎。在此基础上，蔡老师常将经方芍药甘草汤应用于胚胎移植后的保胎中，也是一大特色。古人云：脉动甚者，育子也。脉滑略数者为胎孕已成的表现，对于正常受孕的患者来说，可予补肾安和之剂，但较于行IVF－ET的患者而言，蔡小荪提出当略有别于一般安和之剂，特别是植入后胎孕已成而见胎漏或胎动不安之象，除补肾健脾安和外，还可加入芍药甘草汤。芍药甘草汤为《伤寒论》之名方，由芍药、甘草组成，具有调和肝脾、缓急止痛之效，原用来治疗伤寒发汗不当、阴液受损之证。IVF－ET作为一种辅助生殖的手段，并非在母体两精相搏之所成，而为胎孕成功后再放入胞宫，故蔡小荪认为试管婴儿对于母体而言属外来植入物，需用抗排异之品，以固胎元。芍药甘草汤酸甘以化阴，缓急以止痉，舒解以止痛，故对植入术后的安胎效果较好。现代研究亦表明，芍药甘草汤对异常兴奋状态具有强大的抑制、镇静作用。以上的用药特色正体现了蔡老师临证衷中参西、师古不泥、与时俱进的独到之处。

七、谭丽——跟师体会

我很有幸成为蔡小荪师门生，2013年11月跟师学习，虽然只跟诊2次，但蔡老师谦和、细心、严谨地对待每一位求治患者的场景还历历在目。作为继承人，可以体会到蔡小荪高尚的医德和深厚的人文素养，这对我以后的医学道路有重要的指引作用。我自觉不擅交际，更怕打扰蔡老师，所以这3年

中，没有经常探望蔡老师，转眼已要结业，深感遗憾。所幸，因收集资料、跟随主任求学和慰问蔡老师、相约师姐探望蔡老师，3 年里也先后至蔡老师家中好几回。每次蔡老师都会主动给我们讲述一些他的诊治经历。蔡老师思维清晰，娓娓道来，会围绕疾病展开深入的病因病机分析，并讲述自己的用药依据和治疗效果，期间有疑问蔡老师还会悉心解答，所以每次与蔡老师见面都很有收获。

在 3 年跟师期间，虽然不像其他同道每周跟师抄方，我通过回顾蔡老师既往的有效病案，重现蔡老师诊疗的情景，也学习到了一些蔡老师治疗妇科常见病、多发病和疑难杂症的经验，通过学习蔡老师学术思想和临证经验的相关书籍，收获到蔡老师治疗痛经、异常子宫出血、围绝经期综合征、先兆流产、习惯性流产、妊娠呕吐、子宫内膜异位症、子宫肌瘤、盆腔炎、不孕症、外阴瘙痒症等门诊常见的妇科疾病的诊疗思路、验方等资料，结合有效病例分析，对以上诊治经验有了更深的理解。其中蔡老师的治疗痛经的“温经止痛方”“化瘀定痛方”“逐瘀化膜方”“清瘀止痛方”，治疗异常子宫出血的“养阴止崩汤”“温阳止崩汤”“化瘀止崩汤”，治疗围绝经期综合征的“坎离既济方”，治疗习惯性流产的“育肾健脾安胎汤”，治疗妊娠呕吐的“化浊健中方”“平逆清胃方”“清养止呕方”，治疗子宫内膜异位症的“内异化瘀Ⅰ方”“内异化瘀Ⅱ方”，治疗子宫肌瘤的“消坚汤”，治疗盆腔炎的“清热化湿汤”，治疗不孕症的“益肾通络方”“益肾培元方”“四物调冲汤”等验方，都成为我临床中常用的基础方，并常常获得满意疗效，让我这个年轻医生临证信心倍增。

八、许江虹——为医为仁，幸得吾师

2005—2008 年，我作为上海中医药大学中医妇科研究生，临毕业数月前，我有幸跟随蔡老师抄方，但苦于时间短暂，对蔡老师处方“只识其形，不领其神”，甚为遗憾。没想到的是，我与蔡氏妇科的缘分并非就此戛然而止。工作 1 年后，仿佛是注定了的师生缘分，蔡氏妇科第八代传人，蔡小荪的嫡传弟子陈旦平老师，到我院就任院长。在陈院长对医院发展的远见卓识和对青年医师的关怀培养中，我院“师带徒”计划应运而生，我又幸运地有机会正式拜于陈旦平老师门下，成为蔡氏妇科流派的一员。

陈旦平老师，幼承家学，早年师从其家父（原闸北区名老中医陈沛嘉主任）

及中医教育家姚守诚教授，1995年正式拜师蔡小荪教授。每每回忆拜师学艺以来的点点滴滴，时而为老师的精湛医术所折服，时而为自己的才疏学浅而羞愧，时而为老师的倾囊相授而感动，时而为自己的班门弄斧而无地自容。但是，陈老师以其为人处世虚怀若谷的态度，让我学会了在脚踏实地、谦虚自省中一步步成长。现在想来，每每都是一种庆幸，一种感动，一种激励。

转眼跟师已近7年，多少医患间、师生间的小事甚至是一句话、一个动作的细节，每每回想起来，心间还是会激荡起当时那份感触。短短千字不能尽言，唯有分享轶事一则，可见一斑。

记得2010年的金秋十月，有一位叫富平的患者带着女儿前来求诊。一见到陈老师，就露出一副喜出望外，终于找到救星的表情。言语间才明白，原来那是一段与这位广西患者结下的24年的医患情缘。1986年，富平偶尔从杂志读到陈老师家父陈沛嘉老先生治疗不孕不育症的事迹后，慕名从广西柳州专程来到上海北站医院求诊。不料刚诊治2次，陈老先生就病重无法出诊，在病危的最后日子，还不忘再三嘱咐其子陈旦平老师给患者诊治，故而陈老师接替父亲继续给富平看病。望着刚从学校毕业不久、还不到30岁的陈旦平老师，富平心里难免忐忑难安。他半信半疑返回了柳州，抱着试试看的心理服用了陈老师开的处方。3个月后，他妻子怀孕了，生下一个女儿，3年后又生下一个儿子。转眼到了2005年春节，富平的外甥女患上了不孕症，他又想起了上海的陈旦平老师。时隔近20年，一见面，富平一眼就认出了陈老师，他当时激动地说："就是您！找到了，我家的大恩人啊！"富平告诉我们，他带着大包小包礼物要表示感谢，但陈老师最后仅留下一张富家的全家照作为纪念。由于只能靠电话传递病情，望闻问切四诊只留一问，陈老师根据患者月经周期和基础体温变化情况，运用"蔡氏妇科"的"育肾调周"理论进行施治。经过半年多的时间，富平的外甥女成功怀孕，并生下一个女儿。本次其女来诊，陈老师认为患者相关检查中，虽有异常，但程度不重，不足以认定为不孕的根本原因，唯有求子心切，遂从肝论治，结合"育肾调周"思想。经过近半年的电话问诊，富平的女儿也"有喜"了。有时抄方期间，还能看到陈老师耐心细致地答复患者的远方来电，指导她孕期饮食起居的注意事项。如今，陈老师与富平一家就像亲戚一样，每逢过年过节，都要打电话、发短信相互问候，传为一段佳话。

为人如是，为医至此，吾幸得入室，夫复何求！

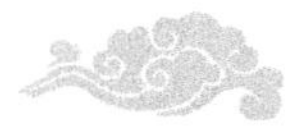

附　蔡氏妇科经典医籍

种橘山房医论

蔡炳枕泉氏辑

女科调经

冲为血海，任主胞胎，二脉流通，经血渐盈，应时而下，必以三旬一见，以象月也。若被惊恐劳役，则血气错乱，经脉不行，多致劳瘵等症矣。三月一行，名曰居经。寸口脉微而涩，趺阳脉浮而涩，少阴脉微而迟，经事不调，多由于气。七气即七情也，益以寒热，曰九气。妇人尤为血气用事，气一壅滞，则月事不调，而心腹作痛，或连腰胁，或引背膂，上下攻刺，吐逆不食，甚至搐搦消瘦，寒热癥瘕，诸病俱来，转而为劳瘵矣。

有月候不调者，有月候不通者，不调不通之中，有兼疼痛，有兼发热者，此分为四也。若由四者细推之，不调之中，有趱前者，有退后者，则趱前为热，退后为虚也。不通之中，有血滞者，有血枯者，则血滞宜破，血枯宜补也。疼痛之中，有时常痛者，有经前经后痛者。则时常与经前为血积，经后为血虚也。发热之中，有时常发热者，有经行发热者，则时常发热为血虚有积，经行发热为血虚有热也，此又分而为八也。经与气相配成块者，气之凝也。将行而痛者，气之滞也。后来作痛者，气血俱虚也。色淡者，亦虚也，而有水混之也。错经妄行者，气之乱也。紫者，气之热也。黑者，热之甚也。黑或有风冷者，然必见手足厥冷，唇青面白。诸症为审，如米泔水，如屋漏水，如豆汁水，或带黄色混浊模糊者，湿痰也。

月水淋漓不绝，大抵由气虚不能摄血。若时止时行，腹痛而脉沉实也，乃寒热邪气客于腹中，非虚弱也。行经身痛，由于营卫不足，经事引而潮热有时者，为内伤，为虚。潮热无时者，为外感，为热。有骨蒸者，有心镄者，或有汗，或无汗。有经前潮热者，有经后潮热者。经前则血虚有滞，经后则血虚有热也。

有寒热往来者，先服小柴胡汤，后以四物汤和之。妇人伤寒伤风发热，经水适来昼则安静，暮则谵语，有如疟状，此为热入血室。治者无犯胃气，及上二焦，服小柴胡汤。

1. 四物汤　春倍川芎，夏倍白芍，秋倍熟地，冬倍当归。

治妇人冲任虚损，月水不调，或前或后，或少或多，或脐腹迸痛，或腰足中痛，或崩中漏下。若有他病，随时加减。

大温经汤：此温剂，内冷、冲任挟寒者宜之。

当归二钱　川芎二钱　人参二钱　炒阿胶二钱　肉桂二钱　炒白芍二钱　丹皮二钱　炙草二钱　麦冬二钱　姜夏一钱半　生姜五片

2. 十味香附丸　治一切经候不调。

四制香附一斤　当归身四两(酒炒)　小川芎四两　炒白芍四两　熟地四两　土炒冬术二两　泽兰叶二两　新会皮二两　川黄柏二两(盐水炒)　炙甘草一两

3. 艾附暖宫丸　治经水不调，腹时痛，赤白带，子宫冷等症。

四制香附一斤　蕲艾叶四两(醋炒)　当归身二两(酒炒)　小川芎二两　东白芍二两(酒炒)　怀生地二两(姜汁炒)　延胡索二两(炒)　生甘草八钱

4. 治经水先期方

(1) 先期汤：治经行先期，凉血固经。

当归身二两(酒炒)　东白芍二两(酒炒)　怀生地四两　川黄柏一两(盐水炒)　炒知母五钱　川黄连一钱(姜汁炒)　炒条芩三钱　小川芎一两　阿胶(炒)二两　四制香附八两　炙草一两

(2)《金匮》土瓜根散：治带下、经水不利、少腹满痛，或经一月两见。

土瓜根七钱　炒白芍七钱　川桂枝七钱　鳖虫七钱

5. 治经候过期方

(1) 滋血汤：治心肺虚损，血脉虚弱，月水过期。

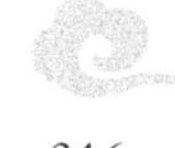

人参　黄芪　怀山药　川芎　熟地　白芍

6. 治经水过多方

(1) 当归饮：治经水过多，别无他症，即苓术四物汤。

(2) 胶艾四物汤：治同前，即四物汤加阿胶、艾叶。

7. 治经水涩少方

(1) 四物加红葵花汤或加红花：治经水涩少。

(2) 四物加熟地当归汤：治经少而色和。

8. 治月水不利方

牛膝散：治月水不利，脐腹作痛，或小腹引腰气攻胸膈。

怀牛膝(酒洗)三钱　肉桂心三分(研冲)　西赤芍一钱五分　桃仁三钱(去皮尖)　延胡索(炒)一钱五分　广木香七分　粉丹皮二钱

9. 治月水不断方

(1) 止经汤：治经水淋漓，头眩面黄，将成崩漏之病。

四物汤　土炒白术　炒阿胶　炒蒲黄灰　侧柏叶(炒黑)　香附炭　西砂仁　炙甘草

(2) 固经丸：治阴血热，经水过多。

黄柏(盐水炒)　炒白芍　炙龟版　椿根皮　制香附

10. 治过期不止方

(1) 芩心丸：治妇人年四十九以后，经水过多。

黄芩(心枝条)二两，米泔水浸七日，炙干，如是七次。

(2) 茸附汤：补冲任，调气血。

鹿茸(酒炒炙)　制附子　淡干姜　肉桂心　当归身　煅牡蛎　生龙骨　防风

11. 治经病疼痛方

(1) 越痛散：治血气虚寒，身体作痛。

虎胫骨　归全　炒白芍　炒白术　白茯苓　炙甘草　川续断　防风　白芷　藁本　制附子

(2) 柴胡抑肝散：治寡居无偶，欲萌不遂，是以恶寒发热。

北柴胡　炒青皮　赤芍　粉丹皮　苍术(米泔水浸炒)　炒山栀　地骨皮　制香附(炒)　六神曲(炒)　川芎　生地　连翘　炙草

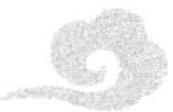

12. 治热入血室方

(1) 小柴胡加生地汤：治经来时中风发热，昼则明静，夜则谵语。

(2) 牛黄丸：治热入血室，狂不认人。

牛黄　朱砂　川郁　丹皮　冰片　炙甘草

(3) 八珍汤：治经将行而脐腹胀痛，气滞血涩故也。

四物　苦楝子(炒打)　广木香　广槟榔

(4) 加味四物汤：治经水将行，作痛不止。

四物　延胡索(醋炒)　蓬莪术　香附(醋炒)　西砂仁　桃仁(去皮尖)　红花(酒炒)

(5) 乌药汤：治血海疼痛，此治气法也。

台乌药　制香附　当归身　广木香　炙甘草

(6) 姜黄散：治瘀血凝滞，胸腹刺痛。此治瘀法也。

姜黄　炒白芍　炒归身　丹皮　延胡索(炒)　川芎　官桂　炒蓬术　红花

(7) 桂枝桃仁汤：治经前偶感风寒，腹痛不堪。

川桂枝　炒白芍　原生地　桃仁泥　炙甘草

13. 治经病发热方

(1) 逍遥散：治月水不调，血虚烦热，口燥骨蒸，痰嗽潮热。

柴胡　当归身　炒白芍　白茯苓　炒白术　炙甘草　生姜　薄荷叶

或加丹皮、山栀，或加知母、地骨皮，名加味逍遥散。

(2) 柴芩四物汤：治月水不行，肌肤发热。

四物汤加柴胡、黄芩，或加丹皮、地骨皮。

14. 治往来寒热方

(1) 本事方：

四物　黄芪　炙甘草　官桂　炒白术　柴胡　阿胶

(2) 地骨皮散：治血风气虚，时作寒热，或晡热内热。

地骨皮　柴胡　桑白皮　陈枳壳(炒)　前胡　黄芪　人参　白茯苓　炒白芍　炙甘草　桂心　五加皮

(3) 柴胡四物汤：治日久虚劳，微有寒热。

四物汤合小柴胡汤

女科闭经

洁古曰：女子月事不来者，先泻心火，其血自下也。心热则脾亏，故亦须善养脾血。《经》云：月事不来，胞脉闭也。胞脉属于心，络于胞中。今气上迫肺，心气不得下降，故月事不来矣。

东垣云：经闭有三。一因脾胃久虚，或中消善食，胃热烁津，名曰血枯，此中焦胃热结也；一因心胞络有火邪，大便秘涩，小便虽清不利，胃之血海干枯，此下焦胞脉热结也；一因劳心，心火上行，气上迫肺，心气不得下通，此上焦心肺热结也。

《经》云：有病胸胁支满，妨于食，病至则先闻腥臊臭，出清液，先唾血，四支清，目眩，时时前后血，名曰血枯，此肝劳血伤之故也。因年少时大脱血，或醉后入房，皆有之月水不通。有因伤损脾胃者，其症少食恶食，泄泻疼痛，或误服攻下之药，以致血少不行者，只宜补脾养胃。室女经闭，多因思虑伤脾。当以益阴血、制虚火治之。经闭有因积冷结气而成者，小腹恶寒，或两胁疼痛，诸症是也。经闭有因痰饮阻隔者，或用涌吐之法。妇人有因下利而经闭者，治法但当治利，利止而经自通。经闭之故，不外血枯、血滞二端，经行与产后颇同。若有一点余血未净，或内伤饮食，或外受诸邪，或七情郁结，皆致血滞，或经止后用力太劳，或房事太过，及服燥热之类，皆致血枯。

经后被惊，则血气错乱妄行，逆于上，则从口鼻而出；逆于身，则为水肿。恚怒，则逆于腰腿、心腹、背胁、手足之间，经行则发，过期则止。怒极伤肝，则有眩晕、呕吐诸症。湿热相搏，遂为崩带；血结于内，变为癥瘕。凡此变症百出，不过血滞与血枯而已。但血滞亦有虚实，血枯亦有虚实耳。血滞宜攻者，原因饮食热毒，或凝瘀积痰也。若气旺血枯，起于劳役忧思，却宜温和滋补，或兼痰火湿热，尤宜清之。每用肉桂为佐者，热则血行也，且血于气为辅，尤宜理气，故香附为女科之圣药，其实不过虚、热、痰、气四证而已。

1. 治血枯闭经方

(1) 玉烛散：治津液燥竭，胃热烦渴，减食身削，血海干枯之症。

四物汤合调胃承气汤

(2) 三和汤：治劳心心火上行，以致胞脉闭塞。

四物　大黄　朴硝　黄芩　山栀　连翘　薄荷　生甘草(此即凉膈散)

(3) 五补丸：凡胞脉闭，先服降心火之剂，后服此丸，以治脾养血。

熟地　人参　怀牛膝(酒炒)　白茯苓　地骨皮

等分。

(4) 柏子仁丸：治血虚有火，日渐羸瘦，而生潮热，并室女思虑成劳。

柏子仁(炒)　怀牛膝(酒炒)　侧柏叶　泽兰叶　川断　熟地

(5) 泽兰汤：治同上。

泽兰叶　全当归　炒白芍　炙甘草

(6) 十全大补汤：治堕胎及多产伤血，或误服攻下之药，以致血衰气弱者。

2. 治血涩经闭方

(1) 温经汤：治绕脐寒疝作痛，脉沉紧，由寒气凝血所致也。

当归全一钱半　川芎一钱半　炒白芍一钱半　官桂五分　丹皮二钱　人参五分　怀牛膝三钱(酒炒)　蓬莪术一钱半　炙甘草四分

(2) 桂枝桃仁汤：治同上。

川桂枝　桃仁泥

(3) 红花当归散：治积瘀腰腹疼痛。

红花五分(酒炒)　炒归尾一钱半　紫薇花一钱半　怀牛膝三钱(酒炒)　苏木五分　炙甘草五分　西赤芍一钱半　刘寄奴一钱半　桂心三分　白芷五分

(4) 行经红花散：治时作胀痛。

炒归尾一钱半　西赤芍一钱半　紫薇花一钱半　刘寄奴一钱半　怀牛膝三钱(酒炒)　苏木一钱　延胡索二钱(酒炒)　原红花五分(酒炒)　桃仁三钱　炒青皮一钱半　制香附三钱　桂心四分

(5) 桃奴饮子：治经闭渐成胀满，又治男子跌仆损伤，瘀血停积，欲成血蛊。

桃奴　猳鼠粪　延胡　五灵脂　桂心　桃仁　制香附　西砂仁

(6) 迎经丸：治血块疼痛。

炒归尾　桃仁泥　制大黄　丹皮　干漆(炒尽烟)　赤肉桂　怀牛膝(酒炒)　蓬莪术　京三棱　皂角(去皮)

芫荽水为丸。

(7) 血和通经丸：治脐腹痛，渐成血块。

炒白芍　炒归尾　广木香　赤肉桂　干漆(炒尽烟)　五灵脂　熟大黄

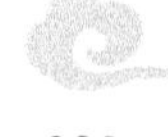

桃仁(去皮尖) 蓬莪术 水蛭(炒透) 虻虫(焙去头足翅)

(8) 通经丸:治将成血瘕。

炒归尾 桂心 小青皮 干姜 川椒(炒) 川乌(炒) 蓬莪术 干漆(炒尽烟) 熟大黄 桃仁

3. 治痰结经闭方

丹溪方:治积痰闭经,夜则妄语。

瓜蒌子(炒) 黄连 吴茱萸(甘草汤泡) 桃仁 红曲 楂肉(炒) 西砂仁

带下

带下一症,由劳伤冲任,风冷乘隙而内据于胞络也。妇人血宜多而气宜少,则百疾不生。或气倍于血,气滞于寒,血不化赤,遂成白带,寒热交并,则赤白俱下矣。

妇人带下,其名有五:伤肝经则如青泥,伤心经则色如红津,伤肺经则形如白涕,伤脾经则黄如炼蜡,伤肾经则黑如衃血。

带下多由湿热所致,亦有系痰实者。带久不止,当补卫厚脾,带疾愈后,一二月或再发,半年一发,先血后带,来不可遏,停蓄未几,又复倾泻,此名漏带,最为难治。

下截之血,小腹主之。有因血虚,而虚热陷入小肠,致小便涩痛,面色如白泔,或成沙粒,皆不可作淋治,用寒冷之剂。

室女带下有三:或经水初下,阴中发热而受风,一也;或太冲脉盛而内热,以冷水洗之,二也;或见经下而惊怖,三也。

白淫者,下白物如精状,皆由心肾不交所致,不可误作白带,过服热药。又有日夜流津,如清米泔,或如黏胶者,谓之白崩(用平补镇心丹),与白淫相同,乃忧思过度所致,诚难疗治。妇人带下,脉浮恶寒者不治。

带下之因有四:一因气虚,脾精不能上升而下陷也。一因胃中湿热,与痰流注于带脉溢于膀胱,故下浊液也。一因伤于五脏,故下五色之带也。一因风寒入于胞门,或中经脉流传脏腑而下也。然有赤白之分者,何也。赤者属血,属热,热入小肠而成,因血少复亡其阳,故白滑之物下流。亦有湿痰流注下焦,或肝肾阴淫之湿,或缘惊恐而木乘土位,浊液下流。或色欲太甚,肾经亏损之故。或产多之妇，伤血伤液，皆能成带下之疾。宜概用莲须、杜仲、续断之药，大抵属痰与热者居多，以湿热下注而化痰也，宜投止涩升提之品。寒者十无一二，宜投鹿角胶温涩之品。然总要健脾燥湿，升提胃气，佐以补涩，如茯苓、白术、柴胡、川芎之类。总之妇人多郁，郁则伤肝，伤肝则脾受克，湿土下陷，脾精不守，不能输为营血，而白物下流，宜开郁补脾。若色如浓泔臭秽者，湿热甚也，宜二术、芩、柏、半夏、车前，佐以升提。下如鸡子白状，脾肾虚也。腰腿疼痛，面目浮肿，必脾肾双补，宜归脾丸八味丸。妇人又多忧思恚怒，伤损心脾肺脏之火时发。血走不归经，而患赤白带下，是脾虚也。盖肝气郁，则脾受伤，脾伤则湿盛，湿盛则风木郁于地中矣。宜开提肝气，助补脾元，如补中益气汤，加茯苓、枣仁、山药、苍术、黄柏、麦冬，或六味丸加杜仲、牡蛎、牛膝、海螵蛸，皆可选用。若阴虚火旺，则以滋阴清火为要，宜六味丸加五味子、杞子、黄柏、车前子、菟丝子。赤带多因心火时炽不已，久而阴血渐虚，中气渐损而下赤矣，必养心和肝，缓中凉血，清气之品。若赤带久不止，必血虚矣，宜胶艾四物汤，加麦冬、杏仁、牡蛎。老年白带、白淫不止，日久淋漓，皆气多血少虚寒衰也，宜老年白带方，十全大补汤加益智仁。室女带下纯白，冲任虚寒也，宜白蔹丸。寡妇、师尼、室女郁火甚炽，阴户或痒或痛而成赤淋，乃血热也，宜泻膀胱之火，宜赤淋丸。其或白淋，则气虚也，宜乌金丸、乌艾丸。如是以治带下，则详且尽矣。

1. 治湿热带下方

(1) 椿皮丸：治赤白带有湿热者。

炒白芍　高良姜(烧炭)　椿白皮(盐水炒黄)　川黄柏(烧炭)

(2) 胜湿丸：治同上。

炒茅术　炒白芍　飞滑石　椿白皮(盐水炒)　干姜　地榆炭　侧柏叶(炒黑)　炒枳壳　炙甘草

(3) 侧柏椿皮丸：治同上。

椿白皮　制香附(醋炒)　炒白术　炒白芍　侧柏叶(炒黑)　黄连　黄柏(盐水炒)

2. 治湿痰带下方

(1) 渗湿消痰饮：治湿热痰积，渗入下焦，白带不止。

炒白术　炒茅术　制半夏　橘红　白茯苓　白芷　制香附(炒)　炙甘草

(2) 黄柏椿皮丸：治肥人白带，是谓湿痰。

炒茅术　川黄柏(盐水炒)　椿白皮　制南星　制半夏　川芎　制香附炒淡干姜　海浮石

3. 治风邪带下方

(1) 胃风汤：治风邪入于胞门，或中经脉，流传脏腑，带下五色。

人参五分　炒白术二钱　白茯苓一钱半　炒当归一钱半　小川芎一钱半　炒白芍一钱半　桂心三分　粟米百粒

(2) 小柴胡汤：治同上。

4. 治虚损带下方

(1) 补中益气汤：治劳役过度，饮食不节，损伤脾胃，以致阳气下陷。

人参　炒冬术　黄芪　绿升麻(蜜炙)　柴胡　炙甘草　归身　陈皮

(2) 六君子汤：治胃虚有痰，食减，中气不和，时时带下。

潞党参　炒冬术　白茯苓　炙甘草　制半夏　新会皮

(3) 归脾汤：治忧思伤脾，以致健忘怔忡，惊悸不寐，嗜卧不思饮食，时常白带不止。

人参　炙黄芪　土炒白术　白茯苓　炒归身　远志　炒枣仁　广木香桂圆肉　姜　大枣

(4) 加味八珍汤：治气血两虚，赤白带下。

四物汤合四君子汤，加怀山药、炒杜仲、制香附。

(5) 当归泽兰丸：治妇人经脉不调，赤白带，久无子者。

四物(生熟并用)　四制香附　泽兰叶　艾叶　淡黄芩

(6) 止带丸

炒归身　小川芎　炒冬术　人参　怀山药　炒杜仲　制香附　破故纸煅牡蛎　椿白皮　川续断　青黛

(7) 严氏当归汤：治赤白带下，腹痛不欲饮食，日渐羸瘦。

炒归身　赤芍　炒白芍　大熟地　阿胶　川断　牡蛎　地榆

(8) 苁蓉菟丝丸：治赤白带下，助阴生子。

肉苁蓉(酒浸漂淡)　菟丝子(酒熏)　覆盆子　蛇床子　归身　炒白芍小川芎　煅牡蛎　乌贼骨　五味子　防风　淡黄芩　艾叶

(9) 丹溪方：治白带属真阴虚者。

炙龟版　栀子(盐水炒)　川黄柏(盐水炒)　制香附(炒)　山萸肉(盐水

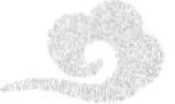

炒） 苦参 椿白皮(盐水炒) 川贝母 炒白芍 淡干姜

(10) 胶艾四物汤：治妇人赤带。

四物汤加阿胶艾叶

(11) 老年白带方：治年老人久带。

补骨脂(盐水炙)三钱 川黄柏(盐水炒)四钱 炙五味四钱 炒杜仲四钱 山萸肉五钱 煅牡蛎三钱 制香附八钱 砂仁二钱 川芎二钱 川椒二钱 白茯苓二钱 炒车前八钱 艾叶醋(炒)一钱 阿胶五钱 白芍六钱

鹿角胶烊化成丸盐汤送下。

(12) 乌艾丸：治赤白带下。

乌药二两五钱 艾叶六两 香附四两

将其浸醋中十日，再将香附浸一日，晒干，共为末，醋和为丸。

5. 治虚寒带下方

(1) 元戎四物汤：治赤白带下，脉沉细，腹或阴中痛。

四物汤加肉桂心制附子

(2) 白蔹丸：治室女带下。

鹿茸二两 白蔹一两 全狗脊(去毛)一两 醋艾叶

煎汁，打糊为丸。

(3) 金锁正元丹：治真气不足，呼吸短气，四肢倦怠，脚膝酸软，目眩耳鸣，盗汗遗精，妇人白浊、白淫等症。

肉苁蓉一斤 巴戟天一斤 胡芦巴一斤 补骨脂八两 五倍子八两 白茯苓六两 朱砂三两 花龙骨二两(另研)

酒及盐汤下。

(4) 延胡苦楝丸：治脐下冷痛，阴冷大寒，白带时下。

延胡索 苦楝子 川黄柏 制附子 桂心 大熟地 炙甘草

(5) 鹤顶丸

炒归身 制附子(盐) 龙骨(盐酒包煅) 吴茱萸(汤泡去涎) 赤石脂(火煅醉碎) 淡干姜 牡蛎(盐酒包煅) 艾叶

6. 治带下滑脱方

侧柏地榆汤：治赤白带下，不能成孕。

炙黄芪 侧柏叶 地榆炭 乌贼骨 煅牡蛎 淡苁蓉 炒僵蚕 白芷

蛇床子

小产

小产者，元气虚损不能荣养于胎而致自堕，如枝枯则果落，藤萎则花坠矣。然或劳怒伤情，内火发动，或春温发斑，秋后泻痢，最易堕胎。犹风撼其本，人折其枝耳。是知正产者，如果中栗熟，其壳自开，而无所损。半产者，如采斫新栗，碎其肤壳，而有所伤。故小产后须十分调护，以补血养肝、生新去瘀为主。或有受孕至三、五、七阳月，胎必堕者，宜未至应堕之期，先清其热，宜芩术汤、安胎丸。王纶曰：有数堕胎，胎元损甚者，服药须久，则可以留。方用四物汤加人参、白术、陈皮、茯苓、甘草、艾叶、阿胶、条芩，多气加砂仁、香附，有痰加半夏曲。黄芩为安胎圣药，清热故也，暑月尤宜用。养胎全在脾胃，故白术补脾，为安胎君药。

脉法：《脉诀》云，半产漏下，革脉主之，弱则血耗，立见倾危。《脉经》曰：阴脉浮而紧，紧则疝瘕，腹中痛，半产而胎堕。按《脉诀》《脉经》所言，皆由内因而胎堕者，若由跌仆挫犯，及误服毒药，则不得拘此。

(1) 白扁豆散：治服打胎毒药。

白扁豆为末，新汲水，下三钱即苏，口禁者诀口灌之。

(2) 芩术汤：清热安胎。

炒条芩、炒白术等分。

(3) 当归补血汤：治胎漏而堕。

炒当归一钱半　炙黄芪三钱　炒白术一钱半　炒杜仲三钱　炒白芍一钱半　淡干姜二分　真阿胶一钱半　五味子三分　川芎一钱半　广木香五分　人参五分　炙草五分

此方川芎忌用，恐其凝胎。

(4) 安荣汤：治漏胎见血。

大熟地三钱　炒白芍一钱半　桑寄生一钱半　炒当归一钱半　阿胶一钱半　制香附三钱　炒白术一钱半　西砂仁一钱　炒黄芩一钱半　糯米百粒

(5) 和痛汤：治小产心腹痛。

四物汤加延胡索一钱　泽兰一钱　制香附一钱半　炒青皮一钱　桃仁一钱　红花五分　陈酒　童便

(6) 千金保胎丸：凡妇人三月小产者，一因气血不足，一因冲脉有伤。受孕时需节饮食，绝欲戒怒，免小产之患，服此可以保全。

大熟地(姜汁炒)二两　土炒白术二两　南杜仲(盐水炒)二两　炒归身二两　川续断二两　阿胶二两　四制香附二两　炒条芩二两　陈皮一两　艾叶醋炒一两　砂仁五钱

枣肉为丸。

(7) 泰山磐石散：治气血两虚，或肥而不实，或瘦而血热，或肝脾素虚，倦怠少食，屡致堕胎。

人参一钱　炙黄芪一钱　炒当归一钱　川断一钱　淡芩(炒)一钱　熟地八分　白芍八分　白术二钱　炙甘草五分　砂仁五分　糯米一撮

但觉有孕，每三五日进一服，至四月后无虑矣。

(8) 凉胎饮：治胎气热而不安。

怀生地二钱　炒白芍二钱　炒归身二钱　炒黄芩二钱　炙甘草七分　炒枳壳一钱　川石斛一钱　白茯苓二钱

热甚加黄柏一钱。

(9) 固胎煎：治肝脾多火多滞而屡堕胎者。

炒黄芩二钱　炒白术二钱　新会皮一钱　炒归身一钱　炒白芍一钱半　炒阿胶一钱半　砂仁五分

(10) 四圣散：治漏胎下血。

炒黄芩　炒白术　阿胶　砂仁

等分，艾叶汤下，二钱。一方有白芍，无阿胶。

临产

夫妇人之最险者，惟临产之时。若不急救，必致夭枉，可不惧哉，试历言之。盖有少妇初生神气怯弱，子户未舒，腰曲蜷卧，展[①]转胎侧儿不得出，致为难产者。有中年妇人生育多，气血虚而难产者，须胎前服调理之药，乃能易产耳。有临产努力太早，儿未及转，以致胎落于胯。及儿欲出，母力已乏而难产者，先以独参汤接力，次服药，宜滑胎散。有将产之际，愚蠢稳婆不审其偏正，

① 展：当作“辗”。

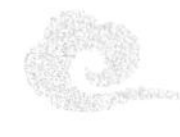

每腹痛便努力催生，以致横生逆产者，宜催生四物汤。有体肥脂厚、平素安逸而难产者，有石矮妇人交骨不开而难产者。盖交骨不开，乃元气虚弱，胎前失于调养，以致气血不能运达而然也，宜加味芎归汤、交骨不开方。有破胞久，浆水沥尽，产门风进，产路干涩而难产者，俗名沥胞生，宜神应散。有血先下，或胞浆先下，子逆上冲者，宜子逆汤、黄葵子散。有产不下横逆生而欲绝者，宜加味芎归汤。有临产腰腹酸疼，见红者，宜催生如意散。有胎死腹中不下者，验其舌色青黑，腹冷是也，宜二陈汤加朴硝五钱。若天寒时，须使胎得暖气才下，宜官桂丸（此方暑天及内热者禁用）。其死胎不下，反上冲心而欲绝者，急服药宜牛膝二两，砂仁、丹参各二钱，虚人加人参，又方伏龙肝末酒下。有腹中积水，腹大异常，脉细而弱，名曰胞水，临场必去水斗余方产者。有临产去血太多，昏不知人，产下即死，曰血晕者，宜芎归汤。若产后虚脱，兼防血晕，宜人参、鹿角胶、苏木煎入童便服。有火盛血奔上而昏晕者，宜清魂散，如不醒，以韭汁和醋灌之，或醋炭法煎熏之。又不醒，急掐人中，提顶心头发，姜汁童便灌之，即活。有失血过多，虚热太甚，目暗神昏，手足冷者，宜川芎、当归、人参、姜桂，汗多加黄芪。有才产，忽然噤口，语言颠倒，乍见鬼神，由败血攻心者，宜妙香散。有临盆用力太过，气血晕闷，不省人事，宜胶珠汤。有将产而痢不止者，宜四君子汤，加白芍、杜仲、赤石脂、菟丝子、建莲、山药、芡实、砂仁。有子下而胞不下，由败血灌入胞中者，宜牛膝归尾汤、牛膝芒硝酒，或草纸烟熏其鼻，令纳气自下。有儿胞下后，膀胱落下，名曰茄病，或由临盆用力太过，或由气血两虚，其色紫者，可治，白者难治。先用熏洗法，急以黄连、狗脊、五倍子、水杨根、枯矾各一钱为末，煎汤先熏后洗，乘热轻轻托进，一二日可愈。宜服补中益气汤，十全大补汤。有子宫落下，痛不可忍者，名曰瘣疾，宜铁粉散，外用托药或搽药。有气血虚而产门不闭，必须大补，宜加味芎归汤。一法用石灰炒热，淬水洗即闭。至临产危症，莫有如偏产、倒产、碍产、盘肠产、闷脐产诸症，为生死交关之候。然亦非无法以处之者，切不可惊慌扰乱，致产母心怯。然后依法治之，无弗安也。其有胞水先破，甚至两三日、四五日不产者，此亦甚险，急早调治，宜鱼胶五钱，煅存性酒下，或冬葵子三钱炒煎服。夫如是而临产之病，庶可免矣。

《脉诀》云：欲产之妇脉离经，沉细而滑也同名。夜半觉痛应分娩，来朝日午定知生。又曰：身重体热寒又频，舌下之脉黑复青，反舌上冷子当死，腹中须遣子归冥。面赤舌青细寻看，母活子死定难应。唇口俱青沫又出，母子俱死总教弃。面青舌出沫出频，母死子活定知真。不信若能看应验，寻之贤哲不虚陈。

胞衣不下，因气力疲惫不能努出，或血入衣中，胀大而不能下，致心胸胀痛喘急。速服夺命丹血散胀消即下。牛膝汤亦效。亦有胎下力弱，不能用力，产胞经停，遇风冷乘之，血道闭涩。故胞衣不下者，急取黑豆一合炒热，入醋一大盏，煎三五沸，分三次温服。

肠出而气虚不能入，补中益气汤或蓖麻子一两，研涂母头顶心，即上，急洗之。胞不下，涂右足心，一下即洗去，缓则仍入。益母丸亦效。其血流胞中者，急用夺命丹、失笑散以消瘀血，缓则不救。其元气虚，不能送者，腹不胀痛，用保生无忧散，以固元气。

未产前几个时辰，子亦要出产户。转身子手，被母用力一逼，即手先出。转身至脚，母力一逼，即脚先出。横生、倒生皆因错于用力。其实无手足先出之理，但须审其脐腹痛急，腰间重痛，眼中如火，粪门迸急，胞水或血俱下。此时子已出胎，产母用力，庶不误事。

见有怪胎，不必惊慌，自然生下，勿令产妇见之为妙。

手足先出，急令产母仰卧轻轻送入，莫令多出。盖出少则易入，时未久则易入。若出久手足青硬，儿已伤矣。难以抉入，切不可将儿手割断，儿手一割，必腹乱搅而两伤矣。

产母危急时，当看面舌。面青母伤，舌青子伤。面舌俱赤，子母无恙。唇舌俱青，子母难保。凡产时子死腹中，服回生丹三丸立下。若一时无此药，以平胃散一两，投朴硝五钱，煎四五沸温服，其胎化水而出。

产时门户俱正，儿已露顶而不下。此因转身脐带绊其肩也，名曰碍产。令产母仰卧，推儿而上，以手指轻按儿肩，去其脐带，候儿顺正，用力送下。

生路未正，产母用力一逼，令儿偏于左右腿畔，儿头在户而不下。但云儿已露顶，非顶也，乃额角，名曰偏产。治法亦令产母仰卧轻轻推儿近上，审其偏左偏右，扶其头顶端正，用力送下。

儿头之后骨，偏于谷道，儿乃露额，名曰振后。治法于谷道外旁，轻轻推儿正头，用力送下，或用膝头，令产母抵住亦可。

盘肠生者，未产肠先盘出。治法急将净盆盛温水，寒天即热水，少入香油养润。待儿并胞衣下时，产母略仰卧，自己吸气上升。稳婆将香油涂手，徐徐送入。一法以磁石煎汤服之，即收止。又一法用蓖麻仁四十九粒，研涂产母头顶，肠收上，急洗去。又一法以麻油润火纸燃，点火吹灭，以烟熏鼻，肠收即止。又一法肠出时，以净盆浓煎黄芪汤洗之，肠即上，此法最佳，惟服大剂补中益气汤更妙。

稳婆无知，或有意害人，私搯破水衣者，俗名弹胞，极恶之心。

交骨不开，由元气素弱，胎前失于调摄，用加味芎归汤立验。

闷脐生者，儿粪门有一膜闭住儿气，故不出声，以手微拍之，则膜破而能哭矣。如拍之不破，以银针轻轻挑破，甚便。如不能抽急用暖衣紧包，勿令散放，以热水浸其胞衣，寒天加以火热之，久则热气内鼓，其膜自破，出声而苏。

凡儿之生，自有其时，时至则儿身转顺，头顶正当产门，胞浆大来，腰重腹痛，谷道挺进，产母中指中节，或本节跳动，此方为正产之时，恰好临盆，用力送儿，自顺生矣。

妊娠月数为足时，或腹中痛，痛定如常者，此名试胎。宜养血以安胎。若月数未足，腹痛或作或止，腰不痛者，此名弄胎，不宜轻动。二者均非正产之时，切勿骚扰疑惑，宜安静以待其时。

1. 治临产方

(1) 加味芎归汤：治一切横生倒产、沥浆生、交骨不开、子死腹中等，大剂连服即生，神验。

当归全五分　川芎一钱　炙龟版一钱　生子头发(炙灰)一钱

(2) 佛手散：治一切横生倒产，子死腹中。

当归全五钱　川芎三钱

(3) 滑胎饮：治临产努力太早者。

滑石一两　冬葵子五钱　炙甘草一钱

(4) 催生四物汤：治横生逆产。

四物汤加枳壳、蜀葵子。

(5) 交骨不开方：治交骨不开。

人参二钱　怀生地三钱　当归全一钱半　怀牛膝三二钱

(6) 神应散：治沥胞生。

生蜜　酒酿　菜油

各半杯，煎数沸，入童便，润肠易产。

(7) 黄葵子散：治同上。

黄葵子七十粒(炒研酒下)

(8) 催生如意散：治临产前先见红。

人参一钱　滴乳香(去油)一钱　辰砂五分

鸡子清调姜汤下。

(9) 官桂丸：治疗同上。

归全一两　官桂一两　炙甘草一两　炒白芍一两　炮姜炭一两　原生地一两　黑豆二两

共为末酒下。

(10) 清魂散：治产时血晕。

泽兰叶一钱　荆芥穗一钱　人参一钱　川芎一钱　炙甘草三分

(11) 牛膝归尾汤：治胞衣不下。

怀牛膝三钱　归尾三钱　木通三钱

(12) 牛膝汤：治同上。

延胡索五钱　怀牛膝三钱　炒当归三钱

酒煎。

(13) 妙香散：治败血冲心。

麝香一钱(研)　辰砂三钱(另研)　广木香二钱五分(另研)　姜山药一两　炒远志一两　白茯苓一两　白茯神一两　人参五钱　桔梗五钱

酒下二钱。

(14) 铁粉散：治子宫不收。

炒当归七五钱　煅磁石五钱　铁粉三钱

米汤煎。

(15) 托药：治同上。蓖麻叶有角者捣烂，加枯矾末，以纸片摊药托之。

(16) 掺药：治同上。先用淡竹叶煎汤，洗净，次以五倍子、白矾共为末，掺之。

(17) 难产方：总治难产。

川芎一钱　当归一钱　榆皮一钱　炙龟版一两　百草霜一两　前胡七钱

(18) 如圣膏：治难产，及死胎不下，十分危急者。

巴豆(去壳去油)十六粒　蓖麻子(去壳)四十粒　麝香二钱

同打为泥,摊绢帛贴脐上,俟产下急洗去。

(19) 夺命丹:治产后血入胞衣,胀满冲心,日久不下危急者。

炮附子五钱　丹皮一两　炒干姜一两

以醋一升,入大黄末一两,熬成膏,和丸,酒下五十粒。

(20) 夺命丸:治小产下血多,子死腹中,憎寒,手指唇口爪甲青白,面色黄黑。胎上抢心,闷绝欲死,冷汗出,喘满不食。或误服毒物草药,伤动胎气,下血不止。胎尚未损者,服之可安,已死可下。若胎腐腹中危急者,立可取出。此方的系异人传授,至妙。

川桂枝　丹皮　赤茯苓　赤芍药　桃仁

等分蜜丸,淡醋汤下(按此即仲景桂枝茯苓丸,但用淡醋汤下不用耳)。

(21) 蟹爪散:下胎极效,妊娠有病,欲去胎者,宜此。

蟹爪二合　肉桂心一两　瞿麦一两　怀牛膝二两

每末酒下一钱。

(22) 滑胎煎:临月宜常服数剂,以便易生,亦治胞衣不下。

当归全三钱　熟地三钱　炒杜仲三钱　怀山药三钱　炒枳壳一钱

气弱加人参、白术。

(23) 保生无忧散:治胎肥气逆,临蓐难产。

归身(酒炒)一钱半　枳壳(盐水炒)一钱　广木香一钱半　炙草八分　血余炭五分　滴乳香五分

(24) 小营煎:治胞衣不下,临月服之亦易生。

炒白芍二钱　炒归身二钱　怀山药二钱　炒杞子二钱　炙甘草一钱　熟地三钱

(25) 脱花煎:凡临盆将产者,宜先服此药催生,最佳,并治难产经日,或死胎不下,俱妙。

川芎二钱　炒当归五钱　肉桂五分　怀牛膝三钱　炒车前三钱　红花一钱

若胎死坚滞不下者加朴硝四钱,即下。

(26) 寿脾煎:一名摄营煎,治心脾气虚,胎动不安。

炒白术二钱　炒当归二钱　怀山药二钱　炒枣仁一钱半　炙甘草一钱

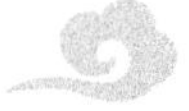

炒远志一钱　炮姜炭八分

人参随症酌用。

(27) 五福饮：治气血俱虚，胎动不安。

人参　熟地　当归　炙甘草　白术

(28) 紫苏饮：治妊娠失调，胎气不安，上攻作痛，名曰子悬。并临产气结不下等症。

人参　炙甘草　大腹皮　川芎　当归　紫苏叶　炒白芍　陈皮

一方无人参有香附，一方无川芎名七宝散（若肝脾气血虚而有火不安者宜兼逍遥散，若脾气虚弱而不安宜四君芎归汤）。

(29) 油蜜煎：治难产沥浆胞干，胎不得下。

香油　白蜜　童便

各一碗和匀，文火煎一二沸，去沫入滑石末一两，或益母末搅匀顿服，外以油蜜于母腹脐上摩之。

(30) 黑神散：一名催生如圣散，治横生逆产，其功甚大，并治胎前产后、月水不止、崩漏等症。

白芷　百草霜

等分为末。此方大能固血，血得黑而能止也。

(31) 胜金丹：治难产神效。

败兔毫笔头一枚，烧灰，研细，生藕汁一盏下之，立产。如藕汁嫌凉，隔水温热。

产后此论出自《张氏医通》而稍为增损之

产后有九禁：一禁卧，二禁酒，三禁浴，四禁寒，五禁汗，六禁下，七禁利小便，八禁寒凉药，九禁起动作劳。盖初产气血未定，遂卧则恶露上升，三朝后，庶可高枕，七朝后，如无他病，可以安枕，竟有半月后未可贴席者。此一禁卧也。酒能助火乱经，误用有动血之虞。至如鸡子、猪肾，一切滞气坚实难化之物，及生冷腻滑，皆不可食。即如初产，世俗多用红糖，甚至胸懑，引血上升，在夏则动痧，虽非禁用亦不可早用。此二酒禁也。浴能升动恶露，虽当夏月，亦须禁之。曾有产数日后，因浴瘀血上冲而毙者，亦有因浴动血，误用寒凉，瘀结不行，血化为水，喘满肿而胀而死者。此三禁浴也。新产内虚，最忌着寒，寒则血气凝滞，变幻莫测，或饮食不化，腹痛作泻。欲去其瘀，则正气欲脱。欲止其泻，则瘀结不行。惟姜桂参术，辛温峻补，庶几血行泻止。故冬月一产，即宜重棉兜护其腹，在夏月亦当覆巾裹之。此四禁寒也。而五禁汗者何故？盖产后空虚，虽有表证，一切风药，如麻黄桂枝之类，皆不可用。以其性升，不特载血上行，令人发晕，抑且令人亡阳，多致汗脱而死。不特风药当禁，即佛手散中芎䓖，皆为散用，恐汤能发汗也。至于下药，尤为切禁。非特硝黄难于轻试。即小溲数难者，只宜调养元气，如车前、泽泻之类，亦非所宜。以产后百脉空虚，自里至表，无一不虚。虚则诸寒皆禁，即芍药亦难轻用，以其酸寒伐生发之气也。地黄亦当慎用，以纯阴之味，能令作泻也。黄芩能凝滞瘀血，令人恶露不行，为害不浅。然皆产后常禁，没有表里客邪，又不当拘于此说也。试观《金匮》产后例中，阳旦汤（阳旦汤即桂枝汤加黄芩，阴旦汤即桂枝汤加黄芩、干姜）之用芩药，以其中有桂枝，薛按八珍、十全之用熟地、芍药，以其中有参、术及桂也，岂复拘于此例哉。况乎大承气、小柴胡、三物黄芩、下瘀血等方，皆产后治例。此圣人临证如日，大转回天之手，非寻常下士，可得而测也。迨夫早起作劳，不避风寒，不禁饮食，往往致成大病者，皆自作之孽耳。

产后之脉，寸口洪疾不调者死，沉微附骨不绝者生，缓滑沉小者吉，实大弦急者危，牢革结代及涩滞不调者不治。

血晕

产后元气亏损，恶露乘虚上攻，眼花头晕，或心下满闷，神昏口噤，或痰涎壅盛者，急用热童便服之。若下血过多而晕，或神昏烦乱者，芎归汤加人参三五钱，泽兰叶一握，童便半盏，兼补而散之。有痰合二陈加乌梅姜汁，并用铁秤锤烧令赤，以醋沃之，或烧漆器，并乱发，以烟熏之。产后因虚火载血上行而晕，用鹿茸灰为细末，好酒童便灌下，一呷即醒，行血极快。产后昏晕，呕逆不能饮食，此胃虚挟痰所致，以抵圣散去赤芍，加炮姜、茯苓，慎不可用芎归血药腻膈，其呕逆愈不能止矣。

初产血晕，速与扶起勿卧，用韭叶一握，切碎，入有嘴磁瓶中，将醋煎滚，浇入瓶内，急盖瓶口，以嘴向妇鼻孔，另气透入鼻中，即苏。若恶露未净尽，昏闷不省人事，须问先因。感气而下胎者，以二陈加芎、归、香附、桃仁、山楂、姜汁，切不可作中风治。产后口眼㖞斜等症，当大补血气，十全大补下黑龙丹，肥人佐以痰药，加星、半、木香之类。若作中风治，而用小续命必殆。若腹中刺痛者，严氏清魂散。血晕语言颠倒，健忘失志，此血入心包，宜失笑散加郁金，或用血竭、没药等分为末，热酒和童便调下二钱，良久再服，恶露自下。

三冲

败血上冲有三，或歌舞谈笑，或怒骂坐卧，甚者逾墙上屋，口詈拳打，山腔野调，号佛名神，此败血冲心，多死。方宜用龙齿清魂散，然用之多不应，不若花蕊石散最捷，琥珀黑龙丹亦效。如虽闷乱，不致癫狂者，失笑散加郁金。若饱闷呕恶、腹满胀痛者，曰冲胃，古法用五积散。余常用平胃加姜、桂，往往获效，不应，送来复丹。呕逆腹胀，血化为水者，《金匮》下瘀血汤。若面赤呕逆欲死，曰冲肺，二味参苏饮，甚则芒硝荡涤之。大抵冲心者，十难救一，冲胃者五死五生，冲肺者十全一二。

产后口鼻起黑而鼻衄者，是胃气虚败而血滞(急用二味参苏饮，稍迟不救)。

三急

产后诸病，惟呕吐、盗汗、泄泻为急，三者并见必危。痰闭心窍，抵圣散去芍药加炮姜、茯苓，多汗加乌梅，慎不可用浮麦，伤胃耗气。杏仁腻滑作泻，乌药五味酸收，皆能阻滞恶露也。

三审

凡诊新产妇：先审少腹痛与不痛，以征恶露之有无；次审大便通与不通，以征津液之盛衰；再审乳汁行与不行及饮食多少，以征胃气之充馁。必先审此三者，以脉参证，以证合脉。脉证相符，虽异寻常，治之必愈。脉证相反，纵无危候，必多变端。即如产后恶露，常以弥月为期，然间有六七朝即愈净者，亦未可以概论也。此虽产母禀质不同，而胎之所禀亦异。如胎息壮盛，则气血尽归其子，瘀血自少。胎息孱弱，则气血涵养有余，瘀血必多。亦有产时去少，产后必多，势使然也。曾见一妇艰产异常，三朝下一血块，大小形色与茄无异，此后绝无瘀血，惟小便如皂荚汁，少腹亦无痛楚，良由艰产过伤子宫，关闸废弛，不能收敛，故其块得下。俗名儿枕者，是也。产后血脱津伤，大便自应艰涩，每至五七日始通，其有发热评语，脉滑实者，又当急攻，以救津液。若兼少腹硬痛，又当破瘀为先。产后三朝，每有寒热蒸乳，寒热后乳汁大行。如无寒热而乳汁充者气血旺也。若不寒热，无乳汁，此营卫不调，急宜内补建中汤，调之，竟有寒热骨蒸而为蓐劳矣。

（1）内补建中汤：治产后血虚，虚羸不足，腹中刺痛，少腹中急，或感寒热。

（2）桂枝汤：桂枝易肉桂，加当归二钱、胶饴六钱。

呕吐

呕吐恶露不行，二陈加当归、蓬术、肉桂、干姜。胸腹胀满，多是伤食，二陈加丁香，不应，加人参、炮姜、泽、茵、藿香，或抵圣散亦佳。如寒，理中汤加藿香，炳意以二陈加厚朴、山楂、姜汁、竹茹最妥。

呃逆

呃逆者，胃寒所致。产后气血俱虚，风冷搏气而逆上，乃胃气虚寒之极，最为恶候。理中加丁香，古方以丁香、豆蔻、伏龙肝为末（伏龙肝只可煎汤不可研末），用桃仁、吴茱萸煎汤调下一钱，服两次，不应，急投参附，迟则不救。

谵语

谵语多有血滞，亦有血虚着风而痰郁者。然不可专以痰论，亦不可专为血逆。其发谵语，必脉大有力，始与证合，而又非产后所宜，故多难治。去血少者血滞也，实则桃仁承气汤，下瘀血汤，虚则龙齿清魂散，或四乌汤用赤芍、归尾，加桃仁、姜汁。去血多者血虚也，血虚则心神失守，故评语，必先养血，当归内补建中汤、当归芍药散、胶艾汤，选用。慎勿用参、术峻补。着风兼痰郁者，心经虚，故风痰客之，导痰汤加钩藤、薄荷，又方益母草为末，薄荷为丸，童便服之，专治善后评语。

如见鬼神

产后伤耗血脉，心气虚则败血停积，上干于心，遂至①心中烦躁，卧起不安，

① 至：当作“致”。

如见鬼神。言语颠错，误作风治，必殆。虚则四物汤换生地加桂心、炮姜、生蒲黄、石菖蒲，实则四乌汤加川连，煎成入龙脑一捻，服后得睡则安。心悸恍惚，语言错乱者，《千金》远志汤。如内虚败血攻心狂言乱语者，龙齿清魂散。瘀积不行、腹胀喘急者，急用下瘀血汤攻之，庶或可救，稍迟必难挽回。此证多有心脾血少者，宜八珍加炮姜，则痰清神自安矣。

不语

产后不语，多因停积败血，闭于心窍，故神志不清，严氏清魂散加苏木、丹参。若因心肾气虚，而不能通于舌，则舌强不语，辰硝七珍散，或人参、石菖蒲等分，不时煎服。肾虚风热，地黄饮子。肝木太过，柴胡清肝散，或小柴胡加钩藤。脾受木侮，六君子加升麻、钩藤。气血俱虚，八珍汤加菖蒲、远志，不应，独参汤加热附子一片，峻补其气，而血自生，若竟用血药，则误矣。

发痉

产后发痉，因去血过多，元气亏极，或外邪相搏，或阴火内动所致。故伤寒汗下过多，溃疡脓血大泄，多患此症，须大补气血，或保无虞。若作风邪，攻之必死。其症牙关紧闭，腰背反张，四肢抽搐，两目连札，十全大补汤，有汗加炮姜，多汗加熟附子，不应，再加姜附倍人参，多服始应。若汗拭不及，两手摸空者，不治。

寒热

产后下血过多，寒热而小腹不痛者，此营卫亏损，阴阳不和，属虚，增损四物汤。若恶露未净，伤滞胞络，寒热而小腹痛者，属实。轻则四乌汤，重则醋煎丸。产后卧不如法，败血流入经络骨节间，寒热腰股肿热，痛不可拊，《局方》调经散。有食消食，头痛骨疼寒热者，外感风寒也，参苏饮、增损柴胡汤、柴胡四物汤，选用。或兼泻及吐者，五积散。胸膈饱闷，前后心痛寒热者，伤气与食也，指迷七气汤。虚人，《局方》七气合沉香降气散。如饱满寒热，兼腹痛腰疼者，四乌汤。热而不寒，胸烦自汗，与大病后虚烦相似，此去血过多，血虚生热也，逍遥散。若脐下热，非熟地不能治。如大热必用炮姜，日晡转甚者，非柴胡不能治，不应，必用肉桂。

中风

产后类中风证，大多血虚，非真中也。或挟风，或挟痰，或挟气，症虽不一，治法莫要于行血，芎归汤加荆芥穗、黑豆酒煎服，亦治角弓反张，手足瘛疭，脉来虚得者。如血晕四肢强直，芎归汤加童便，或用荆芥穗微焙为末，豆淋酒调下二钱，或童便服之。口噤则挟齿灌之，断噤灌入鼻中，即苏。手足瘫痪，败血入经络也，用五积散。又有形盛气虚，产后痿废不起者，但当补气药中，兼行气为主，朝用香砂六君子，暮用越鞠丸，久服自效。

咳嗽

产后咳嗽，多因腠理不密，外邪所感而致。若因风寒所感，桔梗汤加葱白、香豉、生姜或小建中汤。虚用异功散去术，加山药、细辛、桂枝。阴虚兼感客邪者，六味丸，去萸加桂枝、细辛。阴虚水不制火而嗽，六味丸加麦冬、五味。干咳内热不寒，桔梗汤加葳蕤、麦冬、丹皮、蜜煎姜橘之类。盖产后干咳有乳者，尚可医治；无乳者，气血已虚，最易成劳。

喘

产后喘而痰声大作，此痰患肺金也。豁其痰，喘自定。风则《金匮》旋覆花汤加甘草、桔梗；恶露未净，加炮姜、丹参；有食加厚朴、陈皮。不嗽而喘，此肺为火迫，乃真喘也，难治。若肺虚热，生脉散为主药。肺胃气虚，异功散加桔梗；兼外邪，加细辛；中气虚寒，前方加炮姜、肉桂；阳气虚脱，更加附子。肾虚不能纳气归元，都气丸作汤，送灵砂丹，兼气虚者，与异功散兼进。大抵产后发喘加以脉之虚大急疾，皆不可治。

瘛疭

产后阴血去多，阳火炽盛，筋失营养，虚极生风而成此症。若见唇青肉冷汗出，目眩神昏，命在须臾，四君子加芎、归、丹皮、钩藤。盖血生于至阴，至阴者脾土也。若肝经血虚，逍遥散加钩藤。阳气虚败，十全大补汤加姜、附、钩藤勾。《经》云：脾之荣在唇，心之液为汗。若心脾二脏虚极，而唇白多汗，急用参附救之。若无力抽搐，戴眼反折，汗出如珠不流者，皆不可治。

颤振

产后颤振，乃气血亏损、虚火益盛而生风也，切不可以风为治，急用十全大补，温补气血为主。如小产后，半身肉颤，半身汗出，亦宜上法。若产后不省人事，口吐涎沫而颤振，或瘛疭者，当归补血汤加荆芥穗，豆淋酒煎服。妇人胎前产后，颤振瘛疭，逍遥、归脾、小柴胡、补中皆可选用。

伤风

产后伤风，须问恶露净否。若未净而小腹疼痛者，以行血理气为先，《金匮》旋覆花汤、四乌汤选用。若恶露已净，小腹不疼，但身热足冷头痛，自汗咳嗽，黄芪建中汤，头重者香苏饮散。若风寒并伤，营卫俱病，遍体痛，无汗，败毒散。虚甚着风者，不可发散，逍遥去术加桂枝，得效虽迟，亦无失也。

伤寒

产后伤寒，不可遽用小柴胡。盖有黄芩在内，停滞恶露也，宜小建中汤增损柴胡汤。时疫，柴胡四物汤香苏散。伏气发温，葱白香豉汤。感冒气食，香苏散。产后得热病，四肢暖而脉息和平者生，四肢冷而脉沉涩，烦热甚而脉洪盛者，皆死证也。

疟

产后痞疟，在初产时绝少，即胎前久疟，纠缠产后，里气通达，无不霍然。间有微寒微热不止者，此卫气向虚，营血骤伤之故。但与内补当归建中汤，热多倍芍药，寒多加黄芪。夜发一倍当归，三倍黄芪。不应，加生何首乌。虚热不止，大便不实，加炮姜、茯苓。恶露不行，小腹结痛，另用炮黑山楂，熬枯黑糖伏龙肝汤煎服。或有产后一月半月，或犯风暑而疟，小柴胡、补中益气选用。风加羌活、紫苏，暑加香薷、厚朴，随症裁酌。但黄芩苦寒，无论恶露净与未净，皆非所宜也。

炳按：黄芩最宜安胎，能清胎火，产后本非所宜，若不能已而用之，必用陈酒浸一时，炒透，须见时邪肺热者，庶可用。

痢

产后下痢有三。一者因胎前患痢，产后不止，昔人以为七日必死之候。若元气未败，脉有胃气，可进粥食者，伏龙肝汤、丸随症加减，间有得生者。一者因产后脐腹受冷，饮食不化，腹痛恶露不行，理中汤为主，白加吴萸、木香，赤加桂心、茯苓。一者因产后误食生冷，或临产过度，产后泄泻下痢。亦宜理中汤，白加枳实、茯苓、厚朴、木香，赤加香附、炮楂熬糖，虚加人参、肉桂。间有热痢下重，白头翁加甘草阿胶汤清理之。恶露已净，痢久不止，腹痛后重，补中益气升举之。大抵产后下痢，惟宜顾虑元神，调和气血，则积滞自下，恶露自行。非若妊娠之有胎息，难于照顾也。

蓐劳

蓐劳者，因产理不顺，疲极筋力，忧劳思虑，或将养失宜，虚风客之，致令虚羸喘乏，寒热如疟，百节烦疼，头痛自汗，肢体倦怠，咳嗽痰逆，腹中后刺，当扶正气为主，六君子加当归。若脾肺气虚，咳嗽口干，异功散加麦冬、五味。气虚头晕，补中益气倍当归黄芪。肝经血虚，肢体作痛，四物汤加参、苓、术、桂。肝肾虚弱，自汗盗汗，寒热往来，六味丸加五味子。脾虚血弱，腹痛月经不调，归脾汤倍木香。血虚有热，增损柴胡汤。骨蒸劳热，嗽痰有红者，异功散去术，加山药、丹皮、五味子、阿胶、童便。热而无痰，干嗽，逍遥散用蜜煎姜橘、蜜蒸白术。产后虚损，不时寒热，或经一二载，元神不复，用事不转，先与《千金》当归芍药汤，后与乌骨鸡丸调补。大抵此症多因脾胃虚弱，饮食减少，以致疲惫而成，当补脾胃，进饮食，则诸脏有所倚赖，病自愈矣。

临 证 随 录

蔡 氏 识

陆右，妇叶芬

妊娠将三月，平昔嗜生冷好纳凉。值此酷热数天，又感以暑，阻以湿，致脘腹迸疼难忍不堪，淡热微寒，形神瘦弱，脉细小涩，舌根黄腻，从疏理一法投之，

庶寒热不致增剧，须忌生冷数天，泺水煎。

霍石斛钱半　白苓皮五钱　藿梗二钱　制中朴八钱　川郁钱半　老苏梗三钱　仙露夏钱半　陈广皮（盐水炒）钱半　青蒿梗二钱　淡豆豉钱半

加鲜佛手白三钱、鲜葱白三个。

巢崇山用左法加夏陈不效，痛尤甚，此方大效，□□[1]豆豉、青蒿、葱白也。

又复诊　服一剂而痛不作，诸恙渐松，起身床褥，步履如常，惟纳不觉爽，精神疲软，大便带溏，想由暑湿下注未清耳。按脉细而紧革不见数，舌根尚黄，再照前法加减，泺水煎一帖。

制中朴五分　青蒿梗钱半　老苏梗钱半　淡金斛三钱　仙露夏钱半　川郁钱半　淡豆豉钱半　藿梗钱半　橘白（盐水炒）钱半　带皮苓四钱　片方通一钱

加鲜荷蒂三个、鲜佛手白三钱。

又复诊　得疏理法二剂，应对谈笑如常，惟纳后仍未畅，形神虽顿瘦而胎动者如前，脉细滑软，舌绛根黄。此暑湿内恋，正气已伤，宜和脾土佐以清理法投之，而荤腥不可早食，至嘱。井水煎一帖。

炒芪皮钱半　白苓皮五钱　焦姜皮钱半　广皮（盐水炒）钱半　鲜金斛（打）四钱　仙露夏钱半　藿梗钱半　青蒿梗钱半　扁豆衣（炒）三钱　川郁钱半

加厚朴花八分、鲜荷梗二尺、南瓜蒂一个。

又复诊　诸恙松头，真元未复，脉尚细滑软而少神，舌绛少液。怯弱之体又胎怀三月，数天抱恙，未免隐损胎元所本，攻动依然，不致堕落。爰以滋养营阴，参入清理法试之，庶可收全效焉。但饮食起居诸宜自慎，而不可忽，嘱甚。

炙龟甲四钱　白茯苓四钱　香青蒿钱半　藿梗钱半　西洋参（元米炒）一钱　川贝（去心）钱半　仙露夏钱半　橘白（盐水炒）钱半　鲜金斛（打）四钱

加鲜荷梗二尺、鲜佛手白三钱、阴阳水煎二帖。

又复诊　脉尚细滑软，秉体怯弱，何以令胎元之日长，况舌绛少液，营阴之被暑热伤可知矣。宜再滋养安胎，加入清理法，间日而服，十剂则安以，本勿中止，致生后患。阴阳水煎。

炒归身钱半　焦白芍钱半　白苓四钱　炙龟甲五钱　青蒿梗钱半　橘白

---

[1] □□：此两字漫漶不清，下同。

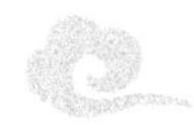

(盐水炒)钱半　西洋参(片)钱半　苋冬肉三钱　藿梗钱半　炒芪皮三钱

加鲜荷梗(去刺)二尺,南瓜蒂二枚。

此方可加入土炒于术钱半,如其胃呆加霍斛、仙夏各一钱半,以芪皮减轻之。如再要复诊,须以此方分开,酌用,不可用完。

侯右,二十,即举山娘娘

怀麟五月,暑湿蕴于中,寒凉束于外,得饮即吐,泛泛不安,身热四日,肢脊酸疼,瘖不成寐。脉沉细数,右尤软而模糊(此暑热伤及气分,故右尤微),舌黄腻,先以疏理法投之,但卧所居之室太觉炎热,恐再受以暑热,从此增晕厥之变。况胎元二天不动,须防暗损致胎小产,忧耳。泺水煎一帖。

淡豆豉钱半　仙露夏二钱　橘白钱半　青蒿梗二钱　藿梗二钱　苏梗二钱　川郁三钱　淡金斛三钱　白苓皮四钱

加鲜葱白三个、佛手白三钱、荷梗二尺、片通八分。

王右

晚年气血两亏,肝阳独旺,逼迫营分,肝脾不洽,阴络内伤,是以忽然血崩,狂放不禁,脉形细涩,血脱益气,宗斯治之。一帖。

潞党参(土炒)钱半　炙西芪钱半　化橘红钱半　焦归头钱半　焦怀膝三钱　地榆炭三钱　野于术(土炒)钱半　朱茯神三钱　香附炭钱半

加陈莲房三钱、陈棕灰(包煎)三钱。井水煎。

张,四十二

劳顿伤脾,郁怒伤肝,肝脾两伤,脘腹于以痛,骨节于以疼,头眩于以起,脉左于是弦,治拟并顾。

野于术(土炒)一钱　云茯苓三钱　菟丝子钱半　炒归身钱半　焦白芍钱半　炒杜仲钱半　制首乌三钱　白蒺藜(炒)三钱　橘络八分

加沉香曲钱半、广木香五分。河水煎。

李左,四十二

嗜酒伤中,胃脘不和,失于输化,遂致食下则痛,得食则呕,胸中微痛,舌腻脉沉,已成酒膈,宜避火酒取煖为佳。

焦于术一钱　宋半夏钱半　橘络一钱　焦瓜蒌钱半　云茯苓三钱　苏子(炒,包煎)四钱　干葛花三钱　川郁钱半　广藿钱半

加苣鸡子三钱。

右，三十五

心火肝火挟血热、湿热下注膀胱，致小溲纯红，临溺则痛，淋漓不爽，乃血淋之重症也。殊难奏效。

怀膝梢三钱　炒丹皮钱半　天花粉钱半　朱连翘钱半　煅石决三钱　粉萆薢钱半　赤苓三钱　奎赤芍钱半　红通草八分

加西珀末四分、生草梢四分。

井水煎。

陈赞□

脾肾两亏，精液内耗，形神渐瘦，便溏腹疼，脉数少神，舌绛脱液，病久阴亏，治拟滋养。

炙龟版五钱　炒枣杞三钱　炒萸肉钱半　北沙参钱半　淡天冬三钱　白苓三钱　焦怀药三钱　焦于术一钱　焦扁豆三钱

加建莲肉三钱。井水煎。

侯秉忠，五十五

劳顿伤脾，郁怒伤肝，肝脾两伤，火不生土，土不生金，肺经因之亦病，所以脘觉隐痛，不思纳谷，咳嗽痰多，精神疲软，脉数少神，舌苔根白，治拟调和。

野于术一钱　云茯神（辰砂拌）三钱　制首乌三钱　炒归身钱半　炒白芍钱半　白蒺藜（炒）三钱　京川贝（去心）三钱　炙桑皮钱半　橘络八分

加建莲肉三钱。井水煎。

又　进前剂纳食已增，咳嗽亦淡，但精神不足，疲软乏力，脉形尺弱，舌色干红。病久元亏，气阴俱损，非滋补不为功。

炙龟版五钱　炙鳖甲五钱　煅牡蛎三钱　炒枣杞三钱　西洋参（元米炒）钱半　淡天冬三钱　炙知母钱半　川贝母（去心）三钱　橘络一钱

加炒桑枝、大红枣。雨水煎。

高桥孙彦伯

《经》云：心为君主之官，神明出也。心营内亏，则君主无权而神明失守，此心悸不安，怔忡不寐之所自来也。拟以补心丹加减治之，然而怡养为佳，勿药而胜于药矣。

朱茯神三钱　远志仁钱半　炒枣仁钱半　炒归身钱半　煅龙齿三钱　川郁金钱半　炙龟版五钱　焦白芍钱半　橘络八分

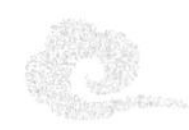

加建莲子心(辰砂拌)一钱。井水煎(粗潼珠三分,西珀、飞辰砂三分,共研,分二次服)。

复诊 诸恙已减,惟心神不安,腰酸遗泄,脉形尺软,左寸不调,总由心营不足,肾气内亏,心肾不交之故。治拟清心火以滋肾水,宜静养勿烦,精神复而真阴自固也。

抱木茯神(辰砂拌)三钱 远志仁钱半 朱连翘心二钱 炙龟版五钱 炒枣杞钱半 酸枣仁钱半 沙苑子钱半 炒箱归钱半 橘白一钱 金樱子钱半

加白莲须一钱、西珀末(另冲)四分。井水煎。

般行汤

龙雷之火不潜,精关因之不固,阴分愈亏,虚阳易动,滑泄之所以不禁也。脉软少神,精力不足,治当潜以益阴。

炙龟版五钱 炒杞子钱半 炒杜仲钱半 生鳖甲五钱 煅牡蛎三钱 金樱子三钱 朱茯神三钱 二原地(盐水炒)三钱 橘络一钱

加莲须三钱。井水煎。

江湾蔡氏妇科述要

此卷乃妇科之要诀,余于避难之时,医道甚忙,灯下静时,尝与畹香胞弟细谈医理,恐其不能尽详,故录此以为鉴,岂知畹香弟于四十二岁生夹阴伤寒,病愈而复,不肯用药调治,以致再复。曾发白痧之身,不肯用参,致邪退正虚,病至五十日而殁,余深悯之,望侄辈珍守此书,砚香识。

第一篇 气血论

人得气血以生,男女一也,而妇人得阴气居多。阴属血,故经期胎产稍不调护则血病焉。如血虚烘热,则为虚劳;血涸火炎,则为干嗽;血与气搏,则为腹痛;败血结块,则为癥瘕。血化为水,流溢四肢,则为血分;血与水并,浮胀肌肉,则为虚肿;秽液与血,相兼而下,则为赤白带;卒然暴下,则为崩中;淋漓不断,则为漏下;时崩时止,则为崩漏。种种血病,皆男子所无,而妇人所独,乃揆厥所由,必气先受病,而后血亦受之。盖气阳而血阴,气能生血,血不能生气,气升则血升,气降则血降,气寒则血寒,气热则血热,气清则血清,气浊则血浊,气行则血行，气滞则血滞，气乱则血乱。妇人多郁善怒，古人以芎、归、香附为妇人之圣药。东垣制大补血汤，而以黄芪为君，当归为佐，其意可见矣。故调血必先调气，顺阴阳之序，适四气之和，喜怒不乖其度，寒暄不拂其宜，饮食男女不过其则，如是则弗药可也，反是则病矣。气血匀则无病，一有所偏而病出矣，此论最确。

第二篇　调经

女子年十四而壬癸之水合，冲任之脉盛，经血以时而下，取名月者，一月一行，有常候也。其色赤者，阴必从阳，禀火色也。运于七十二经络之中，而同会于血海，上为乳汁，下为经血。气血热则先期而至，气血虚则后期而来，气血乱则先后参差不调。将行而痛者，气血滞也；经后作痛者，气血虚也；经血成块者，气血凝也；错经妄行者，气血乱也。色淡者，气血衰也；色紫者，气血热也；黑则热之甚矣。皆因经行之际，调养失节所致。若被惊，则经水斩然不行，逆于上则从口鼻出，逆于下则血化为水而成劳瘵。若过劳则生虚热，变为疼痛；若怒气伤肝脾，则气逆胸背、腰腹、腿膝之间，经行随处作痛，过期复安，渐然崩带淋浊、自汗潮热、经闭癥瘕等症。若经水适来适断，邪热乘之，则眩冒谵妄，为热入血室；若经行未净，阳精冲之，则凝血作痛。另有原气虚弱之人，经络枯竭，经行涩少，后竟不行者，急宜补脾以养血，不可用攻伐之剂。东垣云：脾为生化之源，脾旺则血自生，经自行。薛立斋云：肝脾血燥，四物为君；肝脾血弱，补中益气为主；肝脾郁结，归脾为主；肝经怒火，加味逍遥为主。此皆不易之定论也。

先期而来者，有热与虚之不同。脉数而洪，经血紫者，热也，若脾经血燥，以加味逍遥散主治；若肝经怒火，以加味小柴胡汤主之；若血分有热，以加味四物汤主之；脉数无力，经血淡者，虚也，以补中益气汤、八珍汤主治。

过期而来者，有寒与虚之不同。脉沉迟弦紧者，寒也，以归附丸主治。脉浮濡芤细者，虚也，若脾血虚，以人参养荣汤、加味逍遥散主之；若肝血少，以地黄丸主之；若脾经有郁，以归脾汤主之；若气血凝滞，紫黑成块，以四物汤加桃仁、红花、丹皮、香附、元胡之类；若湿痰下注，经带白色，以四物兼二陈汤主之，宜治痰以调血。

经水或前或后，或痛或不痛，或多或少，或赤或白，带下之不同者，气血乱也，宜秘传调经汤、调经八物汤、大温经汤、艾附暖经丸、乌骨鸡丸诸方中照症选用。

经水将行先作痛者，气血瘀也，以四物汤加香附、丹参，若有热加芩、柴、丹皮。若经水将行先发寒热，两胁如束，其血如崩者，乃脾胃亏损，元气下陷也，以补中益气汤、归脾汤主之，宜加清火药。

经水行后作痛者，气血两亏也，以四物汤加陈皮、香附主之，或以八物汤加干姜。

经行着气，心腹腰胁不时迸疼者，乃瘀血也，以四物汤加青皮、术、桃之类。若痛甚手不可按，加制锦纹一帖，血行即止。另有奇症，月事退出，化作禽兽之形，醒来伤人，治法以丝锦塞阴户，用没药末一两，白汤送下即愈。

经行着怒，其经即止，口噤筋挛，头疼鼻衄，搐搦上视者，肝火炽也，以小柴胡汤加地黄、山栀主之。

错经妄行，上出口鼻者，气血逆也，以四物汤加黄芩、山栀、丹皮、花粉、阿胶、陈皮主之。

经水过多，久不止者，血热兼血虚也，先以四物汤加苓、术、芩、阿、芥炭、地榆主治，次以补中益气汤加茯神、远志、枣仁、麦冬、五味、桂圆主之。服固经丸，又方用白锦纸烧灰，酒冲服。

经水过多，发肿满者，血虚也，先以四物汤加苓、术、砂仁、腹皮、木香、陈皮、厚朴主治，次服补中益气汤。

妇人面白，经水不止者，痰也，治其痰则经自正，以二陈汤加苏子、杏仁先理其痰，后调其血。

经水适来适断，昼安静，夜谵妄者，热入血室也，以小柴胡汤加生地、丹皮主之。

经水不调，腹内块痛，不时上攻，吞酸痞闷者，肝脾气滞也，以六君子汤加芎、归、柴胡、黄连、吴萸、木香主之，即服归脾丸，外贴阿魏膏。

经行交感，血瘀成块，过劳即推起如拳者，以紫菀饮加枳壳、青皮之类。

经行之时，劳役太过，忽然昏愦不醒，面赤吐痰者，此去血太多，阳无所附也，以参芪芎归汤为主，加柴胡、山栀、炙甘草煎服。后进十全大补汤。若用清热之药，则不治矣。

经水不调，饮食无味，耳鸣内热，肢体倦怠，此肝脾虚热也，以四君子汤加柴胡、丹皮、山栀主之。

经水两三月一至，发热咳嗽，吐血盗汗，遍身皆痛，此血虚也，以补中益气汤兼八味丸主之。

经行数日不止，肌肉疲倦，口干内热，盗汗如雨，日晡尤甚者，此血虚着怒也，以归脾汤加麦冬、五味，宜滋阴清热。

经行数日不止，淋漓色淡，或腹疼腰楚，神疲少气者，此营卫不洽，而脾肾亦亏也，宜补中汤合菟丝丸。

薛氏捷法(歌诀)

经事参前因血热，四乌黄连功最捷；
血瘀气滞未来疼，黄连杏仁四乌并；
经事临行若作痛，酒炒红花功亦敏；
血虚经少过期行，四物参芪术桔升；
淡色来时主痰疾，芎归须与二陈并；
块成紫黑仍兼痛，血热须当早与清；
四物汤中加二味，黄连香附有奇功。

第三篇　月水不通

经水之宜来而来，宜止而止，无逾期者，犹夫潮也，应月有常期，不通非无故。或经行之时，多食生冷，或登厕之时，风入胞络，或经血初来，阳精冲之，此血瘀气滞有余之症也。若先曾脱血，及久病之后，元气虚弱，津液不生，此血枯经闭不足之症也。有余者，以顺气散血为主，瘀血消而新血自生矣。不足者，以补脾养血为主，脾旺而血自生，血充而经自至矣。薛立斋曰：脾虚不行者，调而补之；脾郁不行，解而补之；胃火不行者，清而补之；劳伤心而不行者，静而补之；怒伤肝而不行者，和而补之；肺气虚而不行者，补其脾胃；肾气虚而不行者，补其脾肺。《经》云：损其肺者，益其气；损其心者，调其营卫；损其脾者，调其饮食，适其温暖；损其肝者，缓其中；损其肾者，益其精，而不易之论也。另有经水初来，邪热乘之，其经遂断，昼神清，夜见鬼者，名热入血室，治宜和解热势，热退而血自行也。

有余诸症

月经不通，脐腹刺痛者，气滞血凝所致，以红花当归散、牛膝散主治，重则用通经丸。

月经不通发肿者，瘀血入脾也，以芎归汤加赤芍、红花、姜桂、丹皮治之。

经久不行，脐腹作痛者，癥瘕也，此夹气夹寒，瘀血瘀滞所致，以芎归汤加砂仁、木香、厚朴、桃仁之类，外用蒸脐法。

热入血室，经水适来适断者，以小柴胡汤加生地、丹皮、山栀主之。

不足诸症

血虚经闭，骨蒸潮热，喘嗽自汗，头目昏重，口燥唇裂者，以逍遥散、劫劳散、胡黄连丸主之。

虚劳经闭，烦热自汗，精神困倦，不思饮食者，以退热补中汤主之。

脾虚经闭，骨蒸内热，面黄自汗，倦怠者，以补中益气汤加川芎、生地主之，若停食饱闷，腹中有块，亦用此汤去芎、地而加二陈、神曲。

气血衰弱，面黄足痿，口苦咽干，经闭者，以十全大补汤加牛膝、黄柏主之，久病之后经闭者，此方亦可。

经久不行，晡热体瘦，寒热食减，或衄血，或崩下，或呕吐者，此郁怒伤脾也，以补中汤同六味地黄主治，若悲泣太过，宜归脾汤。

经血被热煎熬渐渐不行，四肢无力，日晡渐热，咳嗽有痰者，以小柴胡汤合四物汤主之，若发热烦渴、肌肉消瘦者，以逍遥散加山栀、丹皮治之，后用八珍汤。

经水先断，已后四肢浮肿，小便不利者，此血化为水也，名曰血分，宜朝服椒仁丸，夕服归脾汤，忌用分利药。

小便不利，已后身面浮肿，经水不通者，此水化为血也，名曰水分，宜朝服葶苈丸，夕用归脾丸，忌用分利药。

室女经闭

室女及笄，天癸不至，面色不黄，饮食如故，名曰：石女，不必服药，待年长自行，仍能受胎，可用归尾、红花、川芎、丹参、香附为丸，久服自行。

经水先通，而复不至，面色不黄，饮食不减，身不热者，其名曰歇，非病也（即女子居经）。久当自行，宜服补中养营丸。

童男室女，积热在心，多致劳损，男则神色先散，女则月水先闭。盖思虑则伤心，心病则不能养脾，故不嗜食。脾虚则不能生肺金，故咳嗽，肺虚则不能生肾水，而肝木不荣，故多怒、毫发焦、筋骨痿，五脏传变则死，此名童劳。急与成婚,则自愈,频服柏子仁丸,亦有先后天不足而成者。童劳不一,宜熟审之,一则以开郁为先,一则以培本为主。

先天气血不足,面目黄瘦,身微热而不甚,此症只须养其气血,益其精液,久当自通,切不用破血药,宜服补气养营之剂,若潮热则不治矣。

寡妇尼姑经闭

此症乃思欲不遂而成也。褚氏谓独阴无阳致气血交争,寒热如疟,腰背作痛,肝脉弦出寸口,与室女出嫁愆期而生寒热相似,法当开其郁,以通其经,以芎归汤加枳实、郁金、山栀、丹皮治之。

娼妇经闭不行

此症乃郁也,劳也,郁者性不喜淫,从良不得,心气郁结之故。盖心主血,心痛则不能生血而不行,宜以六郁汤主之。劳者元气未充,早被男子所伤,真精亏损之故,以十全大补汤主之。

血崩经漏

冲任者,经血之海也。人因调养失节,或触动肝火,或郁结伤脾,以致气血之行外不循经络,内不荣脏腑,其血忽然暴下者,谓之崩中。淋漓不断者,谓之经漏。初起以清热为主,稍久于清热之中兼以养血,日久则专用温补脾胃。其脉数,身热咳嗽,皆是假热之症耳。故大去血后,或大吐血后,昏倦脉微者,急用大剂独参汤救之。先贤云:下血之症,须以四君子收功;又云血脱当益其气,惟先补脾胃以助生发,则阳生而阴自长,血归于脾矣。益胃升阳汤,东垣之妙诀也。凡治此症,先问小腹之痛不痛,若不痛者,血热也,以凉血地黄汤,或八物汤加芩连主之;若痛甚,手不可按,身发寒者,瘀血也,以四物汤加山楂、桃仁、红花、香附主之;若痛而按之即减,身不寒者,虚也,以十全大补汤主之。

初治法

崩漏初起,忽然如涌,暂用五灰散、六合散主之,或用槐子烧灰,或用柿饼烧灰,或用贯众烧灰,荆芥烧灰,研细陈酒冲服,然后看症用药。

内有实热者,以清热汤凉血地黄汤主之,或酒服凌霄花末三钱。

肝经有火,血得热而妄行者,以补中益气汤加酒芍、山栀主治,或用陈槐花三钱、百草霜一钱五分,每次以红秤钟淬酒调服三钱,或用奇效四物汤。

怒动肝火,血热沸腾者,以小柴胡汤加山栀、白芍、丹皮主之,宜倍用酒炒黄芩。

肝经有风，致血妄行者，以四物汤加柴胡、山栀、防风主之，或用荆芥（灰童便一小杯冲服）一钱五分。

脾经郁结，血不归经，或悲思太过，胞络损伤者，俱以四君子汤加柴胡、山栀主之。

脾胃虚损，不能摄血归元而致下漏者，以六君子汤加芎、归、柴胡主之，寒则用桂心灰米汤冲服五分。

后治法

崩漏日久，属虚寒者，以益母汤，樗白汤治之。

崩漏不止，或如豆汁，五色相杂，面色萎黄，腰脐刺痛，寒热往来者，以温清饮主之，或用莲房灰、陈棕灰冲服三钱。

崩漏不止，结作血片，如猪肝者，以川芎胶艾汤治。

崩漏不止，右脉尺部空虚，或轻按之疾数，重按之弦紧，或涩者，此阳气将脱而阴火亦亡也，急用升阳举经汤。若口渴眼鼻间见热症者，乃阴燥之极，阳欲先去也，亦用此汤主之。

久漏不止，用凉药反剧，发热烦躁，腹满不食，脉大而按之则虚者，此气血两亏也，急用八珍汤加炮姜。

久漏不止，肢体消瘦，一闻食腥便口出津液，强食即腹胀者，此血枯之症也，以八珍汤主之。

年老崩漏，诸药不效，身热体痛，头眩涕出，吐痰绝粒者，此脾肾虚寒也，以八珍丸加减治之。

老妇七七之数已尽，而经不止者，宜服当归散，或用条芩心酒炒成炭研冲二钱，此药面白食少者不宜用。

第四篇　淋证

淋者，经血淋漓不绝也。其初起之故有三：有月戒来而行房早，致伤胞络而成者；有郁怒伤肝而成者；有劳伤冲任虚损而成者。白赤相兼，时多时少，或下黄水，或如屋漏水，或尿血，或沉积堆起一层。又有兼泻者，有兼嗽者，有嗽泻相兼者。治之之法，先问小腹之痛不痛，按之而痛甚者，实也，宜消不宜补；按之而痛减者，虚也，宜补不宜消。大抵治崩治淋，总以补脾胃为主，勿多用芩连苦寒之味，年高者尤禁。

治经络受伤，小腹实痛者，四物归附丸主之；空痛者，补中益气汤炒川柏。

治郁怒伤肝，小腹迸痛，拒按而坚者，乃血瘀气滞也，八物汤加艾阿主之。

冲任虚损，腰痛者，紫金丸主之；小腹结痛者，大温经汤主之；空痛者，丁香胶艾汤主治。

赤淋治法，以八物汤加木通、泽泻主之，或取缸底青苔加甘草、豆豉煎汤服之，或取紫菀为末，井水调服，或取葵花根洗净水煎服，或用槐花、郁金等分为末，每早服二钱，如少有痛，以牛膝、丹参服，所谓通则不痛也。

白淋治法，以养营汤、艾煎丸主之，或以四物汤加扁豆、乌药、香附。

治黄淋变黄水，此将成血淋也，以艾煎丸、归附丸主之。如湿热下注，则须加川柏、知、黄芩；如郁火下注，则当加清肝宣湿兼清营之品，如龙胆、木通、丹皮之类，甚则用西珀、萹蓄。

治小腹冷痛，屋漏水时下，有鲜血者，以丁香胶艾汤主之，或用醋煎鳖甲为末，每朝酒下五分。

治热淋，或尿血，多饮茅根汤自愈，或取芭蕉根同旱莲草煎服立效；如临溺迸痛，结而不解，乃膀胱郁热所致，宜导赤散，甚则萹蓄、珀。

治去后有沉积一层堆起者，曰砂淋，以古文钱四十九枚，煮汁饮之，与赤白淋同治，宜萆薢分清饮加海金砂。

治淋而兼泻者，腹痛，用五积散；腹不痛，用六君子汤。

治淋而兼嗽者，腹痛用四物汤同二陈汤；腹不痛，亦用六君子。凡嗽急而后淋急者，当先理其肺，淋急而后嗽急者，宜先止其淋。

治嗽而兼泻者，急固脾胃，以养胃汤、胃苓汤主之。

老妇淋症，以补中益气汤主之，再用云母粉为末，每服二钱，凡晚年淋证都因血虚夹热，气虚不能运化，遂致下陷而成者，先宜清营以理湿。

尿血

怒动肝火者，以加味逍遥散加清营之品。

肝经风热，以四君子汤加防风、枳壳主之。

膏粱积热，以清胃散加槐花、甘草主之，茅根汤亦可。

房劳所伤，以六君子汤加柴胡、升麻主之，宜先清营分以理下焦之热。

久病尿血，或遇服寒凉，以致面黄体倦，饮食不甘，晡热发渴者，俱以补中益气汤、加味逍遥散、归脾汤主之。

小便淋漓——附白淫、白浊

此症不专属肾与膀胱，乃五脏之热下注使然也。盖心与小肠相为表里，故心热则移小肠而淋；肺为上窍，上窍塞，则下窍窒而淋；肝与肾同一家，故肝经湿热则小便短涩而淋；脾与胃行其津液，上通于肺，下输膀胱，故脾经虚热，或有湿热则不能行津液而淋。口渴者，热在上焦气分，以清肺饮主之；口不渴者，热在下焦血分，以滋肾丸主之。尺脉数而无力者，阴火盛而阳不能化也，六味丸主之；尺脉浮而无力者，阳气虚而阴不能化也，加味八味丸主之，淋证用八味，必气虚、血虚、湿热不化可用。

小便赤而淋者，心经积热也，宜火府丹；小便窒而淋者，肺经郁火也，宜黄芩清肺饮；小便短而淋者，肝经湿热也，宜龙胆泻肝汤；小便黄而淋者，脾经郁热也，宜加味归脾丸；治气虚有热而淋，宜补中汤加清热导滞治，宜加黄柏；治膀胱结热而淋，宜五淋散五苇汤，宜用知母、黄柏、鳖甲；治阴虚火动而淋，宜六味丸加养阴之品，鳖甲、茯苓；治血热而淋，宜鸡苏散，当凉血以理湿，如丹皮、花粉、赤苓；治下砂石剥剥有壳，宜用牛膝、车前、西珀、赤苓之类。

白淫

白淫者，时放白水，乃郁火之病也，寡妇尼姑多有之，先用龙胆泻肝汤，久则逍遥散、八珍汤。

白浊

白浊者，小便浑浊如脓，乃膀胱之热也，失治则生□，用清心莲子饮，后用固精丸。

赤白带下

带者或赤或白，相续而下，如带不断也。张子和云：赤白只可分气血，不可分寒热，总由湿热太甚所致。刘宗厚曰：带下多本于阴虚阳竭，荣气不升，卫气下陷而成。白属气，赤属血，皆因醉饱房劳，复食燥热而然，亦有湿痰流注下焦者，或余经湿热，层滞于小腹之下，或下元虚冷，子宫湿淫，或惊恐而木乘土位，浊液下流，或思慕无穷，发为筋痿，所谓二阳之病发心脾也，治法以壮脾胃升阳气为主，佐以各经见症之药。外用艾火灸带脉穴七壮，在两腋季肋之下一寸八分，再灸百会穴尤效。

带下色青者，肝病也，以小柴胡汤加山栀主之；若湿痰壅滞，小便赤涩，宜龙胆泻肝汤主之。带下色赤者，心病也，以小柴胡汤加黄芩、栀、归治之。带下色白者，肺病也，以补中汤加山栀主之。带下色黄者，脾病也，以六君加栀、柴，或归脾汤。带下色黑者，肾病也，以六味地黄丸主之。带下青黄色，腹胀胁痛，晡热吐痰，四肢酸麻者，郁怒伤肝脾也，以归脾汤、逍遥散主之。

若口干内热、头眩、服痰药反甚者，脾虚不能生肺金也，宜补中益气汤加半夏、白苓、炮姜（又用木香丸）。

下元虚弱，赤白带下者，以白正散、八物汤、收带六合丸、带下神方、固经丸选用。痰多用加味二陈汤。兼嗽兼泻用胃苓汤。

通用单方

地榆三两，水醋煎服。

又槐花、牡蛎等分为末每晨三钱，又莲房灰（酒冲）二钱（赤带）。

白带单方

用鱼膏炒黄为末，米糊为丸，晨服三钱，又用鸡子九个，酒醋各一盏煮熟敲损焙干，每日服一个。

第五篇　种子

易曰：有夫妇，然后有父子。上以广化育之功，即下以开嗣续之重，源源相继，自有道也。然同此父精，同此母血，何以而有无子者，有多子者，有生男者，有生女者，有生而寿者，有生而夭者，有生而聪明秀异者，有生而愚蠢顽劣者，种种不同。先贤云：阴精先至则生男，阳精先至则生女，亦只论其理耳，非必然之论也。云林龚先生交会时日之论，进退交合五字之诀，自夸一种一子，百种百子，其说尤近于戏，予谓造化之巧，圣人有所不知，区区智巧小术，遂能颠倒阴阳笼络造化，有是理乎。一切房中之术，与杳冥难凭之说，俱不足信，惟当尽其在我，修其在己。寡欲清心，调养气血，以适和平。如是则神安，神安则精固，精固而发无不中矣，何待外求哉。

祖业兴发皆有子嗣修斋布施，俱属务伪，惟多种善根，以绵福田，以开宏业，其理实而可凭。

结胎必藉精血而成。淫欲无度，元精必薄而淡，母血亦散而干，阳不足以敛阴，阴不足以摄阳，安能于气血以成胎耶？故种子之要，男先养精，女先养血，精血既足又待月期，初净一日成男，二日成女，三日成男，四日成女之说，可遵矣。

交会时日之说，或有未信，而有可信者。如交合之时，心气平和，精神完聚，男女相谐，各率其性，当风清月朗，生子必秀而寿，或醉酒郁怒，风雨晦暝生子必愚而夭，甚确之理也。

妇人经候不调，必不成孕，须赖药力以平之。如肥人多痰，闭塞子宫，宜用四物汤合二陈汤加枳壳、砂仁、香附之类。如瘦人多火，子宫干燥，宜用四物汤加参、苓、生地、山栀之类。若经水不调，宜用调经种玉汤、百子建中丸。如男子斫丧本原，女子血虚气滞，或男子精冷，女子阴寒，俱不成孕，宜夫妇同服种子三益膏。

经验单方

用鱼胶（炙黄）八两、扁豆八两、白苓八两、当归八两共研细末蜜丸，夫妇同服。

男子精寒用沙苑子、杞子浸酒服之。女子阴冷用吴萸、川椒、肉桂蜜丸，如绿豆大，纳阴户子，一两日换，子宫暖则开，即可成孕（须加麝香）。

第六篇

保胎

《经》云：少阴脉动甚者有子，盖父精母血结而成胎。手少阴为心，心主血，足少阴为肾，肾藏精也，结胎之后，专恃母血，血恶燥，是以胎前无热药，故凡用药，必以安胎为主，然后随症施治。《经》曰：因母病以致动胎者，疗病则胎自安，因胎动以致母病者，安胎则病自愈。如房事过劳，惊恐劳役，淳酒辛辣，金针火灸，皆在所禁，至于汗、吐、下三法，及利小便，均不可妄施也。

辨脉

辨似胎非胎法，细切两手尺脉，滑而不断者，胎也，有断续非胎。如指下未明，再服验胎散（以艾叶三钱调川芎末一钱），服之而腹微痛而动者为胎，不动非胎。

辨男女法，左手脉滑大而疾为男，右手脉滑大而疾为女，左乳核先胀为男，右乳核先胀为女，左右两脉俱洪为双胎。

辨鬼胎法，脉来或大或小，或浮或沉，今日明日不同者是也，若脉来乱如风雨，急去急来，则是夜义脉。

转女为男法

男女定于结胎之时，转男之说似诞，今录三法于后，取其近理也。初妊时，即弓弦束腰，百日方解，取男子悬弦之意。以大块雄精，即上腰黄佩于腰间，再

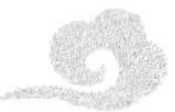

以雄鸡长尾毛二根，插于床下，取雄之意也。其夫自取桃树东南枝，削成新斧柄，密置妊妇床下，斧口向上，必生男子，此法于义无取，而龚云林以为百发百中，故附录之。

辨证

防堕胎。凡人受胎，以冲脉为主，即阳明胃脉也，胃气盛乃能滋养胎血，故安胎必先补脾，而清热次之。

恶阻

妊娠二三月，恶心呕吐，神疲妨食，宜二陈汤，加归、芍、苏梗、砂仁。凡口燥舌绛，宜用霍、斛、姜皮，不用半夏，嫌其燥，不用甘草，呕家恶甘也，身热用紫苏饮。

治子烦。妊娠心神闷乱也，以茯苓门冬汤加知母、竹茹，或用竹茹（姜汁炒）二两，姜三片煎汤服之。

治子悬。妊妇心腹胀痛也，以紫苏饮主之。

治子喘。妊妇气逆喘急也，宜用四磨饮，加和胃疏肺之品。若胎气上冲心肺，用弓弦弩弦击腰即愈。如妊妇咳逆气浅，似喘非喘，名曰子嗽。不药亦好。

治子痫。妊妇目吊口噤，不识人事，角弓反张也，先服羚羊散，次服加味逍遥散，加石决、钩勾。

治子肿。妊妇头面四肢皆肿也，半生[①]以上宜发汗，以苓散加柴、苏、腹皮主之；半生以下宜利小便，以四苓散加山栀、木通主之；若两足浮肿宜天仙藤散；脾胃亏损，宜六君子汤。

治子淋。妊妇小便涩少，淋沥作痛也，以通草饮主之；若小便频数，宜逍遥散；若遗尿不禁，宜白薇散、桑螵蛸散主之。

治乱动不休。此胎热也，宜用白术黄芩安胎饮。

妊妇发饱，其胎上逼，乃气逆也，以苏梗、砂仁主治；若饮食不甘，兼服四君子汤，有火加栀芩，有寒加柴葛。

妊妇遍身拘急，不自适，两目昏花，夜不能卧者，胎气也，以紫苏饮主之。

妊妇悲泣不止，如有所祸者，此脏燥[②]也，胎逆也，以紫苏饮主之，大枣汤亦主之。妊妇无故悲泣不止，忽然而喜，忽然而骂，乃胎热上熏心肺，肝经亦热也宜，安胎饮加连翘、山栀、石决、菊花之类（肝附于肺，心肺既热，则肝阳亦动也，芝按）。

---

① 生：疑当作“身”，下同。
② 燥：当作“躁”。

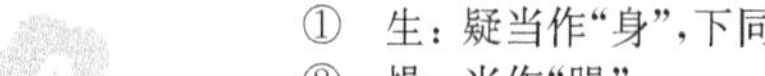

妊妇未产，乳汁先下者，名乳泣，亦名清漏，即胎漏也，不必服药，即欲服之，以气虚为主，子多不育，宜补中汤主治。

妊妇腹中少儿啼哭，不须服药，产则自愈。此儿口中失其枢系也，只宜使妊妇折腰，如拾物状，手置及地，则儿口仍含其系，自然不啼矣，可服安胎饮(芝按)。

妊妇腹内如钟鸣，或如鬼哭，取鼠穴中泥研末，加辰砂、麝香少许，酒醋冲服二钱，黄连煎汤亦可。

妊妇偏正头痛，乃血虚而内风震动也，宜清其肝，以安其胎。如外感症则以羌、防为主，内虚症则以扶正为主，当察其脉以观其色，然后施治。

妊妇疟疾，邪入募原也，宜小柴胡汤兼安胎(禁用截药)。

妊妇吐泻相兼，以养胃汤或胃苓汤加木香、砂仁主之。若吐而不泻，宜苏梗、砂仁；泻而不吐，宜厚朴、苓、楂炭；若霍乱吐泻，宜正气散，兼安胎药。

妊妇伤风，痰多咳嗽，宜桑苏饮加二陈，既发汗又安胎，如汗多用参苏饮。

妊妇伤寒不可发表，宜疏其外，以和其中，如朴夏、陈皮、广藿、青蒿。

妊妇目昏头眩，忽然晕倒，不可误认中风，近乎子痫，乃肝家痛也，宜桑菊饮加羚角、钩勾；如手足发搐，角弓反张合紫苏饮。

妊妇跌扑，或负重内伤，先辨其胎之生死。若母腹发寒，后青者子死也，急以肉桂三钱、麝香五分下之，如无前症，宜佛手加减。又宜看伤之重轻，重则急治其伤，后顾其胎，胎去而母命可存，轻则紫苏饮加砂仁主治。

妊妇下血，若气血有余，如经一月一至者，即胎漏也，以条芩白术散、胶艾四物汤主之；若漏不止，而经血妄行者，宜桑寄生饮。若伤动胎气，下血不止，以芎归汤治之。又方用益智仁五钱、砂仁一两，研末冲服。

妊妇转胞，水道不通，立则尿下，蹲则不出者，以五苓散加安胎之剂。若气虚之人，胎气下堕，转压尿胞，淋沥不爽者，以补中益气汤倍加人参主之(或用鸡毛搅其喉吐之即愈)。

妊妇耳聋目不见者，气血不足也，以安胎饮，倍加生地主之，或十全大补汤去桂。

妊妇鼻衄及口中见血者，皆营分夹热，宜清化为先，安胎佐之，以条芩、苓[①]羊、山栀为主。上逆为吐，下注为漏，热迫使然也。

① 苓：疑作“羚”。

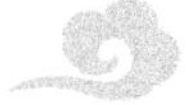

此症总名失血，盖血以养胎，宜聚不宜散，亦即妄行产后多不吉。如肝经风热，宜防风子芩丸；如心经有热，宜朱砂安神丸；如肺经有热，宜黄芩清肺饮；如郁结伤脾，宜加味归脾汤；如胃中有火，宜犀角地黄汤；如肾经有火，宜加味地黄丸；如气不摄血，宜补中益气汤。随症施治须审其血所从促来，当用何经之药，总以保胎为主，宜清不宜泻，宜补不宜攻，宜凉不宜热，宜和不宜克，乃治妊之要也（兆芝按）。

妊妇口不能言者，名曰哑胎。盖胞络于肾，系舌本，络热故不能言，但清其热安其胎，宜清络饮，兼殿胎煎主之（如妊娠多郁多怒，木火刑金，金实不鸣，宜清其肝肺。如久嗽肺虚不鸣，宜养其肺阴。芝按）。

妊妇谵语者，心营内亏，痰热乘之也，以二陈汤加川贝、桑皮。

妊娠脘痛，乃胃气不和，胎气上升也，养胃汤主之。

妊娠忽然心痛，乃气滞不宣，上焦阻塞也，宜安胎以理气，如芩、苓、枳壳、木香之类。如左胁攻痛，乃肝郁气滞也，宜石决明、枳实、玉舍。如右胁迸痛，乃肺气不和也，宜全福、苏梗。

妊妇脐腹冷痛，或胀满者，此生冷所致，和气饮主治。

妊妇背痛者，气不顺也，以紫苏饮治之。

妊妇腰痛者，肾虚也，其胎多堕，服安胎饮，紫苏饮。

妊妇小腹迸痛，诸药不效，但近阴处肿胀肤亮者，非虚肿也，或腹痛耳，宜审其真以治之，或十宣托里散兼安胎之药。

妊妇中恶，卒然心痛，如欲死者，急以金银露、青蒿露服之，平后用药，如身热用紫苏饮，如日月暑用香薷饮。

妇人大便秘，乃营亏肠燥也，宜安胎以和营（不宜妄攻）。

妇人泄泻，先安其胎，继理其泻，必审症以治之（白术散，四苓散）。如吞酸恶食，一痛即泻，泻后即减者食也，伤于生冷也，俱以养胃汤、胃苓汤主之。如夏月暴注，忽然腹痛而泻者，暑也，以香薷饮主之。如挟热下痢，频下血水者，以香连丸加白术、茯苓、丹皮、神曲之类。若呕逆胀满，加二陈，如腹痛气浅，加木香、青皮。如肠鸣而不痛，乃气虚也，以补中益气汤主之。总之，妊娠泄泻都属于脾，脾实则水谷输化，气血调和，而病自无矣。脾虚则失于健运，三焦气化之机失于常度，上逆则吐，下注则泻，故治泻必以升阳益胃为主，渗湿佐之。盖胃为阳土，脾为阴土，未有土燥而患泻者，亦未有脾湿而不泻者，则凡为泻者，必先治脾，况脾为胎之母，健脾即所以安胎，治之之要。岂有外是哉(兆芝按)。

妊娠痢疾，产后多不治，必先固胃气为主，攻之则伤胃气，补之又碍积滞，故胎前痢疾，产后更剧而渐为不治者，有之。必先固胃气为主，以养胃汤合香连苓术主之。

凡白痢尚在气分，以木香先调其气。红痢则在营分，以黄连先清其营，总以安胎为君，如由白转红者，由气分以传营分，必然后重腹疼，为转剧也。如由红变白者，由营分以传气分，必势淡解稀，为转轻也。况妊人痢疾重于常人，常痢不止，必定半产，自产之后，七日以内尚可以治，如逾七日，下痢次多，正气必损，未有不脱也。且久痢伤肾，肾伤而胞络失所系矣，故治痢尤宜扶肾。余尝阅古人书，看今人病，惟于胎前产后，为又审也(兆芝按：止之不能补之，又能安令不脱)。

又一妊妇不宜太劳，亦不宜太逸。劳则恐伤其脾，逸处则长其胎，宜时常运动，则易产也。故六月、七月之交，服紫苏饮，七月、八月服束胎丸，九月后服达生散，其产自便。

薛立斋医按云：一妇每怒，即寒热头痛，肋胀腹满，呕吐少食，小便见血。予曰：寒热头痛，肝火上升也；肋腹胀痛，肝气郁也；呕吐少食，肝来侮脾也；小便见血，肝火下注也，以龙胆泻肝汤加柴胡、黄芩。

又云：一妇食后着怒，寒热呕吐，头痛腹胀，大便泄青，小便见血，用安胎止血而愈重。予曰：大便泄青者，饮食伤脾，而木又侮土也。小便见血者，肝火盛，血流于胞也，宜先服加味逍遥散，后服六君子汤，俱加栀、苏、枳、郁而愈。

第七篇　小产

荣养胎元，全赖胃气，一虚则气血亏损，胎失所养而堕，如枝枯则叶落，藤萎则花残，其症更甚于正产。盖正产者，瓜熟蒂落，小产则割断根蒂，损伤胎脏矣，宜预为调养。如其人向有此患，须二三月前预服补脾清火之药，方保无虞。若腰痛腹痛，急用安胎之品，至于临产与产后，俱与正产之治相同。

先期防堕，宜殿胎煎或用杜仲二两，同糯米一合，杜仲二两(炒断丝)，加酒炒川断二两，山药煮和为丸(每朝服三钱)。

腰痛欲坠，急用补中汤，倍加知母保之；若元气弱而欲产者，急用八珍汤。

坠后调理，当先芎归汤；如恶寒身热，瘀滞不下，小腹迸痛，瘀未净也，宜芎归加怀膝丹参。如腹不痛，瘀犹未清，宜芎、归、香附、元胡。如血虚发汗不止，宜当归补血汤。身热面赤，脉微，四君子汤加老姜。腹痛欲吐，此是胃虚，腹痛作泄，此是脾虚，俱宜六君子汤。其余各症照正产同治。

第八篇　临产

子在腹中，手上足下，临产则倒转，而顺生。如蜷曲侧卧，便不能转倒，致有横生逆产之害。故一遇腰酸腹痛，须令人扶掖运动，不可蜷曲。

胞水已破，痛阵已急，母手中指节跳动，其脉急指头，方是临盆之候。

若未破未急，虽有血下，只宜安胎，以养其神，不宜早破，以耗其血，俟其会正，方可用力，其产自便。若稳婆性急，必然生变(动手一早，为害甚大)。

腰痛既甚，或致神晕目花，急以炒五灵脂研末，童便冲服，即清。若昏迷若死，即以郁金五钱烧灰，调灌下一钱，立醒。

临产先放血水，久则血干，如船无水，名曰滤胞生，其产必难，宜大剂催生散。催生散二十两，而稳者少，惟芎归汤鼠肾丸，亲试有效，其余则兔脑丸，则更灵矣。

横生者，儿手先下也，令母正卧，以手推儿之下体，使其头向下，又以中指摩肩背，理清脐带，即可以生。逆生儿足先出也，令母正卧，以手推儿足，使其转正则生，以上两症用蛇退二条，蝉退二十八个，胎发二丸烧灰，令母仰卧，酒服二钱，即可以生。

边生者，儿头偏在一边也，令母正卧，以手推正即可生矣。碍生者，儿转胞时，为脐带攀肩，不能下也，用中指按儿两肩，理脱脐带，其儿即生。坐产者，其母久坐衣褥，或侧身而卧，塞其出路也，急以巾带为悬，令母手攀之，转轻屈足良久，儿顺则生。

盘肠生者，产母肠先出也，急以温水洒在米筛盛之。若染尘垢，或着干物，即难收矣，急用蓖麻籽四十九粒，研烂，涂在母头顶，待肠收上，急先去之，或用通关散，吹鼻作嚏，立上。或用漆盘盛其肠，浓煎黄芪汤浸之，肠即收上。

子死腹中，看产母面色唇舌以决之，舌清舌黑，皆为危候，急以肉桂、麝香等分为末，后以鹿角磨冲，俟其死胎，骨暖而下，此方名沈金鳌先生法，此书未□，须加牙皂尤灵，试之有效，即夺命丹也。

胞衣不下，先以小物押定脐带，勿令收上，冲心而死，又令人扶起产母，用竹筒烘暖从心赶至小腹，数次即下。如腹中胀痛者，流血入胞衣也，用夺命丹、

失笑散，加西珀丸、脱衣散、黑神散，随症治之，或用鬼血为末，酒服一钱立下。腹不胀痛者，产母气虚也，保生无忧散，芎归加肉桂。

临产子死者，或因难产，或受寒气也，急用油纸烧火，往来熏其脐带，暖气入腹即活，切不可用刀断也。

第九篇

产后

妇人产后，古人以大补气血为主（但补其血不用黏腻之品），虽有他症，以末治之。盖新产之后，气血大虚，非补不能平复，故戒劳动，节饮食，少言语，迟梳头，禁暴怒。不论何病，皆宜调养气血，然后加对症药，如伤食，只宜健脾，不宜消克。伤寒，只宜和解，不宜汗下。中风，只宜养血，不宜用风药，即有寒热诸症，皆因脾胃虚损之故，内真寒而外假热也，方中用八珍汤、六君子汤、归脾汤、补中益气汤加姜、桂最当。盖百骸皆滋养于脾，脾旺自能摄血也。

产后血晕，死生呼吸，先以醋炭冲之，急以西珀末、芎归汤，冲童便服之，即清。产后玉门不闭，乃气虚不能摄也，宜大补汤加五味主之。若元气充实，而玉门不闭者，肝经湿热也，以逍遥散加牛膝、车前。

阴魋脱下，用石灰一升，炒热置桶内，煎防风、荆芥倾下，令产妇坐桶上，少温则近汤，三次即入。

产后子宫不收，以补中益气汤加醋炒白芍主之。

产后子宫肿痛，以益气为主，若损落一片，面黄体倦，发热盗汗，以十全大补汤主之。如朝期近，不可用补，则用当归、柴胡、升麻。

产后水道中垂出血线一条，此生产时，用力太过，痛引心腹，着手欲绝，绝则不可医矣，连服失笑散，急以老姜捣烂廿片，后以香油置于桶内，令稳婆轻轻盛起血线，曲作一团，纳水道中，用软绢兜裹，如未能即收，以热姜在血线上烘之，稍冷，再热再烘，一日夜可缩其半，再用前法，服芎归汤，全收而愈。

产后腹痛有二，若内有血块，手按愈痛者，儿枕痛也，以芎归汤，加怀膝、丹参。若恶露已净，腹虽痛而按之则软者，此虚痛也，宜四物汤加姜桂。寒热不止，须问恶露多少，若腹痛手不可按，瘀少发热者，瘀滞也，以芎归汤、黑仁散主之。若去血过多，后不痛，虽痛按之反减者，血气虚弱，脾胃亏损也，盖阴虚则发热，阳虚则恶寒，宜八珍汤主之。若面红肌热，大渴引饮，乃血虚发也，宜当归补血汤。若劳动太早，身发寒热，宜补中益气汤。脐下热，用熟地炭；自汗，宜逍遥散去柴胡。又有感冒而发热畏寒、头痛骨痛者，宜芎归加羌、防、荆芥。有伤食而发寒热，吐泻作酸者，宜四物加神曲、山楂。又有蒸乳而发寒热者，宜和其血，以调其气而热自退矣。总之，产后身热，以脉象之洪与不洪，舌苔之有与不有辨之，而身热之由可知矣。

产后伤食，若腹痛而吐酸，作呕欲泄者，此食未消也，宜二陈汤加神曲、山楂。若食既消而空痛，手按则减，更加头痛烦热口渴者，此中气伤也，宜补中汤。

产后发饱，若恶露未净者，血滞也，宜服活血药。若已尽者，寒气也，宜紫苏饮。

产后呕吐，若腹中有形胀痛者也，宜二陈散加化导药，如瘀未净，加行血药。若感寒用疏散药，若兼劳役，宜补中益气汤，若胃气虚寒，宜六君子汤加炮姜、木香，若厥逆吐泻腹痛者，急用理中汤。

产后咳嗽，多是胃气不足之故，盖土不能生金，而腠理不密，外感风寒，故咳嗽也，法宜壮土生金为主。

如血分虚者，芎归参术主之；肺气伤者，四君子加川贝、杏仁；如阴火上冲，面赤口干内热者，补中汤参六味丸主之。如外感风寒，鼻息声重，流清涕者，加味参苏饮。如瘀血上冲而喘者，其症最危，急用芎归、牛膝、童便以达之，降则生，不降则死。

产后烦渴者，津液少也，宜养阴以生津，如川斛、麦冬、谷芽、茯苓。

产后汗出，若恶露未净，不可以补，以四物去川芎，加浮麦、红枣主之。如已净后气血俱虚，以八珍汤主之。若血虚而气不虚者，以逍遥散去柴胡。若汗出如雨者，以麦煎散、六黄汤主之。若半身出汗，以二陈汤合四物汤主之。

产后呃逆，以丁香、白蔻仁、伏龙肝以温其胃。

产后喘急，极是危症，若咳嗽痰□大作者，痰犯肺经也，豁其痰而喘自定，以旋覆汤主之。至于不嗽而喘，乃肺为火迫，其症尤危，以二陈汤合沉香治之。

产后中风，或口眼歪斜，手足牵引，或筋惕肉瞤，皆是气血两虚，不能荣养筋也，以十全大补汤加荆防。

若唇青汗出，急用参附。若败血入经，手足瘫痪者，宜二陈汤合四物汤加桔梗、姜汁，并活血药治之。

产后发痉，牙关紧闭，四肢强直，腰背反张，手足搐搦，有汗为柔痉，无汗为刚痉，乃去血过多，筋无所养，元气亏损故也，与伤寒汗下太过而成者相似，宜十全大补汤主治，再加炮姜、附子。

昔薛立斋治一人，用浓煎参附而愈，若误用风药，十无一生。

产后疟疾者，脾胃虚也，以养胃汤主之。如外邪，多用藿香正气丸。如劳役所伤，用补中汤；气血虚弱，用十全大补汤加姜、柴。如中气虚寒，用六君子汤加姜、桂，若恶露未清，少入行血药。若兼泻，倍加人参、冬术、茯苓。若饮食停滞，以六君子加消导。

产后腹胀有三：恶露未净，发肿者，瘀血也，以行血加补脾为主。如去瘀多而发肿者，脾虚也，以大补脾胃为主。如饮食过多，发肿者，伤食也，以消食扶脾为主。

凡上体肿，属风，宜发散。下体与四肢肿，属湿，宜四苓散。如左足肿痛，属湿热，宜当归拈痛汤。若泄泻，宜六君子汤加木香。

产后麻木，乃血虚之症，即有腹痛，亦属空痛，宜大补气血，以八珍汤治之。

产后惊悸，精神恍惚，夜卧不安，乃心血不足也，宜归脾汤治之。

产后不寐，心营内亏也，以大补心血为主。

薛氏曰：早吐痰者，脾气虚也；夜发热者，肝血虚也，昼夜不寐者，阴血耗也。宜归脾汤、六君子汤互用。

产后癫狂有二：如血迷心窍，目不识人，急用琥珀丸，兼行血之品。若悲思郁结，怒气上冲，则心血空虚，神无所依，因而生痰，使人惊烦狂乱，悲欢无定，以归脾汤加贝母、辰砂，清魂散亦效。

产后见鬼，乃脾血少也，但补气则痰化而神自安。若败血入心或邪气入心，如见鬼祟在，以神辰二钱，乳汁冲服。

产后不语，其症不同。若恶露未净，血迷心者，以八珍散、清魂散主之。若去血过多，心无所养，痰即从而客之者，先用四物汤合二陈汤，若着风而不语者，小续命汤，加姜汁或以童便少许。若晡热体倦，不思饮食，以归脾汤主治。

产后内伤，或负重，或跌蹼，攻补两难，宜四物汤治之。

产后头痛，以川芎茶调散治之。若背边恶寒而痛，眉棱重滞者，皆气虚而风邪乘之也。

产后目赤肿痛，此肝火与风火相抟也，宜熄肝以疏风。

产后耳忽聋，目忽不见者，气血虚也，十全大补汤治之。

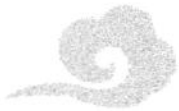

产后暴溢血出者，名曰血气冲心，以元胡散治之。

产后衄血，乃肺胃挟热也，宜先清其上，宜清肺散、添血散。

产后舌出不收，乃血虚络热也，以辰砂末涂于舌上，暗掷金石作声，遇惊则收，再用清络饮。

产后心痛欲死，乃营亏气滞，肝郁互乘也，宜郁金、金灰加枳实、蒌皮。

产后胁腹迸痛，乃败血流入肝脾二经也，以小柴胡汤加枳壳、青皮、木香主之。

产后腰痛，连及少腹者，瘀血也，四物乌附汤主之。

若定在一处者，此血瘀也，宜活血以通络。若攻痛不定者，气痛也，四物汤合二陈汤加香附主之。若去血过多，而手按则减者，虚也，十全大补汤加杜仲治之。

又一产后，骨节痛，不能转侧者，乃血虚不能荣筋也，以八珍汤加生地主之，若大骱流痛，不便伸缩，必是败血流筋，结聚不散所致，宜消瘀以舒筋。

产后小腹甚痛，脉洪数者，乃瘀积化毒血溃为脓也，产后多有之。医者不察，用破血行气之药，不效，急以四物汤加桃仁、红花下之，薏苡仁汤亦可。若腹胀大，侧转有声，或脓从脐出，或从大便出者，宜太乙膏、托里散。

妇新产子宫必伤，若交合太早，则淫火流入子宫，小腹必痛，夜重昼轻，烦躁脉数。有认为瘀血者，有认为血虚者，服药而腹痛愈甚，不知此症治法，只宜通其气，以清其热，更和其伤，以当归、白芍、丹皮、刘寄奴、牛膝、通草、知母、黄柏之类，不可用补，亦不可用散热行血。

产后小便不通，以四物汤去地黄，加赤苓、木通。

产后小便不禁，悉本于虚，宜归芍丸加桑螵蛸，若阳虚不禁，宜补中汤，阴虚不禁，六味丸，虚寒用八味。

产后小便尿血，或如鸡肝者，瘀血流入小肠，闭塞水道也，宜理小便，兼清瘀血。

产后血崩最为危症，以十灰散止之。如血虚神晕，因去瘀过多，则安神以止血。如宿瘀未清，小腹胀满，宜失笑散。若小腹虚痞，宜芎劳汤。如肝血妄行，用逍遥散。脾不摄血，宜补中汤。

产后大便不通，乃去血过多，大肠干涸，或血虚火燥所致，宜油当归合五仁丸。如便秘而食不减，腹不满，听之渐敛，必腹中胀满，欲去不能。可用内法润之。如润之不效，又用密条通之，不得已，可暂用玉烛散。不然大虚之后，又寒伤其元气，安望其通，医者宜弥畅子。

产后泄泻，或饮食所伤，或脾虚不能运化，俱以六君子汤。因其脾气灼可耳。须问所伤何食，如谷食，可加神曲、枳实；面食，加焦麦芽；肉食，加山楂；呕吐，加厚朴、陈皮。小水不利用胃苓汤。若泄久元气下陷，宜补中汤。若肝木侮脾，宜六君子汤加炮姜、柴胡。若火衰土寒，宜八味丸。大率产后最忌分利，以虚其虚也。

又薛立斋治一产妇，泄泻年余，形体骨立，晡热盗汗，口舌糜烂，日吐痰三四碗，脉洪而无力，以八味丸、补中汤合服而愈。若用消痰药则误矣。

产后痢疾，其症必重，气虚下陷所致，补之则内有积瘀，攻之又犯重虚，先宜调血以理气。

凡产后痢疾必自胎前而来，痢久损胎，其胎相逼而下，内亏极矣，七日之内，或可以治，非可补也，亦非可攻也，只宜调和，更以升阳益胃为法。如七日余，昼夜次多，必然粪门不闭，虚脱之变，在旦夕间，然尤当审其脉也。如脉细附骨，有胃气在则吉。若虚数洪大，无胃气在必然不治。若红痢则先调其血，继益其胃。白痢则先调其气，继健其脾。身热则入紫苏饮；腹痛则加顺气散，后重则用枳壳木，以利其气。治之之要，不外乎此(芝按)。

产后便血，乃元气下陷之故，以补中益气汤治之。

如血虚者，用四物汤；气虚者，用六君子汤；气血两虚者，用八珍汤加参、柴。胃弱者，用二陈汤加术、苓；胃寒者，宜补枳、肉蔻、法夏、干姜之类。膏粱积热者，宜清胃散。醇酒湿毒者，用葛花解酲汤。郁怒伤肝者，用六君子加芎、归、柴、芍；郁结伤脾者，宜归脾汤。思虑伤脾者，用妙香散。大肠风热者，用四物加防风；大肠血热者，四物加芩、连。

第十篇　乳病

乳房属胃，乳头属肝。人为忿怒所逆，郁闷所遏，厚味所酿，则肝气不通，胃热腾沸，其症开列于后。

坚硬成块者，名乳癖，用半夏三粒，葱白一枝，和丸塞鼻，乳用阳和解瘀膏，方用红花当归散兼开郁治之。

经络郁热，积久成毒，忽然肿大者，名曰乳痈，宜瓜蒌散、马鞭草散，加川郁、椿皮、红花、当归。

弥陷而凹如山岩者，名乳岩，男人亦有之，悉本肝气挟痰所致，初起不痛不痒，受病最久，不宜溃也，初起宜服流气饮，亦用阳和膏贴之。若五心烦热，体虚倦怠，服归脾汤、逍遥散，不可以攻。

产后蒸乳，多发寒热，必乳房胀满，以通草汤、涌泉散治之。只须以针拨其乳头房孔不通之处，挪去宿乳而愈。

又有小儿嗜乳者，多不能吃清，遂致宿乳停滞化为黄水，乳房肿胀积久成脓，是名妬乳，宜活血以理气。

乳汁不通，结核作痛，或小儿吹乳胀痛，宜活血以舒郁。

产后无乳，气血虚也，以玉露饮治之。

不论乳疖、乳岩、吹乳，俱用活血通络、行气散郁之品，或以葱白捣烂涂之，又以油木梳梳其乳，或以生芝麻研末敷之，或以白石三钱酒冲热服。

产后乳汁漏出，亦气血虚也，以大补汤治之。

无儿饮乳，乳房胀满，身发寒热，用麦芽二两炒熟煎服，立消，外用芎归汤。

产后两乳伸长，细少垂下，直过小腹，痛不可忽，名曰乳悬。以芎归各八两，水煎浓汁，时时温服，又以芎归烧烟入鼻，兼熏着乳头，连用三次，乳收上也。若不复，以蓖麻子一粒，水磨涂于头顶心，片时洗去即安。

第十一篇

妇人诸病补余

鬼气为病，其状不形见人，独言独笑，或泣或歌，脉来乍有乍无，忽大忽小，而颜色不变，此由脏腑久虚，故神不守舍而鬼气入之也，宜用茯神散，外烧辟邪丹，并灸鬼奖穴(以两手大拇指相并，用线扎紧，当合缝处，米肉半甲中间，艾火灸七壮)。

妇人阴肿，乃胞络虚而风邪客之也，用朴硝、白矾、五倍、葱白、小麦等分，煎汤洗之。若肝经湿热，服龙胆泻肝汤。若气血虚弱，用补中益气汤。

妇人阴痒，乃肝脾郁结之症，虫蚀阴户也，以百部煎汤洗之，或用野菊花全枝，煎汤洗之或煅人中白，加冰片少许，研细吹入。或用猪肝切片，掺药在上，纳入阴户，少停即换新者，其虫尽入肝内，三次必愈。又方用理湿杀虫之剂。

妇人阴内时痒，时痛，不时出水，倦怠少食，以归脾汤加丹皮、山栀治之。

妇人阴中生痒，以杏仁、雄黄、枯矾等分为末，加麝香、冰片，掺入户中，内服龙胆草汤。

妇人阴中突出，如菌，四边肿痛，小腹重坠，乃肝火炽而脾气虚也，先用补中汤加白苓、山栀，以理脾气。外用猪脂和蒺藜末敷之。重用龙胆汤加西珀。

妇人阴中挺出一条，闷痛淋漓，小便滞涩，乃湿热病也，宜服龙胆泻肝汤，后服补中益气汤。

妇人每交合即出血，作痛，此肝火伤脾也，宜归脾汤。

妇人小便或遗溺，或不利，日晡益甚，此肝热下注，水道气阻也，以六味丸加黄柏、山栀、海金砂主之(不必分利)。

妇人无故悲啼，乃心营内亏，胞络挟热也，宜泻心汤。

妇人苦于多子，如断经绝产，只须产后第三日，服半母绝经汤，或三日内用螺蛳七个，泡汤服。或用蚕蛾子纸烧灰为末，酒下三钱，一生不孕。或剪有印纸，烧灰水服一钱，或以凌霄花为末，每朝酒服一钱，服至一两，十年不孕也。或用木耳炒焦研末，陈酒冲服。

临证秘传——砚香识要

临证秘传，砚香默识，时年七十三岁，病后略述。

望闻问切总论

大抵医之视症，贵乎精详。而人之问医，尤宜明述。故古人视病，必以望、闻、问、切为先，乃良术也。盖望者观也，观其气色，以别其病之有无也。闻者听也，听其声音，以察其病之轻重也。问者叩也，叩其源由，以思其病之浅深也。切者按也，按其脉理，以决其病之安危也。第古人立方，与今人无异。而今人治法，与古人略殊。所以古所云望闻问切，亦第述其大略，未尝析其精微。芝不辞僭越，妄立科条，聊为秘旨。惟冀遵守此言，持寻弗替。如有未尽之处，祈为增损。集腋成裘，虚左以待也。

望诊篇[①]

第一条　望气色

精气神三者，乃人生之大宝。精神旺则气体充。形于面色，夫固一望而知

① 望诊篇：原文无，根据文意，全篇当分为望诊、闻诊、问诊、切诊四个部分。最后一个部分出现脉诊篇，故当补为望诊篇、闻诊篇、问诊篇。

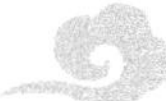

者也。故临证之初，必先观其气色，然后察其病情。盖色者显呈于外，气者蕴蓄于中。气旺则色明，气衰则色晦。色明则安然无恙，病何自而生；色晦则凛然不舒，病因是而起。究之气色清爽，虽重亦轻，气色青灰，虽轻亦重。当细观之，而神明可验矣。

凡到病家看重症，不惟看病人之色，而且望主人之气色如何。色亮者吉，色晦者凶，色黑者危，屡试屡验。

第二条　望面黄

盖黄属中央戊己土，乃脾经之正色也，故黄如土色。黄如橘皮，乃为无恙。若面白而黄为气虚，面浮而黄为风邪。若淡黄带青，四肢无力，阴虚夹湿，名曰采花黄（此症由于脱力年久不痊）。若肤目俱黄，为脾虚湿阻，名曰黄疸病。黄而色亮者为阳黄，黄而色晦者为阴黄。若深黄色润，脘胀气粗，为脾虚失运，俗云食伤黄是也。若面黄形瘦，为劳顿伤脾，俗云脱力黄是也。若黄中带黑者为内伤，黄中带白者为外伤。总之，黄而明润者吉，黄而晦滞者凶，黄中带黑者不治。惟有黄色而无杂色者，当随症而治之，总以健脾利湿为君。

第三条　望面赤

盖赤属南方丙丁火，乃心经之正色也，故颜如握丹，为荣华而气旺。面如凝赭，为贫贱而沉疴。赤而正色者，虽病亦轻；赤而杂色者，虽轻亦重。若赤中带白，为肺虚伏热也；赤中带青，为肝火上炎也；赤中带黑，为肾亏火炽也；赤中带黄，为脾经湿火也。惟面赤油亮，自汗津津，为热邪内炽，乃危症也。面赤灰炽，气促延延，为气不归元，乃不治也。以上诸症，能食为吉，不食为凶，在临诊时别之。

第四条　望面青

青属东方甲乙木，乃肝之本色也。然面上气色惟青大忌。无病之人，面青不宜；有病之人，面青更剧。若青中带红，为木能生火，相生者吉；青复转白，为金反克木，相克者凶。惟唇青带紫者，肝脾两伤；鼻青面黑者，气阴俱竭；面青齿黑者，不治；面青目赤者，不治。总之，青而明润者，尚可调治，青而晦滞者，百不一生。故诸病不可以见青色也。

第五条　望面白

白属西方庚辛金，于卦为巽，于时为秋，于脏为肺，亦为正色。故面白而色亮者，气血充足也；面白而色枯者，津液不足也；面白而肤薄者，气分虚也；面白

而无神者，血分亏也。若面白而颧红，为木火刑金；面白而带黑，为金不生水；第面白转黄，土能生金为吉；面白转青，金反克木为凶。

第六条　望面黑

黑属北方壬癸水，在卦为坎，在时为冬，乃肾之本色也。惟黑而光亮者，阴分足也；黑而灰滞者，阴分虚也。若鼻黑，为脾经之病；颧黑，为肝经之病；可以类推。盖黑为寒水之象，而热极似寒亦能为黑，不可不知。惟黑而皮色红润者为阳热，黑而皮色青灰者为阴寒。阳热可治，阴寒难医。在临诊时化而裁之，变而通之，不可拘于一定也。

第七条　望坐卧动静

凡病人形体，观其外貌，已可知其病情，故坐卧动静之间，吉凶可验。若体轻忽坐，神志不安者，寒热相抟也；体重难坐，呻吟骨痛者，风湿内伏也；骨节酸楚而不能坐者，风邪袭络也；胁肋迸痛而不得坐者，气郁不舒也；咳嗽痰哮，昼夜抚坐者，肺气不降也；脘胀气闷，但坐不眠者，胃气不和也。又有身热咳嗽，难以平卧者，气机阻滞也；神志若蒙，目瞑嗜卧者，邪热熏心也。体痛而不能卧，四肢酸痛者，风邪郁遏，络滞不舒也；身重而常欲卧，四肢难运者，湿邪阻滞，郁热不泄也。向外而卧者属阳，重者能轻；向里而卧者属阴，轻者转重；侧卧而肢卷[①]者，其病犹浅；挺卧而体直者，其病最危。又有妄动神烦，四肢不仁者，风邪内伏也；不动神倦，四肢不收者，湿邪内蕴也；肢痛而身不动，神昏不语者，风中之也；体重而肢能动，神清无热者，湿中之也；肢痉身摇者，热动肝阳也；扬手掷足者，热入厥阴也；又有外静而神清，热势不甚者，邪犹在表也；似静而神浊，热邪壮盛者，邪将入里也。素烦而忽静，口中渴饮者，邪已伏矣；神呆而似静，胸中懊侬者，病将起矣；静而面赤者，热犹未盛，邪欲外泄也；静而面青者，正不胜邪，邪已传里也。由症切脉，可决升沉。

凡在出诊之时，必先望其坐卧动静，而在就诊之候，尤必望其步履安危，惟于病人方入门庭，远望其神明，近观其气色，复窥其举步。如精神充足，行步轻松，安然无恙，其病必轻。或委靡不正，履蹈惟艰，危然莫定，其病必重。而在妇女近案，身立未坐之时，必须留心观察，探其形神：见其腹大起凸者，非胎即臌；见其脘闷手掩者，非痛即胀；头痛绢包者，非风即寒；目赤羞明者，非火即

① 卷：疑作“蜷”。

热；体侧而走者，定是腰酸；身曲而行者，必然腹痛。惟于未诊之前，静以察之，然后问其病源，由症合脉，其效如神，百不失一矣。

第八条　望耳

盖肾气通于耳，以肾为作强之官，技巧所出。故开窍于耳，而听思聪也。凡耳白于面者，非富即贵；耳黑于面者，非贫即夭。所以耳高者，其肾亦高，肾气之有余也；耳低者，其肾亦低，肾气之不足也。推之风火上炎，则生耳痏；湿热内炽，则其耳疔；肝虚则耳鸣；气虚则耳聋。耳之为恙甚微，故略述之。

第九条　望目

肝开窍于目，以目为火户。常闭不开，则火无出泄，时开不合，则火亦内燔。故目赤者风火上炎也。目翳者，心火内炽也。肝阳虚则两目昏花，肾阴竭则两目散光。血虚者目不明，寒重者目自泪。又有目瞑谵语，热邪内炽也。目大熟视，阴寒内伏也。惟目红烦闷，为郁热不宣，乃阳热也，可以调治；目窜直视，为阴虚邪恋，乃阴证也，不治者多。

第十条　望口

脾气通于口，五味出焉。故脾气旺，则健运有常，所以得食即化也；脾气衰，则输化失职，所以食旨不甘也。至于口甜为脾热；口苦为心火；湿热内炽，则起口痏；阴分内竭，则生口糜（不治者多）。而且唇肿唇焦，乃为脾热，其症必危；舌卷舌强，乃为心绝，其症不治。口闭神浊者凶，口张气喘者亦凶。又有口角流涎，脾阳不摄；青连口角，阳气不潜。望之宜切，按之宜深，不可轻视也。

第十一条　望鼻

肺气通于鼻，以鼻为肺窍，臭香知焉，故鼻流清涕，为寒气内留；鼻塞不通，为风邪外袭；臭液下流，为脑漏；浊涕甚多，为鼻渊。至于阳旺者鼻赤，阴虚者鼻青。惟气粗鼻扇，病势必危。鼻汗面青，症情更剧。鼻煤者热邪内炽也；鼻冷者阳气欲绝也。推之时症，鼻衄为红汗，治宜清营，经停鼻衄为倒经，治当化瘀。又有鼻瘜鼻疮，另立外科，宜并参之。

第十二条　望汗

且汗为心液，汗不泄则邪秘，汗太多则阳亡，乃一定之理也。所以寐而汗冷者为盗汗，清晨而自汗者为虚汗。汗不到脚，为气不下达，未能贯通；汗在上体，为邪热内留，未能畅达。头汗发润，病势非轻；鼻汗如珠，症情更险。如汗

煖臭酸，是为邪汗，汗透而热自除，病将愈矣。汗冷滑腻者，是为正汗，汗多而正愈衰，病将危矣。此以前贤所未述，故摘其要也。

闻诊篇

第一条　闻声音

且言为心声，存中发外，一闻而可知也。故心热则多言，心虚则妄言，心烦则狂言，心乱则胡言。而且热者其声高，寒者其声低，虚者其声微，实者其声壮。闻其声音，有病无病已显然矣。若病者声音重俗，脾经热盛也；声音暴历，肝经火旺也；声音虚怯，肺气不足也；声音细小，肾气虚寒也。痰多音哑，金实不鸣也；气浅音嘶，金虚不鸣也。总之，其声扬而气壮者，病轻而易治；其声阴而气怯者，病重而难医。此其大略也，如有他疾，当参考之。

凡人之声音，男则贵乎高大，女则贵乎温柔。故形神壮盛，声必堂皇，轻浮者苦。气体虚微，声必低细。厚重者昌，声而重实者，其音本于丹田，福寿俱全。声而响亮者，其音出于中焦，名利兼得；声而清滑，其音出于舌根（随口而出，其声无根），人情必薄。声而始轻后重，其音深长者，为肾气有余，非富即寿；声而始大后小，其音短促者，非贫即夭。要之言宜浑厚，浑厚者必吉，不宜刻薄，刻薄者终凶。人于言语之间，可不慎欤？

第二条　闻咳嗽痰多

尝思有声无痰曰咳，有痰无声曰嗽，有声有痰曰咳嗽。以脾为生痰之源，肺为贮痰之器。故因咳而痰者，治在肺；因痰而咳者，治在脾，治痰而不治脾，非其治也。然嗽有虚实之分，痰有寒热之异。阴虚而嗽者，必气怯骨蒸，邪实而嗽者，必气粗寒热。如头胀鼻塞而嗽者为风痰；脘闷口腻而嗽者，为湿痰。肺金受寒而生痰，则痰薄而冷；肾虚水泛而为痰，则痰厚而坚。咳嗽而胁痛者，肺气不宣也；咳嗽而呕吐者，胃气不和也；咳嗽而头疼者，风邪外袭也；咳嗽而音哑者，热烁肺金也。其余症情，条列于后。

第三条　闻气喘痰哮

盖肺主出气，肺气不和，则敛藏失职。肾主纳气，肾气不足，则摄纳无权，所以气不归源，痰涎壅盛，哮喘并作也。有喘促而不能卧者，急宜降气化痰，有痰哮而不能进食，急宜豁痰以和胃。若喘而兼嗽者，气犹可通，尚可以治。惟喘而不咳者，气无可泄，其症必危。若有声无痰，其气短促者，名气喘；有痰有声，其气壮盛者，名痰哮。哮犹可生，喘为难治。但因盐而哮者，痰少而气浅，得盐即发；因甜而哮者，痰多而气粗，食甜即生；因风而哮者，痰薄而气高；因寒而哮者，痰清而气促；因实而喘者，痰厚而气盛；因虚而喘者，痰少而气怯。喘而口合面红肢温为吉；喘而口开面青肢冷者凶。喘而体热蒸蒸者可治；喘而自汗津津者不治。其余诸症，不必赘言。

第四条　闻呕吐

盖闻有声无物曰呕，有物无声曰吐，有声有物名曰呕吐。然呕重于吐，以呕则先伤胃气，邪不外达也。吐轻于呕，以吐中有发散之意，邪有出路也。如干呕不止，则胃气虚而邪易陷。热退而呕自除也。狂吐不休，则胃液亏而湿已祛。口渴而吐自止也。若呕吐酸水，则肝胃不和；呕吐痰涎，则肺胃受寒；呕吐浊物，则夹食伤中；呕吐脘痛，则郁怒伤肝。故食入即吐者热也；食已而吐者寒也；吐生蛔者胃中实热也；吐死蛔者胃中虚寒也；妊娠与时邪不在此例。

第五条　闻呃哕

盖呃者气逆，有升无降也。哕者气郁，能出不纳也。以肺气不藏则升降失职，肾气不纳则统摄无权，此呃哕之由于肺肾两亏已显然矣。然呃哕有三焦之分，浅深之异。若呃而音浅，其声清扬者，出于上焦；呃而音深，其声重俗者，出于中焦；呃而音低，其声气怯者，出于下焦。总之，呃而稀微不急，面红兼嗽者，吉；呃而连声不绝，面青珠汗者，危。凡病之中，莫重于此也。

凡人身之病，惟喘与呃最为危险。盖喘则肺气不降，出入失敛藏之职，气已衰也。呃则肾气不纳，阴阳失气化之机，气将脱也。若脉数有神，气粗兼嗽，无汗能食者，尚可以治。惟脉促无根，目大珠汗者，百不一生。阳脉者吉，阴脉者危。

问诊篇

第一条　问病源

大抵病之呈于外者，显而易见。非问无以悉其源；病之伏于中者，隐而难知，非问无以明其理。惟于未诊之前，先为探听叩其由来，得之久暂，别其病之或深或浅，察其体之或安或危，问愈明而识愈精，胆欲大而心欲小。庶几胸有成见，药症相符矣。

第二条　问男子之病

凡男子之病本于心肾者居多，由于劳伤者亦不少。必先问其谋为心之忧

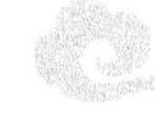

乐如何；问其事业身之劳逸如何；而且问其起居女室之近否；问其动静夜寐之遗否。或源于七情，问之必求其本；或由于六疫，问之必究其真。《经》云：损其肺者，益其气；损其肝者，缓其中；损其肾者，益其精；损其心者，和其营卫。此不易之论也。

第三条　问女子之病

自来女子之病，由于七情者，肝脾失调；由于六淫者，营卫不洽。凡在轻年者，必先问其女之嫁与未嫁；在中年者，必先问其儿之生与不生，而且问其经之正与不正，转与不转，问其胸之清与不清，痛与不痛。如其恶阻，则安以和之，如其滑胎，则补以固之。在处女则含羞不语，必细细问之，以弥缝其事；在尼寡则隐忍难言，必徐问之以善全其间。问不明则恼然莫辨，问必精而晓然可思，故必以问为要道也。

近有名医，切脉理不问病情，自诩精通，草草举笔，所写之方和平中正，所定之药清淡无奇。莫辨其经，莫详其病，不亦超出乎古人哉。

第四条　问男女杂病

凡人身杂症，蕴而难知。必先问其人之素嗜何物，或有食癖，即以所嗜之物食之，而其即愈；问其心之喜吃洋烟，若有微验，即以喜吃之烟尝之，而其病即安；而且问其人之畏药否，如其闻药即畏，以平淡之味试之，而其畏自除；抑且问其人之吐药否，如其入药即吐，以花露之香诱之，而其吐即止；又必问其体之或热或寒，肾之或酸或痛；瘖之寐或少寐，心之烦与不烦；头之眩与不眩；腰之酸与不酸。总之，男子之病由于心肾不足，养阴为君；女子之病本于肝脾失调，和营为主。

第五条　问男妇时气

大抵男妇之病由于内伤者，一定不易，由于外感者，百出不穷。内伤者何，七情是也；外感者何，六淫是也。有内伤而无外感，治之犹易。七情而兼外感，治之甚难。凡治男子时气，必先问其未病之前曾经走色否，容或有之，是为夹阴伤寒，其症必重。治女子时气必先问，其将病之时，曾临月迅否，或者适临，最易热入血室，其症必危。若男子病，合而同房，是名“阳易”；女子病痊，而同枕，是名“阴易”。二者俱凶，治之宜慎。而且问其寒之甚与不甚，热之深与不深。问其日轻夜重否，问其夜静昼烦否。如脘闷呕吐者，邪在阳明也，防发红疹；咳嗽胁痛者，邪在太阴也，将发白瘖。凡治伤寒而兼时气，男子与妇人同。以时症而兼胎产，妇人与男子异。若云治法，考诸时气门，亦不赘述。

然而时症之由，变端莫测。或肝火妄升，或生冷伤中，或郁热不宣，或正虚邪陷，或热伤气分，或热伤血分，或早轻夜重，或昼静暮昏，或气升脘痛，或气喘不眠。忽然而变，忽然而亡。往往由此不得，不预为防也。如脉症不符，诸多犯款，必先与病家说明，病情不浅，未免变端，忽焉而轻，忽焉而重，未可料也。总宜当心扶到两难，冀其渐安。若遇此症不可竞言不治症，必写转凶为吉，以冀回春，倘直言不治，竟然告辞。或有气体壮盛，延至三日，亦能逃生，反受病人责备。旁观妄言往往有此如犯款甚多。脉症不符，实难施治，不得不直言相告也。

况乎病愈之后尤宜养神，不可轻忽也。若病未痊愈，偶尔寻欢，乃是病中走色，势必不轻。或为寒热嗜卧，或为气促神迷，阴证阳脉可以回生，阳证阴脉难以调治。又有病后操劳太早，寒热复生，是为“劳复”；病后夹食伤中，寒热又发，是为“食复”；病后行①过度，虚热更深，是为“房劳复”；而且男子病愈而行房，女子即病，是为“阳易”；女子病愈而行房，男子亦病，是为“阴易”。此皆阴虚之症。若不调治，酿成本元，可不慎欤。然问之不清，不足以明其事，所以药不对证也。问其必细，乃可以悉其情，自然病能应药也。

所最难问者妇女之内症，当预为留心，不可轻忽于未坐之前。必先观其人之或重或轻；观其腹之或粗或细。于既坐之候，察其体之盈虚；问其年之多少。如在二十岁以前，问其女之嫁与未嫁；问其经之通与不通；胸之清与不清；腹之痛与不痛。如嫁，在半年之内，或即怀麟，须按时思之，如月数不符，未可说亮，从中无过，随症写方。若其女年纪尚轻，身多浮动，或者受孕，未免疑心，犹必问其夫之何业生意，未知在家出门，如其夫久不回里，必细细问明，原其根蒂，或有弊端，急为图治以掩其羞。或其夫在家，尽可安胎。至于处女，则更难分明，尤宜详审，当熟察情由周旋其事，一则全女子之名节，一则尽医者之功修。又有仆尼寡妇，未便明言，问之宜清，按之宜切。有病则写方，非病则另就，不可草率糊涂，误人大事，反致累己也。此其至要，当三思之。因此事世俗甚多，故继述之以附于后。

脉诊篇

第一条　切脉总论

且脉为人之神，切脉不精，则其神莫辨。脉为身之本，切脉不细，则其本难

① 行：此后疑缺“房”字。

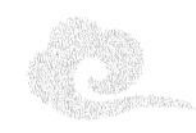

明。惟于未诊之前，先望其色，继闻其声，又问其由，然后切脉，自然心口相符，脉症相对。先有成见，足以会通，随症写方，用无不合矣。

第二条　切沉浮迟数

且切脉之时，必先按其脉之或浮或沉，别其症之在脏在腑。故五脏之病以补为君。《经》云："脏，宜补是也。"六腑之痛，以通为补。《经》云："腑，宜泻是也。"所以，迟则为寒；数则为热；迟而浮者，寒邪在表也；数而沉者，热邪在里也。从未有脉理不精而足以治病者，亦未有脉理既精而不足以治病者。所以医之视症，必以切脉为要也。

第三条　切虚实阴阳

夫脉有虚实之分，阴阳之异，不可不细切也。如脉形细软，是为虚脉。《经》云"虚则补之"是也；脉形数大，是为实脉，《经》云"实则泻之"是也。脉象浮、洪、数、疾，是为"阳脉"，《经》云"阴证阳脉者生"是也；脉象虚软短促，是为"阴脉"，《经》云"阳证阴脉者死"是也。如脉形滑数流利，谓之"有神"，有神者吉；脉形细小轻微，是为"无神"，无神者凶。如脉形短促，按之则空，是为"无根之脉"，其症必重；脉形数疾，按之则清，是为"有根之脉"，其症必轻。如脉形精神会聚，按之滑利，是名"胃气"，《经》云"有胃气则生"是也；如脉形数疾模糊，按之少神，是"无胃气"，《经》云"无胃气则死"是也。此皆至要，不可不切也。

第四条　切男子之脉

自来男子之尺恒盛，非真盛而有余也。以男子阴分常亏，故尺脉空虚。若见为盛年，所以六阳之脉，其气必旺，六阴之脉，其体必虚。肥白者，气虚多痰多湿，脉必滑弦；黑瘦者，火旺多郁多怒，脉必弦洪；而且肾气虚寒则尺脉细迟；心神耗散则左寸虚弦；阴虚者火旺，脉必弦洪；气虚者耳聋，脉必濡软。故男子之脉，以心肾为主，不可不切也。

第五条　切妇女脉

且女子之脉恒虚，非真虚而无力也。以妇人冲任不足，阴无以生，故尺脉细涩，实见为虚耳，所以妇人脉洪谓之"六阳"，易于受孕；妇人脉软谓之"六阴"，难以保胎，乃一定之道也。如经候不调，脉必涩滞不利；妊娠恶阻，脉必滑数有神，所以外感则脉洪；内伤则脉细；经闭则脉涩；经漏则脉虚。又有处女寡妇尤宜精详。如脉象调和，阴阳别，必细细切之以全名节，是亦一验也。

第六条　切男妇时症脉

大凡男妇之脉，在无病之时脉必有定，而在时症之日脉如无定。盖于气体安舒，脉必和缓，而于风寒偶感，脉必浮洪。故阳脉而浮数者，邪在表也，其病必轻。阴脉而沉细者，风传里也，其症必重。脉形洪大而模糊者，邪不外达也，尚可以治。脉形细小而无神者，邪将入里也，实难以医。而且发疹之脉无一例，忽重忽轻，必细切而始得。湿温之脉亦无常，乍大乍小，必频切而乃知。如热势壮盛，火升则脉洪；热邪渐退，火降则脉平。此脉之随病为转移，无定而有定也。总之，时症之脉，阳脉有神则吉，阴脉有神则凶。细小者不治，短促者亦不治。脉症相符者生，脉症相反者死。惟在临诊时善为切之，不可邈忽也。

第七条　切妇女难症脉

大抵妇女之病皆为七情所伤，六淫所损。七情者何？忧、喜、思、怒、悲、恐、惊是也。六淫者何？风、寒、暑、湿、燥、火是也。故心病则脉虚，肝病则脉弦，气虚则脉促，血虚则脉芤，寒甚则脉迟，热甚则脉数，而且经闭者其脉必涩，失血者其脉必微，恶阻者滑数有神，产后者虚弦无力。所不易辨者，妊娠之脉或经停数月，运动腹粗，脉形滑数，怀孕无疑。岂知忽然血崩，惟有瘀块，此似妊而非妊也。或经阻多时，腹大不动，脉形虚软，迸经之象，岂知竟然生产，忽得小孩，此非妊而实妊也。皆为至要，不可不明。

第八条　切男妇平素脉

且男子之脉与妇女之脉似同而实异。盖男子气不足而血有余，故其脉多洪。女子血不足，而气有余，故其脉多涩。所以劳步之后，其脉必洪，举重之时，其脉必数。《经》云“平旦之气，乃为正脉”，至人事扰动，神去不安，其脉亦异，又有充足之身，脉形紧数，按之愈洪，是名“快脉”，后必重病，病愈自和。又有高年之体，脉形洪大，按之有神，是为“寿脉”，不宜太实，实则终凶。又有安然无恙，脉形细小，按之如无，本实先虚，症将危矣。不可写方，俟大脉起然后治之。此种病以劳苦之人有之不治者多。所最足畏者，代与促耳。无病而得此，必非佳兆，有病而得此，大有变端。惟高年气血已衰，不论代促。又有脉科不至，按之全无，或裂于上，或裂于下，细寻乃得，或反于前，或反于后，浮沉迟数，其脉如常，是名“反关”。此皆至要，不可不明。

盖望闻问切为临证之大端，当深为核实不可泛视也。是书皆浅近之言，人所易悉，不敢为著作。亦聊以为秘传，惟冀绵延，勿替自侪之人是所厚望耳。

通治验方

产后一朝，由身热而下，尚未弥月，至今身热不凉，胸满拒纳，脉洪舌白，须防热盛而变。

原当归（酒炒）钱半　川芎片钱半　炒怀膝三钱　霍石斛钱半　姜半夏钱半　广陈皮钱半　粉葛根钱半　荆芥穗钱半　豆豉钱半

加炒楂肉三钱。

产后一朝，恶露不下，胸满拒纳，得食则吐，脉形细数，败血冲胃也。殊为重症。

炒归须钱半　川芎片钱半　生怀膝三钱　赤丹参钱半　姜半夏钱半　新会皮钱半　川石斛钱半　白茯苓三钱　川郁钱半

加煨熟姜三片。

产后受寒，身热壮盛，神昏目瞑，言语参差，脉形洪数，已有热入血室之象。

西珀末（冲）　四分　朱云神三钱　川郁钱半　原当归（炒）钱半　柴胡梢（水炒）五分　荆芥钱半　丹参心（辰砂拌）钱半　香豆豉钱半　陈皮钱半

加炒焦粉丹皮钱半。

产后一朝，瘀阻不通，面青神晕，烦躁如狂，脉形虚数，败血冲心之象危甚。

生蒲黄（包煎）三钱　五灵脂三钱　元胡钱半　上西珀（研冲）五分　炒归须钱半　川芎钱半　云茯神（辰砂拌）三钱　丹参钱半　新会钱半

加童便一小杯。

产后一朝，去瘀过多，血虚神晕，胸满拒纳，脉形虚数，舌白，须防虚脱。

上西珀（研冲）四分　炒归身钱半　紫丹参钱半　熟怀膝三钱　朱云神三钱　川郁钱半　霍石斛钱半　姜半夏钱半　新会皮钱半

加炒楂肉三钱。井水煎。

产后一朝，瘀露不下，腹形不退，气逆腹疼，脉形虚数，血凝气滞，温通为主。

安南桂（研冲）四分　炒归全钱半　大腹皮三钱　炮姜炭一钱　川芎钱半　广陈皮钱半　元胡索钱半　花蕊石三钱　炒青皮钱半

加西珀末（研冲）四分、麝香（研冲）五厘。河水煎。

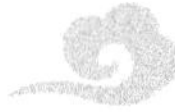

产后三朝，瘀少腹痛，有块时攻，脉形虚数，舌白，气滞血凝，寒邪亦阻。

炒归全钱半　川芎钱半　生怀膝三钱　赤丹参钱半　元胡钱半　炮姜一钱　炒青皮钱半　腹皮三钱　炒楂肉三钱

加泽兰叶钱半。

产后四朝，瘀少腹迸，胸满纳少，身热憎寒，脉洪舌白。瘀未清而邪又阻，防变。

炒归须钱半　川芎钱半　花蕊石三钱　延胡索钱半　香附(炒)三钱　丹参钱半　荆芥穗钱半　苏叶钱半　新会皮钱半

加炒楂肉三钱。

由放血之后精神疲软，腰节酸疼，脉形虚数，舌白而腻，营卫俱亏也。

炒黄芪钱半　炒冬术钱半　白苓三钱　炒归身钱半　焦白芍钱半　杜仲(盐水炒)钱半　炙龟版　四钱　鹿角霜三钱　菟丝钱半

加水炒柴胡五分。井水煎。

肢肿面浮，腹膨脘胀，气促纳少，臌症已成也。殊为重症。

上西珀(研冲)三分　蓄草钱半　带皮苓三钱　地肤子钱半　大腹皮三钱　泽泻钱半　炒怀膝三钱　炒车前三钱　炮姜一钱

加上安桂三分。落潮水煎。

胎前子肿，脘腹俱膨，气促纳少。

焦白术钱半　炮姜五分　新会钱半　川郁钱半　猪苓皮钱半　京半夏钱半　茯苓三钱　苏梗钱半　砂仁五分

加冬瓜子(炒)三钱。

风邪内袭，咽关红肿，发为双乳蛾，兼之身热胸满，咳嗽痰多，脉洪舌白，疏泄为先。

炒牛蒡钱半　金蝉衣一钱　豆卷钱半　炒僵蚕三钱　象贝三钱　荆芥钱半　金沸草(包煎)钱半　炒苏子(包煎)三钱　薄荷(后入)四分

加鲜橄榄三枚。河水煎。

咽痛喉干，不红不肿，但生虚热，纳少神疲，脉形虚数，舌色尖绛，阴虚生内热也。

炙鳖甲四钱　北沙参钱半　焦知母钱半　苋冬肉(连心)钱半　川贝母(先入勿研)钱半　桑白皮钱半　淡金斛钱半　云茯苓三钱　青蒿钱半

加辰砂拌连翘心钱半。井水煎。

寒热频生，纳少胸满，不时作胀，腠理不开，脉右虚数，舌根白腻。治以归柴饮。

炒归身钱半　北柴胡(鳖血炒)五分　荆芥钱半　焦白芍钱半　云茯神三钱　川郁钱半　霍石斛钱半　炒橘白五分　苏梗钱半

加清盐佛手钱半。

寒热发于午后，至夜而剧，咳嗽痰多，纳减形瘦，脉来细小，舌白。营卫不洽，恐入损门。

炒鳖甲四钱　炒芪皮钱半　地骨皮(盐水炒)一钱　银柴胡五分　青蒿钱半　炒归身钱半　云茯苓三钱　川贝母钱半　炙桑皮钱半

加蜜炙枇杷叶二片。

头眩而疼，纳少而呕，畏风脉弦，乃肝脾亏，表邪亦阻，并顾为宜。

煅石决三钱　蔓荆子三钱　荆芥子钱半　池菊花(盐水炒)钱半　冬桑叶钱半　钩勾(后入)钱半　霍石斛钱半　盐水夏钱半　炒橘红五分

加煨天麻一钱。井水煎。

肝火频升，风火相抟，齿痛之所以频发不止也。清散为宜。

霜桑叶钱半　甘菊花　(盐水炒)钱半　炒杞子钱半　细生地钱半　刺蒺藜(炒去刺)三钱　钩勾(后入)钱半　荆芥子一钱　薄荷叶(后入)三分　橘红五分

加苦丁茶一钱。井水煎。

咳嗽气逆，不能平卧，寒热频生，脉形虚洪，舌白，余邪未净之故。

甜葶苈钱半　炒苏子(包煎)三钱　金沸草(包煎)钱半　白芥子(炒)钱半　盐水夏钱半　新会皮钱半　云茯苓三钱　川郁钱半　荆芥子钱半

加款冬花钱半。井水煎。三月初六日方。

咳嗽头疼，纳少微热，脉洪舌白，邪在表也。疏散为先，和中佐之。

前胡钱半　金沸草(包煎)钱半　法夏钱半　荆芥钱半　炒苏子(包煎)三钱　新会钱半　桑皮(炒)钱半　川石斛钱半　郁金钱半

加鲜枇杷叶(刷去毛)二片。河水煎。

寒热头疼，纳少胸满，脉形右洪，舌白厚。邪犹在表，疏解为先，恐其转为邪热。

北柴胡(水炒)五分　炒条芩五分　大豆卷钱半　制中朴一钱　煨葛根钱半　桑叶钱半　川石斛钱半　法半夏钱半　新会皮钱半

加紫苏叶钱半、葱白头三个。河水煎。

经候参前,临期腹痛,腰脊酸楚,纳少神疲,营卫不洽也。

炒归身钱半　制香附三钱　丹参钱半　熟怀膝三钱　云茯苓三钱　青皮钱半　炒冬术钱半　新会皮钱半　郁金钱半

加炒艾绒一钱。河水煎。

经行落后,腹痛腰酸,脉形虚软,气血两亏也。宜调和□营卫,兼益其肾脾。

原当归(酒炒)钱半　炒阿胶钱半　熟地炭钱半　炒黄芪钱半　炒冬术钱半　云茯苓三钱　制香附三钱　炒杜仲钱半　新会皮钱半

加鹿角霜三钱。河水煎。

头眩耳鸣,纳减腰痛,肝脾肾内亏也。静养为佳。

煅石决三钱　白蒺藜(炒)三钱　钩勾(后入)钱半　霍石斛钱半　炒于术(土炒)一钱　新会钱半　白茯苓三钱　炒杜仲钱半　郁金钱半

加甘菊花(盐水炒)钱半。井水煎。

妊娠五月,胎漏不止,腰酸腹迸,恐其小产,慎之。

炒归头钱半　地榆炭钱半　血余炭钱半　熟地炭钱半　焦白芍钱半　云茯苓三钱　焦冬术钱半　白苏梗钱半　炒杜仲钱半

加侧柏灰钱半。井水煎。

脘痛气逆,呕吐神疲,脉形弦细,肝胃不和也。治当培土以抑木。

焦白术钱半　炒枳壳钱半　川郁钱半　云茯苓三钱　宋半夏钱半　新会钱半　白蔻仁(杵)三分　阳春砂五分　苏梗钱半

加清盐陈皮钱半。河水煎。

气逆腹疼,呕吐拒纳,喜暖喜按,下焦虚寒也。温通为主。

金铃子(姜汁炒)三钱　淡吴萸五分　炮姜八分　制香附三钱　炒青皮钱半　腹皮三钱　云茯苓三钱　姜半夏钱半　陈皮钱半

加上沉香片四分。河水煎。

便溏已久,少腹迸疼,纳少神疲,寒热屡发,脉形虚数,脾肾交亏,寒邪亦杂。

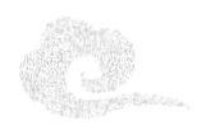

野于术(土炒)一钱　炒怀药钱半　焦扁豆三钱　云茯苓三钱　菟丝子钱半　炒杜仲钱半　补骨脂(盐水炒)钱半　煨肉果五分　炮姜　八分

加广木香五分。井水煎。

产后廿朝,寒热九日,疹痕已见,便泄腹迸,邪下陷也。当升举之。

煨葛根钱半　防风片钱半　带皮苓三钱　霍石斛钱半　焦扁豆三钱　新会皮钱半　广藿钱半　大腹皮三钱　炒楂肉三钱

加干荷蒂二枚。井水煎。

放血之后,寒热频生,纳少胸满,节痛神疲,脉形细数,舌白。营分亏,外邪亦杂。

炒归身钱半　焦白芍钱半　北柴胡(水炒)五分　野于术(土炒)一钱　云茯苓三钱　菟丝子钱半　川石斛钱半　广陈皮钱半　荆芥子钱半

加炒谷芽三钱。井水煎。

放血后形瘦面黄,寒热屡发,纳少无味,脉形虚数,营分大亏,宗血脱益气法。

潞党参钱半　炒冬术钱半　白茯苓三钱　炒黄芪钱半　炒归身钱半　炒白芍钱半　炙鳖甲四钱　银柴胡五分　青蒿钱半

加清盐陈皮钱半。雨水煎。

经迸三月而放,去瘀过多,血虚神晕,脉形细小,营分大亏,恐其虚脱。

炒归头三钱　赤丹参钱半　怀膝炭三钱　朱云神三钱　地榆炭三钱　血余炭三钱　焦冬术钱半　新会皮钱半　川郁钱半

加补中益气丸(包煎)三钱。井水煎。

始则血崩,继则淋漓,精神疲软,纳少节痛,脉形细数。气血俱损,拟约营煎治之。

焦白芍钱半　地榆炭三钱　荆芥炭钱半　熟地炭三钱　云茯神三钱　炒杜仲钱半　炒冬术钱半　菟丝子钱半　广陈皮钱半

加陈棕灰(包煎)三钱。井水煎。

带下腰酸,骨节酸痛,纳减无味,脉形虚软,治在脾肾二经。

云茯苓三钱　炒冬术钱半　沙苑子钱半　菟丝子钱半　炒杜仲钱半　补骨脂(盐水炒)钱半　宋半夏钱半　新会皮钱半　川郁钱半

加胡桃肉三枚。井水煎。

赤白带下，腰脊酸疼，脉形虚数，督带为病也。

炒归身钱半　焦白芍钱半　丹皮炭钱半　云茯苓三钱　鹿角霜三钱　沙苑子钱半　炒杜仲钱半　川断钱半　炒橘白五分

加樗根白皮（盐水炒）三钱。井水煎。

由放血之后，精神疲软，腰脊酸疼，脉形虚数，舌白而腻，营卫俱亏也。

炒黄芪钱半　炒冬术钱半　白茯苓三钱　炒归身钱半　焦白芍钱半　菟丝子钱半　炙龟版四钱　鹿角霜三钱　沙苑子钱半

加大红通草一钱。井水煎。

失血后去瘀过多，精神疲倦，腰酸骨楚，营卫俱损，急宜培益。

蒲黄炒阿胶三钱　炒归身钱半　朱茯神三钱　酸炒白芍钱半　炒黄芪钱半　炒杜仲钱半　土炒冬术钱半　新会皮钱半　川郁钱半

加料豆皮钱半。井水煎。

忽然吐衄，去血过多，纳减，精神不足，脉形虚数。此阳络内伤，血从外溢，防狂吐。

蛤粉炒阿胶钱半　马兜铃钱半　川贝钱半　淡金钗斛钱半　丹皮炭钱半　地榆炭钱半　朱茯神三钱　茜草根钱半　炒橘络五分

加旱莲草钱半。井水煎。

肠澼频生，便血已久，纳减神疲，此阴络内伤，血从内溢，理之掣肘。

归身炭钱半　焦白芍钱半　地榆炭三钱　焦冬术钱半　云茯苓三钱　炮姜炭八分　怀膝炭三钱　焦扁豆三钱　炒橘白五分

加桂圆肉三钱。井水煎。

www.ingramcontent.com/pod-product-compliance
Ingram Content Group UK Ltd.
Pitfield, Milton Keynes, MK11 3LW, UK
UKHW062005290726
14090UKWH00022B/1395